KB040815

완경
선언

제니퍼 건터 지음
김희정·안진희
정승연·염지선 옮김
윤정원 감수

완경 선언

THE MENOPAUSE MANIFESTO

팩트와 페미니즘을
무기로
내 몸과 마음을
지키는 방법

생각의힘

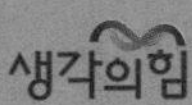

일러두기

1. 단행본은 겹꺾쇠표(《》)로, 신문, 잡지, 방송 프로그램 등은 홑꺾쇠표(〈〉)로 표기했다.
2. 각주는 이해를 돕기 위해 옮긴이와 감수자가 덧붙인 것으로, 감수자 각주는 따로 표시했다.
3. 본문에 쓰인 의학용어는 국립국어원 표준국어대사전과 대한의사협회 의학용어집을 참조하되 감수자의 의견을 바탕으로 대중적으로나 의학계에서나 널리 쓰이는 용어를 우선 채택했다.
4. 본문의 강조는 원서의 이탤릭체로 표기된 부분이다.
5. 인명 등 외래어는 외래어표기법을 따랐으나, 일부는 관례와 원어 발음을 존중해 그에 따랐다.
6. 국내에 소개된 작품명은 번역된 제목을 따랐고, 국내에 소개되지 않은 작품명은 원어 제목을 독음대로 적거나 우리말로 옮겼다.
7. 이 책에서 자주 쓰인 용어 중 대표적인 몇몇 용어에 관한 설명은 다음과 같다.

- Pharmaceutical grade medication: 본문에서는 주로 '제약회사 완제품'이라 표기했다. 미국 식품의약품안전청FDA의 의약품 사용 승인을 받고, 공정 실사와 시판 후 조사 및 규제 대상이 되는 약품들을 가리킨다. 성분 각각에 대한 승인뿐 아니라 함량의 안전성에 대한 승인과 감독이 이루어진다.
- Compound product: 본문에서는 '배합 약품'으로 표기했다. 배합 약품에 들어가는 성분 각각의 안전성에 대한 승인은 FDA에서 받았지만 배합 성분 함량의 안전성에 대한 감독은 이루어지지 않는다.
- Supplement: 본문에서는 '건강기능식품'으로 표기했다. 북미에서는 소정의 주의 경고문diaclaimer만 첨부하면 시판이 가능한 제품들로, FDA의 승인을 받지 않고 안전성이나 품질에 대한 관리 감독도 이루어지지 않는다.
- Menopause: 종말을 암시하는 부정적인 의미를 지닌 폐경 대신 '완경'이라는 단어를 썼다. 이에 따라 완경기 증상에 대처하기 위한 호르몬 요법을 '폐경 호르몬 요법'이라는 말 대신 '완경기 호르몬 요법menopausal hormone therapy, MHT'으로 표기했다. 갱년기라는 표현은 폐경만큼 부정적이지 않고, 월경만을 기준으로 하지 않으며 완경보다 좀 더 넓은 범위의 인생 단계를 가리키는 어감을 가지고 있다는 판단으로 문맥에 따라 '완경기'와 '갱년기'라는 표현을 혼용했다.

에스트로겐과 상관없이
눈부시게 멋진
세상의 모든 여성에게
이 책을 바칩니다

산부인과 동료 의사로서 나는 건터 박사의 작업에 깊이 감사한다. 건터 박사는 과학에 기반하여 간단명료한 건강교육을 할 수 있도록 초석을 다졌다. 나는 그의 노력과 옹호 덕분에 더 많은 장비를 갖춘 채로 환자들을 보살피고, 가부장제에 도전하고, 여성들에게 힘을 주고 그들을 교육할 수 있을 것 같다. 건터 박사는 우리가 의업에 종사하는 방식, 환자들과 의사소통하는 방식을 완전히 바꾸고 있다. 그의 책은 더 많은 정보와 힘을 갖춘 새로운 세대들이 탄생하도록 이끌 것이다.
_다니엘 존스Dr. Danielle Jones

완경의 모든 것에 관한 짜릿한 이야기와 종합적인 검토.
_북미폐경학회North American Menopause Society

건터 박사는 견실한 의학 정보를 약간의 유머와 엄청난 솔직함과 뒤섞는다. … (이) 솔직하고 전문적인 안내자는 길고, 당황스럽고, 분노를 유발하는 삶의 단계에 대해 유용하고 안심이 되는 시각을 제공한다.
_〈북리스트Booklist〉

나는 완경 주변기를 사람들에게 소리를 지르고 내 머리카락을 잡아 뜯으며 보내다가 결국엔 환각성 약물을 미량으로 복용하는 방법에 의지했다. 여러분 모두에게 정말 다행스럽게도, 여러분은 이제 그렇게 할 필요가 없다! 현명하고 거침없는 제니퍼 건터 박사가 자신의 백마 위에 (또다시) 올라타서 세상을 구원한다! 당장 이 책을 읽어라.
_에일렛 월드먼Ayelet Waldman, 《정말 좋은 날A Really Good Day》 저자

건터 박사는 여성들 자신뿐만 아니라 의료인들에게도 매우 중요한 책을 썼다. 내가 의료 훈련을 받을 때 이런 종류의 귀중한 자원은 그 어디에도 없었다. 이 책은 완경이 어떠한 것인지(그리고 어떻지 않은 것인지)에 대해 준비하거나 이해하고 싶은 여성들이 반드시 구비해야 할 새로운 '잇템'이다.

_제니퍼 링컨Dr. Jennifer Lincoln

산부인과 전문의인 건터 박사가 자신의 전작인 베스트셀러 《질 건강 매뉴얼》의 뒤를 이어 여성의 건강에 관한 또 다른 필독서를 출간했다. 그의 이번 책은 쉽고 분명한 글쓰기 방식과 방대한 최신 연구 결과를 자랑하고 있으며, 많은 독자에게 사랑받을 것이다.

_〈라이브러리 저널 스타드Library Journal STARRED〉 리뷰

산부인과 전문의인 건터 박사는 즐거운 대화 같으면서도 한편으로 강력한 페미니스트 안내서인 이 책에서 여성들이 완경기의 입구와 출구를 잘 찾도록 도와준다. 그는 유명인사들이 판매하곤 하는 효과 없고 위험한 완경 치료법들(가령 많이 알려진 생체동일 호르몬 요법 같은 것)을 가감 없이 솔직하게 폭로한다. 그렇게 함으로써, 여러 선택지 사이에서 고민하는 독자들에게 큰 도움을 선사한다. 솔직한 말과 귀중한 정보가 풍부하다. "심장처럼 뛰지 않는다고 해서 간이 약하다거나 병에 걸린 게 아닌 것처럼, 난소에서 에스트로겐 호르몬이 더는 만들어지지 않는다고 해서 여성이 병에 걸린 것은 아니다." 허구로부터 완경에 관한 단편적인 사실들을 얻었던 독자들은 이 책에 반드시 주목하기 바란다.

_〈퍼블리셔스 위클리Publishers Weekly〉

감수의 말

“폐경인지 아닌지 피 검사하러 왔어요.” “폐경되고 나서 성관계하기가 힘들어 질 레이저 치료랑 회춘주사, 줄기세포치료 100만 원 들여서 맞았는데 별 효과 없던데요.” “호르몬 치료는 위험한 거 아닌가요?” “시서스, 타트체리, 칡즙, 아사이베리, 홍삼, 마카…… 먹어도 되나요?” 진료실에서 드물지 않게 듣게 되는 이야기이다. 마음을 다잡고 완경기 책자를 꺼낸 후 간호사에게 “시간 좀 걸려요” 메시지를 보낸다. 완경기 상담 환자를 만난다는 것은, 그가 전혀 모르고 있었거나 혹은 기존에 알고 있던 잘못된 정보와 고정관념을 교정해주는 데 훨씬 더 시간이 많이 드는 작업이기도 하다. 여성주의 건강교육, 성교육을 많이 다니고 있지만 대부분 청소년이나 MZ세대를 타깃으로 하지, 여성건강정책에서 완경을 다루는 담론은 희박하다. 사회학이나 여성학에서 문화와 자조운동으로 접근할 뿐이다. 여성주의자들의 노력으로 생리 대신 ‘월경’, 폐경 대신 ‘완경’, 낙태 대신 ‘임신중단’이라는 단어를 지면과 대중매체에서 볼 수 있게 되었지만, 여전히 의학교과서와 의료계의 문턱은 높다(아니, 의학용어를 바꾸자는 운동이나 시도 자체가 없었던 것 같다. 의료계에 대한 사회의 기대가 없다고나 할까). 여성 성기와 성건강에 대한 근거 중심 의학과 여성주의적 관점을 담은 제니퍼 건터 선생님의 전작《질 건강 매뉴얼 Vaginal bible》을 기쁘게 기획·감수했던 터라, 완경을 다룬 이 단비 같은 책이 번역된다는 소식에 단숨에 감수를 수락하게 되었다.

책에서도 상당 지면을 할애하고 있는 여성 건강 이니셔티브 Women's Health Initiative, WHI의 실험 이후 상황은 우리나라도 마찬가지이다. 2002년 완경 후 호르몬 요법이 유방암과 심장 질환을 유발한다는 초기 결과가 발표된 후 공포와 처방 중지는 대중과 일반 의료진에게 선입견을 심어줬다. 이후 후속 연구들과 세부 그룹으로 나눈 연구들을 통해 완경 후 10년 이내, 50대 이내 완경 후 호르몬 요법을 시작하는 것은 위험보다 이득이 더 높다는 결과들이 나왔지만 이런 정보는 잘 알려지지 않는다. 결국 정보의 비대칭과 대중의 불신, 완경기 인구 증가 사이의 공백을 건강기능식품과 셀프케어 시장이 차지하게 되었다. 2020년 대한폐경학회에서 시행한 설문조사에서는 국내 완경 여성 10명 중 8명 이상이 완경 증상을 경험하고 있으나, 78.8퍼센트의 응답자가 건강기능식품으로 치료가 가능하다고 응답한 반면 병원 상담과 호르몬 요법을 꼽은 응답자는 38.3퍼센트에 불과했다. 어쩌나 많은 건강기능식품이 쏟아지는지, 얼마나 많은 환자가 이를 먹어도 되는가를 의료인에게 물어보는지(물어보는 경우는 차라리 낫다. 의사가 확인하지 않고, 환자가 고지하지 않은 복용 사례들이 훨씬 더 많을 것이다) 폐경학회 연수강좌에서는 1~2년에 한 번씩 새로 나온 건강기능식품과 관련 연구들을 리뷰하는 시간을 가질 정도이다. 본문에서도 나오지만 대부분 근거가 희박하며, 더 문제는 2015년 '가짜 백수오 사태'에서 본 바 있듯 잘 관리가 되지 않는다는 것이다. 백수오가 효과가 있는지도 논란이 있는데, 내가 산 백수오가 백수오가 아닌 것이다.

한편 "건강과 가정을 파괴하는 주범인 갱년기", "늙은 난소"와 같은 여성혐오적인 표현들은 미디어에 여전히 팽배하다. 이런 언사는 완경기 여성, 노년 여성들을 평가절하해서만 나쁜 게 아니라, 여성을 생식기능과 미적 대상으로만 환원하여 그것이 유일한 가치인 것처럼 대상화하기 때문에 나쁜 것이다. 그렇게 완경 이후 여성들과 여성성을 동시에 후려치기해서 이들이 원하는 것은 무엇인가.

혐오와 공포를 동력으로 고작 팔아먹으려는 것이 건강기능식품, 보충제, 화장품과 질축소수술, 레이저 질 타이트닝이라니 개탄밖에 안 나온다. 작가는 〈오프라 윈프리 쇼〉를 예로 들어 대중매체가 얼마나 쉽게 반과학에 넘어갈 수 있는지를 지적하는 데 상당 지면을 할애했는데, 우리나라에서도 쇼닥터로 유명한 모 정신과 의사가 건강정보 프로그램에서 (아니, 실은 '의사 자기자랑 쇼'나 '건강기능식품 홈쇼핑'이라고 말하고 싶다) 여성의 월경 전 증후군에 프로제스테론 크림을 추천하며 완경기의 자기 아내에게도 주었다고 이야기하고 난 후 (아마존에서 구매할 수 있는) 프로제스테론 크림이 유행한 적이 있었다. 대중이 이해하기 쉬운 언어로 의학을 설명하는 모든 노력을 폄훼하는 건 아니지만, 적어도 이 책에서 제시하는 팁들을 이용해서 쇼닥터들을 거를 필요는 있다. "특정 약이나 건강기능식품을 언급하는 데 그 제조·판매·광고와 관련된 이득을 얻고 있다" "프로제스테론 크림, 식물 유래 호르몬제, 난소나이검사 및 호르몬 수치 검사를 일반적으로 권고한다" "천연은 안전하다고 이야기한다" 등의 도그마는 꼭 널리 알려졌으면 좋겠다. 내가 환자들에게 믿고 거르라고 안내하는 팁들을 추가하자면, "자기의 전문 분야가 아닌 분야에 대해 아는 척한다" "자신만의 비법이라고 이야기하거나, 다른 의사들과 공유하지 않는다" 등이 있다.

건터 박사가 언급한 "여성은 더 나은 과학과 대우를 받을 권리가 있다"라는 말에 한 가지만 더 추가하고 싶다. 바로 "여성은 더 나은 여성건강정책을 요구할 권리가 있다"는 것이다. 호르몬 공포로 인해 완경기 호르몬 처방이 뜸해지면서, 그 공포는 다른 피임약, 호르몬방출 자궁내장치, 자궁내막증 치료제 등까지 번졌다. 지금도 환자들에게 '이것은 호르몬을 조절하는 방법'이라고 설명하면 꼭 마지막에 "호르몬은 나쁜 것 아닌가요?"라는 질문을 받고 있다(이에 대한 자세한 설명은 본문을 참고하길 바란다). 이로 인한 부수적인 피해는, 처방량이 줄어들면서 수지가 맞지 않아 제약회사에서 시장을 철수하게 되는 것에 있다. 본문에서 소개하는 다양한 용량과 성분의 제품들이 우리나라에는 다 구비되어 있지 않다. 특히 책에서 더 안전한 방법이라고 권고하고 있는 질내 투약 방법—질정, 질 내 크림, 질 링—들은 질 내에 손가락을 넣는 것을 질색하는 한국의 환경에서 그 입지가 좁다. 바르는 호르몬제인 에스트레바겔과 에스젠 질 크림은 2015년 이후 생산 중단되었고, 패치와 질 링은 아예 도입 논의조차 없었던 것으로 알고 있다. 이들 방법은 사실 피임을 위한 다양한 방법—피임 패치, 피임 링, 피임 주사—이 개발되어 사용되면서, 그 용법과 용량을 조절하여 완경 호르몬 요법에도 확장된 것이다. 다양한 피임법을 사용해보면서 본인의 몸에 맞는 방법을 지속 사용하던 여성들이 완경 후 호르몬 요법에서도 같은 실천들을 계속하게 될진대, 우리나라는 피임 시장 자체도 너무 작고, 피임 실천율도 부끄러울 뿐이다(경구 피임약 1.9퍼센트, 자궁내장치 6.6퍼센트, 2018년 한국보건사회연구원 〈전국 출산력 및 가족보건복지실태조사〉). 더 안전하고 다양한 선택지가 적은 것은 결국 한 가지 치료법에서 효과를 보지 못하는 여성들을 의료 시스템 바깥으로 밀어내게 될 수 있다. 이번 코로나19 기간 동안 많은 의약품이 원료 수급 불안정, 수입과정의 봉쇄 등으로 인해 품절 대란 사태가 있었는데, 대부분의 필수 의약품은 정부에서 퇴장방지 및 대체품 확보를 통해 공급될 수 있었다. 하지만 피임약과 완경 후 호르몬 요법 약들은 필수 의약품에 포함되지 않아 품절 후 속수무책 제약회사만 바라보고 있을 수밖에 없었다. 궁여지책으로 일주일에 한 번 주사를 맞으러 오라고 하면, 환자들은 집에 가서 증상을 견디거나 건강기능식품으로 선회하고 다시 병원으로 오지 않게 된다. 정책은 적어도 시장보다는 더 진일보한 역할을 고민해야 한다. 스웨덴·브라질·쿠바·타이·중국 등에서는 국가가 공공 제약회사를 두어 필수 의약품들을 공급하고 있다. 등한시된 질병과 그 질병을 앓는 환자 그리고 그들에게 꼭 필요한 약품이 이윤 때문에 소외되지 않도록 정부가 관리하는 것이 낭만적 환상이어야 할까. 단지 의약품 수급 문제뿐 아니라 건강기능식품에 대한 질과 안전관리, 완경기 여성 건강 의학 연구 확대, 운동과 건강 식단 인프라 확충, 금연정책에 성별 영향 분석(그동안 금연정책이 남성에게만 집중되면서 남성 흡연율은 점점 줄고 있는데 여성 흡연율은 점점 늘고 있다) 등 정책적 개선이 필요한 분야가 무궁무진하다. 그러기 위해서 같이 읽고, 알고, 의료 현장과 정책 입안자들에게 소란스럽게 요구하자.

윤정원(산부인과 전문의)

선언문

'완경'이라는 것을 소비자 평가에 붙이면 별점 한 개 받기도 힘들 것이다.

온도 조절이 어려워서 찜질방이었다가 바로 엄동설한처럼 꽁꽁 얼어붙기 일쑤다. 알려진 모든 열역학 법칙에 위배된다. 추천하고 싶지 않음.

완전 비추! 비추! 비추! 출혈 예약을 해뒀는데 예고도 없이 예약 변경이 됐고, 결국 3주나 늦게 우버 택시 안에서 터지는 바람에 뒷자리를 엉망으로 만들고 말았다. 덕분에 우버 기사에게서 끔찍한 손님이라는 후기를 받음.

섹스가 너무 건조했음.

악평이 이 정도에서 그치면 사실 다행이다. 여성 대부분은 더는 월경을 하지 않게 된 후 어떤 일이 벌어질지 전혀 알지 못한다. 하지만 자기 몸에서 무슨 일이 벌어지고 있는지, 왜 그런 일이 벌어지는지 이해하지 못하는 상황에서 느끼는 비참함과 무력감은 견줄 데가 없다. 완경의 경험은 어떠한 안내 책자나 사전 정보도 없이 그저 목적지가 어디쯤인지 대략적으로만 들은 다음, 혼자서 카누 여행을 떠나는 것과 비슷하다. 아는 것이라고는 그 여정이 끔찍할 것이라는 사실뿐이다. 목적지에 어떻게 도달할 수 있을지, 가는 길에 만나게 될 급류 같은 장애물은 어떻게 극복해야 할지에 대한 정보는 전혀 없다. 급류 같은 게 있는지조차 확실치 않다. 누가 알겠는가? 혼자 부딪혀가며 알아내는 과정을 즐기시길! 아, 그리고 여행기를 쓸 생각일랑은 아예 하지 않는 게 좋을 것이다. 그런 여행에 대해 알고 싶어 하는 사람도, 도착한 목적지가 어떠한지 관심 있는 사람도 없을 테니까.

두려움? 완비. 불확실성? 완비. 합병증? 완비. 불쾌한 증상들? 완비. 사회적 관심 부재? 완비.

완경의 경험이 그토록 나쁜 후기를 받는 것도 놀라운 일이 아니다.

가부장적 사회 전체가 완경에 대해 침묵으로 일관하는 문화는 정말이지 입이 딱 벌어질 정도다. 질과 외음부를 둘러싼 사회적 수치심도 완경이 뒤집어쓴 오명에 비하면 아무것도 아니다. 사회적 태도로만 보면 나이 들어가는 여성의 몸은 그야말로 아무짝에도 쓸모가 없는 것처럼 느껴진다. 거기에 더해 많은 사람들이 완경을 삶의 한 단계로 보기보다는 죽음의 한 단계로 본다. 그들에게 완경은 일종의 죽음 전 단계 정도 되는 것이다.

완경은 거의 언급되지도 않지만 그나마 들리는 설명은 난소장애, 혹은 난소기능상실이라는 시각으로 보는 것들이 대부분이다. 다시 말해 완경은 여성과 여성의 난소가 약해서 생기는 병이라는 주장이다. 이 주장의 유일한 근거는 남성은 완경을 경험하지 않는다는 사실뿐이다. 그러나 이런 식으로 여성과 남성을 비교하는 것은 심장과 간을 비교하는 것이나 마찬가지다. 심장처럼 뛰지 않는다고 해서 간이 약하다거나 병에 걸린 것이 아닌 것처럼, 난소에서 에스트로겐 호르몬이 더는 만들어지지 않는다고 해서 여성이 병에 걸린 것은 아니다.

완경에 대한 담론이 없기 때문에 여성들은 필요한 정보를 얻지 못하고, 따라서 무력감과 두려움에 빠지기 쉬우며 자기가 필요로 하는 것을 요구하거나 주장하기도 힘들다. 결국 많은 여성이 완경에 따른 고통을 묵묵히 참아내거나, '여자 몸은 어쩔 수 없이 다 그래요' 혹은 '참을 만할 텐데' 등의 상투적인 말로 무시당하면서 중요한 검진이나 치료를 받지 못하는 경우가 비일비재하다. 그러나 이런 상황은 지식 공백이나 의료 태만 이상의 문제를 낳는다. 여성들은 내게 완경기가 얼마나 외로운지 호소한다. 완경에 관한 서사나 문화가 전혀 없다는 것은, 입에서 입으로 전달되는 지식이라도 있어서 의학의 공백을 채워줘야 하는데 그마저도 없다는 의미다. 기댈 곳이 없는 것이다.

하지만 많은 여성들이 절박한 심정으로 완경에 대한 상세한 지식을 찾아 헤매고 있다. 자기 몸이 왜, 어떻게 변화하는지 이해하고 스스로에게 맞는 결정을 내리기 위해서다. 더불어 그들은 자기 몸에 일어나는 일에 대해 이야기하고 싶어 한다.

그들의 경험과 내 경험을 잠시 비교해보자. 20세에 의대에 진학하고, 24세부터 산부인과 전문의 훈련을 받은 나는 월경 주기와 완경에 따른 호르몬 변화에 대해 상세히 알지 못했던 때는 기억하지도 못할 정도다. 그저 생리학적 지식을 습득한 데서 그치지 않고 그 지식을 실제로 내 몸에 어떻게 적용할지에 관해서도 잘 알고 있었다. 나는 한 번도 "우와, 이건 예상치 못한 일이군" 또는 "마흔다섯 살 나이에 내가 왜 이렇게 땀을 많이 흘리는 걸까?" 또는 "이게 대체 어찌된 일일까? 내가 왜 피를 줄줄 흘리는 거야!?" 등의 생각을 해본 적이 없다.

의학적 지식이 있다고 해서 내가 중년 여드름, 발열감, 혹은 '특별히' 월경량이 많은 달 등 완경이행기에 전형적으로 나타나는 증상을 피해갈 수 있었던 것은 아니다. 그러나 정확히 무슨 일이 일어날지, 언제 도움을 구해야 할지 알고 있었기 때문에 그 과정 전체가 일상적이며 정례적인 일로 느껴졌다. 필요한 검사와 그렇지 않은 검사를 구분할 줄 알았고 의학적 원리도 이해했기 때문에, 다양한 선택지 중 내게 가장 안전하고 효율적인 치료법을 택하고 엉터리는 피하는 것이 훨씬 쉬웠다. 내 몸이 완경이행기에 들어선 즈음, 나는 이미 20년 넘게 여성들과 완경에 관한 상담을 진행하고 있었다. 그들이 겪는 완경기 증상과 건강 문제 등을 관리하는 것을 돕는 과정에서 많은 이야기를 들을 수 있었고, 다양한 치료법뿐 아니라 각양각색의 경험에 대한 지식을 축적할 수 있었다. 다행히도 나는 집 안에서 목격한 사례에만 의존해서 이 문제에 접근하지 않아도 됐던 것이다. 화산 폭발을 방불케 하는 어머니의 완경기를 목격한 것이 내가 겪은 유일한 경험이었다면, 아마 상당한 두려움에 사로잡혔을 것이다.

온라인에서, 《질 건강 매뉴얼The Vagina Bible》을 펴낸 후 가진 북토크에서, 기자들과의 수많은 인터뷰에서 나는 완경기에 관해 "어떻게 해야 하죠?", "누구에게 도움을 구해야 하나요?"라는 질문을 셀 수 없을 만큼 받았다(그리고 지금까지도 그 질문은 계속되고 있다). 특히 기억에 남는 한 인터뷰가 있다. 완경과 전혀 상관이 없고, 심지어 월경과도 관계가 없는 인터뷰였는데 내가 지나가는 말로 에스트로겐 패치를 사용하고 있다고 언급한 순간부터 대화는 완전히 원래 주제를 벗어나버렸고 기자는 계속 완경에 관해서만 이야기하고 싶어 했다. 세계 각국의 여성들로부터 완경에 관한 지식이 필요하다는 말들을 거듭거듭 들으면서 나는 점점 모든 여성이 완경에 관해서만큼은 산부인과 전문의 정도 수준의 지식을 갖춰야 한다는 생각을 집착적으로 하게 됐고, 그런 내 염원을 이 책에 담았다.

완경기라는 여정에서 길을 잃지 않기 위해서는 '팩트'가 필요하다. 힘을 갖추기 위해서는 정확한 정보를 손에 쥐고 있어야 하기 때문이다. 거기에 더해 우리는 페미니즘 또한 필요로 한다. 우리 몸과 건강관리 문화, 심지어 우리의 생각까지도 가부장제의 지배를 받고 있기 때문이다. 문화적으로 완경에 관한 토론이 부재한 것은 여성들이 그것을 원치 않기 때문이 아니다. 완경기를 언급할 때 자주 사용되는 경멸적인 언어나 의료계의 무관심 또한 완경기 여성들이 바라서 벌어진 현상이 아니다.

완경에 관해서는 끔찍한 이야기만 돌아다닌다. 그러나 사실을 말하자면 완경 경험은 엄청난 규모의 디아스포라다. 경미하거나 중간 정도의 증상만을 겪고 넘어가는 여성들도 많고, 극심한 고통을 받는 여성들도 있다. 증상이 잠시 나타나고 마는 경우가 많지만 간혹 길게 가는 수도 있다. 완경과 함께 몸에 일어나는 생물학적 변화는 심혈관 질환, 골다공증 등 몇몇 의학적 문제를 겪을 확률을 높이는 것이 사실이다. 그러나 여성의 모습 전체를 담은 그림을 그리는 물감이 완경 현상만 있는 것은 아니다. 연령, 다른 건강 상태, 식생활, 운동, 심지어 아동기에 겪었던 역경 등 모두가 그 초상화에 색을 더한다. 따라서 행동 전략을 마련하겠다 마음먹은 여성이라면 한발 뒤로 물러서서 그림 전체를 파악하는 것이 중요하다. 완경기의 몸을 돌보는 일은 몸 전체를 감안한 전인적 의료의 궁극적인 형태라고 할 수 있다.

완경은 질병이 아니라 진화적 적응의 결과다. 월경 주기나, 임신 중 면역체계를 억제해 몸이 태아를 공격하지 않도록 하는 능력 등이 모두 종의 생존 확률을 높이기 위한 진화적 적응인 것과 같다. 그리고 이러한 생물학적 현상과 마찬가지로 완경 또한 부정적인 측면이 있기는 하다. 일부 여성들이 경험하는 귀찮은 증상들과 몇몇 질환에 걸릴 확률이 높아지는 것이 그 예다. 그러나 완경과 동시에 노화도 진행되기 때문에 모든 증상이 호르몬과 관련되었다고 간주하고 무시해버리지 않는 태도 또한 매우 중요하다. 여성들이 완경에 관한 지식을 갖추는 것이 매우 중요하지만, 그에 못지않게 완경기 즈음에 일어나는 모든 증상에 대해 아는 것도 중요하다. 자기 몸에 무슨 일이 벌어지는지 그리고 그 증상들이 큰 그림 속에서 어떤 의미를 갖는지를 제대로 이해하고 필요한 의료적 조치나 관리를 요구하기 위해서 꼭 필요한 일이다.

매니페스토는 무언가를 공개적으로 선언하는 성명문이다. 2021년은 메노포즈menopause 즉 완경이라는 단어가 도입된 지 200년이 되는 해이니, 늦어도 한참 늦었다. 완경을 지나는 많은 여성들을 돕기 위해 내가 사용했던 지식을, 이제는 모든 여성이 가졌으면 하는 마음에서 이 선언문을 적는다. 완경을 둘러싼 침묵과 수치심을 걷어내고 그 자리에 팩트와 페미니즘을 장착할 것을 요구한다. 완경을 질병으로 보는 것을 멈춰야 한다고 선언한다. 완경을 질병으로 본다는 것은 여성으로 산다는 것 자체가 질병이라는 의미이고, 나는 그렇게 조악하게 만들어진 가정을 받아들이기를 거부한다. 그에 더해 가부장제 사회가 완경을 어떻게 생각하는지는 아무런 의미도 없다는 사실을 선언한다. 남성은 여성이 몇 살이건, 여성의 가치를 결정할 권리가 없다.

완경까지 시간이 많이 남은 여성이라면 이 책이 앞으로 닥칠 여정을 이해하는 데 도움이 되길 바란다. 그들이 이 책을 통해 완경을 생애 주기의 한 단계로 보고, 완경이 건강에 끼칠 수 있는 영향을 줄일 수 있는 예방적 건강관리에 대한 지식을 쌓을 수 있기를 그리고 자신이 경험하는 완경기 증상에 적절하게 대처할 수 있게 되기를 희망한다.

완경호에 이미 탑승한 사람이라면 자신이 여기까지 생물학적으로 어떻게 오게 됐는지를 이해하는 데 이 책이 도움이 되고, 앞으로 경험할지도 모르는 중요한 건강 문제들에 대처할 수 있는 정보를 얻을 수 있기를 바란다. 예방적 건강관리는 언제 시작해도 절대 늦지 않고, 신경 써야 할 증상과 건강 문제가 여전히 남아 있을 수 있는 시기이기 때문이다.

완경이행기에 접어들어 호르몬의 혼란을 경험하고 있는 독자라면, 지금 그 단계가 가장 괴로운 시기였다고 증언하는 여성들이 많다는 사실을 명심하기 바란다. 그것을 아는 것만으로도 도움이 될 때가 있다. 이 책에 담긴 정보가 지금 자신의 몸에 일어나고 있는 현상을 보는 시각을 바꾸는 데 도움이 되길 바란다. 그리고 지금 고통을 받고 있는 여성이라면 왜 그런 느낌이 드는지 합당한 설명을 찾을 수 있을뿐더러, 그 증상들을 완화할 방법이 있으며 이 급류가 영원히 지속되지는 않을 것이라는 사실에서 위안을 얻길 바란다. 이 책이 요동치는 카누를 안정시켜서 잠깐이라도 숨을 돌리는 데 도움이 되었으면 한다.

팩트는 완경기의 혼란과 불확실성에 질서를 부여할 수 있다. 지식을 통해 두려움을 쫓고 여러 가지 가능한 치료를 선택할 수 있기 때문이다. 만약 아무런 조처도 취하지 않는 선택지를 택한다 하더라도 제대로 된 지식을 가지고 스스로 한 선택이라면 자율권을 행사한 것이다. 페미니즘은 여성들로 하여금 과거의 시각에 서려 있던 편견을 직시할 수 있도록 해서, 완경이 끝이 아니라 생의 주기의 또 다른 단계라는 것을 깨닫게 한다.

여성들은 완경에 대한 더 많은 정보를 원하고 있고, 그런 지식은 고통을 감소시키는 데 큰 도움이 될 것이다. 자신의 몸에 무슨 일이 일어나고 있는지를 이해하고, 그런 경험을 하는 것이 자기 혼자만이 아니라는 사실을 아는 것 자체가 효과 좋은 약이라고 할 수 있다. 팩트는 여성에게 힘을 부여해서 자신의 건강에 관해 적절한 결정을 내릴 수 있도록 한다. 부정확한 정보만으로는 지식에 기반을 둔 선택을 할 수 없다.

자신의 몸이 어떻게 작동하는지를 아는 데 페미니즘까지 동원할 필요가 없어야 맞지만, 우리 사는 현실은 그렇지 않다. 그리고 가부장제 사회에서 완경기의 몸에 대해 목소리를 내는 것보다 더 크고 확실한 페미니즘적 행동은 없는 듯하다.

그러니 자, 이제 모두 함께 목소리를 높여보자.

차례

3부 변화를 향한 한 걸음: 호르몬, 음식 그리고 건강기능식품

4부 변화의 주도권을 쥐기

1부
변화 되찾기:

페미니즘으로
자신의 신체
이해하기

1장 두 번째 성년: 완경기가 중요한 이유

완경기는 사춘기가 반대로 일어나는 것이다. 즉 난소의 기능이 하나의 생물학적 단계에서 또 다른 생물학적 단계로 이행하는 것이다. 그렇지만 우리가 이 두 사건을 바라보는 방식은 매우 다르다.

사춘기는 청소년 소설에 주요 소재로, 혹은 적어도 양념으로 자주 등장한다(주디 블룸*에게 감사를!). 사춘기는 학교 생물학 커리큘럼과 성교육(비록 보편적이지 않거나 언제나 정확하지만은 않다는 사실이 매우 안타깝지만) 거의 대부분에서 다루고 있다(최소한 기초 지식만이라도 말이다). 또한 의료진들은 가슴 발달과 음모의 출현과 같은 사춘기의 중대한 시점들을 살펴보며 사춘기가 제대로 진행하고 있는지 확인한다. 심지어 급성장기growth spurt 동안에 문틀에 연필로 키를 표시하는 단순한 행위조차도 사춘기의 존재를 기본적으로 긍정한다. '성년a coming of age', 즉 아동기에서 10대 혹은 성인으로 이행하는 시기는 많은 문화권과 종교에서 대체로 축하를 받거나 최소한 인정을 받는다(월경을 시작하는 것이 마법처럼 여자아이를 여성으로 바

* 어린이, 청소년 및 성인 소설의 미국 작가이다.

꿔주지는 않는다는 사실을 유념하는 것이 중요하긴 하지만). 또한 사춘기는 여드름, 고통스러운 월경, 우울감 등과 같은 여러 의학적 문제들이 촉발되는 시기일 뿐 아니라, 심지어 언젠가 유방암으로 이어질지도 모르는 일련의 사건들의 시작이 되기도 한다.

기본 지식의 범위와 정확성은 문화마다, 학교마다, 가족마다 다르지 모르지만, 거의 모든 사람은 사춘기의 존재를 인정한다. 또한 사춘기를 질병으로 만들거나 어린 시절(이러한 상태들이 생기지 않았던 시기)이 건강의 최적 표준 시기였다는 프레임을 씌우지 않고 사춘기에 대해 이야기를 나눌 수 있다.

완경기는 난소를 가진, 충분히 오래 산 모든 여성이 겪는 보편적인 경험이지만 사춘기와 달리 비밀의 장막에 덮여 있다. 학교 커리큘럼에도 등장하지 않고 의료진이 미리 논의하는 경우도 드물다. 일반적으로, 어떤 여성이 자신이 완경기일지도 모르겠다고 염려를 표한 후에야 비로소 이에 관한 대화가 시작된다. 서구 사회에서 논의될 때 완경기는 부정적으로 여겨질 때가 많다. 잔인한 농담으로 사용되거나 심지어 질병으로 여겨지기도 한다. 이러한 현상은 '여성은 더는 생식할 수 없게 되면 본래의 가치를 잃는다'라는 해로운 믿음 그리고 '남성은 나이 들어서까지 정자를 생산할 수 있는 것에 반해 여성은 그러하지 않기 때문에 완경기는 생물학적 결함에 해당된다'라는 틀린 가설에 뿌리를 두고 있다. 하지만 만약 이 주장을 다른 각도에서 본다면 우리는 남성이 임신을 할 수 없기 때문에, 혹은 남성이 여성보다 더 빨리 심장 질환에 걸리기 때문에 남성에게 생물학적으로 결함이 있다고 말할 수도 있다. 그리고 현실적으로 말해보자. 이론상으로 남성은 죽을 때까지 생식할 수 있는 생물체 시스템을 갖추고 있을지 모르지만, 노화는 남성의 생식력과 성적으로 활발할 수 있는 신체적 능력에 매우 크게 영향을 미친다.

시스젠더cisgender*인 남성의 몸이 이른바 '표준'으로 사용된다면, 여성의 몸은 결함이 있는 어떠한 것으로 여겨지기 쉽다. 이것은 가부장제의 핵심 교리다. 사실관계를 바로잡아 보자. 완경기는 최소한 사춘기와 동등한 관심을 받을 자격이 있다(나는 더 많은 관심을 받아야 한다고 주장하지만). 그리고 남성으로 존재하는 것이 질병이 아닌 것과 마찬가지로, 완경기 또한 질병이 아니다.

완경이란 무엇인가?

완경menopause이라는 단어는 '남성men'과는 아무 관계가 없다. 이 단어는 프랑스의 의사인 샤를르 드 가르단Charles De Gardanne 박사가 만든 것으로 처음에는 'ménèpausie'라는 단어로 시작되었다. 한 달을 뜻하는 그리스어 'menes'와 중단cessation(이 생애 단계를 지칭하는 일반적 용어인)을 뜻하는 그리스어 'pausie'가 결합하여 만들어졌다. 1821년에 드 가르단 박사는 이 용어를 'ménopause'로 업데이트했고, 그런 다음 시간이 흐르면서 어느 시기부터 악센트 표기가 빠진 채로 의학문헌에 등장했다.

완경은 난소에 더는 난포가 없어서 배란을 할 수 없을 때 일어난다. 다시 말해 더는 난자가 없는 것이다. 완경이 일어나는 평균 연령은 50~52세이다.** 완경의 결정적인 특징 중 하나는 에스트로겐 수치가 급격히 떨어진다는 점이다. 난포가 에스트로겐을 생성

* 지정성별과 성 정체성이 일치하는 사람. 지정성별은 태어날 때 외성기의 모양에 따라 부여되는 성별을 말한다(감수자 각주).

** 본문에 등장하는 나이는 모두 서구식 만 나이로, 한국의 완경 평균 연령은 49.7세다(감수자 각주).

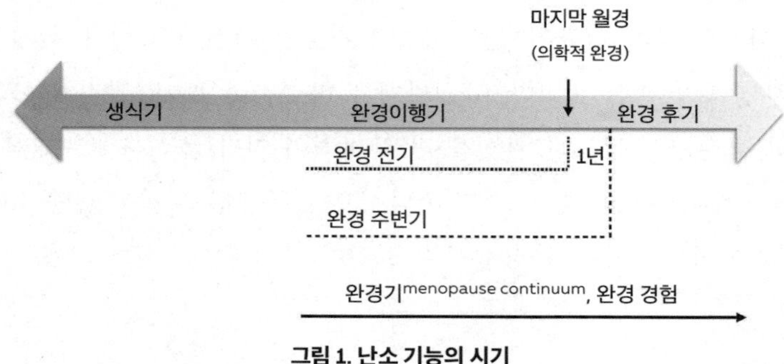

그림 1. 난소 기능의 시기

하는 주요 원천이기 때문이다. 에스트로겐 수치의 저하는 완경기 특유의 많은 증상들과 의학적 상태들을 야기한다. 그렇지만 최신 연구에 따르면 다른 호르몬 변화들(나중에 자세히 논의할 것이다) 또한 중요하다고 한다.

의학적으로 말하자면, 완경이행기menopause transition는 마지막 월경final menstrual period, FMP을 할 때까지의 시간을 의미한다. 마지막 월경은 완경의 기준이 되고, 그 이후의 모든 것은 완경 후기postmenopause(그림 1 참고)에 일어난다. 어떤 월경이 마지막 월경인지는 음, 정말로 모든 것이 끝날 때까지 알 수 없기 때문에 완경은 마지막 월경을 한 이후 12개월 동안 월경이 없을 때 공식적으로 확정된다.

완경이행기는 마지막 월경을 할 때까지의 기간으로, 호르몬이 변동을 거듭하는 것이 특징이고 그에 따라 월경 주기가 불규칙적으로 변하고 발열감hot flushes 등과 같은 증상들이 나타난다. 완경이행기를 지칭하는 다른 두 가지 일반 용어가 있는데, 그중 하나는 '완경 전기*pre*menopasue로 완경이행기와 교체해서 사용할 수 있다. 또 다른 하나는 '완경 주변기*peri*menopause로, 이 용어는 완경이행기와 더불어 마지막 월경 이후 첫 1년을 포함하여 가리킨다.

완경이행기(혹은 완경 전기)의 길이는 여성마다 현격히 다르며, 명백한 시작 날짜를 알아내는 것이 언제나 가능하지만은 않다. 완경이행기 동안에는 많은 거짓 마지막 월경 혹은 짐작이 있을 수 있어서, 이때 여성은 자신이 마지막 월경을 했다고 짐작했다가, '앗 아니야, 아직 아니야'라고 생각할 수 있고, 어떤 여성들에게는 완경 경험이 서서히 일어나는 종잡을 수 없는 과정으로 느껴질 수도 있다. 혹은 이 둘 다일 수도 있다. 완경이행기에 관해 예측할 수 있는 유일한 한 가지는 이것이 전혀 예측 불가능하다는 사실뿐이다.

혼란스러운 용어들에 더 혼란을 가하는 것은 우리가 완경에 대해 이야기하는 방식이다. 많은 여성들과 의료진이 '완경'이라는 단어를 대중없이 사용할 때가 많다. 가령, 완경이행기에 대해 "나는 완경을 겪고 있어"라고 말한다든지, 완경 후기 단계에 대해 "나는 완경기에 있어"라고 말하는 식이다. 나는 완경이행기부터 그 후에 이어지는 연속선상continuum 혹은 경험 전체를 아울러서 표현하는 데에 '완경기menopause'라는 용어를 사용하는 것이 좋다고 생각한다. 완경과 관련된 많은 증상과 의학적 상태들은 마법처럼 갑자기 시작하거나, 혹은 마지막 월경과 함께 마침표를 찍고 정확히 끝나지 않기 때문이다. 마지막 월경의 타이밍은 연구, 생식력 그리고 비정상적인 자궁 내 출혈에 대해 알아보기 위해서는 중요하다. 하지만, 만약 그런 경우가 아니라면 어떤 글의 헤드라인보다는 그 글에 달린 주석에 더 가까워 보인다. '완경기'라는 용어를 일반적으로 사용하되, 의학적으로 중요한 의미를 가질 때에 한해 마지막 월경과의 관계에 관해 더 구체적으로 설명하는 것이 의사소통을 용이하게 하는 가장 좋은 방법이 아닐까 싶다.

지식 격차

완경기가 모든 여성에게 일어나는 보편적 현상임에도 많은 여성들은 완경기의 증상, 신체적 변화, 의학적 문제, 혹은 치료 방법에 관해 잘 알고 있지 못하다. 이러한 정보 공백은 환자들의 교육적 욕구를 충족시키지 못하는 의료진들(의학계는 심각한 의사소통 문제들을 가지고 있다)과 의학적 여성혐오medical misogyny, 즉 여성들을 무시하는 의학계의 오랜 전통이 유해하게 결합하여 탄생되었다. 그 결과 여성들은 완경기와 관련된 증상이나 건강 문제를 날조된 어떤 것, 중요하지 않은 어떤 것, 혹은 그저 '여성으로 존재하기의 일부', 즉 견뎌야 할 어떤 것으로 일축했다.

하지만 사회적 수치심은 진료실 너머로 확장된다. 세상에는 나이를 먹어가는 여성들에 대한 일반적인 업신여김이 존재한다. 아마 업신여김이라는 단어가 적절하지 않을지도 모르겠다. 나이를 먹어가는 여성들과 관련된 문제들은 너무 하찮은 나머지 그러한 최소의 노력을 기울일 가치조차 없을 때가 많으니 말이다. 그들은 매우 간단히 존재 자체가 아예 무시된다.

10대 시절 내가 주인공이 월경을 시작하거나 브래지어와 씨름하는 내용의 책들을 읽던 때에, 내 친구들 그룹의 몇몇 쿨한 엄마들은 우리와 월경 제품들에 관해 흔쾌히 대화를 나누었고 나와 친구들도 서로 월경에 관해 이야기를 주고받았다. 정말 신이 나는 경험이었다. 왜 그런지 정확히 확신할 수는 없었지만, 나는 월경이 사회 안에서 내 존재의 타당성을 인정받는 표시라고 느꼈다. 나는 최근 고향인 위니펙에 여행을 가서 중학교 때 친구 티파니와 점심을 먹다가 예전에 했던 그런 대화들을 떠올렸다. 우리가 공유하는 가장 강한 기억은 무엇이었을까? 우리는 우리 그룹에서 마지막으로 월경을 시작한 두 여자아이였다. 나는 1980년 초봄에 그리고 티파니는 그보다 한 달 후에 월경을 시작했다.

이에 반해서, 완경기를 맞은 여성들을 기념하는 이야기는 존재하지 않는다. 드물게 완경기에 관해 넌지시 언급할 때가 있다고 해도 대개 부정적인 이야기인 것처럼 보인다. 여성들은 심지어 자기들끼리조차도 완경기에 관해 이야기를 나누지 않는다. 자신이 알고 있는 사실들에 확신이 없어서 공유하려 하지 않는 것일 수도 있고, 혹은 대부분의 치료법이 효과가 없거나 안전하지 않거나 아니면 아예 이용할 수 없다고 잘못 추정하고 있을 수도 있다. 그러니 신경 쓸 필요가 뭐가 있겠는가? 게다가 첫 월경과 달리, 마지막 월경은 노망의 날dotage date처럼 느껴진다. 자신의 뛰어난 능력을 그저 운이 좋았을 뿐이라는 변명으로 덮으며 사는 용감한 여성 탐정*으로 변신하거나, 고양이 똥은 잘 치우지도 못하면서 점점 늘어가는 고양이에 둘러싸인 채 집에 콕 박혀 사는 존재**가 될지도 모를 미래를 반기며 장래계획을 세우는 마흔여덟 살 여성은 어디에도 없을 것이다.

내가 산부인과 의사로 일해온 지난 25년 동안, 완경기 호르몬 요법menopausal hormone therapy, MHT과 관련된 과학은 크게 변화했고, 과학이 어떻게 진화하고 있는지 효과적으로 이야기하기란 그리 쉽지 않은 일이다. 우리 모두는 확실성에서 위안을 받지만, 사실 의학은 주로 회색의 영역에서 작동하는 경우가 많다. 더 많은 연구가 가능해지거나 새로운 기술이 개발되어 우리가 감히 던지지조차 못했던

* 애거서 크리스티 소설의 주인공 '미스 마플'을 암시하고 있다.

** 에디스 부비에 비일Edith Bouvier Beale을 가리키는 것으로, 미국 사교계 스타였으나 말년에 황폐한 저택에서 고양이 똥과 같이 사는 모습이 다큐멘터리로 방영된 적이 있다.

질문들에 대답할 때, 우리가 오늘날 의학계에서 사실이라고 믿고 있는 것들은 바뀔 수 있다. 그리고 또한 언론 기관의 문제가 있다. 두려움은 장사가 잘 되고, 일반 언론계에서 다루는 많은 뉴스들은 일부 치료법에서 관찰되는 위험을 지나치게 증폭시키는 것처럼 보인다. 전통적 뉴스와 잡지에 덧붙여서, 여성들은 소셜 미디어에 등장하는 다양한 수준의 정보 또한 이해하고 소화해내야만 한다.

제약 업계와 건강기능식품 업계 그리고 이른바 천연 제품을 파는 사람들이 완경기를 둘러싼 침묵과 지식 격차를 상업적으로 이용하여 생기는 잘못된 정보, 심지어 허위 정보의 문제 또한 존재한다.

완경: 기본적 사실들

여성들 대부분은 생애의 3분의 1 혹은 심지어 절반을 완경 후기의 상태로 보낼 것이다. 만약 완경이행기를 포함시킨다면, 확실하게 생애의 절반이다. 현재 미국에는 45세 이상의 여성이 7,000만 명가량 있고, 전 세계적으로 이 수치는 10억 명을 넘어선다. 낮은 출생률로 인구가 노령화되고 있기 때문에 백분율로 보아서 완경이행기 또는 완경 후기에 있는 여성들의 수는 점점 더 늘어날 수밖에 없을 것이다.

완경이행기에 시작되는 호르몬 변동은 다양한 증상을 촉발한다. 어떤 여성들에게 이 증상은 치료가 필요할 만큼 괴로울 수도 있고, 어떤 여성들에게는 일반적으로 어떤 증상이 일어나는지 아는 것만으로도 이 시기를 견디는 힘을 얻는 데 충분할 수 있다. 기이한 신체 증상이 자신에게만 일어나고 있다는 생각은 사람을 매우 힘이 빠지게 한다. 많은 여성들은 자신의 경험이 일반적이고 예상된 경험이라는 사실을 아는 것만으로도 안도감을 느낀다. 여성들이 어떠한 증상이 더 심각한 문제의 징후일 수 있는지 그리고 어떠한 증상이 짜증스럽기는 하지만 위험하지는 않은 증상들인지 아는 것 또한 중요하다.

예를 들어보자. 나는 마지막 월경을 하고 8개월 후에 유럽으로 향할 일정이 있었다. 일상에서 심한 발열감을 자주 느꼈기 때문에 내가 완경을 맞았다고 확신하고 있었다. 생리대와 탐폰을 챙기지 않아도 돼서 신이 났다. 그러나 총 10시간의 예정 비행 시간 중 5분 정도 지났을 무렵(안전벨트 착용 지시등이 아직 켜진 상태였다), 쾅! 나는 쏟아짐을 느꼈고 내 속옷은 피에 흠뻑 젖었다. 나는 (《대부 3》의) 마이클 콜레오네가 된 기분으로 비행기 화장실 변기에 앉아 나의 난소들에게 중얼거렸다. "탈출했다고 생각하는 순간, 그들은 다시 끌어들이지!"

비행기 화장실(월경을 하는 여성에게 부적합하게 설계된 또 다른 공간)에서 속옷을 갈아 입고 기내에 비치된 싸구려 생리대를 10시간 동안 착용한 끝에 외음부 발진이 생긴 채로 휴가를 시작한 일은 매우 거추장스러웠다(월경혈의 양은 그렇지 않았다). 만약 내가 해외여행을 자주 다니는 사람이었다면, 나는 월경 주기를 조절하는 데에 도움이 되는 약물 치료를 받는 것을 고려했을 것이다. 비행기 순항 고도에서 겪는 월경 소동은 전혀 유쾌한 일이 아니기 때문이다. 이렇기에 여성들이 자신의 모든 선택권을 아는 것이 중요하다. 자신이 치료를 원하는지 그렇지 않은지 선택할 수 있도록 말이다. 삶의 질에 관한 문제라는 표현은 전혀 진부하지 않다. 이는 의학의 문제이기도 하다.

완경기 전반에 걸쳐 경험할 수 있는 일반적 증상들은 표 1에 정리되어 있고 이 책 전체에서 자세히 논의할 것이다. 삶의 질은 물론이고, 또한 완경기가 중요한 이유는 다양한 건강 문제들과 연관되어 있기 때문이다(이 역시, 표 1 참고). 이 문제들은 여성 건강관리의 주변 문제가 아니라 핵심 문제이다. 완경기와 관계있는 심혈관 질환은 매년 미국에서 40만 명의 여성들을, 다시 말해 3명당 1명 꼴의 여성들을 죽음에 이르게 한다. 이와 비교해, 유방암은 대략 4만 명의 여성들을 죽음에 이르게 한다. 하지만 심혈관 질환과 유방암 모두에 평균적인 위험성을 가지고 있는 많은 여성들은 심혈관 질환이 자신을 죽일 가능성이 더 높은데도 유방암이라는 용어에 훨씬 더 깜짝 놀란다. 이는 어느 질병을 더 선호(더 나은 표현을 찾기 힘들다)하느냐는 이야기가 아니다. 그보다는 균형적인 관점을 가지기 위해, 한 걸음 물러서서 여성에게 영향을 미치는 질병들의 전체를 자세히 살펴보자는 이야기이다.

때때로 나는 의과 대학에 완경기에 관한 커리큘럼이 필요하다

증상	질병
비정상적 월경 출혈 (과다 그리고/혹은 불규칙적 월경, 월경 사이 출혈)	심장 질환
발열감과 야간 발한	골다공증
수면장애	치매와 알츠하이머병
일시적인 인지적 변화(브레인 포그*)	우울증
질 건조	대사증후군
성교 시의 통증	제2형 당뇨병
성욕 감퇴	완경 비뇨생식기증후군
관절 통증	요로감염

표 1. 완경기와 관련된 일반적 증상들과 질병들

* 머리가 혼란스럽고 안개같이 뿌예서 분명하게 생각하거나 표현하지 못하는 상태. 신경이나 인지적 문제다.

는 이야기를 듣는다. 하지만 완경기로부터 여성을 분리할 수는 없다. 완경기를 분리해서 격납고 같은 데 가두는 것이 답은 아니다. 여성을 그런 창고에 가두는 것이나 곧 마찬가지이기 때문이다. 그보다는 질병이나 약물에 관한 연구를 할 때 모든 연령의 여성을 포함하는 것이 중요하다. 완경기 전반에 걸쳐 여성들의 건강을 어떻게 관리해야 할지 이해할 수 있도록 말이다.

완경은 진공 상태에서 일어나지 않는다

완경이 가진 복잡성 중 하나는, 우리가 나이를 먹으면서 일어나기 때문에 호르몬과 관련된 증상들과 노화와 관련된 증상들을 구분하기가 어려울 수 있다는 점이다. 게다가 우리에게는 오랜 세월에 걸쳐 축적된 질병들이 있고, 그중 상당수는 완경기의 증상과 겹치는 경우가 있다.

흔한 완경기 경험인 수면장애를 생각해보자. 수면 문제는 노화와 관련되어 있을 수도 있고 혹은 수면무호흡증이나 우울감과 같은 의학적 상태에서 기인할 수도 있다. 복잡성을 배가시키는 것은 완경이행기가 우울을 야기할 수 있고, 수면 부족이 우울을 악화시킬 수 있다는 사실이다. 수면무호흡증 또한 우울과 연관되어 있다. 이는 의학계의 '고르디우스의 매듭Gordion knot'* 이다. 그러므로 의료진과 환자는 완경이행기나 완경 후기 동안 생겨난 어떤 증상이 정

* 알렉산드로스 대왕이 칼로 잘랐다고 하는 전설 속의 매듭이다. '대담한 방법을 써야만 풀 수 있는 문제'라는 뜻의 속담으로 쓰이고 있다.

말로 호르몬과 관련되어 있다고 추정하기 전에 자신이 모든 기여 요인을 고려했는지, 이 기여 요인이 서로 밀접한 관계를 맺을 수 있는 가능성을 고려했는지 반드시 확실하게 확인해야 한다. 여성들은 실제로 다른 질병들(잠재적으로 심각할 수 있는)이 근본 원인임에도 "그건 그냥 완경기 증상이야" 같은 말로 가벼이 여겨지거나, 호르몬이 "모든 것을 고쳐줄 것이다" 같은 말을 들어서는 안 된다.

게다가 또 다른 복잡성이 존재한다. 우리의 건강과 우리가 어떻게 노화하는지(난소뿐만 아니라 모든 것들)는 우리의 거시환경macroenvironment과 관련되어 있다. 가령 식습관, 운동, 스트레스, 인간관계, 혹은 자녀의 유무, 만약 자녀가 있다면 모유 수유를 했는지 등과 관련된다. 어떤 사람들은 이러한 것들을 라이프스타일 요소들이라고 지칭하지만 나는 개인적으로 이 용어를 좋아하지 않는다. 어느 체육관의 멤버십을 선택할지에 관한 문제가 아니기 때문이다.

중요하게 고려해야 할 또 다른 사항들은 건강의 사회적 결정요인social determinants of health이다. 이는 한 사람이 태어나고, 자라고, 살아가고, 일하고, 나이 들어가는 사회경제적 조건들로 그 사람의 건강과 삶의 질에 영향을 미친다. 나는 이러한 요소들을 미시환경microenvironment이라고 생각할 때가 많다. 이 요소들은 많은 메커니즘을 통해 한 사람의 건강 상태에 불공평하고 예방 가능한 차이들을 양산한다. 예를 들어, 적절한 의료와 교육에의 접근 부족, 안전하지 않은 작업 환경, 열악한 거주 환경, 인종 차별 그리고 영양 부족 등이 이에 해당한다. 이러한 사회경제적 요소들이 건강에 영향을 미치는 방식은 매우 복잡한데, 이들이 서로 얽힐 때가 많고 서로 합해질 수 있기 때문이다. 건강의 사회적 결정요인은 완경을 맞는 연령뿐만 아니라, 완경기와 관련된 많은 증상들 그리고 건강 상태와 연관되어 있다.

건강의 사회적 결정요인 중 매우 중요한 부분은 어린 시절 역경에 얼마나 노출되었는지다. 이는 부정적 아동기 경험adverse childhood experience, ACEs이라고도 알려져 있다. 부정적 아동기 경험에는 부모로부터의 정서적 혹은 신체적 학대, 불충분한 음식 혹은 의복, 부모의 상실, 알코올이나 마약에 문제가 있는 사람과 함께 사는 것, 가정에서 폭력을 목격하는 것, 성적 학대 등이 포함되어 있다.

부정적 아동기 경험은 완경에 영향을 주는 특정한 행동들을 야기할 수 있다. 가령 어떤 여성이 흡연을 하기 시작했는지 아닌지 혹은 그 여성이 몇 살 때 첫 임신을 했는지 등에 영향을 미칠 수 있다. 하지만 실상은 이보다 훨씬 더 심각하다. 부정적 아동기 경험이 수많은 부정적인 건강 문제로 이어질 수 있다는 것을 보여주는 문헌들이 계속 나오고 있다. 이는 내분비계와 면역체계뿐만 아니라 두뇌 발달에도 영향을 미치는 역기능적 스트레스 반응을 촉발하기 때문에 생기는 현상이라고 해석되고 있다. 독성 스트레스 반응toxic stress response이라고 알려져 있는 이 과정은 엄청나게 부정적인 문제들을 야기할 수 있다. 네 가지 혹은 그 이상의 부정적 아동기 경험에 노출되면 심장마비, 뇌졸중, 수면장애, 알츠하이머병, 당뇨병, 우울, 유방암 등 완경기와 관련된 많은 질병들에 걸릴 위험성이 증가한다. 트라우마는 말 그대로 두뇌와 신체의 회로를 재구성한다.

나는 어떤 건강 문제를 평가할 때 내가 M 다이어그램(혹은 '젠' 다이어그램)이라고 이름 붙인 것, 즉 완경기를 벤 다이어그램으로 도식화시킨 모형을 참고하는 것이 도움이 된다고 생각한다. 중심핵은 완경기menopause, 의학적 상태medical condition, 성숙도maturity(나이와 관련된)이다. 그리고 이 중심핵을 선회하고 있는 것은 거시환경과 미시환경이다(그림 2 참고).

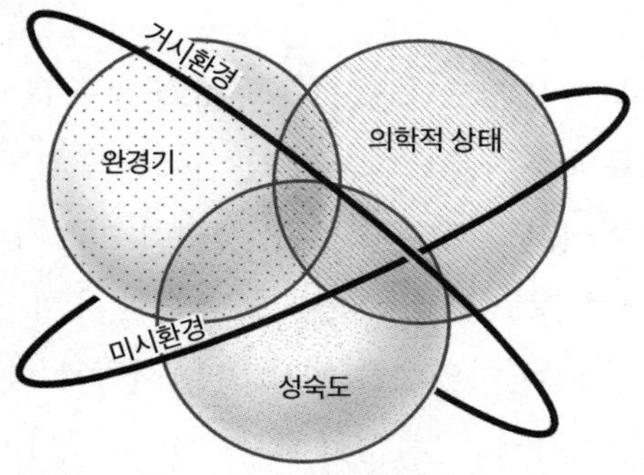

그림 2. M 다이어그램: 전체적 시야로 본 완경기

여성들은 자신의 난소보다 훨씬 더 큰 존재들이다. 그러므로 느긋이 앉아서 그림 전체를 보며 균형적인 관점을 얻는 것이 중요하다.

요점

- 완경기는 난소의 기능이 한 단계에서 다음 단계로 이행하는 과정이다. 이는 본질적으로 사춘기가 역순서로 일어나는 것과 같다.
- 완경기에 일어나는 호르몬 변화들은 일련의 생물학적 결과들을 낳을 수 있고 이는 많은 여성에게 고통스러운 증상과 건강 문제를 야기할 수도 있다.
- 많은 여성들은 생애의 3분의 1에서 절반을 완경기의 상태에서 살아갈 것이다.
- 우리가 의학적으로 알고 있는 것과 여성들이 접근하기 쉬운 정보 사이에는 거대한 괴리가 존재한다.
- 연령, 기저질환, 환경적 요소, 건강의 사회적 결정요인 모두가 완경기 경험에 영향을 미친다.

2장 완경의 역사와 언어:
'위기의 시기'로부터 '변화의 시기'까지

'완경기'라는 이 단어가 정상적인 생리적 과정을 의료화하기 시작한 것일까? 아니면 이 이름 붙이기는 가모장제matriarchy의 궁극적 행위를 경험하는 것, 다시 말해 증상들을 공식적으로 인정하고 여성의 건강 중 많이 무시당해온 측면에 관심을 환기할 수 있는 일인 것일까?

결국 둘 다다. 완경기와 연관이 되면 단순한 답이란 있을 수가 없다.

의학의 눈으로 본 완경, 고대부터 1800년대 초반까지

나이를 먹으면서 월경을 하지 않는 증상은 고대 중국과 그리스 의학 서적에 모두 기록되어 있다. 또한 완경이 생식력의 중단을 의미한다는 이해가 있었다. 전통 중국 의학에서는, 마지막 월경 이후의 시기를 노년기와 다르지 않게 보았다. 그리고 여성이 월경을 중단하는 것과 마찬가지로, 남성 또한 소량의 정액만이 생성된다는 사실이 언급된다. 고대 그리스인들은 하나의 생체신호vital sign*로서, 월경에 극도로 관심을 많이 가졌다. 그 시대의 생각에 따르면 남성들은 세상과 조화를 이루고 있었고, 여성들은 지나치게 수분이 많았기 때문에 피부가 흐늘흐늘하고 스펀지 같았다. 여성들이 수분이 많은 이유는 음식으로부터 액체를 지나치게 많이 흡수했기 때문이다. 이를 보상하기 위해, 여성들은 한 달에 한 번씩 자궁으로부터 액체를 배출했다. 누군가가 히포크라테스를 언급하거나 '고대' 의학을 동경하는 투로 말할 때마다, 나는 고대 그리스 의사들이 여성을 '걸어 다니는 고장 난 배관'이라고 생각했다는 사실을 떠올리곤 한다.

고대 그리스 의학(고대 로마 의학, 페르시아 의학, 아랍 의학, 현대 서양 의학으로 이어지는 의학 역사의 토대)에서 월경을 거르는 일은 액체가 체내에 위험할 정도로 축적되었다는 사실뿐만 아니라 잠재적인 생식력 문제가 생겼다는 사실을 보여주는 징후였기 때문에, 염려의 대상으로 여겨졌다. 이는 고대 의학이 왜 그렇게 월경에 집착했는지 설명하는 데 도움이 된다. 히포크라테스 컬렉션**에 나오는 1,500가지의 의약품 조제법 중 80퍼센트가 월경과 관련되어 있다. 또한 이는 대부분의 고대 서양 의학 서적에 마지막 월경에 대한 예측 연령이 그렇게 상세히 나와 있는 이유를 설명할 실마리를 던져주기도 한다. 고대 그리스와 로마 의사들은 완경의 평균 연령에 대해 매우 정확하게 기록했다. 이 시대에 생식력의 상실은 고도의 주의를 요하는 적신호였다.

* 사람이 살아 있음을 보여주는 호흡, 체온, 혈압, 맥박 등의 측정치.

** 히포크라테스와 그의 가르침과 밀접한 관련이 있는, 약 60권의 초기 고대 그리스 의학 서적 모음이다.

고대의 의사들은 마지막 월경이라는 개념을 매우 잘 알고 있었다. '마지막 월경' 자체가 증상이고, 이 이후에 일어나는 일들은 그다지 이들의 흥미를 끌지 못했던 것처럼 보인다. 다른 모든 것과 마찬가지로, 의학은 기본적으로 남성 엘리트 계층의 필요를 충족하기 위해(그래서 계속 후원을 받을 수 있도록) 존재했다는 사실을 기억하는 일은 매우 중요하다. 그리고 남성 엘리트 계층은 노화하는 여성의 신체에 관심이 없었다. 흥미롭게도 일부 고대 그리스 사회에서는 완경 후 여성이 사제로 임명되는 경우가 있었다(이 경우 완경은 '처녀성'이 회복되어 여성이 사제직을 수행하는 데 필요한 수준의 순수성을 되찾을 수 있는 과정이라 여겨졌다).

오늘날 완경기와 연관되어 있다고 알려진 증상들에 대해 서양 의학 서적에서 처음 언급한 것은 1582년이었다. 프랑스 의사인 장 리보Jean Liébault는 프랑스어로 'petites rougers', 즉 작은 빨간색(오늘날 우리가 안면홍조라고 부르곤 하는)이 일반적으로 얼굴에 생겼다가 'moiteurs', 즉 많은 땀을 흘리며 끝날 때가 많다고 묘사했다. 이러한 단어들은 내가 오늘날 진료실에서 들을 수 있는 말들과 다를 바 없다.

리보 박사는 여성 질병 분야의 전문가였고 캐서린 드 부르봉(프랑스 국왕 앙리 4세의 누나)의 주치의였으며, 후원 제도가 새로운 의학적 발견을 하는 일에 있어 매우 중요한 역할을 한다는 생각을 지지했다. 그렇지만 리보 박사는 많은 면에서 시대를 앞서가는 인물이었다. 그는 "여성은 불완전한 남성이 아니다"라고 책에 적었고, 여성을 강제로 결혼시키는 제도에 반대했으며, 월경 때 배출되는 것은 혈액이지 유독성 액체가 아니라고 믿었고, 월경 전에 몸이 붓는 현상에 대해 묘사했고, 섹스를 하는 동안 즐거움을 느끼는 것은 남성들뿐만 아니라 여성들에게도 중요하다고 믿었다! 리보 박사는 니콜 에티엔과 결혼했는데, 에티엔은 결혼제도와 남성들을 고발하는 〈결혼한 여성의 비애들The Woes of the Married Woman〉이라는 성명서를 썼다. 이들의 결혼생활이 행복했는지 아닌지는 이 책의 범주를 벗어나므로 그 이야기는 여기서 이만 맺기로 한다.

리보 박사가 여성의 건강에 뛰어난 관찰력을 지닌, 의학계의 르네상스적 교양인이었음은 분명하지만 그 시대의 의사들 대부분은 여성 해부학에 대한 지식 부족과 월경에 대한 몰이해뿐만 아니라 여성이 남성의 열등한 버전이라는 신념에 의해 구속받았다. 나이가 들면서 월경 중지는 예상되었지만, 그것은 마지막 월경 이후 여성들이 경험하는 질병들 대부분의 원인이라고 비난받았다. 월경혈은 독성이 있다고 여겨졌고, 유산부터 암, 폐결핵, 광견병에 이르는 수많은 질병들의 원인으로 여겨졌다. 또한 월경혈은 식물을 죽일 수도 있었고 거울을 망가뜨릴 수도 있었다. 나이를 먹으면서 여성의 건강이 악화되는 이유는 이들이 너무 허약해진 나머지 유독성 물질을 배출하지 못해 그것이 신체에 축적되기 때문이었다.

우리가 현재 완경이라고 부르는 것에 관한 첫 번째 공식 논문은 1710년에 쓰여진 것으로, 그 시대의 생각을 정확하게 요약한 라틴어 제목을 요즘 말로 번역하면 〈마지막 월경, 질병의 시작Final Menstruation, Beginning of Disease〉이다. 이 제목은 〈여자로 사는 것, 별로에서 최악으로Being a Woman, from Bad to Worse〉로 바꾸는 편이 나을 것 같다. 인간은 나이를 먹으면서 질병이 증가하기 마련이고 이는 잘 알려진 사실이다. 그 시대에도 남성이 질병에 걸리면 거기에는 합당한 이유가 있었다. 우리가 오늘날 생각할 수 있는 이유는 아니지만 남성의 질병에는 그 시대의 인간 신체에 대한 이해도에 걸맞은 설명이 붙었다. 하지만 여성에게는 언제나 자궁이 이유였다. 당신이 여성을 열등하거나 더럽거나 결함이 있는 존재라 믿는다면, 당신의 그 세계관에 의학적 지식을 끼워 맞추기란 쉽다. 의학계에 종사하는 사람들은 매우 중요한 이 교훈을 절대 잊어서는 안 된다.

완경에 관한 첫 논문이 발표된 지 얼마 지나지 않아, 이 주제에 관한 저술들—의사들과 일반 대중 모두를 위한—이 유럽과 영국에서 나오기 시작했다. 1716년 익명의 의사 A가 처음 출판해 높은 판매고를 올린 〈여성 신체 사전The Ladies Physical Directory〉(1727년에 개정 6판을 찍었다)에는 여성들이 40대 후반과 그 이후에 흔하게 겪는 많은 증상들(월경과다, 무월경, 자궁탈출증 등)을 치료하는 법에 관한 정보가 포함되어 있었다. 당연히 많은 관심을 받을 수밖에 없었다. 그 시대의 치료법 중 대부분은 사혈, 거머리, 하제(설사약)를 포함하고 있었다. 월경을 하지 않아서 축적된 '독소들'과 액체 중 하나 혹은 둘 다를 제거하기 위한 수단들이었다. 이 요법들을 자세히 살펴보면, 의학적으로 효과가 있었을 리가 만무하다. 많은 요법들이 설사 그리고 아마도 자궁수축을 촉발했을 것이고, 완경이행기에 있는 여성들에게 약간의 하혈(정상적인 월경이 아니다. 오히려 몸에 나쁜 일이 생겼다는 신호이다!)을 야기했을 것이지만 말이다. 이러한 효과들은 향나무 기름, 곤약 풀 뿌리, 쇳가루 등과 같은 위험한 성분들을 사용한 덕분에 생긴 것이었다. 다른 요법들은 무해하지만 아무 효과가 없을 공산이 컸다. 모종의 결과가 있었다면 플라세보였거나, 치료의 일부로 약 복용과 함께 권장됐던 긴 산책이나 와인 음용 덕분이었을 가능성이 컸다. 또한 질에 넣는 다양한 종류의 포푸리가 있었다. 기네스 팰트로도 질투에 사로잡힐 만한 것들이었다.*

완경기의 증상들을 묘사하는 다양한 용어가 이러한 의학 텍스

* 미국의 배우 기네스 팰트로는 론칭한 브랜드 '굽Goop'에서 자신의 음부 냄새가 배인 향초와 항문 냄새가 배인 포푸리를 판매해 큰 성공을 거두었다.

트들에 등장한다. 많은 용어들은 우리가 오늘날 사용하는 것과 비슷하지만 어떤 것은 심지어 더 낫기도 하다. 우리가 요즘 완경이행기라고 부르는 것은 18세기와 19세기(어쩌면 더 일찍) 동안 영국에서 '회피기the dodge' 혹은 '회피dodging'로 알려져 있었다. 여성들이 불규칙적인 월경 주기 사이에서 월경을 요리조리 피해 다녔기 때문이다. 회피기 동안 여성들은 두통, 요통, 혈관운동계 증상들(우리가 요즘 발열감과 야간 발한이라고 부르는 것), 이동통증wandering pains, 전반적인 불안을 경험할지도 모른다. 안면홍조hot flushes*를 대신하는 용어로는 뜨거운 열기feverish heats, 홍조 열기flushing heats, 뜨거운 개화hot blooms 등이 있었다.

'회피기'라는 용어는 증상을 매우 완벽하게 묘사하고 있어서 정말 마음에 든다. 나는 요즘 진료실에서 완경이행기에 관해 설명할 때 이 용어를 사용하는데, 그렇게 하면 환자들은 거의 늘 미소를 짓는다. '안면홍조'라는 용어는 내가 직접 이 증상을 경험하기 전까지는 그런대로 괜찮은 것처럼 보였다. 내가 아는 한 홍조flushes라는 단어는 볼에 느껴지는 어떤 증상을 의미했다. 그런데 내 얼굴이 뜨끈뜨끈한 것은 확실하지만 뜨거운 것은 나의 볼만이 아니었다. 게다가 홍조라는 단어는 얌전한 체하는 것처럼 느껴진다. 마치 제인 오스틴의 작품에 나오는 주인공이 되어 1년에 4,000파운드를 버는 어떤 남성의 눈길을 받고서 얼굴이 붉어지고 현기증이 나는 것 같은 느낌이다. '뜨거운 개화'는 기가 막히게 적절하다. 왜냐하면 열기가 마치 신체 내부에서 치받혀 올라와 머리, 얼굴, 목, 팔 바깥

* 이 책에서는 'hot flushes'를 '안면홍조' 대신 '발열감'으로 번역하지만 2장에서는 언어적 기원을 이야기하고 있으므로 이 장에서만 '안면홍조'와 '발열감'을 번역어로 혼용해서 사용하기로 한다.

쪽으로 활짝 꽃을 피우는 것처럼 느껴지기 때문이다(여담이지만, 나는 안면홍조와 호환되어 사용되고 있는 '뜨거운 번쩍임hot flashes'이라는 용어를 싫어한다. 번쩍임flash이라는 단어는 1초 혹은 2초 동안 지속된다는 느낌을 불러일으키지만 이는 전혀 정확하지 않다. 또한 내게는 이 경험의 혹독함을 격하시키는 듯한 느낌을 준다).

여성들이 경험하는 증상의 대부분은 구전으로 전해졌기 때문에, 무관심이나 '맨스플레인mansplaining' 때문에 그동안 얼마나 많은 문화권에서 얼마나 많은 단어들이 소실되었을지 알 수가 없다. 맨스플레인은 가령 이러한 것이다. 남성이 일단 상대 여성의 말을 들어보겠다고 하고서, 그 경험을 자신의 편협한 관점과 사회의 편견들과 종교적 신념들을 이용해 해석한 다음, 자신이 쓴 의학 교과서를 통해 상대 여성에게 다시 설명해주는 것이다.

서양 의학은 완경이행기 여성이 경험하는 의학적 문제들을 인식하고 있었지만, 주요 병리적 원인—즉, 잔류 독소들—의 결과로 보았다. 그러한 식으로 완경은 단지 여성의 또 다른 잘못이고 두려워해야 할 어떤 것으로 여겨졌다. 1776년에 영향력 있고 통찰력이 예리한 영국인 의사인 존 포더길John Fothergill 박사는 자신의 논문 〈월경 중단의 적절한 관리에 관하여On the Management Proper of the Cessation of Menses〉에서 이러한 기존 관념에 도전장을 내밀었다. 포더길 박사는 여성들이 완경을 '불안'을 품고 바라보도록 교육받았고, "월경 배출의 중단 그리고 이 증상의 결과들과 관련된 다양하고 터무니없는 견해들이 수많은 분별 있는 여성들의 시간을 잡아먹었다"고 주장했다.

포더길 박사는 월경혈이 독성이 있다고 믿지 않았다. 그리고 월경혈이 '병리적 체액들'을 함유하고 있을지도 모르지만, 남성들 역시 그와 똑같은 체액들을 가지고 있고 치핵을 통해 그것들을 배출한다고 주장했다. 또한 포더길 박사는 완경을 두려워하도록 교육받은 여성들이 완경 증상으로 더 고통을 느낄 가능성이 높다고 지적했다. 포더길 박사는 완경을 정상적인 진행 과정으로 보았고, 많은 여성들이 큰 문제없이 완경기를 지나갔다는 사실에 주목했다. 게다가 그는 월경과다 혹은 월경통에 시달렸던 여성들이 완경을 맞은 후에 안도감을 느꼈다는 사실 또한 정확하게 지적했다. 덧붙여 그는 일부 여성들이 발열감과 그에 이어지는 "즉각적인 땀 흘림", 수면장애, 기분장애, 관절통 등과 같은 성가신 증상들을 겪는다고 인정했다. 그렇지만 이러한 증상들은 일시적일 때가 많다고 말했다. 포더길 박사도 그 시대의 전형적인 치료법을 많이 사용했다. 그도 피를 뽑고 설사약(하지만 그의 치료법은 다른 의사들의 치료법에 비해 훨씬 더 조심스러웠다. 그리고 센나senna*와 마그네슘 처방 등과 같은 치료법은 오늘날 우리도 여전히 사용하고 있다)을 처방했다. 그렇지만 다른 의사들과 다른 점은 그의 처방전에는 독성이 있는 식물이 포함되지 않았다는 점이다. 이는 아마 그가 뛰어난 식물학자이기도 했기 때문일 것이다. 또한 그는 식습관을 바꾸고 규칙적으로 와인을 마시라고 권고했다.

포더길 박사의 논문이 발표되기 전까지, 완경기에 관한 언어의 대부분은 '불행한 운명doom'에 관한 것이었다. 마치 완경기를 겪고 있는 여성보다 더 큰 공포는 없다는 식이었고, 안타깝게도 포더길 박사의 논문은 이러한 부정적인 태도들에 종지부를 찍지 못했다. 1787년 프랑스의 의사인 클로드 자네 데 롱루아Claude Jeannet des Longrois 박사는 완경기를 겪고 있는 여성들을 '폐위된 여왕들

* 콩과의 소관목. 작은 잎 조각을 모아서 말린 것을 '센나잎'이라 하여 설사약으로 쓴다.

dethroned queens'이라고 지칭했다. 완경기를 겪고 있는 여성들에게 적용된, 그 시대의 많은 텍스트들에는 자궁경부암, 자궁암, 유방암에 관한 대목도 상당히 많았다. 끔찍한 죽음이 따르는 치명적인 질병들임에도, 이 질병들에 사용된 언어는 완경에 사용된 언어보다 덜 암울했다. 시간이 흐르면서 포더길 박사의 논문은 여러 언어로 번역되었고 사람들의 관심을 끌기 시작했다. 그리고 이러한 현상은 노화에 대한 태도 전반의 변화와 함께 일어났다.

완경기라는 용어의 탄생

앞서 이야기했듯이 '완경기la ménèspausie'라는 용어는 1812년에 드 가르단 박사가 쓴 논문에 처음 등장했다. 이어서 그는 1816년에 〈위기의 시기에 진입하는 여성들에게 보내는 조언Advice to Women Entering the Critical Age〉, 프랑스어로는 〈Avis aux femmes qui entrent dans l'âge critique〉라는 제목의 완경기에 관한 책을 출간했다. 그리고 1821년에 출간된, 이 책의 두 번째 개정판은 〈완경기: 여성의 위기의 시기Menopause: The Critical Age of Women〉, 프랑스어로는 〈De la Ménopause, ou de l'âge critique des femmes〉로 제목을 바꾸었다.

드 가르단 박사는 논문에서 너무 많은 용어들이 남발되고 있기 때문에 새로운 용어가 필요하다고 말했다. 그 시대의 고전적 용어들을 세 가지로 구분해보자면 다음과 같다. 그렇게 나쁘지는 않은 용어: 갱년기climacteric, 위기의 시기critical time, 중대한 단계critical stage, 생애 전환기change of life. 훌륭하지 않은 용어: 중년 쇠퇴기middle-age decline. 단순히 끔찍한 용어: 여성의 지옥women's inferno, 여성의 겨울women's winter, 섹스의 종말the death of sex 등이 있었다. 이렇게 말하는 게 상상이 가는가? “잠깐 시내에 가서 ‘여성의 겨울’ 전문가를 만나 조언을 구해야 해요. 집에 돌아오는 길에 바게트를 사올까요?” 내가 내린 가장 일리 있는 추측은 이러하다. 경멸적으로 들리지 않으면서 여성들에게만 적용되는(‘갱년기’나 ‘생애 전환기’와 같은 용어는 남성에게도 적용되었다) 새로운 이름을 만든 최초의 인물이 되는 일은 장사에 도움이 되었을 것이고, 마치 그가 새로운 어떤 것을 제시하는 듯 보였을 것이다.

논문에서 드 가르단 박사는 ‘완경기la ménèspausie’의 기원이 두 개의 그리스어 단어들을 혼성해서 만든 것이라고 설명한다. 즉 프랑스어로는 ‘mois’(영어로는 ‘한 달month’)인 그리스어 ‘μήνας(미나스)’와 프랑스어로는 ‘cessation’(영어로는 ‘중단cessation’)인 그리스어 ‘παῦσις(파프시스)’를 혼성해서 만들었다고 한다. 그가 설명하기를 ‘παῦσις(파프시스)’는 그리스어 ‘παύω(파보)’에서 가져왔는데, 그는 후자를 프랑스어로 ‘je finis’ 혹은 ‘je cesse’(영어로는 ‘나는 멈춘다I stop’ 혹은 ‘나는 중단한다I cease’)라고 번역한다. 드 가르단 박사에게 이 두 그리스어 단어들은 음성학상으로 결합하여 프랑스어 ‘ménèspausie’가 되었을 것이다. 아마 그의 마지막 단어 선택은 프랑스어 단어 ‘menstrues’(영어로는 ‘menses’이고 이는 라틴어 ‘mēnsēs’에서 기원했다. 옥스포드 영어사전에 따르면 이 단어는 ‘한 달month’에 대한 “복수형의 특별한 적용”이라고 한다)에 의해 영향을 받았을 것이다.

오늘날 우리는 ‘pause’라는 단어가 일시적인 멈춤을 뜻한다고 생각하지만, 드 가르단 박사의 논문을 보면 그는 월경이 다시 시작할 것이라고 예상하지 않았던 것이 확실해 보인다. 그러므로 ‘ménèspausie’에서 “pausie”는 마지막을 의미하기 위해 사용되었을 것이다.

드 가르단 박사가 설명하지 않은 것은 왜 자신이 1821년에 낸

두 번째 개정판에서 'la ménèspausie'를 'ménopause'로 단축했는지이다. 게다가 왜 그는 이 용어를 두 번째 개정판의 제목에 사용했을까? 그가 만든 용어가 그렇게나 인기를 끈 것일까? 아니면 이 단어를 말하면 그가 바로 떠오를 정도로 연관성이 깊어져서 자체가 하나의 상표가 되었고, 이 용어를 제목으로 내세우면 그의 책이 그 주제에 관한 다른 책들보다 더 두드러져 보이는 데에 도움이 되리라고 생각한 것일까?

나는 드 가르단 박사의 책을 프랑스어로 읽었다. 하지만 내가 캐나다의 중학교에서 배운 프랑스어는 19세기의 프랑스어와 완전히 다른 것처럼 느껴졌다. 확실하게 이 책을 이해하기 위해서 나는 프랑스인 산부인과 전문의이자 내 전작인 《질 건강 매뉴얼》의 프랑스어판 서문을 써준 마틴 윙클러 박사에게 도움을 받았다.

드 가르단 박사의 책은 '여성들이 나이 들면서 처하게 되는 운명에 대한 애도'라고 요약될 수 있으니, 혁명적인 작품은 아닌 셈이다. 그는 완경기의 증상을 상세히 이야기하지 않았고 그 시대와 그 이전 시대의 많은 의사처럼 여성이 나이를 먹으면서 겪는 많은 질병을 완경기의 탓으로 돌리고 있었다. 자궁이 어떻게 통풍이나 소화 문제를 여성에게 일으키는지 설명하면서도 남성 또한 이와 똑같은 상태를 겪는다는 사실에 관해서는 한 마디도 언급하지 않았다. 정말 지겨운 비유가 아닐 수 없다. '남성들은 단지 나이가 들지만 여성들은 자신의 자궁womb(나는 womb이라는 단어를 경멸하지만 여기에서는 사용해야겠다*)에게 배신을 당한다.'

드 가르단 박사의 책은 식이요법 조언(예를 들어 탄수화물이 많은

* 영어로 자궁을 가리키는 단어에는 'womb'과 'uterus'가 있다. 이 책에서 저자는 'uterus'를 사용한다.

음식을 먹으라든지, 물로 희석한 와인 이외의 모든 알코올은 피하라든지와 같은 조언)과 어떤 침대를 선택해야 하는지와 여러 위생 권고사항들(머리 염색과 화장의 유해함에 관해 수십 페이지에 걸쳐 적혀 있다. 볼 화장이 특히 문제라고 한다)로 가득 차 있었다. 의복에 대해서도 이야기하고 있었다. 하지만 어떤 천이 발열감을 가라앉히는 데에 도움이 되는지에 관한 이야기는 하나도 없고 50세 이상의 여성들이 젊은 척하며 옷을 입는 것이, 특히 그들이 자신의 맨팔을 내보이는 것이 얼마나 비극적인지에 대해서만 이야기했다. 그리고 다음과 같은 명문도 있었다. "사람들은 완경기에 나이가 여성을 현명하게 만들었다고 생각할 것이다. 하지만 실제로는 필요에 덧붙여진 습관이 여성을 현명하게 만든다. 그 말인즉슨, 여성이 자신의 주치의보다 패션 상인과 더 자주 상담한다는 뜻이다."

가부장적 조언과 의학적 치료법들(거머리로 외음부 치료를 받으실 분?)의 수준을 생각해봤을 때, 쇼핑으로 마음을 달래는 방법이 인기 있었다고 해도 그리 놀랍지 않다. 다만 나는 짧은 소매 옷들과 가슴이 부각되는 옷들이 많았기만을 바란다. 드 가르단 박사의 책은 그의 동료들에게 좋은 평가를 받지 못했다. 동료들은 그가 정보는 거의 제공하지 않고 대부분의 노화 관련 질병들을 단순히 완경의 탓으로 돌리고 있다는 점을 정확하게 지적했다.

드 가르단 박사 시대의 많은 의학 교과서들은 그의 책과 비슷했다. 의학은 부족하고 가부장제로 가득 차 있었다. 한 가지 주목할 만한 예외는 에드워드 틸트Edward Tilt 박사가 1857년에 쓴 교과서인 〈생애 전환기의 건강과 질병The Change of Life in Health and Disease〉이었다. 이 책은 대중적이고, 과학적이고, 시대적 배경에 비해 진보적이었다. 틸트 박사는 '완경'이라는 단어를 딱 한 번만 사용했는데, 그것도 다른 사람들이 이 단어를 사용하지만 자신은 이 단어가 불필요하다고 생각한다는 점을 밝히기 위해서였다—드 가르단 박사를 꽤 구체적으로 콕 집어 말한 듯하다(나는 이런 재치 있는 의학계 디스전을 사랑한다!). 틸트 박사는 '중단cessation'이라는 용어를 선호하고 줄여서 'c'라고 표기하기도 했다. 틸트 박사의 책은 환상적이다. 포더길 박사처럼, 틸트 박사 또한 완경을 질병으로 여기지 않았고 자신이 증상들을 조사한 여성들의 데이터를 포함시켰다. 틸트 박사는 '홍조flush'라는 용어를 사용했는데 이 용어가 '짧고 표현적이기' 때문이라고 했다. 하지만 '뜨거운 개화hot blooms'에 관해 언급했고 이 용어가 '정말로 일어나고 있는 일을 더 정확하게 나타내고 있다'고 말했다. 그가 주장한 수많은 의학적 견해들은 오늘날까지도 통용되고 있다. 책에 나온 많은 치료법은 끔찍했지만 그 당시의 과학에 기반한 치료법이었고, 전반적으로 그 시대의 의학적 치료법은 대개 끔찍했다.

드 가르단 박사가 '완경기menopause'라는 용어를 소개하기 전에 의학 교과서들에서 발견되는 가장 흔한 용어들은 '갱년기', '위기의 시기' 그리고 월경의 중단을 나타내는 축약어 'c'였다. 하지만 완경기가 곧 의학 어휘 목록에 등장했다. 이 용어는 1871년에 〈뉴잉글랜드 의학 저널New England Journal of Medicine〉에 등장했고 그 이후로 오랫동안 마지막 월경 전후와 그 이후의 시기를 표현하기 위해 '갱년기'와 호환적으로 사용되었다.

틸트 박사의 책과 1920년대부터 1940년대 후반까지 의학 저널에 실린 완경기에 관한 많은 논문들을 읽고 난 후, 나는 그 시대의 설명식 글쓰기 스타일(오늘날의 개인 정보를 제거한 표와 그림들 대신 단편적이나마 환자의 경험이 묘사된) 덕분에 드러난 고통과 괴로움의 순간들을 포착하고서 큰 충격을 받았다. 예를 들어 이런 식이다. "H.L., 31세, 기혼, 1925년 11월에 인위적 완경(자궁내막증 치료를 위해 질과 자궁 내에 라듐 처치), 5분마다 발열감 경험." 다음과 같은 것도 있다. "두통과 요통 때문에 1929년에 병원에 입원했다가 어떠한 진단도 받지 못하고 퇴원함. 마침내 1932년에 치료를 위해 완경 클리닉을 찾아감."

대형 제약회사들이 내가 오늘날 듣는 것과 동일한 증상들(발열감, 야간 발한, 불면증, 관절통, 기분장애)을 자세하게 소개하기 이전부터 이미 이에 관한 수많은 논문이 있었다. 그렇지만 비극적이게도 이 논문들에 등장하는 많은 여성은 방사선 치료, 외과수술에 의한 완경, 혹은 알려지지 않은 이유들 때문에 원발성 난소부전premature ovarian insufficiency, POI으로 고통받고 있었다. 또한 많은 여성에게 히스테리컬하다거나 '신경 과민nervous'이라는 잘못된 꼬리표가 붙어 있었다.

완경기가 의학적으로 매우 어려운 문제로 여겨졌기 때문에 심지어 완경기 치료만을 전담하는 클리닉들도 있었다. 이때는 믿을 만한 완경기 호르몬 요법이 존재하기 전이었다. 뉴욕에 있는 마운트 시나이 병원의 의사 사무엘 가이스트와 프랭크 스펠만은 1932년 〈미국 산부인과 저널American Journal of Obstetrics and Gynecology〉에 다음과 같이 썼다.

> "완경기 증상들만큼 치료에 반응하지 않는 증후군들은 없다. 또한 원인론적 관점에서 볼 때 이처럼 불명확함으로 둘러싸여 있는 증후군은 없다."

가이스트 박사와 스펠만 박사는 완경기 클리닉에서 단지 여성의 이야기를 누군가가 들어주고 의사와 접촉한다는 사실만으로도 자신들이 제공하는 치료법보다 더는 아니더라도 동등하게 치료 효과가 있을 수 있다는 사실에 주목했다.

자신의 경험들이 유효하다고 인정받는 것은 매우 강력한 치료다.

미국에서는 1960년대에 용어 '완경기'가 '갱년기'를 대신해 대중적 용어로 자리잡았다. 무엇이 바뀌었던 것일까? 호르몬이 처방된 지 30년이 지났음에도, 호르몬 요법은 대개 주사가 필요한 골치 아프고 값비싼 일이었고 호르몬 수치에 급격한 변동을 일으켰다. 하지만 1950년대에는 호르몬의 새로운 생산 방법이 개발되었고, 그에 따라 알약으로 된 호르몬제를 복용할 수 있게 되었다. 자, 이제 팔아먹기 훨씬 더 좋은 제품이 등장했다. 홍보회사들은 팔을 걷어붙이고 전력을 다했다. "완경기를 겪고 계신가요? 눈물 빼지 않고도 지나갈 수 있답니다!" 제약 업계가 '갱년기climacteric'나 '변화기the change'가 아닌 '완경기menopause'로 결정한 이유는 더 많은 대중이 이용하기에 친숙하기 때문일 것이다. 하지만 다른 이유들이 있을 수도 있다. 나는 개인적으로 '잠시 멈춤pause'이라는 단어가 마케팅에 도움이 되었기 때문이라고 생각한다. 이 새로운 호르몬 제품들과 함께한다면 완경기가 정말로 일시적일 수 있다는 믿음이 생기는 것이다.

다행히 시계추는 '질병 모델disease model'로부터 멀어졌고 2020년대 현재 우리는 완경기를 생애의 한 단계나 전환기로 보는 관점을 가지고 있다. 그리고 완경기가 예방 의료에 의해 도움을 받을 수 있고 의학적 개입이 필요하거나 혹은 필요하지 않을 수도 있다고 생각한다. 하지만 당분간은 북아메리카에서 '완경기'라는 단어가 일반적으로 사용될 것으로 보인다.

우리가 어떤 단어를 사용하는지는 중요할까?

레라 보로디츠키Lera Boroditsky 박사의 테드TED 강연 〈언어는 우리가 사고하는 방식을 형성하는가〉는 1,000만 뷰 이상을 기록했다. 언어가 소극적인 서술자descriptor가 아니라 적극적인 참여자participant임을 살펴보는 환상적인 강연이기 때문에 충분히 납득이 가는 반응이다. 언어는 우리의 사고에 영향을 미친다.

많은 언어에서 명사에 남성, 여성이라는 성별을 붙인다. 한 언어에서 여성형인 단어가 다른 언어에서는 남성형일 수도 있다. 서로 다른 성별의 공통단어를 가진 언어들을 사용하는 모국어 사용자를 연구한 학자들은 사람들이 같은 단어에 대해 그 단어의 성별에 따라 다르게 사고한다는 사실을 발견했다. 보로디츠키 박사가 테드 강연에서 제시한 한 가지 예는 '다리bridge'라는 단어였다. 이 단어는 독일에서는 문법적으로 여성형이고, 스페인에서는 문법적으로 남성형이다. 독일어 모국어 사용자들은 다리를 묘사할 때 전형적인 여성형 단어들, 가령 '아름다운beautiful' 같은 단어를 사용할 가능성이 더 높은 반면 스페인어 모국어 사용자들은 '강한strong' 같은 남성형 단어들을 사용한다.

만약 우리가 이와 똑같은 개념을 의학 전문 용어에 적용하면 어떻게 될까? 예를 들어, 여성의 외부 생식기를 가리키는 일반적인 용어인 '외음부pudendum'라는 단어는 라틴어 'pudor'에서 나왔는데 이 단어는 수치심 혹은 클리토리스를 의미한다. 그리고 '클리토리스clitoris'라는 단어는 라틴어 'kleio'에서 나왔는데 이 단어는 감춘다는 의미를 가지고 있다. 이러한 라틴어 어원이 의사들이 이 신체 부위를 보는 방식에 영향을 미쳐 일반적인 사회적 여성혐오를 강화한 것은 아닐까?

그렇다면 완경기menopause라는 단어는 우리가 이 경험에 관해 생각하는 방식에 어떠한 영향을 미칠 수 있을까?

첫 번째 이슈는 일단 멈춤pause이다. '여성들은 참아야만 하고, 자신이 어떻게 보이는지에 관해 고민해야만 한다', 혹은 '여성들은 나이를 먹으면 뒷방으로 물러나야 한다'는 일반적·사회적 시각을 고려해봤을 때, 이 단어는 오늘날의 세계에서 부정적으로 느껴진다. 또한 일단 멈춤은 영구적이지 않다는 의미를 지니고 있다. 하지만 마지막 월경은 정말로 마지막 월경이다. 또 다른 이슈는 월경이 끝나는 것은 하나의 증상이지 원인이 아니라는 점이다. 그러므로 마지막 월경에 초점을 맞추는 것은 많은 여성이 월경이 끝나기 수년 전부터 완경기와 관련된 증상과 건강 상태를 경험한다는 사실을 무시한다. 또한 여성 생애의 3분의 1 혹은 심지어 절반에 달하는 시기를 자궁과 난소의 기능에만 결부해서 설명하는 것은 여성혐오적이기도 하다. 우리는 남성의 노화를 설명할 때 성기능 감퇴로만 규정하지 않는다. 그렇다, 완경기menopause continuum는 이때부터 여성들에게 심장 질환이 생길 위험이 증가하기 때문에 이 문제에 주의를 기울여야 한다는 이정표 역할을 하기도 한다. 하지만 남성들에게 발기부전erectile dysfunction도 마찬가지의 역할을 한다. 실제로 많은 의료 전문가들은 발기부전을 남성의 심장 건강에 있어서 '탄광 속의 카나리아'로 여기고 있다.

우리가 남성들이 '완발기erectopause'를 겪고 있다고 말하는 세상을 상상해보라.

납득이 갈 것이다.

완경기menopause라는 단어 없이도 잘만 살아가는 문화권이 수없이 많다. 네덜란드어로 이에 해당하는 단어는 'overgang'인데 'A에서 B로' 가는 길이나 도로를 통과한다는 뜻이다. 핀란드어로는 'vaidhevoudet'인데 해의 변화change of year를 뜻한다. 스웨덴어로는 'klimacterium'인데 삶의 변화 혹은 단계들을 의미한다. 완경이라는 단어를 사용하지 않는 문화권에 사는 여성들이 완경이행기 동안 고통을 덜 받을 확률이 높다는 연구 결과도 일부 나와 있다. 이는 단어를 바꾼다고 해서 여성이 발열감이나 질 건조증을 경험한다는 사실을 바꿀 수 있다는 말이 아니다. 하지만 한 사회가 공개적으로 완경을 끔찍한 질병이 아닌 하나의 변화로 수용한다면 그에 따른 후속적인 영향들이 있을 것이다. 이는 포더길 박사가 1776년에 제안한 것과 전혀 다르지 않다. 어쨌든, 모든 사람에게서 형편없다는 말을 계속적으로 듣는 사람이 자기 자신에 관해 긍정적으로 느끼기란 힘들다.

많은 여성이 자신의 신체에 일어나고 있는 변화들에 관해 이야기하고 싶어 한다는 사실은 명확하고, 그러므로 어떤 한 단어가 필요하다. 하지만 완경기menopause는 어떠한가? 만약 우리가 20대와 30대의 여성들을 그들의 첫 월경과 결부시키지 않고도 잘 돌볼 수 있다면, 마지막 월경 후의 여성들에 대해서도 당연히 똑같이 할 수 있지 않을까? 내가 60세가 되었을 때 나의 마지막 월경에 기반하여 나의 건강 상태를 설명해야 한다면 너무 우스꽝스럽게 느껴질 것 같다. 54세인 현재에도 우스꽝스럽게 느껴진다. 마지막 월경이 임신 가능성을 알아볼 때와 비정상적 월경 출혈을 평가할 때만 중요하다는 사실을 고려한다면 특히 더 그러하다.

의학 사상계를 이끄는 리더들은 완경에 대한 다른 표현들이 문제가 있다고 생각해서, 그 결과 변화를 일으켰다. '완경 비뇨생식기 증후군Genitourinary syndrome of menopause, GUSM'은 완경이행기 동안 질에 일어나는 변화들을 가리키는데, 예전에는 '질 위축vaginal atrophy' 혹은 '위축성 질염atrophic vaginitis'으로 알려져 있었다. 하지만 '질 위축'이라는 표현은 사람들에게 질 이외의 다른 생식기 조직들 또한 영향을 받을 수 있다는 사실을 간과하게 만든다. 게다가 '위축'이라는 단어는 경멸적으로 느껴진다. 여성들은 나이가 들면서 이미 충분히 존재가 작아지고 있다. 그러므로 여성들에게 줄어듦을 떠올리게 하는 단어는 더는 필요하지 않다. '원발성 난소부전primary ovarian insufficiency'—배란이 40세 이전에 멈추는 것—은 한때 '조기난소기능상실premature ovarian failure'이라고 불렀다. 정말 끔찍한 용어였다. 의학 전문 용어들은 새로운 정보가 수집되면 언제나 변한다. 그러므로 완경이라는 단어를 바꾸는 일이 너무 어려울 것이라는 생각은 그저 현실에 안주하는 것에 불과하다.

완경이행기는 마지막 월경 이전에 호르몬들이 불규칙해지는 시기를 표현하는 데에 그런대로 괜찮다고 볼 수 있다. 이행이라는 표현도 적당하고 월경으로부터 초점을 옮겨준다. 나야 물론 '회피기'라는 표현을 쓴다면 바로 받아들이겠지만 말이다. '갱년기'는 더 안정적인 상태가 이루어졌을 때(마지막 월경 이후) 가장 적합하게 느껴진다. 게다가 이 용어는 수 세기 동안 여성과 남성 모두에 대해 중년과 그다음의 단계를 설명하기 위해 사용되어 왔다. 서양 의학과 동양 의학의 가장 초기 고전들이 인간의 일생을 생애 주기별로 설명했기 때문에, 이 용어는 그러한 공통성을 존중하는 셈도 된다.

'완경기'라는 용어는 과학이 호르몬들이 존재한다는 사실을 발견하기 전에 이미 있었다. 이 용어는 결코 '일단 멈춤'을 의미하지는 않았다. 이 용어는 여성들이 자신의 팔을 가려야만 하고 볼 화장을 하지 말아야 한다고 생각했던 한 남성이 발명했다. 완경기에 관한 이 남성의 책은 여성을 영원히 월경에 속박시키는 역할 말고는 이 주제에 대한 지식 체계에 그 어떠한 기여도 하지 않았다. 여성들을 영원히 월경과 연결시키는 하나의 용어를 남긴 것 이외에는 말이다. 그 후 '완경기'라는 단어는 제약 업계에 의해 무기로 사용되었고, 생애의 성가신 한 단계를 모든 여성에게 영향을 미치는 평생의 질병으로 둔갑시켰다. 게다가 그것은 보통 질병이 아니라 여성들을 남성들이 원하지 않는 존재로 만들어버리는 최악의 질병이었다. 이 장은 아름다운 어원 이야기가 아니었다. '완경기'라는 단어는 업데이트가 필요하다.

완경기와 관련된 문제는 호르몬과 과학에 관한 문제인 동시에 관점과 브랜딩에 관한 문제이기도 하다.

요점

- 완경은 수명 연장 때문에 최근에 와서야 발견된 현상이 아니다.
- 완경기의 증상들은 서양 의학 서적에 1500년대 이후로 계속 기록되어 왔다.
- '완경기menopause'라는 단어는 프랑스의 의사인 드 가르단 박사가 만들었다.
- 언어는 우리의 인식에 영향을 미친다.
- '완경' 대신 '생애 전환a change of life'을 나타내는 용어를 사용하는 문화권에 사는 여성들은 완경기의 일반적 증상들에 덜 괴로워하는 경향이 있다.

3장 완경의 생물학: 두뇌-난소 연결

산부인과 의사 수준으로 완경을 이해하기 위해서 우리는 태아기, 그중에서도 임신 1분기(임신이 된 후 약 9주까지)부터 시작할 필요가 있다. 이 시점에 태아의 난소와 고환은 동일한 구조를 가지고 있다. 만약 Y염색체가 있으면 조직은 고환으로 발달하라는 신호를 받고, Y염색체가 없으면 조직은 난소가 된다. 그렇다, 난소가 기본값인 것이다. 여기에는 많은 아이러니가 존재한다. '인간의 기원'에 관한 많은 이야기들이 이브이든 판도라(그리스 신화에 나오는 첫 인간 여성)이든 남성 이후에 여성이 나타났거나 남성으로부터 여성이 만들어졌거나, 혹은 그 둘 다라고 말하고 있기 때문이다.

원시난포primordial follicles*는 미성숙한 난자들과 그것을 둘러싸고 있는 조직이다. 원시난포는 태아 발달의 초기 단계부터 발달하고 증식하여, 태아기 20주경에는 600만~700만 개의 원시난포들

* 여성은 출생 시 약 200만 개의 원시난포를 가지고 태어나며 사춘기가 되면 난포자극 호르몬의 영향으로 난자로 성숙하여 한 달에 한 번 배란이 된다.

이 존재한다. 이 시점부터 더는 원시난포가 만들어질 수 없다. 이는 매우 중요한 사실이다. 왜냐하면 완경은 배란, 즉 성숙한 난자를 생산하는 일을 할 수 있는 난포들이 더는 존재하지 않을 때 일어나기 때문이다. 완경의 기본 계획은 출생 이전에 이미 세워져 있는 것이다.

매우 멋지고 어느 정도 감동적인 사실은 우리 외할머니가 엄마를 임신하고 있었을 때, 외할머니는 엄마의 난소들 중 하나 안에 나중에 내가 될 운명인 원시난포를 가지고 있었다는 점이다.

의학 교과서에는 임신 20주경에 원시난포의 수가 절정 혹은 최고조에 이르러 있다고 설명된 경우가 많다. 엄밀히 말해 이 단어들은 가장 많은 수를 의미하는 동의어들이지만, 절정은 가장 강력하거나 가장 성공적인 상태를 의미하기도 하고 최고조는 성공을 의미하기도 한다. 나는 20주짜리 태아였을 때 나의 절정에 있지도 나의 최고조에 있지도 않았다. 우리는 정상적인 생리적 과정에 가치 판단을 부여해서는 안 된다. 오랫동안 젊음과 출산만이 귀중하게 여겨져 온 여성들의 신체에 관해 논의할 때는 특히 그러하다.

임신 20주 이후, 수백만 개의 원시난포들이 사라지기 시작한다. 폐쇄atresia라고 알려져 있는 과정이다. 이 과정은 출생 이후 사춘기까지 계속된다. 사춘기가 되면 대략 30만 개의 원시난포가 남는다. 화분에 씨를 뿌리는 것을 상상해보라. 조건이 맞는다면 화분이 감당할 수 있는 물리적 공간에 비해 훨씬 더 많은 모종들이 생길 것이다. 가장 덜 건강해 보이는 모종들을 뽑고, 남아 있는 모종들에게 최적의 기회를 줄 수 있는 흙과 모종 사이의 정확한 비율을 달성하는 것이 원래 계획이다.

원시난포들은 사춘기 이전까지 아무 활동을 하지 않고 잠잠히 있는다. 그리고 사춘기가 두뇌에서 복잡한 신호를 보내면 배란 과정을 시작한다. 놀랍게도 각 월경 주기뿐만 아니라 사춘기의 동력이 되는 많은 양의 에스트로겐을 생산하는 주역들이 바로 이 매우 작은 난포들이다. 배란에 이르기까지 난포들이 밟는 몇 가지 발달 단계가 있는데, 단계마다 난포는 각각 약간 다른 이름을 가진다(그림 3 참고). 독자들이 쉽게 이해할 수 있도록 용어를 간단하게 정리해, 우리는 차례를 기다리고 있는 난포들을 원시난포라고 부르고, 주요 단계에서 호르몬을 생성하는 활동적인 난포들을 각기 다른 단계에 관계없이 난포follicle라고 통칭할 것이다.

원시난포에게 배란 과정을 시작하고 그런 다음 그 경로를 따라 발달하라고 신호를 보내는 일은 매우 복잡하고, 이 신호는 두뇌와 난소에서 나오는 여러 종류의 호르몬 사이의 조율을 통해 이루어진다. 배란과 관련하여 두뇌에서 분비되는 두 가지 주요 호르몬은 난포자극호르몬follicle stimulating hormone 혹은 줄여서 FSH와 황체형성호르몬luteinizing hormone 혹은 줄여서 LH이다. 난포들이 발달하는 동안, 난모세포oocyte를 둘러싸고 있는 세포들은 에스트라디올과 에스트론이라는 두 가지 종류의 에스트로겐을 생성한다(에스트라디올은 더 강력한 에스트로겐이다). 이때 생성되는 에스트라디올의 양은 매우 중요하다. 에스트라디올은 혈류를 따라 이동한 후 수많은 장기들에 영향을 미쳐야 하기 때문이다. 두뇌에 영향을 미칠 뿐만 아니라, 자궁내막이 발달하도록 자극해야 한다. 또한 난포는 소량의 테스토스테론과 이외 여러 호르몬들을 만들기도 한다.

월경 주기의 초반 절반은 난포기follicular phase라고 불린다. 복잡

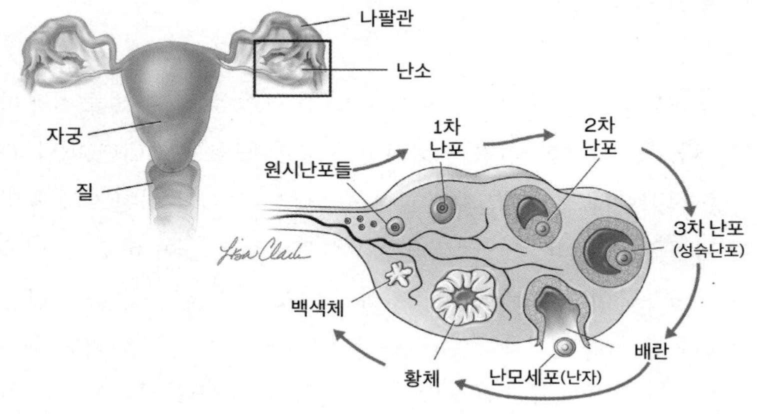

그림 3. 난포의 생애 주기

한 신호를 통해 하나의 난포만이 우위를 차지하고 다른 난포들은 사라진다. 이것은 헛된 활동이 아니다. 건강한 임신에 가장 적합한 난자들을 이끌어내는 공동의 노력이다. 난포, 두뇌, 심지어 자궁내막 사이에는 지속적인 화학적 의사소통의 흐름이 존재한다. 에스트로겐 수치가 충분히 높으면, 두뇌는 배란을 촉발하는 메시지를 보낸다. 배란은 성숙한 난자ovum를 배출하는 활동이다.

배란은 월경 주기의 후반 절반부인 황체기의 시작을 알린다. 어떤 사람들은 난포가 터지면서 열린다고 생각하지만, 난포는 어떠한 압력도 받지 않는다. 난포의 표면이 열리고 난자가 나팔관까지 이동한다. 배란 이후, 난포에 남은 조직은 스스로 황체corpus luteum라 불리는 조직을 형성한다. 황체는 모두 프로제스테론 호르몬을 생성한다. 프로제스테론은 자궁내막을 안정화시키고 다양한 변화들을 일으켜, 자궁내막에서 성공적으로 착상이 이루어질 수 있도록 돕는다(프로제스테론은 '임신gestation'을 '돕는pro-'다는 뜻이다). 월경 주기의 과정과 네 가지 주요 호르몬은 그림 4에 묘사되어 있다.

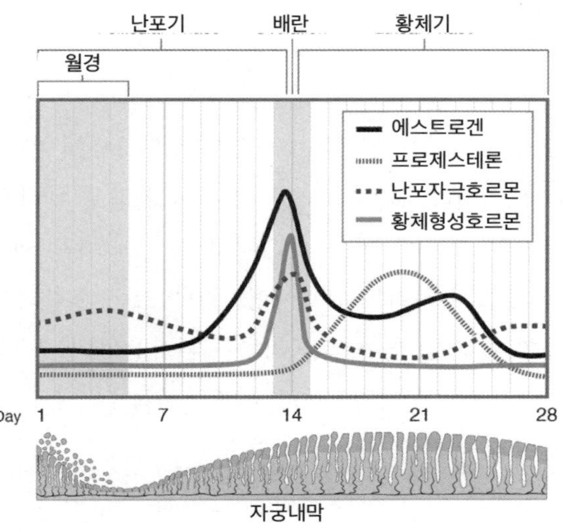

그림 4. 호르몬 수치와 월경 주기

자궁내막endometrium을 구성하는 세포들이 벽돌들이라고 상상해보라. 에스트로겐이 벽돌들을 깔고 쌓는다. 하지만 결국 벽에는 지탱하는 힘이 필요하다. 프로제스테론은 벽을 안정적으로 만들어주는 시멘트 같은 역할을 한다. 착상이 이루어지면 배아embryo로부터 호르몬 신호가 나와 황체가 계속 프로제스테론을 생성하게 하며, 이는 태반placenta이 그 역할을 넘겨받기 전까지 계속된다. 배아로부터 신호가 나오지 않으면(임신이 되지 않으면), 황체의 수명은 14일(12~16일 사이)로 끝나고, 프로제스테론 수치가 떨어지고, 황체는 수축하여 백색체corpus albican라고 불리는 작은 자국으로 변한다. 프로제스테론이 감소하면서 자궁내막이 무너져 월경이 시작된다.

이러한 월경 주기는 두뇌가 다음 난포 무리들에게 신호를 보내면서 다시 시작한다.

완경이행기

완경이행기는 재생산 건강Reproductive health상에서 마치 중간에 낀 아이처럼 느껴진다. 완경이행기는 진정한 완경은 아니기 때문에 별일이 아니라는 잘못된 믿음 아래에서 그동안 자주 배제되거나 무시되어 왔다. 이제 우리는 완경이행기가 호르몬 혼란의 시기이며 많은 여성들이 가장 심한 증상을 겪는 시기라는 사실을 알고 있다. 바로 지금 이 순간 아마 거의 2,000만 명의 미국 여성들이 완경이행기를 겪고 있을 것이다.

완경이행기에는 몇 가지 중요한 생물학적 특징이 있다. 난포들의 가속화된 소멸, 남아 있는 난포에서의 호르몬 생성 양상의 변화, 두뇌로부터의 신호 변화 등이 그것이다. 이러한 변화들이 일어나는 데에는 다양한 잠재적 이유가 존재한다. 난소ovary 수준에서는, 원시난포들은 자체가 노화할 수 있고 혹은 남아 있는 난포들이 애초부터 그리 건강하지 않았을 수 있다. 애초에 그렇기 때문에 이 난포들이 그동안 배란이 안 된 것일 수도 있다. 또한 노화에 따라 난소로 가는 혈류가 감소하기도 한다. 이는 호르몬을 생성하는 능력에 영향을 미칠 수 있다. 두뇌가 보내는 신호상의 변화들 중 일부는 난포에서의 호르몬 생성 양상의 변화에 대응하는 것이지만, 어떤 변화들은 노화와 관련되어 있다. 기본적으로 완경이행기는 여러 메커니즘이 함께 작용하는 복잡한 과정이다.

완경이행기는 그 길이를 쉽게 가늠할 수 없고 여성마다 매우 다른 양상을 보일 수 있다. 아프리카계 미국인 여성들은 완경 연령은 같음에도 더 긴 완경이행기를 거치는 경향이 있다. 완경이행기는 실제로 일어나기 전까지는 시작 시기를 예측하기 불가능하다. 한두 번 월경을 건너뛰는 현상은 스트레스 때문일 수도 있고 완경이행기의 시작일 수도 있다. 어떤 여성들은 월경혈 양이나 월경 주기가 거의 미미하게 변하면서도 완경이행기로 접어들 수도 있다. 하지만 이러한 현상이 발생하는 동안 그것이 완경이행기의 서두인지 아닌지 아는 것은 불가능하다. 이러한 사실은 좌절감을 안겨줄 때가 많다. 여성들은 완경이행기에 한참 접어든 후에야 자신이 완경이행기를 겪고 있다는 사실을 알 수 있기 때문이다.

의학적으로 말하자면, 완경이행기는 초기와 후기 두 단계로 나누어진다(그림 5 참고). 두 단계 사이의 주요한 차이점은 월경 주기 길이의 변화이다. 즉 월경과 그다음 월경 사이의 시간이 점점 길어지는 것이다. 초기 완경이행기 동안, 월경 주기가 7일 혹은 그 이상 길어질 수 있고, 혹은 때때로 월경을 건너뛰기도 한다. 후기 완경이행기는 월경을 더 많이 건너뛰는 것이 특징이다. 가령 월경을 하고 다음 월경을 할 때까지 60일이 걸리기도 한다. 어떤 여성이 두 번의 월경을 연달아 건너뛰기 시작한다면, 그가 4년 이내에 마지막 월경을 할 가능성은 95퍼센트다. 발열감 혹은 불면증과 같은 증상들은 후기 완경이행기에 시작될 경우가 많다. 하지만 여기에 엄격한 규칙은 존재하지 않는다. 어떤 여성은 다른 여성들보다 더 일찍 이러한 증상을 겪기도 하고, 어떤 여성은 3~4번의 월경을 연달아 건너뛰고 마지막 월경이 얼마 남지 않았음에도 아무 증상을 겪지 않기도 한다.

완경이행기 동안의 모든 월경 주기는 엿장수 마음이다. 그러므로 정말로 월경 대혼란이 일어날 수도 있다. 하지만 마지막 월경에 가까워질수록 원시난포는 덜 반응하고, 배란을 하지 않아 월경을 건너뛰는 일은 점점 더 흔해진다.

완경이행기에 관해 정확히 예측할 수 있는 단 한 가지는 완경이행기가 전혀 예측 불가능하다는 사실뿐이다.

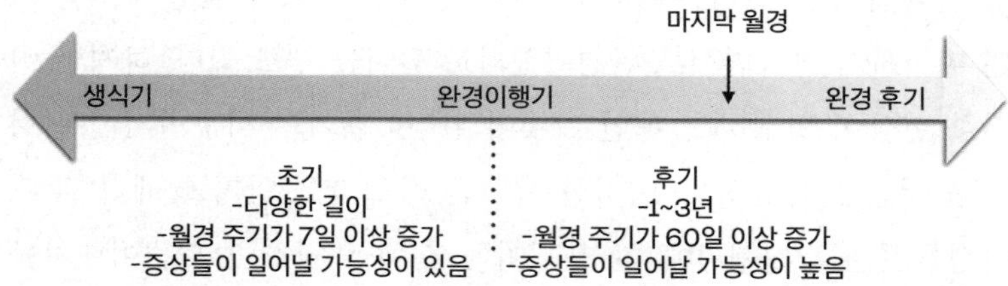

* 월경 주기는 한 월경의 시작으로부터 다음 월경의 시작까지를 말한다

그림 5. 완경이행기: 초기와 후기

완경과 완경 후기

마지막 월경FMP은 완경을 표시하는 이정표다. 이 시점에는 100~1,000개의 원시난포만이 남고 이들은 배란을 하지 못한다. 여성들은 마지막 월경 이후 12개월이 지날 때까지 자신의 완경 기념일을 알 수 없다. 짜증 나는 일일 수도 있지만 의학적으로 이는 비정상 출혈인지를 따지거나 피임 필요성을 알려야 할 때를 제외하고는 중요하지 않다. 완경 후기는 마지막 월경 이후의 단계를 말한다. 하지만 '완경 상태에 있다in menopause'라고 흔히들 말하기도 한다.

교과서나 논문에서 완경을 묘사할 때 '고갈되었다exhausted'라는 단어를 심심치 않게 사용한다. 배란을 할 수 있는 난포가 더는 존재하지 않을 때를 가리키는 말이다. 하지만 난소는 고갈되지도, 기진맥진하지도, 진이 다 빠진 것도 아니다. 이들이 마치 경주를 시작했다가 부상이나 불충분한 훈련 때문에 중단해야 하는 상황에 다다른 것이 아니라는 말이다. 배란이 끝날 때 끝나는 이유는 그것이 원래의 계획이기 때문이다. 같은 말투를 발기부전에 적용한다면, 페니스가 '닳디 닳아서 못 쓰게 됐다'고 교과서에서 선언하는 것을 목격하게 될 것이다. 의학에서 남성들은 온화한 완곡어법과 함께 나이를 먹는 반면, 여성들은 '더는 섹시하지 않은 곳'으로 느닷없이 추방된다. 수 세대에 걸쳐 의학 전문가들은 이러한 언어를 가지고 훈련받았고, 많은 전문가들이 환자들과 대화할 때 여전히 이러한 언어를 사용하고 있다. 여기에는 변화가 절실히 필요하다.

우리는 완경 이후에 난소들이 '기능을 상실한다'고 오랫동안 믿어왔다. 이러한 믿음 중 일부는 완경 이후의 여성들 신체 안에 있는 매우 낮은 수치의 에스트라디올, 테스토스테론, 그 외의 여러 호르몬을 측정하지 못했기 때문에 생긴 것이다. 1980년대와 1990년대 초 내가 수련의로 일할 때, 지금의 내가 사용하고 있는 기술은 존재하지 않았다. 하지만 또한, 완경 이후에 난소들이 죽는다는 틀린 생각은 여성의 주요 가치가 그의 생식력에 있고 그러므로 생식력이 없어지는 것은 여성이 죽음의 사신이 호출하기만을 기다리는 것을 의미한다는 오래된 믿음에서 기인하기도 했다. 완경 이후 난소가 전혀 가치가 없다는 것이 관습적 '상식'으로 통용된다면, 이미 '알고 있는 사실'이 진실인지 아닌지를 규명하는 연구를 할 필요조차 느끼지 못하게 된다.

우리는 이제 난소들이 완경 이후에도 호르몬 생성에 참여하고 있다는 사실을 알고 있다. 비록 예전에 비해 훨씬 더 적은 정도일지라도 말이다. 이는 난포의 일부가 남들 몰래 비밀스레 임무를 수행하고 있기 때문은 아니다. 그보다는 난소 기질ovarian stroma이라고 하는 난포 사이사이의 조직이 안드로스테네디온androstenedione이라고 불리는 호르몬 전구물질precursor*을 만들 수 있기 때문이다. 그리고 안

* 어떤 물질에 선행하는 물질로서, 생물학적 과정에 있어 통상적으로 이 물질로부터 활성도가 더 높든가 보다 성숙된 물질이 생성된다.

드로스테네디온은 다른 조직들에 의해 에스트로겐과 테스토스테론으로 전환될 수 있다. 그러므로 완경 이후에 난소를 제거하면 에스트라디올과 테스토스테론 수치가 약간 낮아질 수 있다. 이러한 호르몬을 생성하는 조직의 능력에 작은 영향을 미치기 때문이다.

호르몬에 관한 안내서

완경이행기와 그 이후 호르몬들에 어떤 일이 벌어지는지 이해하기 위해서는 일단 한 발짝 물러서서 입문서를 살펴보는 것이 중요하다. 호르몬은 화학적 전달자이다. 기본적으로 호르몬들은 세포들에 있는 딱 맞는 수용체(자물쇠)를 찾아 신체 곳곳을 돌아다니는 작은 열쇠라고 할 수 있다. 열쇠가 자물쇠에 들어맞으면 호르몬에서 메시지가 나와 세포로 전송된다. 어떤 호르몬은 많은 양이 생성된다. 다른 조직들, 가령 자궁과 두뇌에 영향을 미치기 위해 신체 곳곳을 여행해야 하기 때문이다. 그리고 어떤 호르몬은 국소적으로 사용되기 때문에 더 적은 양이 생성된다.

완경기에는 많은 중요한 호르몬들이 관여한다. 하지만 주요 선수 중 일부는 다음과 같다.

- **에스트라디올ESTRADIOL** | 전문용어는 17-베타 에스트라디올이지만 일반적으로 그냥 에스트라디올이라고 불린다. 이 호르몬은 완경 이전의 주요 에스트로겐이다. 발달하는 난포 안에서 많은 양이 생성되는데, 혈류에 들어가 신체 곳곳의 많은 조직들에 광범위한 영향들을 미쳐야 하기 때문이다. 또한 에스트라디올은 국소적으로 사용되기 위해 여러 조직들(가령 지방질adipose 조직, 자궁내막, 간, 두뇌, 뼈 그

리고 근육 등)에서 더 적은 양이 생성되기도 한다. 에스트라디올 수치는 월경 주기에 걸쳐 현격히 달라진다. 난포기가 시작될 때는 30pg/ml 정도로 낮았다가 배란 직전에는 이보다 10배 더 높아질(일반적으로 200~300pg/ml) 수 있다. 완경이행기 동안 에스트라디올 수치는 불규칙적인 호르몬 신호 때문에 보통의 경우보다 더 높을 수도 있다. 완경 후 에스트라디올 수치는 현격히 떨어지며 일반적으로 약 10~25pg/ml인데, 이 수치는 다른 조직들(지방이나 근육)에서 만들어져 새어 나온 에스트라디올의 양을 반영한다.

+ **에스트론ESTRONE** | 에스트라디올보다 더 약한 에스트로겐이다. 에스트라디올과 마찬가지로, 에스트론 또한 발달하는 난포뿐만 아니라 다른 조직들에서도 생성된다. 에스트론은 조직들에 의해 에스트라디올로 전환될 수 있고, 에스트라디올은 에스트론으로 전환될 수 있다. 이 양방향성 흐름은 세포들 안에서 일어나 세포 수준에서 미세 조정이 가능하게 해준다. 완경 후, 에스트라디올 생성의 감소는 에스트론 생성의 감소보다 더 극적으로 일어난다.
+ **에스트리올ESTRIOL** | 주로 태반에서 생성된다. 완경 과정에서 어떤 역할을 한다고 아직 알려진 바 없다.
+ **테스토스테론TESTOSTERONE** | 발달 중인 난포, 난소의 몸체 그리고 부신adrenal glands에서 생성된다. 테스토스테론이 생성되는 주요 원천은 부신이기 때문에, 테스토스테론 수치는 마지막 월경이 있고 나서 급격하게 떨어지지 않는다. 그보다는 생애 전반에 걸쳐 수치가 서서히 떨어지는데 주로 부신에서 일어나는 노화 관련 변화들 때문이다. 완경 전에 난소들에서 생성되는 적은 양의 테스토스테론은 아마도 배란에서 어떤 역할을 할 것이다.
+ **프로제스테론PROGESTERONE** | 배란 후에 난포 안에 형성되는 조직인 황체에 의해 생성된다. 프로제스테론 수치는 완경이행기 동안 감소

하는데, 이는 황체가 프로제스테론 생성을 덜 효율적으로 하게 되기 때문이거나 배란과 배란 사이의 기간이 더 길어지기 때문일 수 있다. 한 여성이 마지막 월경이 2년 남았을 때가 되면, 오직 그의 월경 주기 중 50퍼센트만이 적절한 수치의 프로제스테론을 생성하게 된다.

+ **항뮬러관 호르몬ANTI-MULLERIAN HORMONE, AMH** | 항뮬러관 호르몬은 난포에 의해 생성되며 배란을 위한 신호를 보내는 일에 관여한다. 이 신호를 보내는 일은 의사소통 체계의 일부로, 이 호르몬이 원시난포의 집적소를 지키는 문지기 역할을 수행해서 월경 주기마다 적절한 수의 난포들이 채택될 수 있도록 한다. 이러한 종류의 현장 제어가 없다면, 수만 개 혹은 그 이상의 난포들이 배란을 위해 서로 다툴지도 모른다. 항뮬러관 호르몬은 불임을 평가할 때 사용될 수 있다. 항뮬러관 호르몬 수치가 완경을 예측하는 인자로 사용될 수 있는지에 관해서는 현재 연구가 진행 중이다.
+ **안드로스테네디온ANDROSTENEDIONE** | 콜레스테롤로부터 다단계 과정을 통해 생성된다. 난포들에서 생성되는 전구물질 호르몬이며 에스트론(그리고 그 이후에 에스트라디올)으로 전환되거나 테스토스테론으로 전환된다(그림 6 참고. 콜레스테롤을 호르몬들로 전환하는 전체 과정이 궁금하다면 518쪽의 부록 A 참고). 안드로스테네디온은 그 자체로는 어떠한 호르몬 기능도 가지고 있지 않다. 또한 안드로스테네디온은 완경과 함께 수치가 감소하지만 난소의 기질stroma과 부신에서도 생성되기 때문에, 더는 높은 농도의 에스트라디올을 만들 필요는 없기에 이 정도면 충분하다.

에스트로겐과 테스토스테론은 혈액 안에서 자유로이 있거나 혹은 성호르몬결합글로불린sex hormone binding globulin, SHBG이라 불리는 운반 단백질carrier protein에 묶여 있을 수 있다. 오직 유리 호르몬

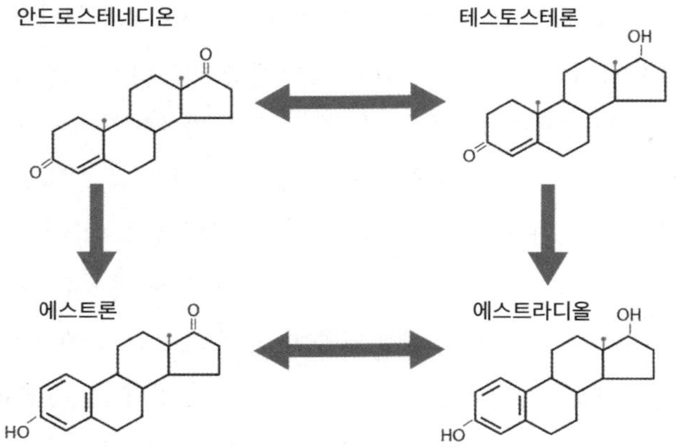

그림 6. 에스트라디올, 에스트론 그리고 테스토스테론의 생성

만이 조직들과 상호 작용을 할 수 있다. 나는 성호르몬결합글로불린을 다음과 같은 연상법을 이용해 기억하고 있다. '소녀여, 버스에 자리가 있는가Seats Handy on the Bus, Girl?' 이렇게 연상해보자. 성호르몬결합글로불린이 적으면 버스에 자리가 별로 없는 것이다. 그러므로 더 많은 호르몬은 밖으로 나가서 파티를 할 준비를 한다. 그리고 성호르몬결합글로불린 수치가 높으면 버스에 더 많은 자리가 있기 때문에 더 적은 호르몬이 신체의 어두운 거리를 배회한다. 테스토스테론이 에스트로겐보다 성호르몬결합글로불린과 더 단단히 결합하기 때문에, 성호르몬결합글로불린 수치가 낮으면 테스토스테론이 유리되는 양이 에스트로겐이 유리되는 양에 비해 더 많을 것이다.

완경이행기 동안 호르몬들은 어떻게 변화하는가

기본적으로 호르몬들은 두서없이 변화한다.

예전에는 에스트라디올 수치가 서서히 줄어들면서 뇌에서 분비되는 난포자극호르몬FSH이 점점 많아지는 것이라고 생각했다(FSH의 역할은 난포에서 에스트라디올을 분비하도록 자극하는 것이기에). 기본적으로 이 생각은 에스트라디올이라는 피드백을 충분히 받지 못했기 때문에 두뇌가 난소들에 대고 에스트라디올을 더 만들라고 재촉한다는 것이다. 하지만 완경기에 관해 더 많은 사실들을 알게 되면서, 여기에는 더 복잡한 메커니즘이 존재하고 단지 에스트라디올에 관한 문제만이 아니라는 사실이 밝혀지고 있다. 높은 FSH 수치는 두뇌가 난포들의 발달을 촉발하려 애쓰다가 생기는 부산물일 뿐만 아니라, 완경기와 관련된 증상과 상태 중 일부의 원인일 수도 있다. 가령 높은 FSH 수치가 골다공증을 유발하는 중대한 요인일지도 모른다고 꽤 설득력 있는 근거가 새로 제시됐다. 우리가 완경에 '에스트로겐 결핍'이라는 프레임을 씌우다 보면, 다른 중요한 호르몬들의 변화를 놓칠 수 있다. 그 프레임은 '여성을 여성답게 만드는 호르몬'의 상실이라는 가부장적 내러티브에 어찌나 잘 맞던지.

에스트라디올, 프로제스테론 그리고 FSH의 수치들은 월경 주기마다 현격히 다를 수 있다. 난포들이 더 천천히 발달해서 그 결과 월경 주기가 더 길어질 수도 있다. 만약 월경 주기가 예정된 주기보다 짧다면 초반기인 난포기가 짧아지는 것이고, 후반기, 즉 황체기에 상대적으로 긴 시간을 소요하게 된다. 황체기는 여성들이 월경 전 증후군premenstrual symptoms, PMS을 경험하는 시기이다. 그러므로 만약 짧은 월경 주기가 여러 번 반복된다면 월경 전 증후군들 사이에 누릴 수 있었던 휴식기가 짧아질 것이다. 더 높은 에스트로겐 수치를 보이는 월경 주기는 월경과다, 편두통, 유방 통증을 야기할 수 있지만, 월경 주기마다 호르몬 수치가 변동하는 것 자체가 여러 증상의 원인이 될 수도 있다. 어떤 여성들은 호르몬 수치의 변동에 더 민감하다(예를 들어, 일부 여성들만이 월경 전 증후군이나 산후우울증을 겪는다). 그리고 이와 똑같은 원칙이 여기에서도 적용된다. 여성들이 겪는 증상의 범주와 그 증상의 강도는 삶의 질에 막대한 영향을 미칠 만큼 고통스러울 수도 있고 아주 낮거나 아예 없을 수도 있다.

전미여성건강연구The The Study of Women's Health Across the Nation, SWAN는 1996년에 인종적으로, 민족적으로 다양한 집단의 여성들을 명부에 등록하고 이들을 그 이후 추적하여 진행된 미국의 한 연구이다. 이 연구는 완경이행기 동안 호르몬들이 어떠한 추세를 보이는지에 관해 많은 정보를 제공했다. 우리가 방금 논의했던 각 월경 주기 간의 호르몬 변화를 나무라고 친다면, 호르몬 추세는 숲이라고 볼 수 있다. SWAN을 통해 에스트라디올 수치의 다음과 같은 네 가지 패턴이 드러났다.

- **상승 그리고 급격한 하락** | 완경이행기 동안 에스트라디올 수치가 상승했다가 마지막 월경 약 1년 전에 급격히 하락한다. 이는 백인 여성들 사이에 가장 흔한 패턴이다.
- **상승 그리고 완만한 하락** | 완경이행기 동안 에스트라디올 수치가 상승했다가 마지막 월경 후 2년 동안 완만히 하락한다. 이는 모든 인종·민족의 여성들에게 가장 흔하지 않은 패턴이며 인종·민족과 상관없이 비슷한 분포도를 보인다.
- **거의 변화 없음** | 에스트라디올 수치가 낮게 시작하고 감소치도 적다. 아프리카계 미국인 여성들에게 가장 흔한 패턴이다.
- **완만한 하락** | 에스트라디올 수치가 천천히 완만하게 하락한다. 이 패턴은 중국계 미국인 여성들, 일본계 미국인 여성들, 히스패닉계 여성들 사이에 더 흔하게 발견된다.

또한 FSH에 있어서 높은 상승, 중간 상승, 낮은 상승의 세 가지 패턴이 존재한다. 낮은 상승 패턴이 가장 흔하지 않다. FSH의 적은 상승폭은 마지막 월경일 전 에스트라디올 상승이 없었던 사람들에게서 더 흔하게 관찰되었는데, 이는 완경이행기 동안 에스트라디올과 FSH 둘 다 변화가 크지 않은 그룹이 있다는 뜻이다.

완경에 대한 호르몬 테스트가 존재하는가?

간단히 말해, 존재하지 않는다. 그저 마지막 월경을 향한 기다림의 연속이다.

완경 후기에 접어들 무렵, 여성의 에스트라디올 수치는 일반적으로 25pg/ml 이하이고 FSH 수치는 30IU/ml 이상이다. 그렇지만 이 사실이 둘 중 하나의 호르몬을 측정해서 완경을 진단할 수 있다는 뜻은 아니다. 무엇보다 호르몬 수치는 날마다 달라진다. 또한 우리가 방금 논의했듯이, 이 호르몬들의 수치가 월경 주기마다 상승했다 하락했다 할 수 있다. 그러므로 무작위로 측정했을 때 낮은 에스트라디올 수치와 높은 FSH 수치를 보인다고 해도 그것이 완경 때문일 수도 있고, 한 번 혹은 두 번 월경 주기를 건너뛰었기 때문일 수도 있다. 때때로 맨 마지막 배란인데도 35세의 여성에게서나 볼 수 있는 에스트라디올 수치와 FSH 수치가 나올 수도 있다.

기억하기 바란다. 우리는 키가 커지고 가슴이 발달하고 있는 열두 살의 여자아이가 사춘기에 들어섰는지 아닌지 알아내기 위해 호르몬 수치들을 필요로 하지 않는다. 마찬가지로 만약 어떤 여성이 40대이고 월경 주기가 불규칙하거나 발열감을 느끼거나 두 가지 증상 모두를 경험하고 있으면, 우리는 그의 호르몬 수치들이 변화하고 있고 완경이행기에 들어서 있다는 사실을 알 수 있다. '정확히 확인하기' 위해서 호르몬들을 테스트한다고 해도 어떤 여성이 완경이행기가 어느 정도 진척됐는지 혹은 그의 마지막 월경이 언제로 예상되는지 알려주지 않는다. 게다가 호르몬 수치들은 MHT에 대한 지표가 될 수 없기 때문에 호르몬 테스트는 불필요하다. 물론 이러한 호르몬 테스트는 40세 이전에 월경이 중단된 경우에는(6장 참고) 중요한 의미가 있다. 또한 호르몬 테스트는 연구 목적을 위해서일 때 그리고 불임 평가의 일부분일 때 중요한 의미가 있지만, 이 주제는 이 책이 다루는 범위를 넘어선다. 현재로서는 완경의 진단은 연령 그리고 월경 주기가 불규칙해졌다가 그에 이어 12개월 동안 월경을 하지 않았다는 사실에 기반하여 이루어질 수밖에 없다(월경을 하지 않는 다른 의학적 원인이 없다는 가정 아래).

불규칙한 월경 주기에는 다른 원인들이 있을 수 있다. 그러므로 월경 주기가 불규칙한 30대 혹은 40대 여성은 혈액 검사를 해서 원인을 알아내야 할 필요가 있을 수도 있다. 예를 들어, 갑상선 질환이 있어도 월경 주기가 불규칙해질 수 있기 때문에 검사가 필요할 수 있다.

호르몬 수치들을 알아낼 필요가 있는 경우, 가령 다낭성난소증후군polycystic ovarian syndrome, PCOS(배란장애가 있는 상태로, 생식 가능 연령 여성들의 6~12퍼센트에 영향을 미친다)을 검사해야 하거나 원발성 난소부전primary ovarian insufficiency, POI(6장 참고)이 의심되는 경우에 혈액 검사를 통해 호르몬 수치들을 알아낼 수 있다. 일부 의사들은 타액을 통한 호르몬 테스트(타액 호르몬 검사salivary hormone testing)를 제안할지 모르지만 이는 절대로 바람직하지 않다. 타액 호르몬 검사는 신뢰할 수 없고, 혈액의 호르몬 수치를 반영하지도 않는다. 내 생각에, 완경에 관련된 문제들에 대해 타액 호르몬 검사를 제안하는 의료진이 있다면 그 의료진은 어느 누구의 완경에 관여해서도 안 된다.

평소에 불규칙한 월경 주기를 가지는 여성들, 가령 다낭성난소증후군이 있는 여성들이나 또 다른 이유 때문에 불규칙한 월경 주기를 가지는 여성들이 혹시 완경이행기를 겪고 있는 것은 아닌지는 어떻게 판단할까? 이러한 여성들의 경우, 불규칙한 월경 주기의 시작을 완경이행기가 시작되었다는 신호로 해석하는 것이 가능하지 않을 수 있다. 각 여성이 평소에 보였던 출혈 패턴에 변화가 생길 수도 있겠지만, 발열감이나 수면장애와 같은 증상들이 완경이행기의 징후로서 발달할 수도 있다. 그리고 이러한 증상들은 월경 주기에 상관없이 치료받을 수 있다. 완경이행기와 다낭성난소증후군에 관해 더 많은 연구가 필요하다.

자궁절제술hysterectomy이나 자궁내막소작술endometrial ablation을 받거나 호르몬 자궁내장치intrauterine device, IUD를 사용하고 있어서 월경을 하지 않는 여성들은 월경 주기 관찰법으로 완경이행기 여부나 자신의 마지막 월경일을 특정할 수 없다. 만약 치료가 필요하다면, 증상들이나 위험 요소들에 기반을 두고 시작할 수 있을 것이다.

요점

- 사춘기가 시작할 때 난소 안에는 약 30만 개의 미성숙한 난포와 난모세포가 있다. 완경을 할 때는 1,000개 혹은 그 이하가 남아 있지만, 이 난포와 난모세포들은 더는 배란을 할 수 없다.
- 완경이행기는 마지막 월경을 하기 이전의 단계이며, 여성들마다 각기 다른 기간의 길이는 불규칙한 호르몬 수치들에 의해 결정된다.
- 완경이행기의 특징은 월경의 불규칙성이며, 월경 사이 간격이 60일 이상인 여성들은 후기 완경이행기에 있다는 뜻이다. 이 말은 마지막 월경까지 3년 미만이 남아 있을 것이라는 뜻이다.
- 완경이행기와 함께 많은 호르몬 변화가 생긴다. 완경은 단지 에스트라디올 호르몬만이 변화하는 것을 의미하지는 않는다.
- 40세 이상 여성들의 마지막 월경 예측, 혹은 완경 진단, 혹은 치료 방법을 결정하기 위한 목적으로 호르몬 수치 측정은 권고되지 않는다.

4장 완경의 진화적 이점: 약함이 아닌 강함의 표시

여성이 절대 완경을 경험하도록 '설계되지' 않았다는, 일반적인 오류가 널리 통용되고 있다. 이러한 의견은 완경이 현대의 위생관리와 의학 때문에 수명이 길어져서 그 결과로 생긴 우연한 상태이며, 그 덕분에 여성들은 난소의 기능이 멈춘 후에도 살아갈 수 있게 되었다고 주장한다. 자비로운 가부장제 사회가 여성들의 실패, 즉 완경이 모습을 드러내도록 허용해준 것이다.

집요하게 지속되는 이러한 신화는 가부장제의 신조가 어떤 영향을 미치는지 잘 보여주는 증거다. 완경을 한 여성들을 역사에서 지우는 일은 문자 그대로 여성들을 그들의 자궁과 난소의 기능에만 제한시키는 일이다. 어떤 말이 균형에 맞지 않게 느껴질 때마다 나는 '여성들'이라는 단어를 '남성들'이라는 단어로 교체한 후 어떻게 들리는지 살펴본다. 만약 타당한 말처럼 들린다면 나는 그 가설이 더 살펴볼 가치가 있다고 생각할 것이다. 하지만 만약 남성에 대해 그런 식으로 말하는 것을 한 번도 들어보지 못했다면, 눈을 있는 대로 흘기지 않을 수가 없다.

의학의 역사에서 누가 이런 말을 한 것을 들은 적이 있는가? "좋은 위생관리와 의료 발전 덕분에, 남성들은 발기부전을 겪을 만큼 충분히 오래 살고 있어요." 어림도 없다.

기대수명의 신화

수명은 한 특정한 공동체 안에서 한 인간이 태어났을 때 그 사람이 얼마나 살 것인지 예상되는 시간의 평균값이며, 완경에 관한 논의에는 적용될 여지가 없다. 가령, 평균 수명이 30세라는 말은 모든 사람이 30세 이후에 죽는다는 뜻이 아니다. 이는 50퍼센트의 사람들은 30세 이후까지 살고 50퍼센트의 사람들은 30세 이전에 죽는다는 뜻이다. 일란성 쌍둥이인 여자아이들이 있다고 가정해보자. 한 아이는 감염으로 인해 태어난 지 이틀 만에 죽고, 다른 한 아이는 72년 동안 산다. 이들의 기대수명은 36세이지만, 이 사실은 두 쌍둥이 중 어느 한 명의 삶에 관해서도 유용한 정보를 제공하지 못한다.

기대수명은 오랜 시간에 걸쳐 여성과 남성 모두에게서 크게 늘어났다. 이는 기본적으로 더 많은 아이들이 위생관리, 기본적 의료, 백신 덕분에 생애의 첫해에 죽지 않고 살아남기 때문이다. 인간 역사상 비교적 최근까지, 생애 첫해의 사망률은 매우 높았다. 때로 50퍼센트에 달하기까지 했다. 우선 나 자신의 가계도를 되돌아보기만 해도 나의 증조부모인 존 건터와 엘리자베스 건터는 1846부터 1862년 사이에 여섯 명의 아이를 낳았다. 그중 두 남자아이(두 명 다 이름이 토마스였다)는 첫 번째 생일 이전에 죽었다.

역사적으로 봤을 때, 만약 한 사람이 자신의 첫 생일이 지나서까지 살아남았다면, 그 사람이 오랫동안 살 가능성은 극적으로 높아진다.

우리의 가장 초기 문명 중 일부에서 남긴 기록에 따르면, 만약 한 남성이 영아기*에 살아남는다면 그는 60~70세의 나이까지 살 가능성이 있었다. 고대의 기원전 100년 이전에 살았던 왕들, 철학자들, 시인들에 대한 기록을 살펴본 한 연구는(자연적인 수명을 측정하는 것이 목표였기 때문에 변사는 제외되었다), 이러한 종류의 사회적 신분이 제공하는 특권을 누린 남성들이 평균 72세까지 살았다는 사실을 발견했다. 빈곤을 경험한 사람들은 영양실조와 누적된 부상, 중노동으로 인한 소모 때문에 더 짧은 삶을 살 가능성이 높았다.

여성들은 어떠할까? 여성은 출생과 사망이 공식적으로 기록될 가능성이 더 낮았기 때문에 남성 수준의 데이터가 존재하지 않는다. 예를 들어 고대 로마에서는 만약 한 여성이 남편보다 먼저 죽으면, 남편보다 나중에 죽은 경우에 비해 묘비에 이름이 새겨질 가능성이 더 높았다. 일반적으로 남편들은 부인보다 약간 더 나이가 많았기 때문에 그들이 먼저 죽을 가능성이 더 높았다. 그러므로 더 나이가 어린 여성의 죽음은 묘비에 과잉되게 나타나고, 그 결과 실제보다 더 많은 여성이 젊어서 죽거나 아기를 낳은 직후에 죽은 것처럼 보이게 만들었다. 이것은 바로 의학계에서 '표본추출 오차sampling error'라고 부르는 오류다.

여성들이 아이를 낳다가 너무 많이 죽어서 대부분의 여성은 완경을 경험할 때까지 살지 못했다는 가설은 완경이 현대적인 경험이라는 개념을 지지하기 위해 세워졌다. 하지만 역사가 기록된 후 대부분의 기간 동안 산모 사망률은 1~2퍼센트를 넘지 않았다. 나

* 생후 1개월에서 1년을 가리킨다(감수자 각주).

는 이러한 부정확한 생각이 많은 부분 현대 산과 의학 때문에 생겨났다고 생각한다. 자신들의 개입이 없으면 여성들 대부분이 죽을 것이라고 암시하는 방법보다 자신들의 필요성을 강력하게 주장하기에 더 좋은 방법은 없기 때문이다. 인기 있는 18~19세기 영국 문학작품에 고아들이 많이 등장하는 것이 이러한 여성들의 출산 도태 가설을 의심할 여지없이 뒷받침해주는 듯하지만, 이에 대한 반증으로 고대 신화와 고대 문학에 등장하는 '노파 원형crone archetype'도 만만치 않다. 만약 나이 든 여성들의 존재를 지우는 것이 목적이라면, 그들이 없는 이야기만이 기억될 가능성이 높다.

우리는 여성들이 50세 이상 살았다는 사실을 알고 있다. 그렇지 않았다면 고대 그리스와 로마 의사들은 완경의 평균 연령을 정확하게 기록할 수 없었을 것이다. 대플리니우스(기원전 23~79년경, 로마의 저술가)는 자신의 작품에서 90세 이상인 몇몇 여성들을 언급했다.

현대적 위생관리와 의학이 등장하기 이전에도 45세까지 산 여성들은 남성들과 마찬가지로 65~70세의 평균 수명을 누렸다. 그리고 이는 오늘날까지 전통적인 삶의 방식을 유지하고 있고 현대 의학과 접촉한 적이 없는 수렵 채집 문화권에서 관찰되는 현상들과 잘 맞아떨어진다. 1980년대에 인류학자들이 연구한 탄자니아의 하드자Hadza 부족은 정착생활을 거부하고 전통적인 방식으로 살고 있었다. 이 부족의 여성이 45세까지 살아남는다면, 그는 65~67세까지 살 것이라고 예상할 수 있었다.

분명히 완경은 산업화나 현대 의학의 산물이 아니다. 위생관리, 영양 개선, 현대 의학이 남성들뿐 아니라 여성들에게 준 선물은 70세 이후의 수명인 듯하다. 오늘날 미국에서, 45세의 여성은 거의 83세까지 살 것이라고 기대할 수 있고 이는 45세 남성의 기대수명보다 3세 더 많은 수치이다.

완경 그리고 생식의 부담

사람들 대부분은 진화와 적자생존 원리에 관해 생각할 때, 개별적 인간과 그의 자식 세대만을 고려하는 경향이 있다. 이는 완경에 적용될 수 없다. 완경 이후의 여성들은 생식을 하지 않기 때문에 더는 자신의 유전자를 다음 세대에 직접적으로 전달할 수 없다. 하지만 완경 이후에도, 여성은 손주의 생존에 기여함으로써 자신의 유전적 유산을 여전히 보호할 수 있다.

완경의 진화적 이점은 할머니들이다. 이는 '할머니 가설grandmother hypothesis'로 알려져 있고, 이 가설을 뒷받침해주는 과학적 증거들이 많이 있다.

사실 대부분의 포유동물(암컷이든 수컷이든)은 생식 능력을 상실한 후 비교적 금방 죽지만, 인간은 이 대부분의 포유동물에 해당하지 않는다. 다른 포유동물에 비해 인간에게 임신은 훨씬 더 큰 생물학적 투자다. 임신이 열량과 영양분을 태아로 전용하는 것뿐만 아니라, 포유동물의 세계에서 인간은 가장 지독한 분만을 한다. 나는 출산을 아름답다고 생각하거나 최소한 자기 자신의 출산을 아름답다고 생각하는 사람들을 개인적으로 많이 알고 있고 그런 태도가 타당하다고 인정한다. 하지만 생물학적 관점에서 보자면, 임신은 여성이 모든 신체적 희생과 고통을 일방적으로 감당해야 하는, 그럭저럭 괜찮은 정도의 상황이다. 나는 집 마당에서 사슴 한 마리가 새끼를 낳는 모습을 본 적이 있다. 어미는 새끼를 낳고 바로 일어서서 일상으로 돌아갔다. 빨랐다. 그리고 최소한의 출혈만 있었다. 눈에 보이는 신체적 손상도 없었다. 게다가, 새끼 사슴은 학교에 갈 필요도 없지 않은가.

인간은 출생 시에 큰 머리와 비교적 좁은 골반—인간을 두 발로

걷게 해주는—을 가지고 있기 때문에 대부분의 포유동물보다 더 길고 힘든 분만을 겪는다. 지능 그리고 직립보행능력은 다른 임무를 할 수 있도록 두 손을 자유롭게 함으로써 인간에게 엄청난 진화적 이점을 제공했다. 문제가 있다면? 지능을 위해 필요한 커다란 태아의 머리가 이족 보행에 필요한 좁은 골반을 통과해야 한다는 점이다. 이는 매우 고통스러운 과정으로 이때 많은 조직이 손상을 입고 상당한 출혈이 있을 수 있다. 또한 산모가 사망할 위험도 존재한다. 진화론적으로 말하자면 이는 특히 엄청난 손해를 입힌다. 만약 엄마가 임신 중에 사망해 한 명 혹은 그 이상의 아이들이 엄마 없이 남겨진다면, 이 아이들이 사망할 가능성은 더 높아지기 때문이다.

분만 이후에는 아이가 자기 스스로를 돌볼 수 있을 때까지 양육해야 하는 비용이 든다. 출생 시에 인간의 아기들은 다른 포유동물에 비해 특별히 취약하다. 부분적 이유는 인간의 두뇌와 신경 체계가 완전히 발달하려면 아직 멀었기 때문이다. 수유를 하고 아이들을 키우는 일은 가족 단위에 부가적인 열량을 요하고 어린 아이들은 식량과 거주지를 찾는 일을 더 어렵게 만든다.

누가 이렇게 자원이 많이 소요되는 임무의 일부 짐을 덜어줄 수 있을까? 바로 할머니이다. 하지만 할머니는 자기 스스로 이러한 임무를 부담하고 있지 않은 경우에만 오직 식량과 물을 모으고, 거주지를 찾고, 아기를 돌볼 수 있다. 가장 도움이 많이 되는 할머니는 최근에 자신의 생식을 끝낸 할머니가 아니라, 아이를 낳은 후 충분한 시간이 흘러서 자신의 자식에게 더는 신경을 쓰지 않아도 되는 할머니다.

훌륭한 이론이다. 하지만 근거는 어디에 있는가?

연구원들은 1700~1800년대에 캐나다와 핀란드의 여성 출생 기록과 사망 기록을 살펴봤다. 연구 결과, 오래 산 여성일수록 더 많은 손주를 보았다는 사실이 드러났다. 연구자들은 할머니들이 낳은 자식의 수를 통제요소로 삼았다. 손주의 수를 결정하는 중요한 변수임이 확실하기 때문이다.

할머니 효과는 순산할 수 있는 유전자를 물려준다는 의미가 아닌 게, 딸과 아들에 동일하게 적용되었기 때문이다. 유전자가 일부 역할을 할 수는 있겠지만(오래 사는 할머니들의 유전자는 아마 영아 생존에도 유리할 것이다) 주요 원인은 아니었다. 할머니 효과는 거리에 따라 사라졌기 때문이다. 만약 딸이나 아들이 바로 옆에 사는 할머니라면, 멀리 떨어져 사는 경우에 비해 거의 두 명의 손주를 더 가졌다. 긴 수명을 누릴 정도로 건강한 할머니를 가진 것만이 중요한 게 아니었다. 정말로 중요한 것은 할머니와 가까이 사는 것이었다. 정말로 아이 한 명을 키우는 데에는 마을 하나가 필요했다.

"그래요." 혹자는 말할지도 모른다. "젊은 할머니라면 도움이 되겠지요. 하지만 60세나 70세의 할머니는요?" 수백 년 전의 할머니들은 오늘날의 많은 할머니보다 더 젊었을지 모른다는 사실은 맞는 얘기다. 하지만 할머니의 가치는 나이에 따라 하락하지 않았다. 50세 이상 살았던 할머니는 10년마다 두 명의 손주들을 더 가졌다. 완경을 한 할머니들은 가족 집단에게 부가가치 같은 존재였고, 계속 무언가를 베푸는 선물과 같은 존재였다.

할머니들 또한 가족 집단과의 공생 관계를 즐겼을 것이다. 식량을 제공하고 손주들을 돌보는 일은 할머니의 가치를 높여주었다. 만약 가족 식량의 많은 비율이 할머니로부터 나온다면 할머니들이 집단에 의해 보호를 받고, 그리하여 할머니의 생존 확률이 높아졌으리라는 점은 어쩌면 당연해 보인다.

이는 앞서 말한 하드자 부족의 여성들을 관찰한 결과, 발견한 사실과 정확히 일치한다. 크리스틴 호크스 박사가 수행한 연구에 따르면, 어머니가 있는 하드자 부족 여성들은 어머니가 없는 여성들보다 더 많은 자식들을 가지고 있다. 그리고 완경 이후의 하드자 부족 여성은 하루의 많은 시간을 식량을 찾아다니면서 보낸다. 심지어 성인 남성보다 식량을 구하는 데에 더 많은 시간을 보낸다. 자신의 딸이 모유 수유를 하는 동안에는, 하드자 부족 할머니들이 식량을 찾아다니면서 보내는 시간이 더 늘어난다.

인간의 역사 중 대부분의 기간, 남성들이 맹수 사냥을 통해 주로 식량을 얻었다는 믿음이 존재한다. 하지만 맹수 사냥은 놀라울 정도로 많은 노동력을 요하는 임무인 데다가 안정적인 식량 공급원이 아니었다. 가부장제의 남자가 보호자라는 내러티브에는 적합할지 모르지만, 수렵 채집 사회에서는 가족 영양의 대부분이 채집 활동에 의해 제공되었고 할머니들은 이 임무에 매우 뛰어났다. 대형 사냥감을 가져오는 것은 다른 면, 예를 들어 집단 내에서의 사회적 위치에 영향을 미쳤을 것이다.

심리학자들은 두 가지 유형의 지능이 존재한다고 말한다. 바로 유동성 지능fluid intelligence과 결정성 지능crystalized intelligence이다. 유동성 지능은 빠른 사고, 빠른 기억력, 멀티태스킹을 포함하며 20대와 30대에 최고조에 다다른다. 반면 중년에 접근하면서는 결정성 지능이 발달한다. 이 지능은 우리가 배운 것을 이용하는 방법 그리고 지식을 실용적으로 적용하는 것을 포함한다. 이러한 유형의 지능은 집단에 기여하는 고대 할머니들에게 특히 유용했을 것이다. 가령 가뭄의 시기에 식량의 위치를 파악하거나 먹기에 안전한 식물 종들을 식별하거나 하는 식으로 말이다.

완경을 하는 것으로 알려진 또 다른 포유동물로는 이빨고래가 유일하고, 이 중 범고래들에 관한 연구가 가장 활발하게 진행되었다. 인간과 마찬가지로, 암컷 범고래들은 40세경에 생식을 중단하고 90세까지 살 수 있다. 그러니까 암컷 범고래 역시 자기 생애의 거의 절반 이상을 완경을 한 상태로 사는 것이다(엄밀히 따지면, 범고래들은 월경을 하지 않기 때문에 완경은 가장 적합한 단어가 아니다. 범고래들은 발정 주기estrus cycle를 가지고 있다. 하지만 이 책에서 우리는 이에 대신해서 완경이라는 단어를 사용할 것이다). 수컷 범고래들은 50세경에 죽는다.

암컷 범고래들이 자비로운 가부장제 덕분에 완경을 한 후까지 사는 것이 아님은 확실해 보인다.

연구자들은 태평양 연안 북서부에 사는 범고래로부터 수집한 데이터를 수십 년 동안 연구했다. 인간과 마찬가지로 범고래는 소집단을 이루어 살고, 사교적이고, 지능이 뛰어나다. 자식들과 같은 무리에 머무르기 때문에 할머니-엄마-손주 역학을 따르는 것이 가능하다. 캐나다와 핀란드의 여성들 그리고 하드자 부족 여성들로부터 얻은 인간 데이터와 마찬가지로, 할머니 범고래의 존재는 자신의 손주가 생존할 가능성을 높인다. 만약 할머니 범고래가 죽으면, 손주 범고래는 그 이후 2년 내에 죽을 가능성이 더 높아졌다. 연구자들은 식량이 부족할 때 할머니 범고래들이 연어의 위치를 가장 잘 파악하고, 자신의 무리를 먹잇감이 있는 곳으로 인도하고, 자신이 잡은 먹잇감을 손주들과 공유한다는 사실 또한 발견했다.

완경은 어떻게 진화했을까?

많은 사람들은(의사들을 포함하여) 난소기능상실의 측면에서 생각함으로써 잘못된 관점을 가지고 이 질문을 다룬다. 이는 여성을 남성보다 약한 존재로 여기는 편견 그리고 남성 생리학이 인간의 표준을 대표한다는 편견의 산물이다. 생물학적 기능상실이 여성이 남성보다 먼저 생식을 끝내게 만든다는 이러한 틀린 가설은, 여성이 남성에 비해 조직에 더 결함이 있기 때문에 여성들에게 지나치게 수분이 많다고 생각했던 고대 그리스의 의사들과 그리 달라 보이지 않는다.

어떻게 완경이 진화했는지에 대한 대답은 동물의 왕국에서 인간과 가장 가까운 친척인 침팬지에게서 찾을 수 있을지 모른다. 인간과 침팬지는 수백만 년 전에 공통의 조상으로부터 갈라져나왔고 DNA의 98퍼센트 이상이 서로 같다. 인간과 침팬지의 공통점은 무엇이 있을까? 바로 난소 기능ovarian function이다. 인간과 침팬지 모두 원시난포가 있는 난소와 월경 주기를 가지고 있다. 인간과 비슷하게, 침팬지는 37세경에 원시난포를 빠르게 상실하고 생식력이 감소하기 시작한다. 차이점은 침팬지는 50세경에 죽는다는 점이다. 즉 침팬지는 자신의 난소 기능이 끝나고 난 이후 오랫동안 살지 않는다. 장수 이외에도 인간과 침팬지 사이에는 몇 가지 중요한 차이점이 있다. 침팬지는 출산을 더 수월하게 하고 침팬지의 새끼들은 인간 아기들보다 더 빨리 독립성을 갖춘다.

그러므로 질문은 왜 난소 기능과 생식력이 50세경에 중단되는지가 아니어야 한다. 그보다는 여성이 어떻게 자신의 생식력이 끝난 이후까지 살 정도로 신체적으로 성공했는지 물어야 한다.

그리고 그 질문에 답하려면 다시 할머니 이야기로 돌아가야 한다.

흥미롭게도 침팬지 할머니들은 자신의 손주에게 관심을 가지지 않는다. 하지만 인간의 경우 손주에게 투자하는 것은 적자생존이라는 기나긴 게임의 일부에 해당한다. 관심이 있고 도움을 많이 주는 할머니가 있는 가족 집단들은 생존에 이점을 가졌을 것이고, 이들의 유전자는 오랜 시간에 걸쳐 우성 유전자가 되었을 것이다.

할머니가 더 오래 살수록, 손주들을 포함한 다른 가족들도 오래 살았다. 또한 할머니가 조산사와 비슷한 가치를 가졌을 가능성도 있다. 분만을 하는 동안 조산사로부터 지속적인 도움을 받으면 분만 시간이 줄어들고, 출산 결과가 더 좋아지고, 모유 수유 성공률이 더 높아진다는 사실이 밝혀졌기 때문이다. 현대의 조산사를 조사한 연구가 고대 여성들에게 직접적으로 적용될 수는 없겠지만, 기본 지식을 가지고 있는 누군가가 돌봄과 지지를 제공할 수 있다면 결코 부정적인 결과를 낳지는 않을 것이다.

수컷 범고래는 암컷 범고래보다 훨씬 더 이른 시기인 50세경에 죽는다. 이들의 장수가 무리의 생존에 부정적으로 영향을 미치기 때문일 가능성이 있다. 아마 먹잇감을 두고 벌이는 경쟁이나 어떤 다른 이유 때문일 것이다. 남성 인간들의 진화는 여기에서 우리의 고려사항이 아니기는 하지만, 장수하는 남성 인간도 직접적으로는 자신의 자식들과 손주들을 돕는다든지, 혹은 간접적으로 자기 가족의 사회적 지위를 높이거나 전반적으로 자기 집단을 돕는다든지 하는 식으로 이점을 제공했다는 가설은 타당해 보인다. 여성들이 평균적으로 남성들보다 몇 년 더 산다는 점을 감안하면 인간이라는 생물종이 장수를 누리게 된 추동력이 바로 오래 사는 할머니들이 아닐까 하는 생각이 들기도 한다. 암컷 범고래의 장수가 수컷 범고래의 장수를 이끌어내지 않는다는 사실을 고려해볼 때, 내가 완전히 잘못 생각하고 있는지도 모른다는 사실을 일단 인정할 수밖에 없다. 하지만 나는 우주 가모장Universal Matriarch이 인간의 장수를 은밀히 조정하고 있다는 아이디어를 무척 좋아한다.

여담이지만, 나는 가끔 여성들이 다른 여성의 이야기에 매료되는 성향이 사회가 요구하는 집단적 침묵을 우회할 수 있는 해결책으로 발전한 것이 아닐까 궁금해하곤 한다. 어쩌면 우리 여성들은 집단 스토리텔링을 하도록 프로그램이 되어 있는지도 모른다. 그런 방법을 통해 식량과 물을 찾을 수 있는 필수 정보를 더 쉽게 전달할 수 있기 때문이다. 여성이 식량 채집의 주역이었다면 이런 식의 정보 수집 능력은 매우 중요했을 것이다.

오늘날 여성들의 가치는 할머니가 되는 것에 얽매여 있지 않다

인간의 지능은 우리가 진화적인 프로그래밍을 넘어서서 많은 면에서 더 성장할 수 있도록 만들었다. 그러므로 할머니 가설이 어떻게 우리에게 완경이 생기게 되었는지 설명한다고 해도, 그 점이 여성이 오직 할머니로서 존재할 때에만 가치를 가진다는 뜻은 아니라는 사실을 명확히 짚고 넘어가야 한다. 할머니 가설의 기능은 완경을 한 여성에 관한 사회의 편견에 크게 한 방을 날려주는 일이다. 할머니 가설은 배란이 중단되면 여성의 가치가 떨어진다는 가부장적 사고를 훨씬 더 역겹게 느껴지게 만든다. 왜냐하면 완경을 한 여성들이 그야말로 진화의 진행을 제대로 돕고 있기 때문이다. 또한 우리는 선택에 의해서, 혹은 안타깝게도 난임이나 자녀나 손주의 죽음으로 인해서, 모든 여성이 할머니가 되는 것은 아니라는 사실을 인정해야 한다. 또한 모든 할머니가 자기 자식들의 삶에 가치를 더해주는 것은 아니라는 사실도 인정해야 한다.

만약 할머니들이 계획의 일부라면 왜 완경은 그렇게 많은 의학적 문제들과 연관되어 있는가?

발열감? 골다공증? 심장 질환? 질 건조증? 무슨 종류의 계획이 이따위인가?

노화를 피할 방도는 없다. 만약 신체의 노화가 진화에 장애물로 작용했다면 나는 우리가 현재 어디에 있을지, 혹은 심지어 대체된 진화의 연대표를 어떻게 상상해야 할지 잘 모르겠다. 만약 완경 이후에 생기는 심장 질환이 진화에 부적응한 것이라면, 남성들의 심장 질환은 어떻게 설명해야 할까? 마지막 월경 전후의 시기부터 골소실bone loss은 가속화되지만 골절의 위험은 여성이 약 60세가 되면서부터 증가하기 시작한다. 그러므로 이 사실은 65~70세의 자연 수명과 조화가 된다. 또한 노화와 함께 골절의 위험이 증가하는 것이 수백만 년 전에도 그러했을지에 대해서는 알려져 있지 않다. 식이 습관, 운동, 태양광에의 노출 정도 등은 뼈 건강에 기여하는 많은 다른 변수들과 마찬가지로 지금과 엄청나게 달랐을 것이다.

월경과 임신은 진화 계획의 일부이다. 둘 다 괴로운 증상과 건강 문제와 연관되어 있고 그중 일부는 심각하다. 성가신 증상이 주는 부담에도 여성이 자궁과 난소를 가지고 있다는 안타까운 현실은 계속 이어질 것이다. 과거 여성들이 발열감이나 야간 발한을 현재 우리처럼 겪었다고 해도, 이 증상들 때문에 그들이 식량을 수집하는 것을 그만두었을 것 같지는 않다. 또한 대부분 야외에서 생활하는 삶, 식이 습관, 활발한 신체활동으로 인해 오늘날 여성들이 경험하는 증상보다 더 적거나 다른 증상을 경험했을 수도 있다.

나는 완경이나 노화와 관련된 어떠한 것 때문에 괴로울 때마다, 완경을 한 여성들이 없었다면 우리의 세계가 현재와 완전히 달라졌을 것이고 인간의 수명이 지금보다 훨씬 더 짧았을 가능성이 높다는 사실을 스스로 상기한다. 또한 완경이 약함의 표시가 아니라는 사실을 상기한다. 오히려, 완경은 강함의 증거다.

요점

- 완경은 인간의 진화에서 본질적인 역할을 수행했다.
- 할머니들은 손주들의 생존을 유리하게 한다. 가령, 식량을 채집한다든지 육아를 돕는다든지 하는 방법으로 말이다.
- 이빨고래의 일부, 특히 범고래는 완경을 경험한다. 그리고 할머니 고래들은 손주 고래들의 생존에 필수적인 역할을 한다.
- 인간과 가장 가까운 종인 침팬지 또한 인간과 거의 비슷한 시기에 배란을 멈춘다. 하지만 그 이후 곧 죽는다.
- 여성이 난소 기능이 끝난 이후까지 살도록 진화한 이유는 완경이 인간 사회에 이득을 주기 때문이다.

5장 완경의 타이밍: 시계 이해하기

현재 미국 여성의 완경 평균 연령은 아프리카계, 중국계, 히스패닉계, 일본계, 백인 등 인구 집단과 상관없이 51세다. 과거에는 아프리카계와 히스패닉계 미국인 여성의 완경 평균 연령이 더 낮다는 주장을 하는 연구 결과들이 널리 받아들여졌지만, SWAN에서 얻은 데이터를 바탕으로 인종 간의 건강 격차에 기여하는 많은 요소들을 연구의 통제요소로 삼은 결과, 이들의 완경 평균 연령이 다른 인종의 여성과 다르지 않다는 사실이 밝혀졌다. 아프리카계 미국인 여성과 히스패닉계 여성의 완경 평균 연령이 높아져서 이제 백인 여성과 완경 평균 연령이 같아진 것인지, 아니면 더 낮은 완경 평균 연령을 보인 예전 데이터가 의학 연구계의 인종 차별주의 때문에 날조된 것인지는 알려져 있지 않다.

캐나다, 영국, 오스트레일리아, 노르웨이, 네덜란드, 그리스, 아시아 일부 지역의 여성은 미국의 여성과 완경 평균 연령(50~52세)이 거의 비슷한 반면, 개발도상국의 여성은 그보다 약간 더 낮은 경향이 있다. 고도가 높은 지역(가령 히말라야 산맥이나 안데스 산맥)에 사는 여성 또한 완경을 더 일찍 맞는 경향이 있다.

의학적으로 완경 연령이 중요한 이유는 완경을 더 일찍 맞는 여성일수록 심혈관 질환, 골다공증, 치매 등 건강상의 위험이 더 높아지기 때문이다. 40~45세에 마지막 월경을 한 경우 건강에 문제를 겪을 확률이 가장 높다. 조기에 완경을 경험한 여성들은 MHT를 이용해 이러한 높아진 위험들 중 일부를 낮출 수 있다(17장과 18장 참고). 완경이 늦어지면, 즉 54세 이후에 완경을 맞으면 유방암과 자궁내막암에 걸릴 위험이 더 높아질 수 있다. 40세 이전에 배란이 멈출 때는 원발성 난소부전primary ovarian insufficiency이라고 진단하는데 이에 대해서는 별도의 논의가 필요하다(더 자세히 알고 싶다면 6장 참고).

이 모든 결과를 저울질해볼 때, 완경을 평균보다 이른 나이에 맞는 것이 평균보다 늦은 나이에 맞는 것보다 조기 사망과 더 깊은 관계가 있다. 심혈관 질환이 유방암과 자궁내막암보다 훨씬 더 흔하기 때문이다. 39세 이후부터는 완경이 매 1년 늦춰질수록 심혈관 질환으로 사망할 위험은 조금씩 낮아진다.

첫 월경의 연령은 마지막 월경의 연령과 관계가 있는가?

월경을 일찍 시작했다고 해서 완경을 일찍 맞는 것은 아니다. 평균 완경 연령은 월경을 9세에 시작하든 14세에 시작하든 상관없이 일정하다. 유일한 예외는 첫 월경을 16세 이후에 하는 경우이며 이때 완경의 평균 연령은 약간 더 높아진다(52세).

완경 나이가 초경 나이와 상관이 없다는 사실은 직관에 어긋나는 것처럼 보인다. 어쨌든 완경이 난포들의 수가 1,000개 아래로 줄어들 때 일어난다면, 9세에 월경을 하기 시작한 사람은 12세에 월경을 하기 시작한 사람에 비해 난포들을 더 일찍 소비하기 때문에 완경을 더 일찍 맞아야 하는 것 아닌가? 그러나 월경 주기의 횟수가 난포 상실을 가져오는 것은 아닌 것으로 밝혀졌다. 중요한 것은 월경 주기마다 상실되는 난포의 개수다. 이와 더불어, 사춘기와 완경기 둘 다 월경과 관련이 있긴 하지만 사춘기 그리고 첫 월경을 촉발시키는 생물학적 변화는 마지막 월경을 야기하는 생물학적 변화와 엄청나게 다르다는 점을 이해하는 것도 중요하다. 예를 들어 난포의 개수는 마지막 월경과 관련해서는 매우 중요하지만 첫 월경과 관련해서는 중요하지 않다. 첫 월경이 양동이를 채우기 위해 물을 틀어 놓은 호스이고, 마지막 월경은 그 양동이에 난 작은 구멍 때문에 물이 빠져나가서 생긴 현상에 비유할 수 있다. 양동이에서 물이 빠져나가는 과정은 물을 채우는 과정을 거꾸로 뒤집은 것이 아니다.

월경 주기가 더 짧은 여성들은 완경을 약간 더 일찍 맞는 경향이 있다. 하나의 가설은 더 짧은 주기를 야기하는 호르몬의 신호가 월경 주기당 상실되는 난포들의 비율과 연관되어 있을지 모른다는 것이다. 이 부분에 대해서는 연구가 더 필요하다.

유전적 요인

단연코 가장 큰 원인 제공자다. 유전적 요인이 완경 연령을 30퍼센트에서 85퍼센트까지 결정한다는 연구들도 나와 있다. 연구마다 편차가 매우 크지만 사실 30퍼센트만 된다고 해도 이는 의학적으로 큰 의미가 있는 숫자다. 수천 년 동안 완경의 연령이 안정적으로 일정하게 유지되었다는 사실 또한 유전적 요소가 강한 역할을 한다는 가설을 지지한다.

유전적 영향과 가족이 공유하는 환경을 별개로 분리해서 생각하는 것이 중요하다. 일반적으로 엄마와 딸은 오랜 기간 함께 살기 때문에, 무엇이 유전에서 기인했고 무엇이 음식 혹은 다른 변수에서 기인했는지 알아내기 위해서는 많은 노력이 필요하다. 바로 이 문제를 해결하기 위해서 영국의 한 연구팀은 엄마-딸 조합을 수천 명 살펴봤고 이들과 같은 가족 단위 안에 있는 언니-여동생 조합 또한 살펴봤다. 일란성 쌍둥이들이 완경 연령이 비슷할 가능성이 가장 높았다. 충분히 예상한 바다. 하지만 자매 조합이 엄마-딸 조합보다 완경 연령이 비슷할 가능성이 더 높았다. 자매 조합과 엄마-딸 조합 모두 자신이 가진 유전자의 50퍼센트를 공유하고 있다는 사실에 비추어 봤을 때 매우 흥미진진한 발견이었다. 연구자들은 자매 조합이 엄마-딸 조합보다 완경 연령이 비슷할 가능성이 더 높은 이유는 유전적 요인에 환경의 영향이 더해졌기 때문이라고 결론 내렸다. 일반적으로 자매는 엄마와 딸보다 같은 환경에서 보내는 시간이 더 길다.

완경 연령 분포 곡선의 양극단, 즉 완경 연령이 아주 이르거나 아주 늦은 엄마나 자매를 가진 여성은 비슷한 패턴을 보일 확률이 더 높다. 가령 엄마가 45세 이하에 완경을 겪는다면 딸 또한 그처럼 이른 나이에 완경을 경험할 가능성이 더 높아진다. 엄마의 완경 연령이 54세 이상일 때도 같은 원리가 적용된다.

완경 연령에 영향을 미치는 모든 유전자와 그 유전자의 변이형은 아직 정확하게 확인되지 않았지만, 그중 일부 유전자는 알려져 있다. 예를 들어 여성에게 유방암과 난소암에 걸릴 위험을 높이는 BRCA 유전자 속의 해로운 돌연변이는 더 빨리 완경이 되게 한다.

흡연과 다른 해로운 화학물질

흡연은 유전적 요인 다음으로 완경 연령에 가장 큰 영향을 미치는데, 약 2년 정도 앞당긴다. 흡연은 또한 완경이행기의 길이를 단축한다. 담배 연기에서 나오는 독소는 난소의 난포에 축적되어 돌이킬 수 없는 피해를 입힌다. 또한 난소로 향하는 혈류와 호르몬 신호에 또 다른 부정적인 영향을 미칠 가능성이 높다. 엄마의 흡연은 태아가 딸일 경우 그 딸의 완경 연령에 영향을 끼칠 가능성이 있다. 태아의 난포들이 임신 기간 발달하기 때문이다. 간접흡연 연기(흡연자와 집이나 공간을 공유해서 들이마시게 되는 연기)에 노출되는 것에 관한 데이터는 아직 확실한 결론을 보여주지 않고 있지만, 20년 이상의 장기 노출은 완경 연령을 약간 낮출 수도 있다. 나는 항상 이 사실이 마음에 걸렸는데, 엄마가 골초였을 때 나를 임신한 데다 부모님 모두 나와 같은 집에 살았던 세월의 대부분 담배를 많이 피웠기 때문이다.

세계보건기구World Health Organization, WHO에 따르면, 여성 흡연율이 가장 높은 지역은 유럽으로 성인 여성 중 19퍼센트가 흡연을 한다. 다음으로 여성 흡연율이 높은 지역은 성인 여성의 13퍼센트가 흡연자인 북아메리카와 영국이다. 세계의 다른 지역에서는 여성 흡연율이 현격히 낮다. 지중해 동부 지역에서는 성인 여성 중 3퍼센트만이 흡연을 하고 동남아시아와 아프리카의 여성 흡연율은 2퍼센트다. 담배를 끊는 것은 여성이 자신의 완경을 위해 실행할 수 있는 최고의 건강 개입이다.

환경 속에 있는 내분비계 교란 화학물질Endocrine-disrupting chemicals(환경 호르몬)은 호르몬의 활동을 교란한다. 자연적으로 발생하는 라벤더향 같은 것도 있지만, 다른 화학물질은 인간이 만들어낸 것으로 살충제, 플라스틱, 공업용 화학물질 그리고 환경오염물질 등에 들어 있다. 내분비계를 교란하는 인공 화학물질의 수치가 높으면 성조숙증, 불임, 자궁내막증, 유방암 등과 같은 다양한 생식 건강 문제를 일으킨다. PFAS(퍼플루오로알킬Perfluoroalkyl 물질과 폴리플루오로알킬polyfluoroalkyl 물질)로 알려져 있는 내분비계 교란 합성화학물질의 수치가 높으면 완경 연령이 더 낮아진다. 이 물질에 대한 노출 정도가 심한 여성은 최대 2년까지도 완경이 빨라질 수 있다.

PFAS는 코팅 프라이팬, 방수가 되는 기능성 의류, 전자레인지용 팝콘 봉지, 다양한 음식 포장재, 심지어 일부 화장품을 만드는 데 사용된다. 이에 관련한 데이터를 처리하기는 약간 까다로운데, 일반적으로 여성이 남성보다 이 화학물질의 체내수치가 더 낮기 때문이다. 여성들이 수치가 더 낮은 이유는 월경을 통해 PFAS가 부분적으로나마 체내에서 제거되기 때문이다. 그러므로 45세에 완경을 한 여성은 52세에 완경을 한 여성보다 PFAS 수치가 더 높을 것이라고 예측되곤 했다. 하지만 이제 우리는 완경 이전과 이후의 수치를 측정한 데이터를 가지고 있고, 높은 수치의 PFAS는 이른 완경에 원인을 제공하는 요소인 것처럼 보인다.

이른 완경과 가장 강하게 연관되어 있는 두 가지 PFAS인 퍼플루오로옥탄산Perfluorooctanoic acid, PFOA과 퍼플루오로옥탄술폰산perfluorooctane sulfonic acid, PFOS은 미국 내에서 더는 생산되지 않는다. 이 화학물질은 다른 국가들에서 생산될 수 있고 따라서 일부 수입제품에 들어 있을 수도 있다. PFAS 그 자체나 이를 포함하는 제품들이 더는 미국 내에서 생산되지 않는다고 해도, 이 화학물질은 거의 절대로 분해되지 않는다(종종 '영원한 화학물질forever chemicals'이라 불리는 데는 다 이유가 있다). 1억 명 이상의 미국인들이 PFAS에 노출된 식수를 마시고 있다. 제조업에서 생긴 환경 폐기물들 그리고 쓰레기 매립지에서 분해되면서 PFAS를 배출하는 제품들이 남긴 유산이다. 거의 모든 미국인은 혈액 내에 상당한 PFAS를 가지고 있다. 하지만 2002년 이후로 이 물질의 생산이 단계적으로 중단되면서 미국인들의 PFAS 수치는 낮아졌다. 현재 미국에는 PFAS에 대한 전국적 식수 기준이 존재하지 않는다. 그러므로 사람들은 자신이 마시는 식수의 PFAS 수치가 염려할 만한 수준인지 아닌지 알지 못한다. 다른 내분비계 교란 화학물질이 완경 연령이나 완경이행기에 영향을 미치는지 아닌지는 아직 알려진 바가 없다.

내분비계 교란 화학물질은 공기, 물, 토양 속에 모두 퍼져 있기 때문에 이를 피하기란 대단히 어렵다. 현실적으로 실천 가능한 조언들은 플라스틱 용기에 담긴 음식을 전자레인지에 돌리지 않기, 집에 들어서기 전에 신발 벗기, 실내에 들어오자마자 손 씻기 등이다. 오염물질, 먼지, 흙과 접촉해서 밖에서 묻혀온 잔여물에 노출되는 것을 최소화하기 위해서다. 유기농 과일과 유기농 채소는 농약 잔여물이 더 적은 경향이 있어서 선호하는 사람들도 있다. 하지만 유기농 인증을 받은 농약은 허용되므로 유기농 식품들이 농약에서 완전히 자유롭지는 않다는 사실을 간과하지 말아야 한다. 농부들이 농약에 노출되는 비율이 매우 높고 일부 농부들은 안전하지 않은 작업 환경에서 농약에 노출될 수 있다는 사실을 봤을 때, 유기농 식품으로 전환하면 농부들이 내분비계 교란 화학물질에 노출되는 일이 줄어들면서 그들에게 더 안전할 수도 있다. 하지만 유기농 농업은 육체 노동 집약적이기 때문에 적절한 규제가 없다면 이 사회 필수 인력을 다른 방식으로 착취하는 결과를 가져올 수도 있다. 농부의 안전에 관한 더 깊은 논의는 이 책의 범주를 넘어서므로 이 이야기는 여기에서 접기로 한다.

대마초[cannabis]는 자연적으로 발생하는 내분비계 교란물질이다.

대마초를 많이 피우는 여성들은 불임 치료 시 활성화되는 난포의 수가 더 적다는 연구 결과가 한 건 있다. 이 사실이 대마초가 완경에 영향을 미친다는 것을 의미하지는 않는다. 하지만 엔도칸나비노이드 시스템endocannabinoid system(대마초가 영향을 끼치는 수용체들)이 생식에서 담당하는 역할이 있다는 사실과 대마초가 호르몬에 영향을 미칠 수 있다는 연구 결과를 고려할 때, 대마초가 완경에 영향을 미칠 수 있다는 생각은 생물학적으로 타당성이 있고 이 주제에 관해서는 더 연구할 필요가 있다. 많은 사람들은 대마초가 신체 모든 부분에 걸쳐 끼치는 해악보다 얻을 수 있는 혜택이 더 많다고 간절히 믿고 싶어 하지만, 엔도칸나비노이드 시스템을 활성화시키는 것이 신체에 이롭다고 추정하는 것은 순진무구한 생각이다. 우리는 우리가 무엇을 모르는지도 모른다. 그러므로 이 시점에서 대마초와 완경은 알 수 없는 범주 안에 넣어야만 한다.

전반적 건강과 생식 건강

자신이 건강 상태가 좋지 않다고 보고하는 여성들은 이른 완경을 맞을 가능성이 더 높다. 또한 자가면역질환이나 사람면역결핍바이러스HIV 같은 특정한 질병들은 완경 연령이 빨라지는 것과 관계가 있다. 그 이유는 복잡할 가능성이 높고 질병마다 다를 수 있기 때문에 여기에 대해서는 더 많은 연구가 필요하다.

아이를 더 많이 낳는 것은 완경이 늦어지는 것과 연관이 있다. 하지만 이는 아마도 생식력이 난포 건강과 전반적 건강을 반영하기 때문일 것이다. 그러므로 인과관계가 아니라 상관관계가 있다고 보는 것이 맞다. 다시 말해, 더 많은 아이를 낳으려고 적극적으로 노력하는 것이 마지막 월경을 늦추지는 않는다는 뜻이다. 흥미롭게도, 경구 피임약oral contraceptive pill, OCP을 복용하는 것 또한 완경이 늦어지는 것과 연관이 있다. 아마도 경구 피임약이 난포들을 준비시키는 호르몬을 억제하기에, 배란할 때마다 상실되는 난포를 아낄 수 있기 때문일 것이다.

몇몇 연구자들은 체중과 완경과의 관계를 알아내기 위해 노력했다. 대체로 저체중인 것은 이른 완경과 관계가 있는 것처럼 보인다. 이것이 인과관계인지, 즉 낮은 체지방이 난포 노화에 직접적인 영향을 미쳤는지 혹은 저체중인 여성들이 건강이 좋지 않을 가능성이 더 높은 것인지(일부 질병은 저체중을 야기할 수 있다)에 대해서는 아직 알려진 바가 없다. 과체중인 것과 완경 연령에는 연관이 있는 것처럼 보이지 않는다.

활발한 신체활동과 이른 완경 연령 사이에 연관성이 있을 수 있다는 사실이 확인되었지만 인과관계가 그다지 탄탄하지는 않다. 운동이 배란을 촉발하는 호르몬을 억제할 수 있고 운동을 많이 하는 사람들 중 저체중인 이들도 있긴 하지만(잠재적인 생물학적 메커니즘들이 있을 수 있다는 뜻이다), 운동이 건강에 끼치는 단점보다 장점이 많다는 것은 명백한 사실이다. 거기에 더해 운동은 전반적으로 단순히 수명을 늘려줄 뿐 아니라 건강하게 오래 사는 것과 관련이 있다. 운동의 유익한 영향과 완경에 관해서 더 알고 싶다면 7장을 참고하기 바란다.

식단과 완경에 관한 연구들은 소화하기 힘들다. 예를 들어 지방, 탄수화물, 섬유질 성분이 높은 식단 그리고 채식주의 식단 모두 이른 완경 연령과 관계되어 있다. 그뿐 아니라 채소, 콩류, 고기의 섭취를 늘리는 것 또한 완경 연령이 낮아지는 것과 관계가 있다. 식단과 완경에 관해 연구하는 일은 쉽지 않다. 인과관계와 상관관계를 구분해야 하는 데다 건강의 사회적 결정요인도 고려해야 하기 때문이다. 게다가 섬유질 성분이 높은 식단과 채식주의 식단은 많은 긍정적인 건강 결과들과 관련되어 있고 무엇보다도 심혈관 질환에 걸릴 위험성을 낮춰준다. 마지막으로 식단에 관한 많은 연구는 식단의 질에 관해 다루고 있지 않다. 현재로서는 특정한 식단이 난소를 보호하거나 혹은 전반적으로 건강한 식단이 주는 혜택을 넘어서서 생식 건강에 혜택을 준다는 증거가 존재하지 않는다. 완경기의 건강한 식단에 관해 더 알고 싶다면 21장을 참고하기 바란다.

알코올 섭취는 완경 연령을 늦추는 것과 연관이 있다. 하지만 이에 관련된 연구들에서 확인된 알코올 섭취는 매우 낮은 수준이었으며 일반적으로 하루에 한 잔 정도였다. 알코올과 완경 사이의 연관성은 아직 정확히 알 수가 없다. 그렇다고 해서 여성이 자신의 완경 연령을 낮출 수 있는 다른 요소들에 대항하기 위해 알코올 섭취를 늘려야 한다는 뜻은 아니다. 다만 이렇게 말해두자. 알코올이 완경에 미칠 수 있는 잠재적인 영향에 관해서는 앞으로 각각의 장에서 다루기로 하겠다.

건강의 사회적 결정요인

대학을 졸업하지 않은 것, 실업, 사회경제적으로 취약한 아동기를 보낸 것 등과 이른 완경 연령 사이에 연관성이 있다는 연구 결과가 다수 나와 있다. 정확한 이유들은 아직 알려진 바 없으며 생물학적 이유를 이해하는 데 더 많은 연구가 필요하다. 어떤 연구는 결혼을 하지 않은 여성들이 더 빨리 완경을 맞이할 가능성이 높다고 결론을 내리지만, 정반대로 이야기하는 연구 또한 존재한다. 결혼생활을 경제적 안정성이나 스트레스 문제와 분리하는 것은 쉽지 않다. 예를 들어, 코로나19 팬데믹 동안 기혼 가정은 미혼인 사람들에 비해 경제적 불안정성과 굶주림을 경험할 가능성이 더 낮았다. 게다가 더 많은 자녀를 둔 여성은 더 늦게 완경을 맞이하는 경향이 있고 자녀의 수는 결혼생활을 유지하는 데에 일정한 역할을 할 수 있다. SWAN에서 나온 데이터는 완경 연령과 이성애자 여성들의 결혼 여부 사이에는 연관이 없다는 사실을 보여준다. 안타깝게도 동성애자 여성들에 대한 데이터는 존재하지 않는다.

일부 연구자들은 이성애 섹스의 신체적 행위가 완경을 지연시킨다고 상정했다. 이 가설은 남성의 성기가 너무도 강력한 힘을 가진 나머지 난소 노화에 영향을 미치는 호르몬 변화를 추동할 수 있다는 이야기로 요약된다. 나는 이 가설이 설득력이 없다고 생각한다. 이 가설은 일부 연구에서 한 달에 최소한 한 번 이성애 섹스를 하는 여성들의 완경 연령이 늦춰지는 추세를 발견했다는 사실에 기초하고 있다. 하지만 완경을 더 늦게 맞이하는 여성들은 섹스 활동을 지속할 수 있는 가능성이 더 높다. 완경으로 인한 변화들 때문에 고통스러운 섹스를 할 가능성이 더 낮기 때문이다. 이 연구는 완경 비뇨생식기증후군GUSM을 대신해 대리지표로서 에스트로겐 수치를 보정했다고 하지만, 에스트로겐 수치만 가지고 성생활을 할 수 있을지 없을지를 예측할 수는 없는 일이다.

게다가 진화론적인 관점에서 볼 때도 유산, 사산, 산모 사망의 비율이 높아지는 등 40대 후반에 생식의 결과가 더 좋지 않다는 사실을 고려하면 이 가설은 말이 되지 않는다. 따라서 생식 가능기의 말미에 해당하는 이 시기에 몇 개월 혹은 심지어 1년 정도 생식 능력을 확장하는 것은 이롭기는커녕 오히려 이와 정반대인 것처럼 보인다. 어린 아이의 생존에 있어서 최악의 일은 엄마가 사망하는 일이고 40대 후반에 임신하는 것은 그러한 위험성을 증가시킬 것이기 때문이다. 또한 만약 섹스의 빈도가 난소의 기능을 향상시킨다면 우리는 더 젊은 나이에도 섹스가 난소의 기능을 향상시키는 현상을 목격할 수 있을 것이다. 하지만 우리는 그러한 현상을 목격하지 못한다.

수술과 완경

자궁절제술, 난소수술(가령 난소 종양을 제거하는 것), 자궁동맥 색전술(자궁근종을 치료하기 위해 하는 시술, 10장 참고) 등은 모두 완경 연령이 빨라지는 것과 관계가 있다. 이는 수술이 난소로 향하는 혈류에 영향을 미치기 때문일 뿐만 아니라 조직들이 치유되면서 염증이 발생하기 때문이기도 하다. 또한 난소 종양을 제거하는 수술은 추가적인 영향을 미치기도 한다. 종양이 정상적인 난소 조직으로부터 제거될 때, 정상적인 난소 일부(그리고 그것이 포함하고 있는 난포들) 역시 함께 제거될 수 있다.

난관결찰술과 나팔관 제거 수술은 완경 연령에 영향을 미치지 않는다. 하지만 난관결찰술은 난소암의 위험을 50퍼센트 줄여주는데 이는 많은 난소암이 나팔관에서부터 생기기 때문이다.

자연적 완경 연령 전에 양쪽 난소를 다 제거하는 것은 외과적 완경surgical menopause이라고 알려져 있고, 월경이 중단되는 연령에 명백한 영향을 미친다. 외과적 완경은 완경 관련 증상을 더 심하게 할 뿐 아니라, 심혈관 질환, 골다공증, 치매의 위험이 증가하는 것과도 관련되어 있다. 이러한 위험들은 45세 이전에 양쪽 난소를 제거하는 경우에 가장 커진다. MHT를 통해 일부 위험을 감소시킬 수 있지만 모든 여성이 호르몬 복용을 원하는 것은 아닐뿐더러, 호르몬이 난소 제거로 생긴 추가적 위험을 완전히 상쇄할 수 있을지 여부도 명확하지 않다. 2008년 이후로 미국산부인과학회American College of Obstetricians and Gynecologists, ACOG는 완경 이전에 부수적 난소제거술(의학적 이유가 없는데 다른 수술—주로 자궁절제술—을 할 때 같이 제거하는 것을 말한다)을 하지 말 것을 권고하고 있다.

완경 이후에 양측 난소를 제거하는 것은 어떠한가? 완경 나이부터 65세 사이에 양측 난소절제술을 받는 것은 주로 심장마비와 골다공증으로 인한 사망의 위험도를 높였던 것으로 보아, 완경 이후에 생성되는 적은 양의 호르몬들도 중요할 수 있다. 하지만 위험도의 상승폭은 그다지 크지 않다. 한 연구에 따르면 50~54세에 난소를 외과적으로 제거한 후 80세 이전 사망 위험이 9퍼센트 증가하는 것으로 나타났다. 그렇지만 이처럼 적으나마 위험이 증가한다는 사실은 완경 후 난소에서 생성되는 소량의 호르몬이 특정한 역할을 한다는 것을 암시한다. 또한 완경 후에 난소를 제거하는 것은 성기능에 부정적인 영향을 미칠 수도 있다는 연구도 다수 나와 있다.

난소암에 걸린 여성들, 암이 의심되는 난소 종양을 가지고 있는 여성들, 난소암에 걸릴 위험성을 높이는 유전자 돌연변이를 가진 여성이라면 위험을 감수하더라도 외과적 완경을 할 가치가 충분히 있다. 수술을 하지 않는다면 대부분의 난소암은 치명적이기 때문이다. 유방암감수성유전자 돌연변이인 BRCA1 돌연변이를 가진 여성들은 생애에 난소암에 걸릴 위험이 대략 40퍼센트고, BRCA2 돌연변이를 가진 여성들이 난소암에 걸릴 위험은 약 17퍼센트다. 이에 반해 일반 성인 여성이 난소암에 걸릴 위험은 1퍼센트다. BRCA 돌연변이 검사는 구체적인 위험 요소를 가진 여성들에게만 권고된다. 예를 들어 유방암과 난소암의 가족력이 강한 여성들이라든지 중부·동부 유럽 출신 유대인 후손 중 보통 수준의 위험성을 가진 여성들에게만 권고된다. 모든 여성은 이러한 종류의 검사를 받기 전에 유전학 전문가와 먼저 상담해야 한다.

난소암의 징후나 가족력이 없는데도 자궁절제술을 받는 여성들은 어떠한가? 난소암이 초기에 진단하기 매우 어렵다는 사실을 고려할 때, 난소암 예방 혹은 추가 수술 가능성을 제거하기 위해 보험처럼 난소를 다른 이유 없이 제거하는 것은 그럴 만한 가치가 있는 일일까? 암과 관련이 없는 이유로 고환 수술을 받을 필요가 있는 남성에게 장래에 더 까다로운 수술을 받는 것을 예방하기 위해 고환을 아예 제거하자고 권고하는 세상을 상상할 수 있는가? 여성을 남성으로 치환해보면 모든 것이 다르게 보이고 다르게 들린다.

난소암은 무섭다. 난소암은 끔찍한 질병이며 수술과 화학요법은 잔혹하다. 효과가 좋은 검사 방법도 없으며 초기 단계에 나타나는 징후들도 뚜렷하지가 않다. 게다가 난소암 증상을 보이는 여성들의 말도 무시되는 경우가 흔하다. 그러므로 난소암이 퍼지기 이전에 난소암을 발견하는 일은 매우 드물다는 것은 사실이다. 5년 생존률은 50퍼센트 미만이고 그렇기 때문에 난소암에 대한 공포는 충분히 이해할 만하다. 하지만 이러한 공포 때문에 난소를 불필요하게 제거하는 일이 야기할 수 있는 합병증을 간과하지는 말아야 한다.

대다수 산부인과 전문의와 마찬가지로, 나는 많은 여성들이 난소암으로 인해 사망하는 것을 목격해왔다. 하지만 나는 내 환자들이 심혈관 질환이나 골다공증으로 인해 사망하거나 그들의 인지능력이 퇴화하는 것을 목격하지는 않는다. 그런 증상이 생기면 심장 내과, 정형외과, 신경과 전문의 동료들이 치료를 맡기 때문이다. 따라서 나와 산부인과 전문의 동료들은 난소암에 대해 불균형적이고 편향된 공포를 가지고 있다고 볼 수도 있다.

유명한 의사나 환자들이 끼친 영향도 무시할 수 없다. 1989년 42세의 나이에 난소암으로 사망한 코미디언 길다 래드너의 일화는 널리 보도됐을 뿐 아니라 오늘날까지도 회자되고 있다. 하지만 많이 언급되지 않는 사실은 그가 수개월 동안 여러 증상을 겪었음에도 그의 의사들이 난소암을 한 번도 고려하지 않았다는 점이다. 게다가 그는 가족력 때문에 평균 이상의 위험을 가지고 있었다. 길다 래드너의 이야기가 비극이기는 하지만, 그의 경우를 난소암의 위험이 평균 수준인 일반 여성들에게는 적용할 수 없다.

미국에서는 매년 대략 1만 5,000명의 여성들이 난소암으로 사망하고 약 30만 명의 여성들이 심장 질환으로 사망한다. 그러므로 심혈관 질환과 난소암의 위험이 평균 수준인 여성은 난소암보다 심혈관 질환으로 사망할 위험이 더 크다. 51세 이전에 난소를 제거하는 것은 이 여성의 위험을 증가시키기만 할 뿐이다.

자궁절제술을 받았는데, 나중에 난소를 제거하는 또 다른 수술을 받게 될 가능성은 약 5퍼센트 정도다. 어떤 상황에서는 그 가능성이 더 높아질 수도 있다. 가령 자궁내막증이 있는 경우가 그러하다. 자궁내막과 유사한 조직이 골반강 내에서 자라 통증을 유발하고 난소에 계속 종양이 생기도록 하는 질병이다. 자궁내막증이 심각하여 이미 몇 차례의 수술을 받은 여성은 장래에 더는 수술을 받지 않기를 간절히 바랄지도 모른다. 이러한 상황에서는 위험과 이익에 관해 깊이 논의할 필요가 있고 난소를 보존할 것인지 제거할 것인지에 대해 다 함께 의논해서 의사결정을 내릴 필요가 있다.

역사적으로 미국 여성들은 다른 나라의 여성들과 비교했을 때 난소를 절제하는 일에 대해 다른 의견의 상담을 받은 것이 분명해 보인다. 2000년대 초기에 암이 아닌 이유로 자궁절제술을 받은 완경 이전의 미국 여성 중 54퍼센트가 난소를 절제한 반면, 같은 조건의 오스트레일리아 여성들은 30퍼센트만이 그리고 같은 조건의 독일 여성들은 12퍼센트만이 난소를 절제했다. 이는 끔찍하고 용납할 수 없는 일이다. 오스트레일리아와 독일 여성들은 미국 여성들보다 기대수명이 더 길다. 그러므로 난소를 보존하는 일이 그들에게 방해가 되었다고 할 수 없다. 오히려 난소를 보존하는 일은 거의 확실히 그들에게 도움이 되었다.

훨씬 심각한 문제는 미국 여성 중 아프리카계 미국 여성의 외과적 완경 비율이 다른 미국 여성보다 더 높다는 사실이며 이는 인종차별주의와 분리하여 설명할 수 없다는 점이다. 이는 각각의 의사가 흑인 여성에게 수술에 대해 충분하게 설명하지 않았거나, 아프리카계 미국 여성의 완경 연령에 대해 잘못 알고 있었기 때문일 수 있다. 혹은 사회경제적 요인으로 인해 아프리카계 미국 여성이 증거 기반 의학에 투자를 덜 한 의료기관으로부터 치료를 받았을 수도 있다. 혹은 단순히 흑인의 생명을 덜 중요하게 여기는 사회 자체의 문제일 수도 있다.

자궁절제술을 할 때 난소절제술도 함께 진행하는 관행이 미국 내에 널리 퍼진 데는 여러 요인이 있다. 시대에 뒤떨어진 임상 관행, '의사가 가장 잘 안다'는 식의 가부장제적 태도, MHT가 모든 것을 치료한다고 여기는 무신경한 접근법, 인종 차별주의, 난소암을 놓친 일로 인한 소송에 관한 두려움 등이 그것이다. 하지만 마침내 적절한 가이드라인이 가까운 시일 내에 도입될 듯하므로 앞으로는 이 수술이 줄어들 것이라 희망하고 있다. 돈 문제가 요인으로 작용했을 확률이 높은 때가 있었다. 산부인과 전문의들은 다른 외과 전문의들에 비교해볼 때 보수가 훨씬 적다(결국 우리는 여성들만 수술하지 않는가). 하지만 현재 미국과 캐나다에서 자궁절제술을 하며 난소를 제거하는 경우에 산부인과 전문의가 미국 보험회사나 캐나다 지역

의료보험 체계에 추가로 청구할 수 있는 돈은 최대 200달러인 것 같다. 하지만 대개의 경우 자궁절제술과 자궁난소절제술 사이에는 지급액의 차이가 없다. 많은 미국 의사들은 월급제로 고용되어 있고 이들에게는 난소를 제거하는 것에 대한 재정적 동기가 존재하지 않는다.

의학적 완경

어떤 여성들은 약물 치료가 에스트로겐 수치를 극적으로 떨어뜨려서 갑작스럽게 완경을 맞이하기도 한다. 이러한 영향을 주는 세 가지 유형의 약제는 다음과 같다.

+ **아로마타제 억제제AROMATASE INHIBITORS** | 안드로스테네디온과 테스토스테론을 에스트론과 에스트라디올로 전환시키는(3장 참고) 아로마타제의 발현을 억제한다. 이 약제는 난포들뿐만 아니라 모든 조직에서 에스트로겐이 생성되는 것을 막는다. 두뇌와 근육 같은 조직에서 국소적으로 생성되던 에스트라디올과 에스트론조차도 생성되지 않기 때문에 완경 증상이 심각할 수 있다. 아로마타제 억제제를 복용하는 여성들은 광범위한 신체 통증과 뼈 통증을 경험할 수 있다. 이 약제는 주로 호르몬 반응성 유방암 환자들에게 사용된다.
+ **타목시펜TAMOXIFEN** | 선택적 에스트로겐수용체조절제selective estrogen receptor modulator, SERM이다. 이 약제는 에스트로겐수용체와 먼저 결합하여 에스트로겐의 길을 막는다. 유방에서 이 약제는 에스트로겐이 암세포들을 활성화하는 것을 막는다. 하지만 일부 조직에서는 SERM 자체가 에스트로겐처럼 활동할 수 있기 때문에 '선

택적'이라는 용어를 사용하는 것이다. 그러므로 다른 약제들에 비해 타목시펜을 복용하면 완경 증상이 덜 심각할 수 있다. 에스트로겐 억제 효과가 조직마다 다르게 작동하기 때문이다. 타목시펜은 자궁에서 에스트로겐처럼 작용해서 자궁내막암에 걸릴 위험을 높일 수 있기 때문에 이 약제를 복용하는 동안 비정상적인 하혈은 없는지 살펴서 고려 사항에 넣어야 한다.

+ **생식샘자극호르몬방출호르몬Gonadotropin-releasing hormone, GnRH 작용제** | 난포자극호르몬이 두뇌에서 분비되는 것을 막아서 배란을 정지시키고 신체 대부분에서의 에스트라디올 생성을 중단시킨다. 이 약제는 호르몬 반응성 유방암에 걸린 여성들에게 사용되며, 에스트로겐 의존성을 지니는 대표적 두 산부인과적 질환인 자궁근종(자궁의 양성종양)과 자궁내막증의 치료에도 사용된다. 두뇌와 근육들 같은 다른 조직에서의 에스트로겐 생성은 이 약제의 영향을 받지 않는다.

자연적 완경 이전에 이 약제들을 복용하면 완경의 증상과 똑같은 증상을 경험할 수 있고, 완경과 관련된 질환에 걸릴 위험이 높아지기도 한다. 그러므로 이 약제들을 복용하는 여성들은 심혈관 질환과 골다공증 검사를 철저히 받아야 한다. 약제의 복용을 중단하면 이러한 영향을 되돌릴 수 있으므로 엄밀히 따지면 진짜 완경이라고 할 수는 없다. 하지만 많은 여성에게 암 재발의 위험 때문에 이 약제들의 복용을 중단하는 일은 실현 가능하지 않을 수 있다. 아로마타제 억제제와 타목시펜을 완경 후에 처방할 경우 때때로 완경과 관련된 증상들을 악화시킬 수 있다. 생식샘자극호르몬방출호르몬 작용제는 완경 후에는 아무 영향을 미치지 않는다. 배란할 수 있는 난포가 없기 때문이다.

GnRH 작용제를 완경 이전에 자궁근종이나 자궁내막증에 대해 처방할 때, 적은 양의 에스트로겐을 MHT의 형태로 같이 사용하면 증상들을 완화시킬 수 있고 심장 질환과 뼈 질환의 위험성을 줄일 수 있다. 하지만 이 방법은 호르몬 반응성 유방암 환자들에게는 사용할 수 없다. 고려해볼 수 있는 비호르몬적 치료법이 많이 있고 이에 대해 책 전반에 걸쳐서 논의할 것이다. 이러한 약물 치료로 인한 합병증을 막고 완경과 관련된 부작용을 줄이는 것은 암을 치료하고 이겨내는 과정의 중요한 영역이다.

요점

- 마지막 월경의 타이밍은 유전, 환경, 사회적 요소들이 복잡하게 상호 작용한 결과로 정해지며 이 요소들은 서로 분리하기 어려운 방식으로 얽혀 있다.
- 40~45세의 완경은 심혈관 질환, 골다공증 같은 질병에 걸릴 위험이 높아지는 것뿐만 아니라 사망의 위험이 높아지는 것과도 관계가 있다.
- 엄마의 완경 연령보다는 자매의 완경 연령이 자신의 완경 연령을 예측하는 데 도움이 된다.
- 흡연은 약 2년 정도 완경 연령을 앞당긴다.
- 65세 이하에 외과적 수술을 통해 양측 난소를 제거한 경우 사망 위험이 높아질 수 있고, 이런 수술을 일찍 받을수록 그 위험은 더 높아진다.

6장 40세 이전에 월경과 배란이 멈추었다면: 원인과 권장 치료 방법

원발성 난소부전primary ovarian insufficiency, POI이란 40세 이전에 월경이 멈춘 경우를 뜻한다. 비교적 최근까지 이 의학적 증상을 '조기 난소기능상실premature ovarian failure, POF' 또는 '조기 폐경'이라고 표현했으나 몇 가지 이유로 명칭이 바뀌었다. 완경은 영구적으로 월경이 멈추는 것을 말하는데, 원발성 난소부전증을 가진 여성 절반의 난소 기능이 다시 회복될 수도 있기 때문이다(돌발적으로 다시 배란이 일어날 수 있으며, 간헐적으로 월경을 하기도 한다). 완경을 한 여성은 임신이 불가능하지만 원발성 난소부전 여성에게는 임신 가능성이 있으며, 5~10퍼센트의 임신율을 보고한 일부 연구도 존재한다. 게다가 '실패failure'라는 단어는 모욕적이다.

여성 1퍼센트에게 영향을 미치는 의학 증상을 설명하기 위해 책의 한 장을 할애하는 것을 이해하지 못할 수 있지만, 안타깝게도 원발성 난소부전을 겪는 여성 대다수가 적절한 치료를 받지 못하고 있으며, 겨우 절반 정도의 여성이 의료진이 권장한 호르몬 치료를 받고 있는 실정이다. 일부 여성은 월경 불순이나 발열감 문제로 의료진을 찾아가도 이렇게 젊은 나이에 월경이 멈추었을 리 없다는 잘못된 말과 함께 자신의 증상에 대한 고민을 무시당하는 경험을 한다. 올바른 진단을 받았다 하더라도 여성이 의학의 도움(난임 치료)을 받는 데 관심이 없다면 원발성 난소부전에 맞는 적절한 치료가 이루어지지 않을 수 있다. 원발성 난소부전과 사망 위험성 증가의 연관성을 무시한 채 가임율에만 초점을 맞추는 태도는 의학계와 사회 전체가 여성의 건강을 난소의 기능이 아닌 생식 능력이라는 관점에서 보기 때문에 나타난 결과다. 일부 여성은 치료를 제공받아도 거부하는데, 이는 에스트로겐의 중요성이 충분히 강조되지 않기 때문이다. 나 또한 다양한 이유로 나를 찾아온 몇몇 환자를 통해 이런 상황을 맞닥뜨리곤 했다. MHT가 무엇을 제공해줄 수 있는지를 설명하자, 환자들은 그제서야 치료에 큰 관심을 보였다.

원발성 난소부전은 가임력에 영향을 주는 것 외에도 높은 심혈관 질환(주로 심장마비와 뇌졸중)과 골다공증 발생률로 인해 여성의 사망 위험을 높일 수 있어 문제가 된다. 인지 기능 저하 문제와도 연관이 있으며, 원발성 난소부전 진단을 받은 여성은 다른 여성보다 불안감과 우울감이 높아지고, 자존감이 떨어질 수 있다. 발열감, 야간 발한, 불면증, 질 건조와 같은 성가신 증상이 나타날 수도 있는데 완경이행기에 나타나는 빈도수보다는 적다. 원발성 난소부전은 많은 여성에게 커다란 좌절감을 안겨주는 불임의 원인이기도 하다.

어떤 이유이든 간에, 원발성 난소부전증을 겪는 여성은 자기 자신의 강력한 대변자가 될 수밖에 없는 상황이므로, 이번 장이 단 한 명의 여성에게라도 도움이 된다면 그 자체로 가치가 있다고 본다.

40세 이전에 수술을 통해 두 난소를 모두 제거한 경우도 원발성 난소부전에 포함되지만, 이 경우는 난소 기능의 회복 가능성이 완벽하게 '제로'라고 말할 수 있다. 이때 원발성 난소부전에 필요한 것과 동일한 치료가 권장되지만, 중요한 차이점이 있다. 진단이 까다

롭거나 호르몬 변화가 일어나는 이유를 확인할 필요가 없기 때문에, 진단을 위한 검사를 하지 않아도 된다는 점이다.

원발성 난소부전의 원인은 무엇일까?

안타깝게도 원발성 난소부전 사례의 약 90퍼센트는 정확한 원인을 찾을 수가 없다. 여성들은 검사를 시작할 때 이 점을 주지하고, 원하는 답을 발견하지 못했을 경우에 대한 마음의 준비를 해두는 것이 좋다. 이렇게 원인을 알 수 없는 경우 '특발성'(원인 불분명을 뜻하는 의학 용어) 원발성 난소부전 진단이 내려진다. 원발성 난소부전 위험을 높일 수 있는 의학 증상과 요소에는 다음과 사항들이 있다.

- **유전** | 원발성 난소부전 여성의 약 10퍼센트가 유전적인 원인을 가지고 있으며, 주로 X염색체에 이상이 있는 경우다. 일부는 X염색체에 있는 하나의 유전자—FMR1fragile X mental retardation 1—로 인해 원발성 난소부전 진단을 받을 수도 있다. FMR1 유전자에 이상이 있는 여성은 운동실조(균형을 잡지 못하는 신체 상태)라는 신경 질환이 발생할 위험이 높고, 가족 중에 같은 유전자를 가지고 있는 남성의 경우 정신장애와 자폐증이 있는 상태를 일컫는 취약X증후군을 겪을 수 있다.
- **자가면역질환** | 면역 시스템이 자기 자신의 인체 내 세포를 공격하는 다양한 의학적 상태를 일컫는 말이다. 80가지가 넘는 다양한 질환이 있으며, 갑상선 기능 저하증, 제1형 당뇨병, 류마티스 관절염, 전신 홍반 루푸스가 포함된다. 원발성 난소부전은 하나의 독립된 자가

면역질환이라 볼 수 있는데, 이 증상이 다른 자가면역질환과 연관되는 이유는 한 개의 자가면역질환이 또 다른 자가면역질환의 위험을 높이기 때문이다. 또는 다른 자가면역질환으로 인해 원발성 난소부전이 발생한 것으로 볼 수도 있다. 드물기는 하지만, 원발성 난소부전은 '자가면역 부신기능저하증autoimmune adrenal insufficiency'이라고 부르는 치명적인 부신 질환의 초기 징후로도 볼 수 있다.

+ **암 치료** | 특정 종류의 방사선 및 항암화학요법은 난소의 원시난포에 치명적이다. 항암 치료로 원시난포를 잃는 것은 예견할 수 있는 결과이므로, 치료를 받는 여성들에게 사전에 위험성에 대한 정보가 잘 전달되기를 바랄 뿐이다. 그러나 이 사실을 알게 된 이후로도 대다수가 적절한 치료를 제공받지 못하고 있다. 어떤 경우에는 난소 기능을 보호하는 방법이 있을 수도 있다.
+ **수술** | 자궁절제술, 난소 수술, 자궁동맥색전술(자궁근종에 대한 치료법) 모두 원발성 난소부전과 관련이 있다.
+ **다낭성난소증후군PCOS** | 배란 과정에 문제가 있는 상태다. 대부분의 연구가 다낭성난소증후군과 늦은 완경과의 연관성을 보여주지만, 한 대규모 연구에서는 원발성 난소부전 위험성이 3~4퍼센트 정도라고 제시했다. 이 부분은 더 많은 후속 연구가 필요하다.
+ **감염** | 사람면역결핍바이러스HIV를 보유한 여성 중에서 무려 13퍼센트가 원발성 난소부전을 경험하게 된다. 정확한 원인은 밝혀지지 않은 상태다. 감염 자체, HIV 치료제, 사람면역결핍바이러스와 연관된 의학적 상태들, 이른 완경과 연관된 건강의 사회적 결정요인의 위험성 증가, 높은 자궁절제술과 기타 산부인과 관련 수술력 등이 원인이 될 수도 있다. 유아기 전염병인 볼거리(유행성 이하선염)도 희박하지만 난소에 염증을 일으켜 원발성 난소부전의 원인이 될 수도 있다.

인유두종바이러스human papilloma virus, HPV 백신은 원발성 난소부전의 원인이 아니다.

원발성 난소부전 검사 시기와 방법

40세 이하 여성이 월경을 세 번에서 네 번 정도 연속으로 건너뛰거나 발열감 또는 질 건조 같은 증상이 있을 때, 혹은 원발성 난소부전과 관련된 위험 요소를 가지고 있는 경우 원발성 난소부전을 의심할 수 있다. 자궁절제술이나 자궁내막소작술(자궁의 내막을 제거하는 시술로 과도한 월경 치료를 위해 진행하곤 했다)로 인해 더는 월경을 하지 않지 않는 여성의 경우, 완경이행기 증상들이 나타난다면 원발성 난소부전이 아닌지 의심해볼 필요가 있다.

원발성 난소부전이 아닌 기타 의학적 증상으로 인해 월경 주기를 세 번에서 네 번 정도 건너뛰는 경우도 많으므로, 초기 질환 평가는 원발성 난소부전 검진과 더불어 갑상선 이상 증상, 체중 감소, 다낭성난소증후군, 임신 등 무월경의 원인이 될 수 있는 증상을 찾는 데 초점을 맞춘다. 원발성 난소부전 및 완경이행기에 나타나는 것과 비슷한 증상들은 다른 원인으로 인해 발생할 수 있다는 점도 염두에 두어야 한다. 예를 들어 항우울제는 과도한 발한 증세를 일으킬 수 있고 곰팡이 질염은 건조증을 유발할 수 있다.

원발성 난소부전 진단을 위한 초기 검사에서는 난포자극호르몬FSH(난포를 자극하는 호르몬, 3장 참고), 황체형성호르몬LH(황체형성 호르몬은 배란과도 연관되어 있다), 프로락틴(뇌의 뇌하수체에서 생성되는 호르몬), 에스트라디올 및 갑상선자극호르몬TSH 혈액 수치를 확인하고, 임신 확률이 있는 사람의 경우 임신 검사까지 진행한다. 난포자극호르몬 수치가 대개 25IU/ml 이상으로 높게 나타나는 경우 원발성 난소부전을 의심해볼 수 있다. 무월경을 일으키는 모든 기타 원인에서는 이보다 낮은 난포자극호르몬 수치가 나타난다. 원발성 난소부전인 경우 에스트라디올 수치가 낮다(25pg/ml 이하, 원발성 난소부전이 아닌 기타 무월경 원인에서도 낮게 나타날 수 있으므로, 이 수치만으로 원발성 난소부전이라 진단할 수는 없다). 난포자극호르몬 수치는 높고 에스트라디올 수치가 낮으면 원발성 난소부전이 의심된다.

난포자극호르몬 수치가 높게 나왔다면 4주 이상의 간격을 두고 재검사를 진행해야 한다. 두 번째 검사에서도 난포자극호르몬이 25IU/ml 이상이라면 원발성 난소부전으로 진단할 수 있다. 이 경우 아래와 같은 기타 질환 검사도 진행해볼 것을 추천한다.

- **당뇨** | 원발성 난소부전과 자가면역질환은 서로 연관되어 있으므로 검사해보는 것이 좋다.
- **사람면역결핍바이러스HIV** | 사람면역결핍바이러스가 있는 여성에게 원발성 난소부전이 흔하게 발생하는 편이다.
- **부신성 항체** | 혈액 검사를 통해 원발성 난소부전과 관련이 있는 자가면역 부신기능저하증을 검사해본다.
- **칼슘 및 인 수치** | 혈액 검사를 통해 원발성 난소부전과 관련이 있는 부갑상선 기능저하증을 검사해본다.
- **난소 초음파** | 난소 낭종이 있는지 확인해본다. 일부 원발성 난소부전 여성의 경우, 낭종으로 인해 난소가 커지고 꼬이면서 혈액 흐름에 영향을 받고 심각한 합병증을 얻을 수 있다(이 현상을 난소 염전이라고 부른다).
- **골밀도 검사** | 원발성 난소부전 여성은 골다공증 위험이 높기 때문에 검사를 진행해본다(11장 참고). 초기 검사 후 5년마다 검사할 것을

권장한다.

+ **원발성 난소부전 관련 유전 상태** | 임신을 원하는 여성에게 가장 중요한 검사지만, 순수하게 원발성 난소부전의 원인을 확인해보고 싶은 여성에게도 도움이 될 수 있다. 유전 상담사는 가장 적절한 유전 질환 검사가 무엇인지 판단하고 복잡한 결과를 해석해주는 등 큰 도움을 줄 수 있다. 기본 유전 검사에는 핵형(모든 염색체의 숫자와 구조를 조사)과 FMR1 유전자 검사가 포함된다.

원발성 난소부전 치료

원발성 난소부전을 겪는 기간이 길수록 심혈관 질환 위험이 증가하며, 연구를 통해 에스트로겐이 이러한 위험성을 거의 완벽히 완화시키고 골다공증 예방에 도움을 줄 수 있다는 사실이 밝혀진 바 있다. 원발성 난소부전증을 가진 여성은 일반적인 MHT 또는 에스트로겐이 함유된 피임제(23장 참고)를 통해 에스트로겐을 보충할 수 있다.

에스트로겐이 함유된 피임제에는 경구 피임약, 패치, 질 피임링이 포함된다. 주로 피임의 필요성과 비용 때문에 이러한 방법들을 활용하는데, 제네릭 피임약이 일부 MHT보다 더 저렴할 수 있다. 젊은 나이에 원발성 난소부전증이 생긴 여성의 경우 MHT는 완경에 쓰인다는 점을 불편하게 느껴 에스트로겐이 함유된 경구용 피임제를 선호할 수도 있다. 에스트로겐이 함유된 피임제는 유효성분을 3주 동안, 플라세보를 일주일 동안 복용하는 투약 주기를 가진다. 원발성 난소부전증을 가진 여성은 플라세보 주간은 건너뛰고 유효성분을 계속해서 섭취할 것을 권장하는데, 일부 경우 수치가 빠르게 떨어지면서 호르몬이 없는 일주일 동안 발열감을 경험할 수 있기 때문이다. 더불어 4주 중에서 3주 동안만 에스트로겐을 사용한다는 것은, 전체 기간의 4분의 1에 해당하는 시간에는 심장과 뼈를 보호할 에스트로겐이 충분히 있지 않다는 뜻이기 때문에 약을 지속적으로 복용하는 것이 도움이 될 수 있다. 혈전 발생 위험이 높은 여성은 앞서 언급한 피임제를 사용해서는 안 되며 전통적인 MHT를 받는 것이 가장 좋다.

MHT를 선택한 여성이라면, 30대 및 40대 초기 여성 난소의 평균 에스트로겐 생성량과 가깝게 만들기 위하여 완경 여성에게 권장하는 것보다 더 많은 양의 호르몬을 투여하게 된다. 자궁이 있는 여성이라면 프로게스토겐(프로제스테론 또는 프로제스테론과 비슷한 약물, 17장 참고)을 복용하는 것이 좋은데, 에스트로겐만 사용하면 자궁내막암(자궁내막에 생기는 암)을 유발할 수 있기 때문이다. 또한 피임을 MHT에 의존해서는 안 된다. MHT를 사용하고 싶지만 임신 위험이 있는 여성의 경우 프로게스틴을 함유한 자궁내장치IUD(23장 참고)가 자궁을 보호하는 동시에 피임까지 제공할 수 있어 좋은 선택이 될 수 있다.

현재로서는 평균적인 자연 완경 연령인 50세에서 52세까지 에스트로겐을 복용할 것을 권장한다. 그 이후에 MHT를 지속해야 하는지에 대해서는 완경 증상의 심각도와 완경으로 인한 질환들에 대한 위험 요인이 얼마나 있는지를 따져봐야 한다.

유방암 위험이 높은 여성은 좀 더 개별적인 치료를 위한 논의가 필요하다. 원발성 난소부전을 겪고 있지만 임신을 원하는 여성은 난임 전문가와 상의할 필요가 있다.

요점

- 원발성 난소부전POI이란 40세 이전에 배란이 멈추는 경우를 뜻하며, 여성의 1퍼센트가 이 증상을 겪는다.
- 일부 원발성 난소부전 여성은 돌발적으로 배란을 할 수 있고, 그중 소수가 임신 가능성이 있다.
- 원발성 난소부전은 유전적 영향으로 나타날 수 있으며, 자가면역질환과 연관이 있다. 이전의 암 치료 또는 자궁이나 배란 수술로 인해 발생할 수 있고, 기타 질환과도 연관되어 있으나 대부분 원인 불명인 경우가 많다.
- 원발성 난소부전은 최소 4주 간격을 두고 두 번 시행한 검사에서 난포자극호르몬 수치가 높게 나타났을 때 진단된다.
- 원발성 난소부전증을 가진 여성은 심혈관 질환과 골다공증의 위험성을 줄일 수 있도록 최소 완경 평균 연령대까지 에스트로겐 치료를 받아야 한다.

2부
변화를 이해하기:

완경기에
접어들 때
예상할 수 있는
일들

7장 완경으로 인한 변화: 체력, 신체 치수, 체형의 변화

많은 여성들이 평생 함께해온 바로 그 몸으로 완경의 시작을 맞지만, 완경의 끝에 도달할 즈음에는 완전히 다른 몸인 것처럼 느끼게 된다. 완경과 노화를 동시에 맞이하면서 체력과 신체 치수, 체형이 모두 변하기 때문이다. 완경과 함께 찾아오는 예고 없는 출혈과 발열감 같은 안 그래도 달갑지 않은 경험에 더해 이러한 신체적 변화까지 겪으며 갱년기를 맞이하는 여성은 혼란과 충격에 빠지게 된다. 몸을 자동차에 비유하자면 마치 생전 본 적도 없는 새로운 경고등이 매일같이 바뀌며 깜박인다고 보면 될 것이다. "이번엔 그래서 뭔데?"

여성의 몸에 대해 이야기하는 것은 쉽지 않은 일이다. 한 여성이 완경이 시작되는 시기에 다다를 즈음에는 이미 평생 동안 자신의 신체 사이즈나 몸의 생김새에 대해 지겹도록 평가를 들어왔을 가능성이 높다. 너무 뚱뚱하다, 너무 말랐다, 너무 크다, 너무 작다. 여성으로 산다는 것은 자기 몸에 대해 끊임없는 죄책감을 갖는 것이 아닐까 싶을 때도 있다. 여성의 몸은 노화와 완경, 두 가지 모두에 따라 변화하고 이 시기에 이르면 남성 중심적 사회가 요구하는 이상적 신체와는 더욱 거리가 멀어진다. 40대 이후에도 날씬하고 나이보다 훨씬 젊어 보이는 극소수의 여성이 맨살을 드러내면(한숨) 세월을 거슬렀다고 칭송받고, 나이 들어 보이거나 살집이 있는 여자가 공공장소에서 노출을 감행하면 용감하다는 딱지가 붙는다. 완경을 맞이한 여성 대부분은 섹시하지 않아서 죄송합니다, 세계 챔피언십 예선 근처도 못 간다.

흥미로운 점은, 우리가 메건 라피노Megan Rapinoe*처럼 축구를 잘하지 못하거나, 시몬 바일스Simone Biles**처럼 중력을 거스르는 체조 연기를 펼치지 못한다고 해서 열등감을 느끼지는 않는다는 사실이다. 나를 비롯한 많은 여성들이 이들이 타고난 재능과 혼신의 힘을 다해 일구어낸 업적에 감탄해 마지않을 것이라고 생각한다. 그런데 우리 몸이 쉰 살의 제니퍼 로페즈Jennifer Lopez***의 몸과 같지 않으면 그의 몸 역시 타고난 유전적 요인과 엄청난 노력의 결과이기는 마찬가지인데도 사회로부터 평가받는 느낌을 지울 수가 없다.

많은 여성들이 끊임없이 재생되는 몸과 외모에 대한 유해한 문화에 노출되어 스스로에게 가혹한 기준을 들이댄다. 현재 우리가 가진 이상적인 외모 기준은 대부분 서양 미술에 기반을 두고 있으며, 그것이 고대 그리스 조각상이든 르네상스 시대의 회화 속에서든 여성의 몸은 대부분 남성 예술가에 의해, 또 남성 관람객을 위해 창조되었다는 사실에 주목할 필요가 있다. '이상적'으로 여겨지는 여성의 몸의 형태나 사이즈는 역사적으로 당대의 사회적 관점과 성

* 미국 여자 축구 국가대표.

** 미국 여자 기계체조 국가대표.

*** 미국의 팝가수이자 영화배우.

적 관습에 맞춰 형성된 유행에 따라 결정되곤 했다. 때로는 살집이 있는 몸이 아름다운 여성의 몸으로 여겨지기도 하고 때로는 마른 몸이 선호되기도 하며, 이 현상은 여러 주기에 걸쳐 반복되어 왔다. 현대 사회의 마른 몸에 대한 강박적 집착과 살찐 사람에 대한 혐오는 1800년대 초반으로 거슬러 올라가는데, 빅토리아 시대의 사회적 관습과 종교적 이상이 결합해서 살이 찐 것을 쾌락주의나 성적 부적절함과 연결 지은 결과다. 또한 흑인은 식단이나 성적인 면에서 무절제한 경향이 있다는 당시 인류학자들의 거짓 주장으로 인한 인종 차별주의 역시 이러한 현상에 크게 기여했다. 지방에 대한 병적인 거부감에 인종 차별과 종교가 어떤 영향을 미쳤는지 알고 싶다면 사브리나 스트링스Sabrina Strings 박사가 쓴《검은 몸에 대한 두려움: 지방혐오의 인종적 유래Fearing the Black Body: The Racial Origins of Fat Phobia》를 읽어보기를 권한다.

많은 여성들의 건강 문제가 단지 과체중이 원인일 것으로 치부되어 외면당해왔다. 이는 잔인할 뿐 아니라, 열악하고 불충분한 의료서비스로 이어지고 여성을 의료 제도로부터 소외시켜 건강한 삶에서 멀어지게 한다.

몸에 대한 가치 판단은 있어서는 안 된다. 모든 사람의 몸은 가치 있고 아름답다. 이 책에서는 완경이행기와 그 이후에 신체에 일어나는 변화, 건강에 미치는 영향, 그리고 이러한 변화를 완화시킬 수 있는 방법에 대한 정보를 공유하고자 한다.

체력

노화의 중요한 물리적 지표 중 하나는 근육량 감소이며 30대와

40대를 지나면서 1년에 약 0.7퍼센트씩 줄어든다(사람마다 차이가 있긴 하다). 이 속도는 완경이행기에 접어들며 현저하게 빨라졌다가 완경 이후 다시 일반적인 노화의 속도로 돌아간다. 완경기 호르몬 요법MHT의 에스트로겐이 완경으로 인해 근육량이 감소하는 속도를 늦출 수 있다는 일부 자료가 있지만 확실히 증명된 바는 없기에 근육량 감소를 막기 위한 목적으로 MHT를 시작하는 것을 권고하지는 않는다.

이러한 점진적인 근육량 감소는 흔히 말하는 노화로 인한 기초대사량 저하의 원인이 된다. 근육은 에너지 소비의 주요 원천이므로, 근육량이 감소한 후에도 평소와 같은 양의 칼로리를 소비하면 칼로리 방정식에 불균형이 생긴다. 또 몸이 인슐린에 적절히 반응하지 못하는 현상인 인슐린 저항성insulin resistance 또한 근육량 감소와 관련이 있다. 이런 상황이 되면 신체는 이를 보충하기 위해 더 많은 인슐린을 생성하게 되고, 그로 인해 평소보다 더 배고픔을 느끼게 되어 체중 증가로 이어진다. 또한 근육량 감소에 따른 인슐린 저항성과 체중 증가 현상이 결합해 갱년기 여성의 제2형 당뇨병의 발병 위험을 높이는 원인으로 작용한다.

근육은 힘을 내게 하고 몸을 움직일 수 있게 한다. 또한 신체의 균형을 잡고 뼈를 단단하게 지지한다. 그러므로 근육량이 감소하면 낙상의 위험과 골다공증이 발생할 확률이 높아진다. 두 가지 모두 골절이나 다른 부상의 위험을 안고 있다. 움직임에 제한이 있는 등 건강에 문제가 생길 만큼 근육량이 감소하게 되면 근육 감소증sarcopenia이라는 진단이 내려진다. 여성은 남성보다 젊은 나이에 근육 감소증을 겪게 되고, 그에 따른 고통의 크기 역시 더 큰 경우가 많다. 이는 일반적으로 여성이 처음부터 근육량이 남성보다 적은데다 완경이행기 동안 근육 손실이 가속화되기 때문이다. 여성의 평균 수명이 남성보다 길기 때문에 그만큼 근육이 손실되는 기간 역시 늘어나게 된다.

근육량이 줄어드는 속도를 늦추고 심지어 이미 손실된 근육을 되돌리는 가장 좋은 방법은 운동이다. 운동은 근육 세포를 회복하고 새로운 세포를 생성하는 데 중요한 역할을 한다. 운동이 노화로 인한 근육량 손실을 완전히 막을 수 있는 것은 아니지만(심지어 뛰어난 운동선수조차 시간이 지나면 근육 손실을 겪는다) 어느 정도의 방어는 가능하다. 30대에 남들보다 근육량이 많은 사람은 근육 면에서는 유리한 출발점에서 시작하는 것이고, 계속해서 운동을 할 경우 근육량이 감소하는 속도가 다른 사람보다 느릴 것이다.

운동은 근육량만 보존하는 것이 아니다. 그 밖의 다양한 건강 문제에 긍정적인 영향을 미치는데 면역체계에 도움을 주는 것은 물론, 심장병과 뇌졸중 발병률을 낮추고 제2형 당뇨병의 발병률을 감소시키며 당뇨 환자의 혈당 조절 능력을 개선하고 여러 암의 발병률과 치매 위험을 낮춘다. 우리 몸에서 운동이 도움이 되지 않는 부분은 없다고 보아도 무방하다. 운동이 복용하거나 투약할 수 있는 약이었다면, 모든 의료진이 처방할 것이고 환자 대부분이 원할 것이다. 운동은 금연 다음으로 으뜸가는 건강 개입으로 손꼽힌다.

4장에서 이야기했던 할머니 가설을 다시 떠올려보자. 역사적으로 할머니들은 식량을 모으고 손주들을 보살피느라 신체활동이 활발했던 덕분에 '도움이 되는' 존재였다. 완경 이후의 하드자 부족 여성들에 관한 한 연구에 따르면 이들은 일주일에 대략 37시간 정도를 식량 채집하는 데 보내는데(WHO 기준으로 봤을 때, 중간 강도 운동에 해당한다), 이렇게 신체적으로 활발한 활동을 함으로써 공동체에 기여하게 되고 이를 통해 건강을 유지함으로써 공동체에 계속해서 기여할 수 있게 된다. 나이 든 여성에 대한 사회적 이미지를 생각해보자. 종종 우리는 연약하고 섬세하며 옆에 서서 응원하는 역할을 하는 여성을 떠올리지만, 실제로 인류는 강인하고 건강한 할머니에게 오랫동안 의지해왔다.

운동은 언제 시작해도 늦지 않다. 한 연구에 따르면 65~80세 사이의 성인은 20대보다 체력이 59퍼센트 낮다. 이는 신체 능력에 있어 나이가 얼마나 중요한지 짐작하게 해주는 수치다. 이 그룹에게 6개월간 체력 훈련을 하게 한 후 다시 측정했는데, 이번에는 젊은 그룹의 체력보다 38퍼센트 낮게 나왔다. 심지어 80대와 90대에도 운동으로 근육량과 체력을 키울 수 있으며 동시에 몸의 균형과 기동성을 증진시켜 낙상을 방지할 수 있다. 건강관리에 있어 운동의 목표는 다음과 같다.

- **유산소 운동** | 유산소 운동은 심박수를 높인다. 건강을 유지하기 위한 최소 유산소 운동량은 중간 강도일 경우 일주일에 150분, 고강도 운동의 경우 75분 이상이다. 여기서 중간 강도의 운동이란 운동을 하면서 이야기를 할 수는 있지만 노래를 부르지는 못하는 정도를 의미한다. 운동을 하며 이야기를 나누는 것이 벅찰 정도로 심장 박동이 높아지면 고강도 운동으로 분류한다. 이는 최소한으로 필요한 운동량이므로, 일주일에 중간 강도 운동 300분 또는 고강도 운동 150분을 목표로 하는 것이 좋다. 전체적으로 미국인의 40퍼센트만이 이 정도 수준의 운동을 하며, 갱년기 여성이라면 비율은 훨씬 낮아진다. 전미여성건강연구Study of Womens Health Across the Nation, SWAN에서 10년에 걸쳐 조사한 바에 따르면 여성의 7퍼센트만이 이 최소 목표치만큼의 신체활동을 한다.
- **근력 강화 운동** | 덤벨이나 바벨 등을 들어 올리는 중량 운동이나 헬스장에서 기구를 이용해 하는 운동, 밴드의 탄성 저항을 이용한 운동

이 여기에 포함된다. 일주일에 2회 이상 모든 주요 근육군을 운동하게 하는 것이 좋다. 무게를 낮춘 채로 하는 하프 바이셉 컬bicep curl과 같이 근육을 이완시키고 늘리는 신장성 운동은 근육을 회복하고 생성하는 데 특히 효과가 있다. 이 책에서는 저항 근력 운동에 대해 자세히 다루지 않겠지만 스포츠 의학 의사나 물리 치료사, 트레이너로부터 조언을 구할 수 있을 것이다. 미국스포츠의학회The American College of Sports Medicine는 온라인에서 좋은 정보를 공유한다. 일반적으로 근력 강화 운동의 경우 한 번에 주요 근육군 운동 8~10가지를 진행하면서 한 세트당 8~12회씩 2~3세트를 하는 것이 좋고(마지막 세트는 끝내기 힘들 정도가 되어야 한다), 시간이 지나며 무게를 늘리도록 한다.

+ **균형 운동** | 65세 이상인 여성의 경우 균형 감각에 초점을 맞춘 운동을 하면 낙상을 예방할 수 있다. 물론 대부분의 운동이 균형 감각을 개선하긴 하지만 균형에 집중하는 운동은 나이가 들어가는 여성들에게 특히 도움이 된다. '균형 개선을 위한 태극권Tai Ji Quan | Moving for Better Balance®, TJQMBB'은 근거에 기반해 고안된 프로그램으로 특히 자주 넘어질 위험이 있는 노인이나 균형 감각에 문제가 있는 사람을 위해 만들어졌다. 미국 노스캐롤라이나 대학교 노화건강센터The University of North Carolina Center for Aging and Health에서도 균형과 근력에 관한 훌륭한 동영상을 제작했는데 med.unc.edu/aging/cgwep/exercise-program/videos/balance-exercises에서 볼 수 있다. 물리 치료사로부터 균형 운동 프로그램에 관해 구체적인 조언을 받아보는 것도 좋다.

운동은 실천이 어렵다. 쉬운 일이었다면 누구나 다 하고 있을 것이다. 내 이야기를 하자면 달리기와 자전거, 근력 운동을 합쳐 지금은 일주일에 150분 정도의 운동도 겨우 할까 말까 한데, 이 글을 쓰느라 여러 연구 결과를 찾다 보니 운동 시간을 더 늘려야겠다는 생각을 하고는 있지만 쉽지 않다. 완경이행기의 첫 몇 해 동안은 일주일에 250분 정도 운동을 했는데 그때가 가장 체력이 좋던 시기였다. 그 후로 삶의 여러 가지 일—팔 부상, 아이들이 중학교에 진학하는 데서 오는 스트레스, 여행, 첫 번째 책 집필 등—때문에 운동량이 점점 줄어들다가 결국에는 전혀 하지 않게 되었다. 조만간 다시 운동을 시작해야지, 하고 스스로에게 말만 하곤 했다.

몇 년 전으로 시간을 되감아보면 우리 부모님은 꽤 짧은 간격을 두고 돌아가셨는데 근육 감소증이 큰 이유였다. 어느 날 나는 화장실에 앉아 있다가 벽을 짚지 않고는 일어설 수 없는 경험을 했다. 당장 3년 전에는 하프 마라톤 대회에 나갔던 나였다. 그 일을 계기로 다시 운동을 시작했다. 운동을 하지 않았던 불과 몇 년간 충격적일 만큼 몸이 달라져 있었고 처음 몇 번 달리기를 하고 나서는 망연자실할 지경이었다. 하지만 곧 평소에 환자에게 해주던 말을 나 자신에게 하기 시작했다—아주 조금씩이라도 일단 시작할 것, 이틀에 한 번은 꼭 할 것. 운동 중에도 매번 나 자신을 다독여야 했다. 운동을 미룰 이유는 언제나 차고 넘쳤기 때문에 운동은 거저 생기는 돈과 같다는 생각을 스스로에게 계속해서 주입해야 했다. 아주 조금이어도 좋다. 이런 생각은 요즘에도 원하는 만큼 운동을 하지 못했을 때 도움이 된다. 100달러보다는 1,000달러를 선물로 받는 것이 물론 더 좋다. 그런데 그렇다고 해서 100달러를 마다할 것인가? 당연히 아니다. 겨우 걸음마를 하는 것처럼 느껴졌던 6개월이 지나자 나는 천천히나마 한 번에 3마일(4.8km)씩 달리고 다시 자전거도 타게 되었다. 열정적인 사이클리스트인 내 파트너와 함께 자전거 여행을 떠날 생각에 더 열심히 할 수 있었다. 10년 전에 운동을 다시 시작했더라면 진도가 훨씬 빨랐을 것이다. 하지만 그 사실에 집착하기보다는 현재의 인내와 끈기에 대해 스스로를 칭찬해주고 싶다.

이제 막 운동을 시작했다면, 어떤 운동인지는 중요하지 않다. 내가 할 수 있고, 실제로 할 (그리고 앞으로도 계속해서 할) 운동이 바로 나에게 맞는 운동이다. 심장병이나 말초혈관 질환 또는 골다공증을 앓고 있다면 새로운 운동을 시작하기 전에 전문 의료인에게 먼저 상담하는 것이 좋다. 움직임에 제한이 있거나 부상에 대한 우려가 있는 사람들은 타이치Tai Chi나 앞에서 언급한 태극권처럼 가벼운 움직임과 균형에 집중하는 운동을 고려해야 한다. 심지어 타이치는 의자에 앉은 채로도 할 수 있다.

새로운 운동을 하게 되면 무엇보다 자신만의 속도를 찾아 조절하는 것이 중요하다. 많은 사람들이 시작 단계에서는 과하게 달려드는 경향이 있는데, 평소 운동을 하지 않아 준비가 되지 않은 상태로 갑자기 지나친 운동을 하면 부상이나 근육통을 겪을 수 있고 그로 인해 이후 며칠간 운동을 쉬게 될 수도 있다. 이때부터 운동을 하는 데 심리적으로 어려움을 느끼고 결국 운동 자체를 포기하게 되는 일이 많다.

운동하는 시간 외에도 여성이 일과 중에 하는 신체활동 역시 건강에 있어 중요하다. 하루에 여덟 시간 이상 비활동적으로 앉아만 있는 생활 방식(TV를 본다거나, 책상에 앉아 컴퓨터나 스마트폰이나 책을 들여다본다거나, 운전이나 대중교통으로 이동한다거나)은 조기 사망 확률을 높이는데, 미국 성인 인구의 25퍼센트가 이런 식으로 생활을 하고 있다. 하지만 앉아 있는 것 자체가 흡연에 버금갈 만큼 치명적인 것은 아니다. 몸을 움직이지 않고 오랜 시간 앉아 있는 생활을 하는 데서 기인하는 건강 문제보다 하루 1~2갑 흡연하는 것과 관련된 사망률이 네 배 더 높다.

많은 미국인들이 예전보다 오랜 시간 앉아서 생활할 수밖에 없는 환경에 있다. 나 역시 장시간 앉아서 지내는 생활이 건강에 미치는 부정적 영향을 연구하느라, 장시간 앉아서 글을 쓰고 있는 이 역설적인 상황에 대해 인지하고 있다. 장시간 앉아 있는 생활 방식이 건강에 미치는 부정적 영향을 운동으로 아예 없앨 수는 없기 때문에, 될 수 있으면 앉아 있는 시간 자체를 줄이도록 하는 것이 좋다. 대중교통을 이용할 때 가능하면 앉지 말고, 서서 일할 수 있는 책상을 사용하는 것도 좋은 아이디어이며, 일하는 시간 외에는 되도록 앉지 않도록 하는 것이 좋다. 코로나19 상황으로 화상회의의 인기가 높아졌지만(여러 분야에서 필수적이게 되기도 했다), 나는 최대한 통화로 대체해서 집 안에서 서서 돌아다니며 업무를 볼 수 있도록 노력하고 있다.

완경기의 체중 증가

많은 여성들이 갱년기를 거치며 체중 증가 때문에 걱정을 하고, 또 완경 이후 살을 빼는 것이 그 전보다 힘들어졌다고 이야기한다. 완경과 관련된 체중 증가 문제에 대해 갱년기 여성들의 보고를 바탕으로 진행된 연구들이 다수 나와 있다. 노화로 인한 평균 체중 증가치는 1년에 약 0.3kg이며, 이는 주로 근육량이 감소함에 따라 소비하는 칼로리 양이 줄고 인슐린 수치가 증가하면서 일어난다. 하지만 완경이행기를 거치며 노화로 인한 체중 증가치가 1년에 1.5~3kg에 달한다고 보고한 여성이 많았다. 증가한 체중의 대부분을 차지하는 것은 지방이었으며 그로부터 체지방률 또한 나이가 들어가며 증가한다는 것을 알 수 있었다. 이러한 현상에 완경이 분명히 영향을 미치며 이에 대해서는 뒤에 더 다룰 예정이다.

체중 증가는 복잡한 문제다. 이는 단순히 열량 소비와 근육량에 비해 칼로리/열량 섭취가 많다는 사실 때문만은 아니며 유전적 요인, 의학적 상태, 수면 부족, 스트레스, 우울증, 복용 중인 약 그리고 건강에 관련된 사회적 결정요인 등 다른 여러 원인과도 관련이 있다. 약물 역시 체중 증가를 불러올 수 있다. 실험에 참여한 여성들을 3년간 추적 관찰한 한 연구에 따르면 체중 증가를 야기할 수 있는 약물을 한 가지 이상 투여하고 있는 여성의 경우 이러한 약물을 전혀 투약하지 않는 여성보다 실제로 체중이 더 증가했다는 사실을 알 수 있었다. 실제 증가한 체중은 소량이었다고 하더라도 여러 해에 걸쳐 쌓였을 수 있다. 체중 증가를 유발할 수 있다고 알려진 약물은 항우울제, 협심증 및 고혈압 치료제인 베타 차단제, 인슐린, 스테로이드 등이 있다. 연구 대상의 모든 의학적 상태와 신체활동에 대한 정보가 주어진 것은 아니므로 이 연구만으로 체중 증가의 직접적 원인이 약물 때문이라고 단언할 수는 없다. 또한 이러한 약물을 처방받게 된 의학적 상태(고혈압, 당뇨 등) 역시 건강의 사회적 결정요인과 복잡한 상호관계가 있다. 그러나 갑작스러운 체중 증가를 겪고 있다면 복용 중인 약을 살펴보고 가능한 선에서 체중과 관련이 적은 약으로 대체하는 것도 고려해볼 수 있다.

이 외에도 체중 증가에 관해 이해하기 힘든 현상이 많이 있다. 한 연구에서는 1988년과 2006년에 미국인을 대상으로 그들이 섭취한 음식과 운동을 기록해 일지를 작성하게 했는데, 같은 양의 칼로리를 섭취하고(단백질과 지방의 칼로리 비중도 같았다) 같은 양의 운동을 했을 경우 1988년보다 2006년에 10퍼센트 정도의 체중 증가가 있다는 사실을 발견했다. 현재 우리의 삶의 방식이 체중 증가에 영향을 미친다는 뜻이다. 이 체중 증가에 영향을 미칠 수 있는 잠재적 원인으로는 내분비계 교란 물질(환경 호르몬)에의 노출, 장내 마이크로바이옴의 변화, 수면장애, 점점 비활동적으로 바뀌어 가는 삶의 방식, 우울증 등을 들 수 있다. 나이나 완경과 관련된 변화를 제외하더라도 (최소한 미국에서는) 시간이 지남에 따라 체중이 증가하는 현상은 일반적인 것이다.

비만, 복부지방, 완경

비만은 심혈관 질환과 당뇨, 치매 등 완경과도 관련 있는 몇 가지 질병에 노출될 위험을 크게 증가시킨다. 또한 완경 이후 자궁내막암과 유방암의 위험 역시 증가시킨다. 모든 비만 여성이 이러한 질병을 앓게 될 것이라는 뜻은 아니다. 의학적으로 이런 표현은 대부분 위험성이 증가한다는 의미다. 이러한 위험을 인지하는 것만으로도 필요할 때 올바른 검사와 치료를 받을 수 있게 된다. 조금이라도 체중을 감량하는 것 역시 위험성을 줄이거나 없앨 수 있는 방법이다.

비만은 전통적으로 BMI(체질량 지수)를 이용해 측정하는데, BMI가 25.0~29.9kg/m² 사이일 경우 과체중으로 보며 30kg/m² 이상 넘어가면 비만으로 분류한다.* 미국에서는 완경 후 여성의 약 35퍼센트가 BMI 30 이상이다. BMI로 정의한 비만이 완경과 관련된 여러 가지 건강 문제에 영향을 미치는 것은 사실이지만 건강을

* 세계보건기구 아시아태평양지역과 대한비만학회의 지침에서는 아시아인의 인종적 특성을 고려해 BMI가 23.0~24.9kg/m² 사이일 경우 과체중, 25kg/m² 이상은 비만으로 분류한다(감수자 각주)

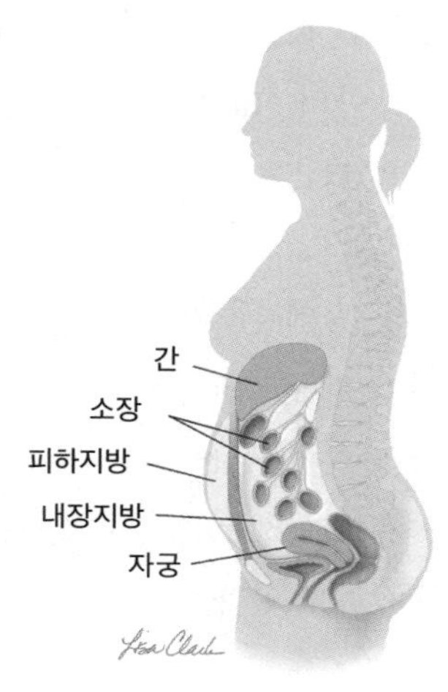

그림 7. 내장지방과 피하지방

위협하는 요인을 예측하는 데 완벽한 도구라고 볼 수는 없다. 어떤 여성에게는 BMI가 실제 위험보다 과장된 경고가 되기도 하고 또 다른 여성에게는 문제를 축소해서 보이게 하기도 한다. BMI는 신장과 체중, 즉 신체 크기의 비율을 사용하는 측정법인데 중요한 것은 지방 자체가 아니라 지방의 위치라는 점을 뒷받침하는 자료가 점점 증가하고 있다. 그러므로 여성의 신체 사이즈 자체에만 집중하게 될 경우 건강에 영향을 미치는 주요 요인을 간과하게 될 수 있는데, 눈에 보이지 않는 지방이 바로 그것이다.

체지방에는 두 가지 종류가 있다. 하나는 피하지방으로, 피부 바로 아래에 위치하며 손으로 잡을 수 있는 지방이다(그림 7 참고). 일반적으로 피하지방이 체지방의 약 90~95퍼센트를 차지한다. 나머지를 차지하는 내장지방은 배 안쪽 위와 간, 다른 내부 장기 주변에 위치한다. 마른 몸에 대한 사회적 집착 때문인지 보통 피하지방을 가장 신경 쓰지만, 건강과 관련해 더 주의해야 할 것은 내장지방이다. 내장지방은 해로운 방식으로 활성화된 대사 작용을 하기에, 활성지방으로 불리기도 한다. 내장지방은 심혈관 질환(심장마비나 뇌졸중)과 고지혈증, 지방간(간부전의 한 원인), 제2형 당뇨병, 관절염 및 다른 여러 건강상 위협 요소와 관련이 있다.

여성은 완경이행기와 함께 내장지방이 증가하게 된다. 내장지방이 증가하면 옷을 입을 때 허리가 더 조이기 때문에 많은 사람들이 실제보다 더 살이 찐다는 느낌을 받는다. 완경기 이후에는 내장지방이 체지방의 약 15~20퍼센트를 차지한다. 내장지방과 관련해 다음과 같은 의학적 문제점이 있다.

- **인슐린 민감도 감소** | 혈당 수치를 조절하는 호르몬이다.
- **염증 증가** | 여러 의학적 질환을 유발하거나 보조인자로 작용할 수 있다.
- **혈액으로 지방산 방출** | 콜레스테롤과 중성지방 수치를 높인다. 흥미롭게도 피하지방은 순환하는 중성지방을 흡수함으로써 이와 반대 작용이 일어나도록 돕는다.
- **간에 미치는 부정적 영향** | 내장지방을 통과한 혈액은 다른 내장기관이나 조직에 도달하기 전 간으로 흘러들어가게 된다. 이에 따라 간의 염증이 증가하거나 지방산 수치가 올라가게 되어 해로울 수 있다.
- **테스토스테론 활성 수치 증가** | 내장지방은 성호르몬결합글로불린SHBG 수치를 낮춘다(3장의 SHBG 참고, '소녀여, 버스에 자리가 있는가?'를 기억하는지). SHBG는 테스토스테론과 에스트로겐과 결합하므로, 결국 SHBG가 줄어들면 신체 조직들에 영향을 미치는 활성 성호르몬이 증가한다.
- **에스트로겐 수치 증가** | 지방조직은 전구물질 호르몬으로부터 에스트로겐과 에스트론을 만들어내는데(3장 참고), 내장지방은 피하지방

보다 에스트로겐 생산에 더 효과적이다.

갱년기 여성의 내장지방이 증가하는 원인은 아직 정확히 밝혀지지 않고 있다. 난포자극호르몬FSH(3장 참고)의 증가 때문이라는 연구가 있기도 하지만 아마도 다양한 호르몬 변화가 복합적으로 작용하는 것이 원인일 가능성이 크다. 완경이행기 동안 급격히 줄어드는 근육량 역시 영향을 미칠 것이다. 자연적으로 완경이 오기 전 외과적 수술을 통해 난소를 제거한 경우에도 내장지방이 증가한다는 연구 결과도 있다. 하지만 이 현상이 에스트로겐 수치가 원래보다 빨리 낮아지기 시작해서인지, 에스트라디올이 급격히 떨어지고 FSH가 증가하는 특성 때문인지(난소를 제거하면 원래라면 몇 년에 걸쳐 서서히 줄어들었을 이들 호르몬이 곧바로 감소하게 된다), 또는 완경 이후 생산되는 호르몬의 결핍으로 인한 것인지는 알려져 있지 않다.

완경 외에도 내장지방이 축적될 수 있는 위험 요소로 흡연과 운동 부족을 들 수 있다. 완경이행기 동안 주당 120분 정도의 중간 강도 운동을 하는 것은 내장지방이 증가하는 것을 늦출 수는 있지만 반전 효과를 기대하기에는 역부족이다. MHT는 완경이행기에 내장비만이 증가하는 것을 어느 정도 늦추기는 하지만 현재로서는 이 목적으로 처방이 권장되고 있지는 않다. 더 많은 연구가 필요하지만, MHT가 내장비만과 관련이 없다는 점만은 확실하다.

완경이행기와 그 이후 증가하는 내장비만은 완경과 함께 올 수 있는 심혈관 질환에의 노출 위험을 높이는 주요 원인이 될 수 있으므로 주목할 필요가 있다. 그렇다면 내장지방이 있는지, 그로 인해 심혈관 질환 위험이 더 높아졌는지는 어떻게 알 수 있을까?

일단 허리둘레를 재보면 내장지방을 어느 정도 예측해볼 수 있다. 늘 하던 대로 그냥 줄자로 재보면 된다. 현대 의학 기술에 치여 있다 옛날로 돌아가는 것 같아 왠지 기분이 좋다. 허리둘레를 측정할 때는 허리의 가장 가는 부분을 재는 것이 아니다. 겨드랑이 중앙에서 골반 뼈까지 내려오는 선이 있다고 상상해보자. 그 선이 골반 뼈의 가장 윗부분에 닿는 곳을 줄자로 재면 된다. 줄자는 팽팽하게 당기지 말고, 배에서 힘을 빼야 한다. 미국 국립보건원NIH에 따르면 여성의 경우 허리둘레가 88cm(35인치)를 초과할 경우 복부 비만이며 허리둘레 88cm(35인치) 이상부터는 1cm(0.4인치) 증가할 때마다 심혈관 질환 위험이 2퍼센트씩 증가한다. 1960년에서 2000년 사이 미국인의 평균 허리둘레는 약 15cm(5.9인치) 증가했다. 허리둘레 88cm(35인치) 이상인 여성의 허리둘레가 5cm(2인치) 줄어들 경우 심장 질환 위험은 15퍼센트 낮아진다. 허리둘레 측정법은 아시아 여성이나 평균보다 훨씬 키가 작거나 큰 여성에게는 해당되지 않는 경우가 많아 이들의 복부 비만 위험을 정확히 측정하기 위해서는 더 많은 연구가 필요하다.

또한 모든 건강 기관에서 복부 비만을 정의할 때 허리둘레를 이용하는 것은 아니라는 점을 유의해야 한다. WHO는 허리와 골반의 비율을 사용하고, 영국에서는 신장도 고려하기 위해 키와 허리둘레 비율을 측정해야 한다는 주장도 나왔다. 서로 다른 측정법마다 결과가 다르게 나온다는 사실은 매우 당황스럽다. BMI 그리고 위에서 언급한 세 가지 방법 중 어느 것을 사용하느냐에 따라 복부 비만 여부를 알려주는 수치에 커다란 차이가 난다. 참고로 나는 몸무게 80.7kg(178파운드)에 키는 179cm(5피트 10.5인치)이고 옷은 미국 사이즈 10~12를 입는다.

허리둘레로 대사증후군 여부도 판단할 수 있다. 완경과 함께 찾아올 확률이 상당히 높아지는 대사증후군은 심장 질환과 당뇨, 뇌졸중 위험을 크게 증가시킨다. 아래 다섯 가지 상태 중 세 가지 이상에 해당되면 대사증후군으로 진단한다.

- **허리둘레 88cm(35인치) 이상일 때**
- **중성지방 수치가 높거나 이를 낮추기 위한 약물을 복용 중일 때**
- **고밀도 지질단백질HDL 수치가 낮거나 이를 치료하기 위한 약물을 복용 중일 때(8장 참고)**
- **고혈압이거나 이를 치료하기 위한 약물을 복용 중일 때**
- **고혈당이거나 이를 치료하기 위한 약물을 복용 중일 때**

허리둘레가 늘어났다면 혈압과 당뇨, 지질 테스트를 해보아야 한다(7장 참고). 대사증후군의 치료법으로는 운동, 체중 감량, 이상지질혈증 및 당뇨와 고혈압 치료제를 들 수 있다. 운동은 특별히 내장지방을 줄이는 데 중점을 두지는 않지만, 전반적으로 유익하고 대사증후군 위험을 감소시키는 것으로 보인다.

체중 감량

체중을 감량하면 내장지방과 피하지방 모두 줄어들게 된다. 체중을 6~7퍼센트 감량할 경우 (평균적으로 5kg 또는 11파운드 정도가 된다) 내장지방이 약 14퍼센트 감소한다는 연구 결과가 있다. 체중 감량이 대사증후군을 예방하고 치료하는 데 도움이 되기에 더 자세히 듣고 싶은 여성도 있겠지만, 동시에 많은 여성에게 어렵고도 상처를 들쑤시는 주제가 된다는 점도 잘 알고 있다. 체중 감량에 대해 읽고 싶지 않다면 여기서 다음 장(152쪽)으로 넘어가도 좋다. 체중 감량에 대해 궁금증을 갖고 있는 여성을 위해 여기에서는 몇 가지 보편적인 안내를 하고자 한다.

체중에 대해 어떻게 이야기할지 조심스럽다. 여성들의 건강 상태에 대해 제대로 살펴보지 않은 채 무조건 비만 때문이라고 쉽게 결론 내리는 경우가 많은데, 이로 인해 많은 여성이 건강은 물론이고 심지어는 목숨까지 위협받는 일이 생긴다. 과체중 여성들이 의료계에서 환영받지 못한다는 사실은 굉장히 안타까운 일이다. 나도 31년간 끊임없이 다이어트에서 벗어나지 못하고 있기에, 그렇게 저주스러운 운명을 어느 누구도 겪지 않았으면 하는 것이 내 바람이다. 나는 하루도 거르지 않고 먹은 음식을 철저히 통제했으며 그렇게 하지 못했을 때는 죄책감을 느꼈다. 이는 10대이던 내게 뚱뚱하다고 했던 우리 어머니의 영향과 마른 것이 곧 아름다움이고 좋은 것이라고 강조하며 이제 막 피트니스 문화가 태동하던 1980년대의 성장 배경이 합쳐져 생긴 현상이다. 나는 열여섯 살에 처음 웨이트 왓처Weight Watchers*에 가입했고 그때 몸무게는 70kg(154파운드)이었다. 고작 열여섯 살에, BMI는 21.8이었는데도 가입이 허용됐다.

내가 택한 전략은 적극적으로 실천하는 것으로, 주로 지중해성 식단을 섭취했고 무언가를 먹기 전에 먼저 빠짐없이 기록했다. 식단 일지를 쓰는 것이다. 일지를 쓰지 못했을 때는 속으로 조용히 칼로리를 계산해서 혼자 판단하곤 했는데, 말하자면 평화 협정은 아니어도 휴전 협정은 맺은 셈이었다. 식단 일지를 쓰면 내가 실제로 배가 고픈지 아닌지를 잘 들여다볼 수 있다. 내 경우 허기는 감정이기도 해서 기쁘거나 슬퍼서 먹는 것인지 아니면 진짜로 몸이 연료

* 체중 관리 프로그램을 제공하는 글로벌 기업.

를 필요로 하고 있는지 주의를 기울일 필요가 있다. 또한 식단 일지를 쓰면 끊임없이 음식 생각에 사로잡히는 것을 막을 수 있고 자기 학대를 줄일 수 있다. 시간이 지나며 칼로리 자체보다는 내가 먹는 음식의 질에 더 집중할 수 있게 되었다. 솔직히 말하자면 이 방법은 아직 실험 중에 있어 다른 사람에게 추천하지는 않는다. 하지만 이 분야의 전문가들도 식단 일지를 쓰는 것이 큰 위험 부담 없이 체중 감량 및 조절에 도움을 준다고 이야기한다.

우선 체중을 감량하는 것이 얼마나 어려운 일인지를 인식하는 것이 중요하다. 하지만 감량한 상태를 유지하는 것은 더욱 힘든 일이라는 사실을 인식하는 것이 더 중요하다. 생물학적으로 우리 몸은 체중 감량에 방어적이도록 설계되어 있는데다, 쉽게 구할 수 있고 때로는 가장 저렴한 선택지가 되기도 하는 초가공식품ultra-processed foods이 넘쳐나는 서구 사회에서는 더욱 어려운 일이 된다. 게다가 수많은 방법 중 무엇을 선택할 것인가? 고지방, 저지방, 저탄수화물, 팔레오paleo, 케토keto, 지중해식, 비건식, 30일 건강식, 대시DASH, 앳킨스Atkins, 간헐적 채식, 체적 측정volumetrics 등 그 종류도 다양하다. 다이어트 방법의 종류에 대해 이야기하자면 끝도 없다—〈US 뉴스앤 월드 리포트US News & World Report〉는 2020년 '다이어트 톱35' 리스트를 소개했다. 톱5도 아니고 톱35라니.

이런 다이어트 방법들은 유행에 민감하다. 얼핏 들으면 과학적인 것도 같고 시대에 맞는 것도 같지만 전문적으로 들여다보면 엉터리인 경우가 많다. 영양학은 본질적으로 복잡한 학문인데다 식단 치료를 제대로 평가하기 위해서는 수년간의 철저한 연구가 필요하다는 점을 생각하면, 잠깐 유행하는 다이어트 방식으로 수십 년의 연구로도 풀지 못한 해법을 찾을 수 있다고 생각한다는 것 자체가 우스운 일이다. 문제는 여기에서 많은 사람들이 희생양이 된다는 점이다.

성공적인 체중 감량을 위해서는 다음의 기본적인 사항을 유의해야 한다.

- **음식 섭취에 주의를 기울일 것** | 채식을 하든, 특정 시간에만 식사를 하든(간헐적 단식), 탄수화물과 지방과 열량을 계산하면서 식사를 하든 마찬가지다. 섭취하는 음식에 주의를 기울일 경우 대체로 칼로리를 적게 섭취하게 된다. 이는 의식적으로 칼로리를 제한하게 되기 때문일 수도 있고, 혹은 제한된 음식량을 다 먹었다는 생각에 포만감을 느껴서일 수도 있고, 다이어트 계획으로 섭취하는 음식이 대체로 열량이 낮기 때문일 수도 있다.
- **집에서 요리하기** | 다른 사람이 해주는 음식을 먹으면서 다이어트 계획을 지키기는 사실상 어렵다. 체중 감량 계획을 철저하게 지키기 위해서는 식사 대부분을 직접 준비하는 것이 좋다. 집 밖에서 하는 식사가 비만의 위험 요인이라는 점은 여러 연구에서도 입증된 바 있다.
- **초가공식품의 섭취를 줄일 것** | 이를 통해 칼로리 섭취량이 낮아지게 된다. 초가공식품의 섭취를 줄이는 것만으로도 건강에 이로운 결과를 가져올 가능성이 높다.

내 친구이기도 하며 비만 의학 전문가이자 《식단을 바꿔라The Diet Fix》의 저자인 요니 프리드호프Yoni Freedhoff 박사는 체중 감량에 있어 가장 중요한 조언을 한다. 자신에게 잘 맞고 오랜 기간 지속할 수 있는 것이 최고의 다이어트라는 조언이다. 계획한 식단을 따라갈 수 있는지, 그렇게 했을 때 실제로 체중 감량 효과가 있는지, 또 평생 그 식단대로 살 수 있을지를 생각해보아야 한다는 뜻이다. 만약 무언가 놓치고 있다고 느끼거나 혹은 마지못해 하는 지겨운 일처럼 느껴진다면, 그 식단은 효과를 발휘할 수 없다. 비건이나 키토제닉 다이어트 같은 '먹지 말아야 할 것'이 정해져 있는 프로그램이 내게 맞지 않는 이유도 이것이다. 이러한 접근은 음식에 좋고 나쁨의 개념을 부여하게 되는데 식단을 완벽하게 지키지 못할 때는 나도 나쁜 사람이 되는 느낌이다. 자기 자신을 제대로 아는 것은 매우 중요하다.

체중 감량의 또 다른 방법으로는 약물 치료와 수술이 있다. 약물 치료를 통해 5~10퍼센트의 체중 감량 효과를 볼 수 있으며 이는 건강에 상당히 도움이 된다. 약물 치료로 큰 효과를 보지 못하는 사람도 있고 10퍼센트 이상 감량하는 사람도 있다. 약물 치료는 반짝 효과만 보고 그만둘 수 있는 방법이 아니다. 약물을 통해 뺀 살을 유지하기 위해서는 계속해서 투약해야 하기 때문이다. 약물 치료에는 몇 가지 방법이 있는데 비만 의학 전문가라면 여성이 약물 치료로 얻을 수 있는 잠재적인 효과뿐 아니라 그에 따르는 잠재적 위협 사이에서 균형을 잡을 수 있어야 한다. 체중 감량에 확실하고도 지속적인 효과가 있는 또 다른 방법은 비만대사 수술bariatric surgery*로, 사람에 따라 이 수술을 통해 체중의 약 25~30퍼센트를 감량할 수 있다. 수술에 따르는 다소의 위험 부담이 있긴 하지만 체중 감량으로 인한 장점을 생각하면 결과적으로 수명을 연장한다고 볼 수 있다.

비만은 의학적 질환이지만, 사람들이 은근히 환자 탓을 하는 몇 안 되는 질병 중 하나다. 또 가장 의학적인 안내와 지원이 없는 질환이기도 하다. 암이나 고혈압 환자를 같은 방식으로 대한다고 생각해보자. 유방암 진단을 내리면서 환자 탓이라고 은근한 비난을

* 위나 소장의 크기를 줄이는 비만 치료 수술.

하며 스스로 해결책을 찾아보라고 등 떠미는 장면을 상상할 수 있는가? 다행히 비만 의학계에도 훌륭하고 친절한 전문가들이 있으므로 앞으로 체중 감량이 필요한 여성이 좀 더 환자 중심적이고 과학적이며 친절한 도움을 받을 수 있기를 희망한다.

요점

- 노화로 인한 근육량 감소는 30대부터 시작되며 완경이행기를 거쳐 가속화된다.
- 운동은 훌륭한 약이며, 특히 완경기에는 더 큰 효과를 발휘한다.
- 완경이 진행되는 동안의 체중 증가는 호르몬보다는 노화가 더 큰 원인이지만, 호르몬 변화가 지방을 재배치하는 데 영향을 미쳐 노화로 인해 증가된 지방이 우선적으로 체내 장기 주변에 쌓이고 그 결과 복부 비만을 증가시킨다.
- 복부 비만은 허리둘레 88cm(35인치) 이상을 의미한다.
- 복부지방은 대사적으로 활성화되어 있으며 심혈관 질환에서 당뇨병, 치매에 이르기까지 다양한 의학적 상태와 관련이 있다.

8장 문제의 심장부:
심혈관 질환

1분마다 여성 한 명이 심혈관 질환으로 사망한다.

좀 관심이 생기시나요? 좋습니다.

사람들 대부분이 심혈관 질환Cardiovascular Disease, CVD이라고 하면 심장마비(심근경색)나 뇌졸중을 떠올리겠지만, CVD는 혈류를 변화시키고, 그로 인해 조직에 도달하는 산소에 영향을 미치는 보다 광범위한 범위의 질병이다. CVD는 심장(펌프)과 혈관(파이프), 또는 두 가지 모두에 작용함으로써 혈액 순환에 영향을 준다.

CVD는 여성의 사망 원인 1위로, 세 명 중 한 명이 CVD로 사망하지만 전체 여성의 8퍼센트만이 이를 건강을 위협하는 가장 큰 요소로 인식한다. 그렇기에 발열감이라든가 감정 기복, 성기능 감소와 같이 미디어와 SNS의 주목을 받기 쉬운 몇 가지 증상에 한정하지 말고 여성과 의료진이 함께 완경의 개념을 확장하는 것이 매우 중요하다. 불행하게도 여전히 많은 사람들이 CVD를 남성에게 발생하는 질환으로만 인식하고 있다. 영화나 TV에서 남성은 쥐어짜는 듯한 가슴 통증을 호소하거나 심장마비를 겪는 일이 많고 여성은 주로 암이나 비극적인 사고를 당해 죽는 일이 많다. 하지만

CVD는 여성의 삶의 끝에서 종종 목격되는 일이다. 끔찍하지만 여성을 삶의 벼랑으로 내모는 역할을 하며, 93세 노인에게만 일어나는 일이 아니다. 많은 여성이 50대나 60대, 심지어 40대에도 CVD로 인해 사망하거나 삶에 심각한 영향을 받는다.

심혈관 건강에 대해 이해하고 완경이행기 동안 어떤 변화를 겪게 될지 명확히 인지한다면 CVD를 사전에 방지하거나 그로 인한 영향을 최소화할 수 있을 것이다. CVD 치료에 있어 적극적인 태도를 갖는다면 말 그대로 목숨을 구할 수 있다.

죽상경화증이란 무엇인가?

죽상경화증은 동맥에 생기는 질병으로 CVD의 주요 위험 요소 중 하나다. 지방 덩어리와 콜레스테롤, 염증세포, 그 밖에 다른 여러 물질이 동맥 내벽에 쌓이는 것으로, 이렇게 축적된 것을 의학 용어로 플라크plaques라고 한다. 플라크는 혈관을 좁혀서 조직으로 가는 혈류를 차단한다. 플라크가 터지게 되면 혈전이 생겨 혈관을 부분적으로 또는 완전히 막을 수 있다. 혈액이 충분히 공급되지 않으면 체내 조직이 손상되고 결국 괴사하게 된다.

흔히 동맥경화는 심장과 관련되어 있다고만 생각하기 쉬운데, 물론 협심증과 심근경색을 일으키긴 하지만 동맥의 모든 부분에 영향을 미칠 수 있다. 예를 들어 뇌로 혈액을 공급하는 동맥의 플라크가 파열될 경우 뇌졸중을 유발하고, 죽상경화증으로 인해 좁아진 혈관은 만성적 혈류장애를 야기해 신장을 손상시킬 수 있다. 말초동맥질환은 동맥경화로 인해 다리로의 혈액 공급이 원활하지 않아 생긴다. 운동할 때 다리와 엉덩이가 아프고 심지어 괴저(산소

부족으로 인한 세포 괴사)를 일으키기도 한다. 동맥경화와 관련된 질병을 통틀어 동맥경화성 심혈관 질환, 또는 ASCVDatherosclerotic cardiovascular disease라고 한다.

CVD 위험 요인

CVD는 완경 이전에는 여성에 비해 남성에게서 확연히 높은 비율로 발견되지만 완경 이후 그 차이가 줄어든다. 여성에게 발병하는 CVD는 남성보다 7~10년 늦게 나타나는 경향이 있다. 여기에는 여러 요소가 작용하는데 그중 한 가지 이유는 완경과 함께 나타나는 대사활성지방(7장에서 언급)의 증가다. 완경 이전의 여성은 피하지방(손으로 만져지는 지방)이 많은 반면, 남성은 내장지방과 대사활성지방의 축적이 쉬워 CVD 비율이 높다. 완경 이후에 여성도 남성과 비슷한 비율의 대사활성지방을 축적하기 시작하는데, 염증이라든가 그 전보다 높아진 콜레스테롤과 중성지방 수치 등의 다양한 메커니즘을 통해 CVD의 위험이 높아진다. 완경 이전에는 에스트로겐이 동맥경화로 인해 혈관이 막히는 것을 방지하고 염증을 조절함으로써 CVD로부터 보호했다면 완경 이후 에스트로겐의 감소 역시 직접적인 원인이 될 수 있다.

완경 외에도 여성과 남성 모두에게 위협이 되는 요소로는 노화와 흡연, 신체활동 부족, 좌식 생활 방식, 과체중, 고혈압, 제2형 당뇨병 등 잘 알려진 것들이 있으며 이 중 여러 가지가 남성보다 여성의 건강에 훨씬 더 큰 영향을 미친다.

신체활동은 달리기나 걷기, 자전거 타기와 같은 운동의 양을 의미한다. 신체적으로 활발하지 않다는 것은 운동량이 주당 권장량

협심증	심장에 충분한 혈액 공급이 이루어지지 않아 생기는 흉부 통증
부정맥	비정상적 심박동으로 심장이 각 조직으로 산소를 전달하는 데 영향을 미칠 수 있고 일부 경우는 혈전으로 발전해 뇌졸중을 일으키기도 한다.
죽상경화증	지방, 콜레스테롤, 염증세포를 비롯한 기타 여러 물질이 동맥 내벽에 쌓인 것(플라크)을 의미한다. 플라크는 혈류를 저하시키고 동맥 폐쇄의 원인이 되는 혈전을 야기한다. 죽상경화증은 심장마비와 뇌졸중의 주요 위험 요소다.
심근경색	심장에 큰 손상을 입힐 정도로 심장으로의 혈류가 감소한 상황
심부전	심장 근육이 손상되어 조직으로의 산소 전달이 원활하지 않은 상태
고혈압	혈관과 심장, 화학적 신호 등에 복잡한 변화가 온 상태로, 고혈압 그 자체는 병이 아니지만 심장과 뇌, 신장 등의 장기를 손상시킨다. 심장마비와 뇌졸중의 위험 요소이다.
말초동맥질환	동맥이 좁아져 다리로의 혈류가 감소하는 질환이다. 통증을 야기하고, 조직을 손상시킬 수 있다.
뇌졸중(허혈성)	뇌혈관이 막혀 일부 뇌조직으로의 혈액 공급이 원활하지 않은 상태. 죽상경화증이 있을 경우 뇌졸중의 위험이 높아진다. 혈액 응고를 촉진시키는 모든 요인이 뇌졸중 위험을 높인다.

표 2. 일반적인 CVD의 예

인 중간 강도 운동 150분 또는 격렬한 운동 75분에 미치지 못함을 뜻한다. 좌식 생활 방식은 운동을 하지 않고 앉아 있거나 누워 있는 시간이 길어지는 것을 말한다(7장 참고). 여성은 남성과 비교해 신체활동이 활발하지 않을 가능성이 높고 앉아만 있는 시간 역시 더 긴 경향이 있어, 특히 나이가 들면서 CVD의 위험이 더욱 높아지게 된다. 여기에는 복잡한 이유가 있다. 여성은 전통적으로 성차별과 몸매 평가 문화로 인해 스포츠 활동에서 제외되어 왔다. 여성에게 운동이란 건강을 위한 도구라기보다는 날씬해지는 방법으로 여겨지고, 나아가 여성이 안전하게 운동할 만한 공간은 제한적이거나 전혀 없다. 45세에 헬스장에 등록하는 것은 나에게도 큰 용기가 필요했다. 주변의 젊은 몸들에게 주눅이 들었고, 퍼스널 트레이너의 도움으로 어느 정도 자신감이 생기기 전까지는 중량 운동을 하거나 헬스장 기구를 이용해 근육 운동을 할 때 내게 공간을 빼앗겨 화가 나 보이거나 당혹감을 표출하는 남자들의 시선을 무시하는 것이 쉽지 않았다.

또한 많은 여성이 어릴 때 운동에 관해 좋지 않은 경험을 한 경우를 볼 수 있는데, 이 역시 운동을 하지 않는 데 지속적인 영향을 미친다. 내가 초등학생일 때 캐나다에는 '캐나다 피트니스 어워드 프로그램'이라는 전국적인 대회가 있었다. 우리는 매년 여섯 가지 종목에서 테스트를 거쳐야 했고 점수에 따라 금, 은, 동 배지를 받았다. 이 안에 들지 못한 아이들은 그저 앉아서 친구들이 전교생 앞에서 한 사람씩 호명되며 수상하는 모습을 지켜보았는데 이는 상당히 수치스러운 경험이었고, 이후 나는 중학생과 고등학생 시절 내내 체육 시간을 피할 갖은 창의적인 방법을 생각해내는 데 시간을 쓰곤 했다. 이 트라우마를 극복하는 데 여러 해가 걸렸고, 스물일곱 살이 되어서야 겨우 건강을 위해 운동을 해야겠다는 생각이라도 할 수 있었다.

제2형 당뇨병은 CVD의 주요 위험 요소로, 완경이 시작되지 않았다 하더라도 제2형 당뇨가 있으면 에스트로겐의 방어 효과를 상쇄시킬 정도여서 당뇨병을 가진 여성의 CVD 위험률이 같은 나이의 남성에 비해 높아지게 된다. 그러므로 단지 당뇨에 관련된 합병증을 예방하기 위해서뿐만 아니라 CVD 검사를 일찍 시작해 적절한 예방책을 세울 수 있도록 여성들은 제2형 당뇨병 검사를 필수적으로 받아야 한다.

그 외에도 아직 완전히 인과관계가 밝혀지지 않았지만 여성들의 CVD 발병률을 높이는 기타 요인들이 존재한다. 예를 들어 자궁내막증과 다낭성난소증후군PCOS 역시 CVD 위험뿐만 아니라 더 이른 나이에 CVD가 발병할 가능성을 높인다. 임신 중에 당뇨병(임신성 당뇨)이나 고혈압이 발병한 여성 역시 CVD 고위험군에 해당한다. 이러한 생식기관 질환이 CVD와 근본 원인을 공유하기 때문인 것으로 추정되는데, 이에 대해서는 더 많은 연구가 필요하다.

CVD 위험에 노출돼 있다는 사실을 아는 것만으로도 검사를 받아본다거나 운동량을 늘린다거나 금연을 하는 등 위험률을 낮추기 위한 변화를 실행하는 데 도움이 된다. 일반적으로 여성은 남성에 비해 CVD 위협 요소나 예방책에 관한 조언을 적게 받는 편이고, 이 역시 여성의 CVD 위험을 높인다.

CVD 검진

평균적인 위험 요인을 가진 여성이라면 40세가 되면서부터는 2~3년에 한 번은 CVD 검진을 받는 것이 좋지만, 고위험군에 속한다면 이보다 일찍부터 검진을 시작하고 또 더 자주 받아야 한다. 흡연을 하거나 갑자기 허리둘레가 늘어났을 경우, 제2형 당뇨병을 앓고 있거나 자궁내막증, 다낭성난소증후군을 앓은 적이 있는 경우, 또는 임신성 당뇨가 있었을 경우 고위험군에 속할 수 있어 조기 검진을 받기를 권장한다.

공식 검진은 기본 혈압 검사로 시작한다. 120/80mmHg 이하면 정상 혈압이다. 앞의 숫자가 130mmHg 이상, 뒤의 숫자가 80mmHg 이상이면 고혈압으로 진단한다. 고혈압은 동맥경화의 중요한 위험 요소이며 고혈압을 치료함으로써 심근경색과 뇌졸중 위험을 낮출 수 있다.

또 다른 검진법은 혈액 내 지질 수치를 측정하는 것이다. 지질은 물에 용해되지 않는 분자 집단으로, 신체가 기능하는 데 필수적인 요소다. 인체의 모든 세포는 지질로 이루어져 있으며 또 그 자체로 여러 중요한 분자들의 구성 요소이자 에너지의 원천이지만, 지질 역시 동맥경화를 일으키는 요인 중 하나다.

가장 잘 알려진 지질로는 콜레스테롤을 들 수 있다. 콜레스테롤은 세포막의 구성 성분으로서 방수 기능을 유지하고, 에스트로겐과 프로제스테론과 같은 호르몬을 생성하는 재료가 된다(3장 참고). 또한 담즙(간에서 분비되는 물질로 소화를 돕고 지방을 흡수한다)의 구성 요소이기도 하다. 인체의 콜레스테롤 중 대부분은 체내 세포(주로 간)에 의해 생성되고 나머지 약 20퍼센트는 음식으로 섭취한다. 콜레스테롤은 계란이나 붉은 고기, 유제품 등의 동물성 식품에만 존재한다. 혈중 콜레스테롤 수치가 높을 경우 ASCVD*의 위험이 있다. 식이 콜레스테롤이 혈중 콜레스테롤의 농도에 큰 영향을 미

* 동맥경화성 심혈관 질환.

치는지에 대해서는 과거와 달리 논란이 있다. 콜레스테롤은 주로 포화지방이 많은 음식(21장 참고)에서 발견되는데, 사실 몸에 해로운 것은 콜레스테롤 자체라기보다는 포화지방일 가능성이 있다.

콜레스테롤은 물에 용해되지 않는 지방의 한 종류이므로(식초 위에 오일이 떠 있는 듯한 모습이다) 무언가에 포장되어 혈액 내에서 이동하게 된다. 이를 위해 간은 지질단백질이라는 운반체 단백질을 생성한다. 이 지질단백질의 밀도가 높은 것을 고밀도 지질단백질HDL이라고 하고 낮은 것을 저밀도 지질단백질LDL이라고 한다. HDL은 콜레스테롤을 몸의 각 조직에서 간까지 운반하고, 이렇게 운반된 콜레스테롤은 간에서 분해되어 담즙의 형태로 몸에서 비워지는데 이 HDL 수치가 낮을 경우 CVD 위험이 높다고 판단한다. LDL은 콜레스테롤을 조직으로 운반하는 역할을 하는데 이 수치가 높을 경우 역시 CVD 위험이 높아질 수 있다. 이를 쉽게 기억하기 위한 나만의 요령이 있다. H는 HDL과 높다higher의 첫 글자이고 L은 LDL과 낮다less의 첫 글자이므로 'HDL은 높고 LDL은 낮은' 것이 건강한 상태라고 기억하면 된다.

중성지방은 저장되는 지방으로, 체내에서 운반되어 지방 조직에 쌓이게 된다. 신체는 불필요한 여분의 칼로리가 섭취되었을 때 중성지방을 생성하지만 음식을 통해 섭취할 수도 있는데, 우리가 먹는 포화지방은 대부분 중성지방이라고 보면 된다. 중성지방 수치가 높은 것 역시 동맥경화의 위험 요소 중 하나다.

지질 검사의 정상 수치는 다음과 같다.

- **콜레스테롤 125~200mg/dL**
- **HDL 40mg/dL 이상**
- **LDL 100mg/dL 미만**

+ **중성지방** | 150mg/dL 미만(정상 수치), 150~199mg/dL(경계 수치)

CVD 예방을 위해 여성 개개인에게 필요한 치료법은 여러 가지가 있지만, 누가 약물 치료를 시작해야 하는지를 정하는 것은 이 책에서 논의할 문제가 아니다. 그러나 CVD 위험 요소(이상지질 수치, 당뇨, 고혈압, 흡연 습관)를 한 가지 이상 가지고 있거나 10년 이내에 심장마비나 뇌졸중을 겪게 될 확률이 10퍼센트를 넘는다면(이 확률은 tools.acc.org/ASCVD-Risk-Estimator-Plus/#!/calculate/estimate에서 계산해볼 수 있다) 심장마비나 뇌졸중 예방을 위한 약물 치료를 시작하는 것이 좋다.

여성과 심장 질환: 오진과 과소치료라는 유행병

CVD를 관리하는 데 있어 여성과 남성 간 차이는 참혹할 정도다. 심근경색을 겪은 후 42퍼센트의 여성이 1년 안에 사망하는 데 비해 같은 기간 남성의 사망률은 24퍼센트다. 입원 중에 심근경색을 겪은 55세 미만 여성의 경우 같은 나이의 남성보다 사망률이 2~3배 높다. 이 격차 중 어느 정도는 여성에게 발생하는 심장 질환의 생물학적 특징에 기인하기도 한다. 예를 들면 동맥경화성 플라크가 떨어져 나와 심근경색을 일으키게 되는 방식에서 여성과 남성의 생물학적 차이가 있을 수 있다. 하지만 이와는 별개로 여성혐오로 인한 죽음이 심심치 않게 발견된다. 심장 질병에 관한 연구에서 여성의 참여가 배제되는 일이 많아 '최선의 치료'를 받는다고 하지만 사실은 남성을 위한 최선의 치료인 경우가 종종 있다. 또 남성에 비해 여성은, 특히 젊은 여성은 CVD 위험이 없다는 잘못된 믿음 역시 문제가 된다. 그리고 여성은 남성에 비해 심장 질환에 대한 의학적 조언을 상대적으로 적게 받는 경우가 많고, 스타틴statin을 처방받을 가능성 또한 낮다. 스타틴은 콜레스테롤 수치를 저하시켜 심장마비와 뇌졸중 위험을 크게 낮출 수 있는 약물이다. 흑인 여성이 스타틴을 처방받는 경우는 특히 드물다.

또 다른 중요한 점은 여성의 심장마비, 즉 심근경색이 남성과는 다른 증상을 보이는 경우가 많다는 것이다. 사람들 대부분이 심장마비의 증상으로 가슴에 통증이 있거나 쥐어짜는 듯한 느낌을 생각할 것이다. 흔히 말하는 '코끼리가 가슴에 앉아 있는 것 같은' 느낌이다. 하지만 심근경색을 경험한 여성의 42퍼센트는 가슴 통증을 겪지 않는다. 턱이 아프다거나 땀이 난다거나 하는 심근경색의 또 다른 '일반적인' 증상 역시 남성들에게서는 흔히 발견된다. 여성들은 얼핏 심장과 관련 없어 보이는 상대적으로 가벼운 증상, 예를 들면 숨이 차다거나, 피로하다거나, 몸살 기운이 있다거나, 식은땀, 가슴 떨림, 체력 저하, 등이나 팔의 이상한 느낌(이 느낌을 정확히 묘사하기 힘들다는 것도 문제의 일부다) 같은 것들이 갑작스럽게 시작되는 경우가 많다. 또 심장마비가 발생하기 수일 또는 수주 전부터 겪게 되는 수면장애나 설명할 수 없는 극심한 피로감 역시 증상의 하나다. 의료진 세 명 중 두 명은 여성들에게서는 전형적인 위 증상들이 심장마비의 유력한 증상이라는 점을 간과한다. 사실 여성들은 종종 자신이 경험하는 증상을 불안 증세나 발열감으로 치부해버리곤 한다. 그러나 불안 증세, 발열감과 심장마비 사이에 겹치는 증상이 많기 때문에 정확한 진단을 위해서는 전문적인 의료인이 이 세 가능성 모두를 면밀히 고려해 판단하는 것이 필요하다.

여성 스스로도 자신의 고통을 '심하지는 않다'고 넘기는 일이 많은데 실제로도 통증 자체는 그렇게 심하지 않은 경우가 많기 때문이다. 많은 여성이 심장마비보다는 월경통을 더 고통스럽다고 여긴다. 실제로 월경통이 있을 때 자궁의 수축 강도는 출산 2단계(자궁경부가 완전히 열린 순간부터 태아가 만출되는 때까지)의 수축 강도와 동일하다. 그럼에도 월경통을 호소하는 여성들은 몸이 약하다거나 불평이 많다고 여겨지곤 한다. 이런 구조적인 가스라이팅을 접할 때마다 비명을 지르고 싶을 지경이다.

심장마비로 인한 통증이 월경통보다 덜하다는 이야기를 받아들이는 것이 쉽지 않을 것이다. 심근경색이 진행되는 동안 심장 근육이 실제로 죽어가지만, 월경 기간에 자궁이 죽는 것은 아니니까(그렇게 느껴지기는 하겠지만) 말이다. 이러한 고통에 대한 모순은 통증을 정의하는 것이 생물학적으로 얼마나 복잡한 일인지를 보여준다. 심장이나 자궁 같은 내장 기관에서 느끼는 내장통은 다리가 부러졌거나 화상을 입었을 때 느끼는 통증과는 다르게 진행된다. 월경과 출산에 필요한 신경계의 모든 연결고리를 고려하면, 여성이 본능적인 고통을 표현하는 방식에 있어 남성과 차이를 보일 것이라는 점은 어쩌면 당연해 보인다. 하지만 질병에 관한 연구에서 여성이 배제될 경우 여성은 이러한 차이에 대해 배울 기회를 잃게 되며 또한 매우 중요한, 생명을 구할 수도 있는 정보를 놓치게 된다. 지금까지 심근경색에 대한 교육이 주로 남성을 대상으로 이루어져 왔기 때문에, 여성들 역시 가슴을 움켜쥐어야 심근경색이라는 인상을 받게 된다.

심근경색이 의심되면 혈관조영상을 찍게 되는데, 조영제를 혈관에 주입해 동맥을 따라 퍼지게 해서 동맥경화로 혈관이 위험할 정도로 좁아져 있거나 혈전이 생긴 곳을 찾아내는 방법이다. 심장에는 막힐 수 있는 동맥이 두 종류가 있는데, 대동맥과 소동맥이다. 일반적인 혈관조영상은 대동맥을 관찰하는 데 더 적합하게 설계되어 있는데, 여성의 경우 소동맥이 심근경색의 원인이 되는 일이 많다(이를 미세혈관협심증이라고 한다). 이때 가슴 통증을 호소한 여성은 실제로 문제가 되는 부분은 소동맥임에도 대동맥 검사를 받은 후 이상이 없다는 오진을 받게 될 수 있는 것이다. 가슴 통증이 지속되거나 심근경색의 다른 증상이 있음에도 혈관조영상을 통해 음성 판정을 받은 여성은 미세혈관협심증이 간과되지 않도록 담당 심장전문의가 여성의 심장 질환에 대해 전문성을 갖고 있는지 확인해볼 필요가 있다.

요점

- 심혈관 질환은 여성의 사망 원인 1위다.
- 여성의 심혈관 질환 발병률은 완경 이후에 높아지며, 이는 대사적으로 활성화된 내장지방의 축적으로 인한 경우가 많다.
- 여성의 심혈관 질환 위험을 높이는 생식기관과 관련된 요소로는 자궁내막증이나 다낭성난소증후군, 임신 당뇨병 그리고 임신 중 고혈압 등이 있다.
- 여성과 남성의 심근경색 증상이 다른 경우가 많다.
- 심혈관 질환 위험 요소가 없는 여성은 40세가 되면서부터 2~3년에 한 번씩 혈압과 지질 검사를 받아야 하며 고위험군에 속하는 여성은 40세 이전부터 시작해서 더 자주 검사를 받아야 한다.

9장 여기 너무 덥지 않나요? 나만 그래요?: 혈관운동증상과 그 불을 끄는 법

완경이라는 말을 듣고 많은 사람이 가장 먼저 떠올리는 것은 '열'일 것이다. 여성의 80퍼센트가 완경기를 지나는 동안 발열감과 야간 발한을 경험하고—이런 증상을 모두 혈관운동증상vasomotor symptoms, VMS이라고 한다—아로마타제 억제제(유방암 치료제 중 한 가지)를 복용하는 여성은 100퍼센트 겪게 되는 증상이기 때문이다.

완경기 발열감은 영어로 '핫플러시hot flush'와 '핫플래시hot flash' 두 가지로 표현하는데, 각각 발열감을 뜻하는 '안면홍조'와 '뜨거운 번쩍임' 정도로 번역할 수 있다. 나는 '플러시flush'를 선호한다. 단어의 어감상 '플래시'는 순간적으로 화끈거리는 느낌이고 '플러시'는 몇 분간 지속되는 발열감을 의미하는 느낌이라 후자가 실제의 경험에 더 적합한 표현인 듯하다. 내가 가장 선호하는 단어는 '뜨거운 개화'라는 의미의 '핫블룸hot bloom'인데(최소 1700년대로 거슬러 올라가는 단어, 2장 참고), 몸 안쪽에서 열이 치받혀 올라와 머리로 확 피어오르는 듯한 느낌을 잘 표현하기 때문이다. 어떤 여성은 완경기 발열감을 전기가 오르는 것 같다고 말하기도 한다. 이 경험은 지극히 개인적인 것이라 어떤 단어든 자신이 느끼는 대로 표현하면 좋을 것이다.

의학적으로 발열감이란 열이 밀려와 머리와 목, 가슴 윗부분과 팔을 감싸는 듯한 상태를 의미한다. 그저 뜨거운 것 같은 느낌으로 그치지 않고 실제로 만졌을 때도 몸에서 열이 느껴진다. 완경기 발열감은 땀과 안면홍조, 오심 그리고 초조나 불안을 동반하기도 한다. 발열감의 경험은 여성에 따라 다르지만, 그 중심에 공통으로 자리하는 것은 '열'이다. 야간 발한 역시 밤에 일어나는 발열감으로 땀이 지나치게 많이 나 잠을 설치는 원인이 된다. 땀에 흠뻑 젖은 침구 사이에서 일어나면 매우 불쾌한 느낌이 드는 것은 물론이다.

완경기 발열감이란 정확히 무엇인가?

완경기 발열감은 몸속 온도계가 일정하게 작동하지 않아 실제로는 덥지 않은데도 '덥다'는 잘못된 정보를 뇌로 전달하는 데서 일어난다. 체온 조절은 시상하부라고 불리는 뇌의 깊은 곳에서 담당한다. 체온 차가 크지 않게 유지하기 위해 다양한 호르몬과 신경전달물질이 몸과 주변 환경으로부터 여러 신호를 받아 함께 작동한다. 생식과 체온 조절은 밀접한 관계가 있다. 예를 들면 배란일과 월경일 중간쯤에 체온이 가장 높아지는데 프로제스테론 수치가 높기 때문이다. 이론적으로 이 시기에 체온이 조금 높은 것이 착상에 유리하기 때문으로 알려져 있다. 이를 위해 체온과 월경 주기 모두를 조절하는 뉴런(신경세포)들이 있다. 컴퓨터에 비유하자면 체온 조절과 생식이 같은 메인보드를 공유한다고 할 수 있다.

혈관운동증상이 일어나는 원리는 매우 복잡하며 완전히 밝혀지지도 않았다. 에스트로겐 수치와는 관련이 없다. 만일 이 호르몬이 원인이라면 사춘기 이전의 소녀들도 전부 발열감 증상을 갖고 있을 것이다. 발열감은 뇌에 에스트로겐이 존재했다 사라지게 되어 벌어지는 일종의 금단현상이다. 에스트로겐 수치가 빠르게 감소할수록 그로 인한 영향도 커지는데, 그렇기 때문에 완경 전에 난소를 제거할 경우 점차적인 호르몬 변화를 거쳐가는 완경보다 급격한 변화를 겪게 되어 발열감과 다른 갱년기 증상 역시 극심해진다.

에스트로겐은 체온 조절에 흥미로운 역할을 한다. 열에 관한 메시지를 나르는 뉴런으로부터의 전달 사항을 차단하는 것이다. 완경과 함께 더는 에스트로겐이 이 뉴런들의 문지기 역할을 할 수 없게 됨으로써 열을 촉진하는 뉴런을 가진 뇌의 면적이 더 커지게 된다. 완경으로 난포자극호르몬FSH의 수치가 상승하는 것이 완경기 발열감에 영향을 미친다는 연구도 있다.

에스트로겐의 영향에서 벗어난 인체의 체온 조절 시스템은 아주 작은 온도 변화에도 굉장히 민감해져 과장된 방식으로 반응하곤 해서 마치 계단을 올랐을 뿐인데 뜨거운 여름날 두꺼운 옷을 입고 달리기를 한 것처럼 느끼게 된다. 인체의 다른 모든 부분이 정상적으로 작동하는 상황에서 뇌의 일부로부터 시도 때도 없이 "불이야!" 하는 신호를 받는 상황을 상상해보면 쉽게 이해가 될 것이다. 이때 원래는 에스트로겐이 나서서 "소리 그만 지르고 일단 상황 파악을 먼저 해보자"라고 해야 하는데, 그 에스트로겐이 없는 것이다.

이 열을 식히기 위해 혈관이 팽창되고 열을 발산하도록 혈액이 피부 쪽으로 흐르게 된다. 이에 따라 얼굴과 목, 상체와 팔이 달아오르거나 붉어지곤 한다. 이때 땀샘 역시 자극되어 땀을 흘리게 되며 심장 박동이 올라가고(일부 여성들은 불안감을 느낄 수 있다) 뇌로 가는 혈류가 감소하기도 한다. 발열감은 한번 시작되면 평균적으로 2분에서 4분 동안 지속되다 체내에서 열을 식히기 위한 시스템이 작동하면서 체온이 떨어지면 멈춘다. 이때 실제로 더웠던 것이 아닌데 체온이 내려가게 되므로 오한이 올 수 있는데 발열감보다 이 오한이 더 불편하다고 호소하는 여성도 있다. 내려간 체온을 다시 정상으로 돌리기 위해 몸이 떨리는 현상도 있을 수 있다.

읽는 것만으로도 피곤하지 않은가? 어떤 여성들은 이 상황을 하루에도 20~30번 겪기도 한다. 혈관운동증상의 정도는 개인에 따라 다르고 불면증 및 우울증과도 관련이 있으며 삶의 질에 부정적인 영향을 미친다. 이 상황에 굉장히 예민한 여성도 있고 크게 신경 쓰지 않는 여성도 있다. 이 증상은 사람을 매우 지치게 하고 스트레스를 주며, 극도로 불쾌감을 느끼게 한다. 완경기 발열감은 예측할 수 없게 찾아온다. 어떤 날은 온종일 끝나지 않을 것 같은 발열감에 시달리는데, 또 어떤 날은 같은 활동을 했는데도 아무렇지 않기도 한다. 이 예측 불가한 성질로 인해 몸을 통제할 수 없다고 여겨 불안함을 느끼게 되는 설상가상의 상황이 벌어지기도 한다.

혈관운동증상이 보통 이상이거나 심할 경우에 심혈관 질환과 뇌졸중 위험이 증가한다. 혈관운동증상은 직접적으로 심장이나 혈관에 영향을 미쳐 심장 질환을 유발하지는 않지만, 여성의 완경기 발열감을 유발하는 요소들이 심장 질환 역시 유발할 수 있다고 알려져 있다. 신경계와 혈관 사이에 의사소통이 원활하지 않을 때 발열감이 발생할 수 있다는 이론이 있는데, 같은 원인으로 심장 질환과 뇌졸중이 발생하기도 하기 때문이다. 보통 이상이거나 심한 강도의 혈관운동증상을 겪고 있는 여성이라면 특히 심장 건강에 유의해 정기적으로 혈압과 콜레스테롤 수치 및 당뇨 검사를 받는 것이 중요하다. 운동은 이 모든 위험을 낮추는 데 도움이 된다.

혈관운동증상은 언제 시작되며 얼마나 지속되는가?

예전에는 혈관운동증상이 완경(마지막 월경)과 함께 시작되어 약 2년간 지속된다고 알려져 있었지만, 사실은 완경이행기 중간에 시작되며 (심지어 마지막 월경을 하기 수년 전에 시작되는 경우도 있다) 완경기 발열감은 평균적으로 7년 정도 지속된다. SWAN의 조사 자료에 따르면 북미 지역의 여성에게 나타나는 혈관운동증상으로는 다음과 같은 네 가지 유형이 있는데, 유형별로 약 25퍼센트씩 경험한다고 한다.

- 완경이행기 초반에 발생해 마지막 월경 후에 완화된다.
- 완경이행기 후반에 발생해 마지막 월경을 전후해서 증상이 극심해졌다가, 완경 이후 천천히 없어지며 평균 4년 정도 지속된다.
- 증상이 거의 없거나 아예 없다. 이럴 수도 있다!
- '슈퍼 플래셔Super flashers'(SWAN 연구진이 만들어낸 용어), 즉 발열감을 극도로 오랜 기간 경험하는 경우로 완경이행기 초반부터 시작해 완경 이후에도 계속돼 10~11년 또는 더 오랫동안 지속된다.

이 자료에 따르면 약 25퍼센트의 확률로 발열감이 미미하거나 심지어 존재하지 않을 수도 있다. 하지만 또 다른 25퍼센트의 여성은 슈퍼 플래셔이고 나머지 50퍼센트는 그 사이 어디쯤에 있게 된다. 여성에게 각자의 발열감 경험을 떠올려보라고 하면 실제로 수집된 자료보다 더 잦았다고 회상하는 경우가 있어 일부 여성들은 본인이 슈퍼 플래셔라고 착각하기도 한다. 이런 식의 착각은 의료계뿐 아니라 다른 분야에서도 자주 있는 일이다. 그러므로 실시간으로 추적 조사하는 것이 중요하다. 완경기 발열감은 한번 시작되면 꽤 심각할 수 있긴 하지만, 6퍼센트의 여성만이 매일 경험하며 대부분의 여성은 한 달에 열흘 정도 겪는 수준이다. 그렇다고 해도 여전히 짜증나는 일이지만 발열감을 겪지 않는 날이 겪는 날보다 많은 것이 사실이다.

혈관운동증상의 위험을 높이거나 낮추는 데는 여러 요인이 작용한다.

- **인종** | 아프리카계 미국 여성은 완경기 발열감이 평균 11년 이상 지속되며, 가장 오랜 기간 발열감을 겪는 것으로 나타난다. 일본이나 중국계 미국 여성의 경우 5~6년 정도 지속된다는 보고가 있으며, 백인과 히스패닉 여성은 그 중간에 위치한다.
- **건강의 사회적 결정요인** | 빈곤이나 낮은 교육 수준, 부정적 아동기 경험(1장 참고) 역시 위험 요소를 높이는 데 영향을 미친다. 부정적인 어린 시절의 경험은 뇌에 영구적으로 구조적 변화를 일으켜, 발열감을 유발하는 과정에 뇌가 더 취약하게 만들 수 있다.
- **흡연** | 현재 흡연하고 있거나 이전에 흡연한 경험이 있으면 완경기 발열감이 더 오래 지속된다.
- **정신건강** | 스트레스나 우울증 그리고 불안은 발열감 위험을 증가시킨다.
- **음주** | 가벼운 음주는 발열감을 감소시킬 수도 있지만, 과한 음주는 반대 효과를 일으킨다. 지중해식 식단의 '하루에 레드와인 한 잔' 정도가 도움이 된다.
- **카페인** | 커피와 차를 비롯한 카페인을 함유하는 음료나 음식이 발

열감을 촉발하는 경우가 있다.

- **불안** | 불안 수치가 높은 여성일수록 발열감을 겪을 가능성이 커진다. 또한 불안감은 완경기 발열감과 비슷한 두근거림이나 땀 등의 증상을 수반한다. 그에 더해 발열감을 겪으면서 불안감이 동시에 밀어닥쳐 문제가 더 복잡해지기도 한다.

완경기 발열감은 보통 오후에 더 심하며 계절에 따라 변동이 있기도 한데 열과 습기로 인해 여름에 악화되는 경향이 있다. 치료를 시작하거나 바꿀 계획이 있다면 이 점을 염두에 두는 것이 좋다. 내 이야기를 하자면, 최근에 심한 발열감이 찾아왔는데 이 글을 쓰고 있는 지금은 마지막 월경이 끝난 후로 4년이나 지났고 MHT를 사용한 지도 4년째인 시점이다. 최근에 찾아온 이 발열감 광상곡이 오랫동안 지속된 극심한 더위와 함께 시작되었다는 것을 깨닫고 나서는 일단 최선을 다해 버텨보고 겨울에 다시 필요한 부분을 점검하기로 결정했다. 날이 시원해지고 일주일 정도가 지나자 발열감도 사라졌다.

놓치고 지나간 발열감과 가짜 발열감

발열감을 물리적으로 감지하는 모니터를 착용하고 진행한 실험을 보면, 실험의 주체인 여성의 경험과 실제 기록이 일치하지 않을 수도 있다는 것을 알 수 있다. 이 실험에서 여성들은 실제로 기록된 발열감의 50퍼센트 이상을 인지하지 못하는 것으로 나타났다. 생리적으로는 발열감 현상이 일어났지만 느끼지 못한 채 조용히 지나간 것이다. 이는 발열감 자체가 일반적으로 고통스러운 경험이라는 인식에 이의를 제기한다. 같은 연구에서 흥미롭게도 긍정적 감정이 부정적 감정보다 발열감을 더 쉽게 유발한다는 점이 밝혀졌다.

이 연구는 가짜 발열감(또는 유령 발열감)에 대해서도 다루는데, 여성이 발열감을 겪었다고 호소했지만 물리적으로는 발열감이 일어나지 않았던 경우를 말하며 88퍼센트의 여성이 가짜 발열감을 경험한 것으로 나타났다('가짜' 발열감은 왠지 비난하는 듯한 뉘앙스를 풍기는데 여성들이 증상을 지어낸다는 의심을 이미 받고 있는 상황에서 나는 '유령 발열감'이라는 용어 사용을 선호한다.). 유령 발열감은 혼란스러운 기분과 스스로의 몸을 통제하지 못한다는 느낌 때문에 발생할 수 있으며, 운동과 흡연으로 인해 유발될 가능성도 있다.

이것이 무슨 뜻인가?

우리는 뇌가 '경험했다'고 이야기해줄 때까지는 아직 아무것도 경험하지 않았다는 점을 잊지 말아야 한다. 감정과 기분, 심지어 기대치와 같은 것들이 신경전달물질 수치에 영향을 미치고 이러한 변화가 발열감을 포함한 많은 감각을 고조시키기도 하고 한풀 꺾기도 하며 만들어내거나 없애버리기도 한다. 몸과 마음이 연결되어 있기 때문이다. 여성이 실제로 일어나지 않는 발열감을 느끼는 상황을 완전히 이해하기 위해서는 더 많은 연구가 선행되어야 한다. 발열감이 찾아올 것이라는 예상 때문에 다른 감정적인 경험을 발열감으로 착각했을 수도 있고(20년 전 완경기 발열감에 대해 생각하지 못했을 때는 같은 경험에도 다른 해석을 했을 것이다), 뇌가 발열감을 일으키는 신호를 보내지만 실제로는 물리적 반응이 없었을 수도 있고(발열감 자체가 잘못된 메시지 전달체계에 의한 것이라는 점을 기억하자), 그 밖의 다른 이유도 있을 수 있다.

여성이 직접 작성한 기록만으로 진행한 발열감에 대한 연구는 유령 발열감에 대한 기록이 포함되어 있을 수 있고, 또는 여성이 인식하지 못했지만 실제로는 일어났던 발열감이 있을 수 있기 때문에 전체적인 그림을 보여주기 어렵다. 또한 이러한 다른 종류의 발열감이 무엇을 의미하는지, 예를 들어 유령 발열감이나 물리적으로 감지되지 않은 발열감도 심혈관 질환의 위험을 높이는지 등에 대해 명확히 알려지지 않았기에 더 많은 연구가 필요하다.

여성 건강에 관련된 기기나 애플리케이션, 온라인 서비스와 같은 새로운 디지털 기술을 가리키는 펨테크FemTech에 관한 질문을 많이 받는데, 현재까지 내가 본 여러 제품들은 모두 별 의미가 없어 보인다. 이미 진행 중인 치료법의 값비싼 버전이거나, 뒷받침하는 근거 없이 가설에 의존한 서비스나 제품인 경우가 많고 어떤 것은 완전히 바보 같은 것도 있다. 하지만 휴대가 가능하고 가격이 비싸지 않은 발열감 감지기가 있다면? 물리적으로 일어나는 일을 정확히 감지할 수 있다면 여러 종류의 발열감과 심장 건강 간의 의미를 이해하고 MHT의 반응을 측정하는 연구에 유용하게 활용할 수 있지 않을까? 내가 여름날 무더위로 극심한 발열감을 겪었을 때 이를 정확히 측정해 기록하는 앱이 있어서 이런 현상이 매년 8월에 주기적으로 일어나는 일이라는 것을 알 수 있었다면, 당시 받고 있던 MHT의 효과가 없는 것이 아닐까 걱정하는 대신 짜증은 나더라도 일시적인 현상임을 이해하고 안심할 수 있지 않았을까? 또한 당시 발열감이 발생하는 빈도에 실제로는 변화가 없었으며 그저 날씨가 평소보다 더워서 불쾌했을 뿐이라는 정보를 줄 수도 있었을 것이다. 걱정은 발열감을 악화시킬 뿐이므로 이런 정보가 발열감이 가져다주는 불쾌감을 훨씬 빨리 없애줄 수도 있지 않았을까?

문화적·유전적 요인

혈관운동증상의 경험은 전 세계적으로 다양한 양상을 보인다. 완경을 삶의 변화로 인식하고 나이 드는 것을 부정적으로 보지 않는 나라에 사는 여성들은 혈관운동증상의 고통이 덜한 경향이 있다. 비관적인 의미와 태도가 없으면 이런 증상이 정상이라는 것을 받아들이고, 이와 관련된 교육을 하는 것이 수월해진다. 일어날 일에 대해 이해하면 증상 때문에 괴로운 것도 줄어들 수 있다. 또 나이 들어가는 여성을 무시하는 사회에서는 완경기 발열감을 처음 겪으면 마치 유통기한이 지난 것 같은 느낌까지 받는다. 사회에서 버려진 쓰레기더미 안으로 걸어 들어가고 있다는 느낌을 갖지 않는 것은 감정과 신경전달물질 사이의 복잡한 상호 작용에 도움이 된다. 발열감에 영향을 미칠 수 있는 또 다른 요인으로는 그 지역의 식습관이나 신체활동, 기후 그리고 양질의 의료 시스템에의 접근성 등이 있다.

유전적 요인 역시 혈관운동증상의 다양한 양상에 영향을 준다. 한 예로 4번 염색체 유전자의 변이로 발열감 위험이 높아질 수 있음을 시사하는 몇 가지 자료가 있다. 이 유전자는 앞서 언급한 생식과 체온 조절 기능을 동시에 담당하는 메인보드 뉴런의 일부이다. 미래에는 유전자 검사를 통해 슈퍼 플래셔일지 아닐지 미리 알아볼 수 있을지도 모르겠다. 그렇게 되면 여성들이 좀 더 수월하게 MHT를 시작하게 될지도 모르고 심장 질환을 검사하는 방법 역시 달라질 것이다.

완경기 발열감은 아시아 국가들에서 발생률이 낮은 편인데 일본이 대표적이다. 1980년대에 인류학자인 마가렛 락Margaret Lock 박사와 연구팀은 일본 여성의 20퍼센트 정도만이 완경기 발열감을 경험한다는 사실을 발견했다. 이 사실은 피토에스트로겐 phytoestrogen*을 많이 섭취하는 식습관 그리고 사회적 기대치와 연관이 있을 것이라는 가설을 낳았다. 하지만 그 이후 피토에스트로겐이 발열감 치료에 효과가 없다는 점이 밝혀졌다. 물론 평생 피토에스트로겐을 다량 섭취해서 신체가 피토에스트로겐을 더 잘 활용할 수 있도록 변화했을 가능성도 있지만, 현재로는 음식물과 영양제에 함유된 피토에스트로겐은 발열감 치료에 효과가 없는 쪽으로 결론이 나 있다. 하지만 일본 여성들은 체내에서 피토에스트로겐 다이드제인을 활성 물질인 에쿠올로 전환시키는 능력을 지닌 경우가 많아 또 다른 유전적 차이의 가능성을 제시한다. 하지만 일본 여성 중 콩을 많이 섭취하는 여성의 발열감 발생률이 특별히 낮지는 않은 것으로 보아, 특히 콩에 함유되어 있는 피토에스트로겐에 대해 알려지지 않은 부분이 있거나 아니면 피토에스트로겐 자체의 효과가 거의 없다는 점을 시사한다.

락 박사의 연구가 발표되었을 시기에는 완경기 발열감을 가리키는 일본어 단어가 존재하지 않았기 때문에, 락 박사의 연구팀은 실험 대상의 경험을 가장 잘 묘사하는 세 가지 문구를 선택했다. 그로부터 20년 후에 다른 연구자들의 후속 연구에서는 발열감을 정확히 표현하기 위해 용어를 더 확장해 사용했는데 이번에는 혈관운동증상을 보고한 일본인 여성의 수가 증가했다. 이 현상이 서양의 완경 개념이 일본 문화에 퍼졌기 때문인지(완경기 발열감을 뜻하는 영어 단어 'hot flush'에서 차용한 '호토 프라슈'라는 단어도 사용되기 시작했다), 아니면 후속 연구팀이 사용한 새로운 용어들이 발열감 경험

* 식물성 여성호르몬. 에스트라디올과 구조적으로 유사해 섭취하면 여성호르몬과 비슷하거나 길항 작용을 한다.

을 더욱 잘 묘사해서인지는 알 수 없다. 또한 일본인 여성들 사이에서는 오한이 흔한 혈관운동증상이었다는 점도 흥미로운 사실이다.

인류학자인 얀 모건 제저슨Jan Morgan Zeserson은 일본어로 완경기 발열감에 해당하는 단어가 없다는 점에 대해 의문을 제기한다—여성의 20퍼센트가 겪는 일이라면 마땅히 표현할 단어가 있어야 하지 않을까? 제저슨은 심지어 연구자들이 직접적으로 질문했을 때조차 발열감에 대해 표현하지 못하는 데는 단어의 부재와 더불어 다른 문화적 요인이 있을 것이라는 가능성을 제시한다. 연구팀은 하와이에 거주하는 일본계 여성과 유럽 출신 여성을 상대로 같은 질문을 던졌다. 여성들은 각자의 혈관운동증상의 경험에 관한 질문지에 이메일로 답변한 후 객관적인 데이터를 위해 24시간 동안 휴대용 모니터 장치를 착용해 실제 일어난 발열감을 기록했다. 답변지를 분석한 결과 유럽 출신 미국 여성의 47퍼센트가 발열감이 있다고 보고한 데 반해 일본계 여성이 발열감을 보고한 비율은 26퍼센트에 그쳤다. 하지만 실제로 모니터 장치에 기록된 내용은 두 그룹 간에 차이가 없었다. 이를 통해 문화적 요인이 발열감에 대한 표현 의지뿐 아니라 여성의 느낌 자체에도 영향을 미친다는 점을 알 수 있다. 실제로 발열감이 일어나고 있는데도 다양한 요인에 의해 불편하게 느끼지 않을 수도 있는 것이다.

일부 문화권과 국가에 거주하는 여성들에게 실제로 혈관운동증상이 적게 나타나는 것인지, 혹은 증상이 있으나 괴로움을 느끼지 않는 것인지, 아니면 문화적 장벽으로 인해 발열감이나 야간 발한에 대해 심지어 의학 연구에 참여해서조차 표현할 수 없는 것인지를 구분할 필요가 있다. 나는 증상을 객관적으로 측정하지 않고 여성의 완경기 발열감 발생률이 문화나 민족에 따라 다르다고 보고하는 것 자체가 어떤 여성들에게는 증상을 축소해서 표현하게 만드는 원인이 될 수 있다는 사실에 유의해야 한다고 생각한다. 이에 더해, 실제로 발열감이 발생하지 않는데 느끼는 것과 실제로 발열감이 발생하는데 알아채지 못하고 넘어가는 경우에 관해서도 더 많은 이해가 필요할 것이다.

체중과 완경기 발열감

의료진들 사이에 만연한 지방혐오증은 많은 여성이 경험하는 발열감과 발한 증상을 무시하도록 만드는 결과를 낳았다. 살만 빼면 된다는 처방은 적절한 의료 행위가 아니며 배려도 없을뿐더러, 살찐 여성은 그런 일을 겪어도 싸다는 못된 암시가 내포되어 있다.

체중과 혈관운동증상의 관계는 복잡하다. 지방조직에서 생성된 에스트로겐이 혈관운동증상을 방지한다는 연구도 있고, 지방조직이 단열재처럼 작동해 열을 식히기 어렵게 만든다는 가설도 있다. 앞서 논의했던 발열감의 네 가지 유형을 생각해보면 과체중인 여성에게 발열감이 더 일찍 발생하고 마지막 월경 이후 지속되는 기간이 길지 않을 확률이 높다. 하지만 지방조직이 과도하게 단열 작용을 한다는 가정이 사실이라면, 완경 이후 발열감이 거의 없어지는 현상은 설명이 되지 않는다.

체중 감소를 치료법으로 제안하는 몇몇 연구가 있는데, 아직 확실한 결론은 아니지만 체중을 줄이면 장점이 있을 수 있다. 물론 체중이나 허리둘레와 상관없이 모든 여성이 혈관운동증상에 적절한 치료를 받아야 한다는 것은 당연한 사실이다. 미국 국립보건원 산하 여성건강 이니셔티브Women's Health Initiative, WHI에서 진행한 실험(MHT에 관한 대규모 연구, 17장 참고)에서는 식이요법 치료에 대해 연구하는 분과가 있었는데 체중을 감량한 여성의 경우 발열감 증상이 감소할 가능성이 크다는 결과가 나왔다. 4.5kg(10파운드) 정도의 체중 감량만으로도 효과가 있었다. 하지만 이 효과가 체중 감량으로 인한 직접적인 효과인지 체중을 감량함으로써 다른 상태가 개선되어 발열감을 줄이는 데도 간접적으로 효과가 있었던 것인지는 밝혀지지 않았다.

발열감과 야간 발한을 일으키는 다른 요인이 있을까?

월경 주기가 일정하지 않거나 월경이 멈춘 40대 후반 이상 여성에게 나타나는 발열감과 야간 발한 증상은 완경이 원인일 확률이 높지만 다른 원인도 있을 수 있다. 두 가지 의학적 현상이 동시에 일어날 수 있기 때문이다. 발열감과 발한이 발생한 나이가 젊을수록 다른 원인이 있는지 주의 깊게 살펴보아야 하며, 혈관운동 증상 치료가 효과를 보이지 않을 때도 다른 원인을 고려해보아야 한다.

발열감과 발한을 동반하는 다른 질환으로는 다음과 같은 것이 있다.

- **갑상선 질환**
- **당뇨**
- **수면 무호흡** (야간 발한과 관련, 6장 참고)
- **불안**
- **과도한 음주**
- **약물이나 건강기능식품 부작용**

- 암
- 결핵

완경기 발열감과 야간 발한의 치료법

완경기 발열감 치료가 등한시되는 경우가 자주 있는데, 이는 용납할 수 없는 일이다. 발열감 자체가 위험한 것은 아니지만 많은 여성의 삶의 질을 극적으로 좌지우지하기 때문이다. 발열감과 야간 발한 증상을 치료하지 않으면, 다른 건강 관련 지출이 많아지고 업무에도 지장이 생길 가능성이 높아진다. 또한 완경이 될 때까지는 완경기 발열감이 시작되지 않는다는 잘못된 상식으로 많은 여성이 완경이행기 동안 오해를 받기도 한다. 또 다른 여성들에게는 갱년기 증상에 대한 의학적 치료법의 부작용이나 위험 요소가 허위로 과장되어 제시되는 일도 있다.

완경에 관한 안내서들을 살펴보면 완경기 발열감에 대한 치료법을 설명하기 전에 여성에게 옷을 겹쳐 입고 늘 부채를 가지고 다니라는(마치 옛날 기녀들처럼!) 조언으로 시작하는 경우가 많다. 따로 검증된 적은 없지만 더울 때 옷을 한두 겹 벗으면 도움이 된다는 것은 사람들 대부분이 알고 있을 것이다. 옷을 겹쳐 입으면 계단을 오르는 등의 더위를 유발하는 활동을 할 때 자켓이나 스웨터를 미리 벗어서 잠재적으로 발열감을 유발할 수 있는 요인을 줄일 수 있을 것이다.

나는 나가기 전 옷을 갈아입을 때 외부 기온이 어떨지, 목적지에 에어컨이 있는지 등을 고려하는 데 상당한 시간을 할애한다. 살짝만 덥게 옷을 입어도 발열감이 촉발될 수 있기 때문이다. 반팔 셔

츠나 원피스를 입는 것이 도움이 되고 여름에는 머리를 올리거나 묶으면 목 주변에 털 코트를 입고 있는 느낌이 들지 않아 좋다. 솔직히 말하면 이런 것이 실제로 발열감을 줄여주는지, 아니면 발열감이 발생했을 때 살에 닿는 것이 적어서 짜증이 적게 나는 것인지는 모르겠다. 하지만 발열감이 찾아오면 무언가를 벗어버리고 싶은 욕망이 압도적으로 밀려오게 되므로 소매가 긴 아름다운 벨벳 드레스 같은 것은 입지 않는 것이 좋겠다. 나는 발열감이 본격적으로 느껴지기도 전에 본능적으로 옷을 한 겹 벗곤 한다. 의류 디자이너들이 혈관운동증상에 대해 조금 더 고려해주면 좋겠다. 완경기 발열감과 야간 발한 치료에서 거두고자 하는 효과 중 하나가 괴로움을 줄이는 것이다. 옷을 다르게 입어 괴로움이 덜하다면 그걸로 충분하다. 그게 아니어도 여전히 괜찮고.

특별한 기술로 시원하게 만든 옷에 관한 광고가 인스타그램에서 매일같이 쏟아진다. 내 인터넷 검색 기록을 보면 놀랄 일도 아니긴 하지만, 특별한 종류의 잠옷이나 속옷을 입는다고 해서 발열감이나 발한이 줄어든다는 것은 증명된 바가 없다. 어떤 옷감이 살에 닿았을 때 시원하다면 그것으로 도움이 될 것이고, 또 발열감에 대비한 옷을 입었다는 사실 자체가 스트레스를 줄여줄 수도 있다. 얼마 전 '루나Lunya'라는 브랜드에서 실크 잠옷을 한 벌 구매했다. 발열감에 도움이 된다는 자료 때문이 아니라 세탁이 가능한 실크라는 점 때문이었다. 등 부분이 공기가 잘 통하게 되어 있는 등 혈관운동증상을 겪는 여성을 고려한 디자인이었다. 실제로 이 잠옷이 어떤 차이를 만들었는지는 모르겠지만, 옷감이 살에 닿을 때 시원한 느낌이 들고 디자인이 예쁘고 편안해서 좋아한다.

약물 외 치료법

인지행동치료cognitive behavioral theory, CBT는 마음과 신체가 연결되어 있다는 점을 고려한 치료법이다. 그렇다고 완경기 발열감이 지어낸 것이라거나 상상 속 증상이라는 뜻이 아니다. 생각과 행동을 지시하는 신경전달물질이 발열감에도 영향을 미칠 수 있기 때문에, 오히려 완경기 발열감이 감정에 영향을 미치고 그 반대의 경우도 마찬가지라는 점을 의미한다. 완경기 발열감을 위한 CBT에는 일어나는 일에 대한 의학적 이해뿐 아니라 부정적인 믿음을 좀 더 긍정적이거나 아니면 최소한 객관적으로 정확한 사실로 대체할 수 있는 방법에 대한 교육이 수반된다. 예를 들면, 완경기 발열감에 대한 반응으로 "머릿속이 지옥 대기실 같다"거나 "영원히 끝나지 않을 일"이라는 생각을 할 수 있다. 이런 부정적인 생각을 인지왜곡이라고 하는데, 이때 스스로 정확하다고 느끼거나(정말로 정확하다고 굳게 믿는다) 심지어 합리적이라고 여기지만 사실은 부정적인 측면을 과장해서 강조하고 있는 것이다. 이런 일이 반복되면 결국 기분은 더 안 좋아지고 발열감은 더 괴로운 일로 느껴질 수 있다. 또 이런 부정적인 생각은 발열감에 관한 메시지를 전달하는 뇌의 일부분을 강화시켜 발열감 발생률을 높이거나 더 심각하게 만들 수 있다.

인지왜곡을 더 정확한 정보로 대체하는 법을 배우는 것이 CBT의 중요한 목적 중 하나다. 위에서 예로 들었던 생각 대신 "2분에서 4분 정도면 끝날 거야, 양치하는 시간 정도일 뿐이야"라고 생각하는 것이다. 이를 위해서는 연습이 필요하다. CBT에는 느리게 심호흡하는 과정이 있는데, 이는 심장 박동을 늦추고 혈압을 낮추기 위한 것으로 스트레스 반응에서 오는 물리적 변화를 줄일 수 있다. CBT를 통해 실제로 발열감을 줄일 수 있는지 혹은 뇌의 지각에 영향을 미치는지는 밝혀지지 않았다. 하지만 정확한 원인이 무엇이든 CBT가 뇌에 변화를 주는 것을 영상 촬영을 통해 시각적으로 확인한 연구들이 다수 나와 있다. CBT는 임상 심리학자가 진행할 수도 있고 집에서 스스로 할 수도 있는데, 발열감으로 고통받는 많은 여성에게 도움이 되고 있다. 발열감이 오는 느낌이 들 때 나는 하던 일을 멈추고 세 번의 심호흡을 한 후 스스로에게 말한다. "완경기 여성의 강인함이 아니었다면, 인류는 이만큼 진화하지 못했을 것이다."

완경기 발열감을 줄이는 데 효과가 있다고 알려진 또 다른 마음-신체 치료법은 임상 최면법으로, 최면 시술자의 도움을 받고 집에서도 연습을 해서 매우 깊은 이완 상태에 이르는 방법이다.

과학적으로 효능이 증명되지는 않았지만 운동(그래도 하면 좋다!), 피토에스트로겐 섭취를 늘리는 식단(19장 참고), 피부에 붙이는 자석 착용, 규칙적 심호흡법 등의 약물 외 치료법도 있다. 규칙적 심호흡법은 15분간 실행하는데 1분에 5~7번의 호흡을 하도록 천천히 숨을 쉬는 것으로(일반적으로는 1분에 12~16번의 호흡을 한다), 하루에 규칙적으로 두 번씩 실천을 하거나 발열감이 오기 시작할 때마다 해볼 수 있다. 이 호흡법의 효과를 증명하는 긍정적인 자료들이 많이 있지만, 발열감 증상이 찾아오기 직전 매번 15분씩 할애해야 한다는 점에서 실용적이지 않다. 하루에 10번의 발열감을 겪는 여성은 심호흡만 세 시간을 해야 할 것이다!

침을 놓는 것 역시 위약대조군과 함께한 임상 시험에서 효과가 증명되지 않았다. 침을 맞고 나아졌다고 보고한 사례가 있지만, 침이 단지 바늘이 아니라 주의 깊고 세심한 시술자가 함께한다는 변수가 있으며 이러한 느낌이 환자의 기분을 나아지게 한다는 연구 결과도 있다. 시술을 받고자 하는 사람이 과학적인 정보를 정확히 이해했다는 전제 아래 침으로 기분이 나아진다면 결국 선택은 스스로의 몫이다.

제약회사 완제품 호르몬

혈관운동증상에 있어 가장 표준이 되는 치료법은 MHT로, 에스트로겐이 주요 역할을 한다(자궁이 있는 여성은 에스트로겐과 프로게스토겐 복합요법이 필요하다). MHT와 프로게스토겐의 여러 유형에 대해서는 17장과 18장에서 자세히 다루도록 한다. 일반적으로 처음에는 증상을 완화시킬 수 있을 수준의 최저 용량으로 시작할 것을 권한다. 일부 여성에게는 피부에 붙이는 0.014mcg 용량의 에스트라디올 패치만으로도 효과가 있다고 알려져 있지만, 대부분의 여성에게는 하루 0.025mcg에 해당하는 용량이 필요하다. 경피요법을 사용할 수 없는 여성이라면 경구 에스트라디올 0.5mg이나 접합마에스트로겐conjugated equine estrogens, CEE 0.3~0.45mg으로 대체할 수 있다. 에스트라디올과 CEE의 효과는 동일하다(이 두 가지 호르몬에 대해서는 17장 참고). 이 치료법으로 확연히 증상이 개선되는 것은 보통 6주 후부터인데, 에스트로겐 수치는 치료를 시작하고 24시간 내에 상승하므로 이를 통해 에스트로겐 수치 자체가 중요한 것은 아니라는 것을 알 수 있다.

MHT에서 사용하는 표준 용량의 프로게스토겐류, 특히 프로게스틴은 저용량 에스트로겐의 효과를 강화한다. 프로게스토겐은 또한 저용량의 에스트로겐이라도 편두통이나 다른 부작용 때문에 쓸 수 없거나 자궁내막암 병력이 있어 에스트로겐 사용에 제한이 있는 여성에게 또 다른 선택지가 될 수 있다. 경구용 프로제스테론을 하루에 300mg(일반적인 MHT에 사용되는 것보다 높은 용량) 투약할 경우 수면장애와 완경기 발열감에 도움이 된다. 애석하게도 에스트로겐과 프로게스토겐 모두 유방암 병력이 있는 여성에게는 사용이 금지된다.

비호르몬성 약물 처방

혈관운동증상 치료제라고 하면 보통 호르몬 치료만을 떠올리지만 비호르몬성 처방약품 역시 효과적인 경우가 많다. 이 치료법의 잠재적 부작용에 얽매여 시도 자체를 꺼리는 일부 환자와 의료진이 있지만, 많은 연구에서 일반적으로는 문제가 없다고 밝혀졌다. 어떤 치료법을 선택하는 것은 결혼 서약이 아니다. 삶의 질에 도움이 안 되면 바로 중지하면 되는 일이다. 비호르몬성 처방약품으로는 다음과 같은 것들이 있다.

- **항우울제** | 완경기 발열감에 항우울제를 처방한다고 해서 그 여성이 우울증을 앓는다거나 상상 속에서 발열감을 꾸며낸 것이라는 뜻이 아니다. 그보다는 발열감을 유발하는 화학물질 변화 속에 우울증에서 동일하게 나타나는 신경전달물질이 포함되어 있기 때문이다. 파로세틴 메실레이트(브리스델르Brisdelle) 7.5mg과 파록세틴 염산염(팍실Paxil) 10~20mg(12.5mg보다 높은 용량은 추가 효과보다는 부작용만 더 할 수 있다)은 완경기 발열감에 매우 효과적이고, 발한 증상으로 한밤중에 깨는 일을 줄여준다(보너스!). 가격을 제외하면 파록세틴 메실레이트와 염산염 사이에 의미 있는 차이가 있는지는 확실치 않다. 발열감에 도움을 주는 다른 항우울제로는 시탈로프람(셀렉사Celexa) 하루

10~20mg, 에스시타로프람(렉사프로Lexapro) 하루 10~20mg, 벤라팍신(이펙서Effexor) 하루 75mg을 사용할 수 있다. 비싸지 않은 제네릭Generic 약품으로 시작하는 것이 비용 절감에 효과적일 것이다. 일반적으로 최소한의 용량으로 시작해 6~12주 정도 지켜보다 필요하다면 용량을 늘이는 것이 좋다. 이러한 항우울제 중 일부는 성욕에 영향을 줄 수 있으며 오르가슴을 느끼기 힘들거나 아예 느끼지 못하게 할 수도 있으므로(투약을 중지하면 원래대로 돌아갈 수 있다) 이 역시 고려해야 할 점이다. 15장에서 자세히 다루도록 한다.

+ **항경련제** | 경련을 예방하는 약 중에 혈관운동증상에 효과가 있는 약품이 있다. 가바펜틴gabapentin에 대해서는 방대한 자료가 있으며 수십 년간 사용해온 만큼 저렴하게 구입할 수 있는 제네릭 약품이다. 복용량은 보통 밤에 300mg이며 필요하면 300mg씩 하루에 세 번으로 늘릴 수 있다. 이렇게 복용해도 가바펜틴의 원래 용도에 비해서는 낮은 용량이므로, 꼭 필요할 경우 하루 2,400mg까지도 늘릴 수 있다. 가바펜틴은 발한으로 수면장애를 겪는 여성에게 특히 효과적이며 하루 300~900mg 용량에서 부작용(성적인 부작용 포함)이 극히 드물어 이 용량을 투여했을 때 큰 효과를 볼 수 있다. 내 환자들에게도 저용량 가바펜틴을 처방해서 효과를 본 경우가 많다. 고용량일 경우 진정 효과와 두통, 어지럼증이 올 수 있고 다리가 붓는 증상이 있을 수 있다. 가바펜틴과 비슷한 효능이 있는 약으로는 프레가발린(리리카Lyrica)이 있는데 가바펜틴보다 비싸고 미국의 경우 마약성 진통제처럼 특별한 처방이 필요하다는 단점이 있다. 프레가발린은 불안 증세에도 도움을 줄 수 있다. 어지럼증이나 다른 부작용 때문에 가바펜틴이 맞지 않는 여성에게 부작용 면에서는 프레가발린이 나은 선택일 수 있다.
+ **클로니딘** | 혈압약의 하나로 발열감 증상에 도움을 줄 수 있지만 에

스트로겐이나 위에 언급한 다른 비호르몬성 처방약품에 비해 효능이 약하다. 효과를 보기 위해서는 3개월 정도 복용해야 하며 부작용으로는 어지럼증이나 현기증이 있을 수 있고 입안이 건조해지거나 변비 증상을 동반할 수 있다.

식물성 요법

식물성 약물은 공식적인 평가도 부족할뿐더러, 연구되었다 하더라도 제대로 된 경우가 없다. 기존 연구들은 흔히 의학계에서 말하는 방법론적 결함을 갖고 있는 경우가 많다. 연구의 계획 단계에 이미 오점이 있어 결론이 도출될 수 없다는 뜻이다. 의미 있는 결과를 도출하기에는 일단 조사에 참여하는 여성의 수가 너무 적고 혈관운동증상을 측정하는 데 표준화된 기법을 사용하지 않는 경우가 많은 데다 대조군이 없어 정확한 효능과 플라세보 효과를 구분해내는 데 어려움이 있다. 때때로 손해 볼 것이 없는데 왜 플라세보를 권하지 않느냐는 의문이 제기되곤 한다. 플라세보를 권장하는 것은 의사로서의 윤리성에 위배되는 일이다. 그리고 표리부동은 차치한다고 하더라도 사람들이 생각하는 것처럼 효과적이지도 않을뿐더러 효과가 있더라도 일시적인 경우가 대부분이다.

식물성 약물의 또 다른 문제점은 완경기 발열감을 실제로 치료하는 호르몬과 항우울제가 함유되어 있을 수 있다는 것이다. 그에 따라 여성은 의식하지 못한 채 위험할 수 있는 약물에 노출될 수 있다. 건강기능식품 역시 제품의 실제 성분 또는 함유된 오염물질로 인해 간 기능 상실과 다른 합병증을 유발하는 사례가 늘고 있다(22장 참고). 혈관운동증상에 많이 쓰이는 식물성 약품의 종류와 그에 대한 내용을 소개한다.

- **승마** | 악타이아 라케모사Actaea racemosa라는 학명을 가진 승마는 북미 대륙의 동부에서 나는 식물이다. 북미 지역 원주민들은 산통을 완화하고 여러 질병을 치료하는 데 승마의 뿌리와 줄기를 사용했지만, 전통적으로 완경기 발열감을 다스리기 위해 사용된 적은 없다. 1800년대부터 미국인의 민간요법으로 자리 잡게 되었다. 승마추출액이 효능이 없다는 것은 이미 여러 연구를 통해 증명되었고, 오히려 이로 인한 간 손상 케이스가 보고된 바 있다. 심지어 미국에서 판매되는 승마추출액 35개 가운데 25퍼센트에는 승마추출액 자체가 들어 있지 않다는 연구도 있다! 항생제의 25퍼센트에 항생제 성분이 들어 있지 않은 상황을 상상해보자. 엄청난 항의가 빗발칠 것이다. 이 연구는 승마추출액의 피해 사례가 혹시 수확 과정에서 인체에 해로운 독성을 가진 승마와 비슷한 모양의 식물이 우연히 섞여 들어간 것 때문이 아닐까 하는 의문에서 진행되었다. 불순물이 섞인 승마추출액의 성분으로 아시아가 원산지인 식물이 발견되었고, 이는 북미 승마를 수확하다 우연히 섞여 들어간 것이 아니라 고의로 바꿔치기했다는 것을 의미한다. 승마추출액에 아무런 효능이 없다는 수많은 연구 자료가 있고 승마추출액 제품의 25퍼센트에는 심지어 승마도 들어 있지 않으므로 이 요법은 고려하지 않기를 바란다.
- **대마초** | 대마에 관한 연구 자료는 많지 않지만, 아직 발표되지 않은 한 연구에 따르면 완경기 증상을 겪는 여성의 19퍼센트만이 MHT를 시도해본 데 비해 27퍼센트가 대마를 시도해본 적이 있다고 한다. 여성 퇴역군인만을 대상으로 한 작은 규모의 연구이므로 이 자료가 일반인의 상황을 정확히 반영할지는 확실치 않다. 하지만 2020년 현재까지는 혈관운동증상에 대해 대마의 효과가 증명된 바가 없다. 대

마는 내분비계 교란 물질로 잠재적으로 효과가 있을 가능성은 있지만 가정만으로 효능을 장담할 수는 없다. 대마를 치료제로 권할 수 있으려면 더 많은 연구가 선행되어야 한다. 대마는 의학계에 떠도는 민담의 일부가 되어 전해 내려오고 있다. 예를 들어 빅토리아 여왕이 월경통이 심해 대마를 치료제로 사용했다는 속설이 있는데 사실이 아니다. 이 속설은 1990년대 들어와 생겨났다. 에드워드 틸트 박사는 1800년대에 완경에 관해 쓴 책에서(2장에서 소개) 완경기 발열감을 치료하기보다는 "난소와 자궁의 흥분증으로 정신이 이상해져가는" 완경기 여성을 진정시키기 위해 대마초의 일종인 하시시Hashish를 사용하기를 권장했다. (혼잣말을 추가하자면, 성욕이 왕성했다고 알려진 이 여성들이 정말 임신에 대한 걱정이 없어져 성관계를 더 원하게 된 것인지, 아니면 그 남편들이 성욕을 잃고 발기부전이었던 것인지 의문이 든다. 사실 이성애자 커플에서 섹스리스는 남자 쪽의 문제일 경우가 많다.) 틸트 박사는 대마초를 사용한 후 남성 성기가 발기하지 않는 것을 보고 대마초가 성욕억제제라고 믿었다(대마초는 실제로 발기부전의 위험 요인이다).

- **꽃가루 추출물** | 릴리젠relizen이라는 제품으로(브랜드마다 다른 이름으로 판매한다), 항산화 및 항염증 효과가 있다는 이야기가 있다. 릴리젠과 위약대조 실험을 한 연구가 하나 있을 뿐이며 복용 3개월 후 혈관운동증상에 상당한 개선이 있었다는 보고가 있지만 장기간 복용에 관한 후속 연구는 없다. 짧은 기간의 효과에 관한 단 하나의 연구만으로는 많은 것을 알 수 없지만 시도해보기를 원하는 여성이 있긴 할 것이다.
- **동종요법** | 동종요법의 원리는 현재 앓고 있는 질병의 원인과 비슷한 물질을 소량 사용하면 그 증상에 효능이 있다는 것이다. 동종요법은 원래의 물질을 약하게 희석하면 물이 원래 물질의 정보를 기억하고 이것이 치료 효과를 발휘한다는 주장이다. 예를 들면 칸디다질

염에 칸디다균을, 완경 증상에 라케시스lachesis를 극소량 주입하는 것이다. 라케시스는 살무사 독을 희석한 것이다. 개인적으로 독사의 독이 완경 증상과 비슷하다는 생각을 어떻게 설명할 수 있을지 모르겠다. 여기에는 농담이라고 하기에는 너무 말도 안 되고 끔찍한 추정들이 깔려 있다. 동종요법은 의사擬似과학이며 질병 물질을 희석시킨다는 원리는 기존 과학의 법칙에 위배되므로 확실히 피해야 한다.

- **피토에스트로겐 건강기능식품** | 이 제품들은 다양한 이소플라본*을 비롯한 여러 피토에스트로겐을 함유한다. 대두나 붉은 토끼풀, 아마씨, 홉이 들어 있는 제품들이 이에 해당한다. 제니스테인이나 다이드제인, 대사산물 에쿠올 함량이 높다고 주장하는 제품들이 인기가 많다. 모든 식물성 약물 중 가장 테스트를 많이 거친 것은 콩 건강기능식품이다. S-에쿠올이라는 특정 성분의 경우 일부 여성에게 미량 효과가 있을 수 있지만 이외 어떤 제품도 확실한 효과가 증명된 것은 없다. 안전성에는 문제가 없어 보인다.
- **비타민E** | 하루에 비타민E를 400~800IU 투약해서 혈관운동증상에 혼재된 결과를 얻은 연구들이 나와 있다. 설사 효능이 있다고 해도 최소한인 데다 하루에 400IU 이상의 비타민E 섭취는 치사율 증가에 관련이 있으므로 비타민E 역시 금지다.
- **당귀** | 안젤리카 시넨시스Angelica sinensis라는 식물의 뿌리를 말린 것으로 전통 한방의학에서 많이 쓰인다. 당귀는 발열감과 발한에 효능이 없으며 잠재적으로 항응고제와의 위험한 상관관계가 있는 데다 암 발생률을 높일 수 있다는 우려가 있다.
- **달맞이꽃종자유** | 달맞이꽃 식물Oenothera biennis 씨앗에서 추출한 기름이다. 달맞이꽃종자유는 월경 전 증후군이나 유방 통증, 완경

* 콩에 많이 들어 있는 단백질의 한 종류.

기 발열감 등 여러 부인과 증상의 치료법으로 사용되어 왔다. 광범위하게 사용되고 있지만 기본적으로 효험을 증명할 자료는 없는 상태다.

새로운 연구

체온과 관련해 과민 반응하는 신경을 에스트로겐의 도움 없이 진정시키는 효과가 있는 페졸리네탄트fezolinetant라는 약품에 대한 연구가 현재 진행 중이다. 완경기 발열감을 80퍼센트 경감시키는 것으로 나타나 연구의 초기 단계에서부터 전망이 좋다. 이 치료법에 관해 곧 더 많은 자료가 발표될 예정이다.

요점

- 혈관운동증상은 여성의 80퍼센트에게 일어나고 완경 수년 전에 시작되는 경우도 많다. 평균 지속 기간은 7년이며 완경까지 오랫동안 지속될 수 있다.
- 에스트로겐이 혈관운동증상의 가장 효과적인 치료법이다.
- 가장 효과적인 약물 외 치료법은 인지행동치료와 최면요법이며, 침은 효과가 없다.
- 다음과 같은 비호르몬성 치료법이 있다. 파록세틴 메실레이트 및 염산염, 에스시탈로프람 그리고 저용량 가바펜틴이 가장 효과적이며 부작용 면에서도 안전하다.
- 피토에스트로겐 건강기능식품과 승마추출액이 가장 널리 알려진 식물성 요법이지만 효능이 증명되지는 않았다.

10장 월경 아수라장: 비정상 출혈, 어떻게 해야 할까

월경의 양과 주기에 변화가 있는 것은 마지막 월경으로 향하는 보편적인 경험이다. 비정상적이라고 느껴질 것이고, 특히 이때까지 언제나 규칙적인 월경 주기를 가져왔던 여성이라면 더욱 그렇겠지만 사실 일반적인 일이다. 너무 흔한 일이라 월경 주기 불순이 곧 완경을 향해가고 있음을 뜻하는 의학적 신호가 될 정도다(3장 참고).

비정상 출혈은 몇 가지 이유로 의학적 관점에서 매우 중요하다. 자궁내막암(자궁 내벽에 생기는 암)이나 갑상선 질환과 같은 다른 질환에 대한 경고 신호이기도 하고, 비정상적인 하혈로 손실된 혈액의 양도 의학적으로 중요하다. 삶의 질에도 영향을 미치는데 이 또한 절대 과소평가되어서는 안 된다. 불평 없이 속옷을 갈아입는 데도 한도가 있다. 불규칙적인 하혈로 인한 정신적 고통을 얕보는 사람이 있다면, 간헐적으로 피가 흐르는 특수 장치를 골반에 달고 1~2년 정도 생활해보길 권한다. 그런 후에 다시 와서 어떤지 말해보길 바란다.

일부 여성에게는 그저 월경을 몇 번 건너뛰거나 한두 번 평소보다 출혈이 심한 정도로 끝날 수 있다. 어떤 여성은 심하게 불규칙한 하혈을 겪지만 생각보다 흔한 일이고 암의 전조가 아니라는 것을 알게 되면 대수롭지 않게 여기기도 한다. 하지만 출혈이 괴로워서 치료를 원하거나, 혹은 의학적으로 문제가 돼서 실제로 치료를 필요로 하는 여성들도 많다. 하혈에 대한 여성의 반응은 완경이행기의 불규칙한 출혈 패턴만큼이나 다양하다.

정식으로 환자를 만나 개인적 병력에 대해 듣고 진단과 검사를 해보기 전까지 비정상 출혈의 원인을 진단하는 것은 불가능하다. 이 장의 목적은 하혈의 양상과 불규칙적 하혈이 일어나는 원인, 주의해야 할 점과 이유에 대해 살펴보고 일반적인 검사와 치료법을 설명함으로써 여성이 자신의 몸에 일어나고 있는 일을 이해하고 스스로를 지킬 수 있게 하기 위함이다.

비정상적 월경 출혈: 정확히 어떤 의미인가?

월경 출혈이 불규칙하거나 양이 너무 많을 경우 비정상적이라고 여겨진다. 월경 첫날부터 다음 주기가 시작되는 첫째 날까지 24~38일 사이인 것이 월경으로 인한 출혈의 일반적인 유형이다. 비정상적 월경 유형이란 주기 사이에 7일 이상 차이가 나는 불규칙한 주기를 의미하는데, 예를 들면 한 주기 사이가 25일이었는데 다음 주기는 37일이라든가 하는 것을 말한다. 또 다른 비정상적 월경 유형으로는 월경이 잦거나(주기가 23일 또는 그 이하일 경우) 월경 사이 간격이 길고(38일 이상), 주기를 건너뛰거나 월경을 하지 않는데 혈흔이 비치는 경우(월경 간 출혈), 성관계 후 출혈이 있는 경우 등을 의미한다.

정상 월경의 출혈량은 30~80ml(1~3온스) 정도 된다(느낌상으로는 훨씬 더 많겠지만). 출혈량을 정확히 측정하는 것은 큰 의미가 없고 다음 상황에 해당이 된다면 출혈량이 일반적인 경우보다 많다고 볼 수 있다.

- 생리용품을 착용했는데 혈액이 새어 나와 옷이나 이불을 적시는 경우
- 몇 시간 동안 매시간 생리용품을 교체해야 하는 경우
- 25센트 동전(약 25mm)보다 큰 핏덩어리가 보이는 경우
- 7일 이상 출혈이 있을 경우

여성 환자에게 월경 출혈이 심한지 물으면 보통 아니라는 대답이 돌아온다. 그런데 만일 같은 환자에게 옷이 젖을 정도로 심하거나 '쏟아지는지'를 묻는다면 그렇다고 답한다. 그가 자기 몸에 대해 잘 몰라서 그러는 것이 아니다. 언제나 출혈이 심했기 때문에 대수롭지 않게 여기고 있거나, 이전에 출혈량에 대한 염려를 표현했을 때 의료진이나 부모로부터 무시당한 경험이 있기 때문이다. 개인적으로 출혈이 많은 월경을 묘사할 때 '쏟아진다'라는 단어를 사용하는 것을 선호한다. 이 단어를 사용하면 대부분의 여성이 출혈로 옷이 젖거나 아니면 가까스로 봉변을 면하는 정도를 의미한다고 이해하는 것 같다.

완경이행기 동안 증가하는 월경의 양에 놀라는 여성이 있을 것이다. 문화적으로 여성은 자신의 월경 경험에 대해 수치심을 갖도록 훈련되었고, 그로 인해 다른 여성과 논의하지 못하는 경우가 많으며 의료 전문가 역시 여성에게 적절한 정보를 주지 않을 뿐 아니라 쉽게 무시하곤 한다. 완경이행기를 거치면서 여성이 자신의 신체가 망가지고 있다고, 나만 월경이 "쏟아지는" 것 같다고 생각하게 되는 것은 (사실 공통적인 경험인데 말이다) 여성에 대한 일종의 억압이다.

40대 후반일 때 한번은 나이트클럽에서 예상치 못한 월경이 시작돼 탐폰을 빌려야 했던 적이 있었다. 화장실에서 만난 나보다 스무 살쯤 어려 보이는 어느 여성이 친절하게도 갖고 있던 일반 사이즈 탐폰을 나에게 건네주었는데, 어찌나 조그마하던지 웃음을 참느라 애썼다. 완숙한 여성의 위대한 월경량에는 턱도 없는 크기였지만 그래도 흐뭇했던 것이, 내가 실제보다 어려 보인다는 증거 아니겠는가. 당시 내 좌우명은 '특대형이 아니라면 집으로!'였다. 그 아가씨와 친구에게 40대의 월경에 대해 설명해주니 공포에 질려 눈이 똥그래졌다.

완경이 지나면 자궁 출혈이 없는 것이 맞다. 그러므로 마지막 월경 이후의 모든 하혈은 비정상이라고 보면 된다. 월경이 매우 불규칙한 사람이라면—완경이행기에는 흔한 일이므로—완경 이후의 하혈을 그저 어쩌다 있는 또 한 번의 월경 불순쯤으로 착각하기 쉽다. 특히 다낭성난소증후군PCOS 등의 배란 관련 질환을 앓고 있는 경우라면 더욱 그럴 것이다. 이 증후군을 앓는 사람은 월경 주기가 8개월 이상 되는 경우도 있기 때문이다. 게다가 모든 여성이 자신의 월경 주기를 기록하지는 않는다. 심지어 부인과 전문의도 마찬가지다! 마지막 월경이 7개월 전이었던가, 13개월 전이었던가, 아니면 19개월 전이었던가? 이런 식으로 마지막 월경 시기가 불분명하다면 무조건 주의하는 것이 좋으며 암전구증 증상이나 암을 놓치지 않으려면 이들 출혈 자체를 비정상적 상태로 보고 대비해야 한다.

자궁내막암

자궁내막암은 내부를 감싸고 있는 조직에 생기는 암을 말한다.

이 질병은 완경 이후에 더 흔히 발생하므로 완경이행기 중 일어나는 비정상적 자궁 출혈이 있다면 의심해보아야 한다. 자궁내막암은 몇 가지 종류가 있는데 그중 가장 흔한 것은 자궁내막양암이다. 조기 발견할 경우 생존율은 90퍼센트에 이른다. 자궁내막암 위험을 증가시키는 대표적인 원인은 에스트로겐에 과다하게 노출되었거나, 이를 상쇄할 충분한 프로게스토겐(프로제스테론 또는 프로게스틴)이 없는 상황이다(17장 참조). MHT에서 충분한 프로게스토겐 없이 에스트로겐을 투여하거나 비만(BMI 30 이상)일 경우 자궁내막암 발병률이 높아지는 것은 이 때문이다. 다른 위험 요소로는 제2형 당뇨와 타목시펜 tamoxifen*(5장 참고), 유전적 요인 등이 있다. 레보노르게스트렐을 분비하는 자궁내장치IUD와 같은 호르몬 피임법은 자궁내막암 위험을 낮춘다.

비만 역시 자궁내막암과 관련이 있는데 지방조직이 아로마타제 효소를 통해 에스트로겐을 형성하기 때문으로(3장 참고), BMI가 높을수록 에스트로겐 수치가 높다. BMI 지수가 5만큼 상승할 때마다 자궁내막암 위험도는 약 50퍼센트 가까이 증가하게 된다. 비만과 자궁내막암의 상관관계를 인지하는 것이 중요한데, 가족력이 있을 경우 골다공증 위험도가 높아진다는 사실을 염두에 두어야 하는 것과 비슷하다. 정확한 지식을 가져야 올바른 선택이 가능해지는데, 불행히도 비만과 자궁내막암의 상관관계에 대해 인지하는 여성은 50퍼센트에 그친다. 이 사실을 모르면 비정상적인 출혈을 경험해도 적절한 검사를 받거나, 자궁내막암 위험을 낮추기 위한 프로게스토겐 치료를 요청하지 못하게 된다. 또한 이를 인지함으로써 체중 감량을 시도할 수도 있다. 많은 의사가 이러한 논의를

* 비스테로이드계 항에스트로겐제.

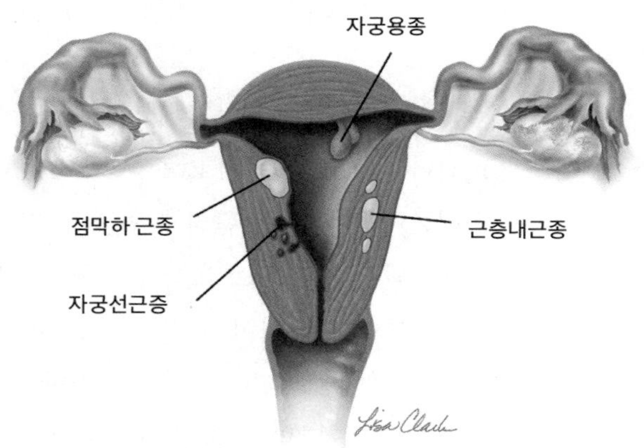

그림 8. 비정상적 월경 출혈의 원인: 자궁근종과 용종

꺼리는 경향이 있다고 보이는데, 자궁내막암에 걸린 여성들에 관한 한 연구에 따르면 30퍼센트의 환자만이 의사로부터 비만과의 연관성에 대해 안내받았다고 답했다. 체중에 관해 대화하는 것이 쉽지는 않겠지만, 여성은 필요한 정보를 제공받지 못하거나 지방혐오에 노출되거나 둘 중 하나인 듯하다. 두 경우 모두 용납할 수 없는 일이다.

마지막 월경 이후 출혈을 경험한 여성에게서 자궁내막암 가능성을 배제하는 데 초음파가 유용하게 쓰이지만, 완경 이전일 경우는 다르다. 자궁내막암 위험을 진단하기 위해서는 초음파로 자궁내막의 두께를 측정하는데, 완경 이전에는 월경으로 인해 보통 이 내막이 두꺼운 상태이기 때문이다. 완경이 지나고 나면 내막이 얇아져 초음파를 이용한 진단이 훨씬 쉬워진다.

완경 전이라 초음파로 자궁내막암 검사가 불가능하거나 완경 후 초음파 검사에서 내막이 두꺼운 것으로 발견되면 자궁내막 조직 생검으로 진단한다.

월경 주기를 벽돌과 시멘트에 비유해 분석했던 것을 다시 떠올려보자(3장). 에스트로겐이 내막을 형성하고(벽돌을 쌓는다) 배란과 함께 분비된 프로제스테론이 내막을 탄탄하게 안정시킨다(벽돌 사이 시멘트를 바른다). 임신이 되지 않으면 프로제스테론은 생산이 멈추고 내막이 무너져 밖으로 나오게 되며 혈관이 노출되어 출혈이 생긴다. 월경혈은 이 내막과 혈관에서 나온 혈액이 결합된 것이다. 자궁은 강력한 수축으로 혈관을 압박해 출혈을 멈추게 하는데 코피가 날 때 코를 누르는 것과 같은 원리다. 압력으로 출혈을 늦추고 혈액 응고 메커니즘(응고 시스템)을 작동시켜 출혈을 멈추게 한다.

이를 염두에 두었을 때 불규칙 출혈의 근본 원인은 다음과 같다.

- **자궁내막** | 자궁내막이 너무 두껍거나 너무 얇은 경우. 일반적으로 호르몬 변화가 가장 흔한 원인이다. 자궁내막이 국소적으로 과도하게 자라나 매달려 있는 것이 용종(그림 8 참고)이며 암 위험률은 1퍼센트 정도다. 호르몬 피임법이나 MHT, 또는 호르몬이 함유된 건강기능식품 역시 자궁내막에 영향을 줄 수 있다. 암과 전암병변은 언제나 염두에 두어야 하며, 이보다는 흔치 않지만 감염이 원인인 경우도 있다.
- **자궁근층** | 자궁근종leiomyomas은 자궁 근육에 생기는 양성 종양이며 자궁선근증은 자궁내막이 자궁근층 안쪽으로 자라나는 상태를 의미한다(그림 8 참고). 이 두 가지 질환에 대해서는 나중에 더 다루기로 한다.
- **혈액 응고 능력에 이상이 있는 경우** | 40세 이상의 여성에게 이 문제는 대부분 리바록사반이나 와파린, 아픽사반 등 항응고제로 인해

발생한다(혈액을 묽게 하는 역할). 또한 아스피린 및 다양한 건강기능식품 역시 출혈에 영향을 줄 수 있는데 이들 건강기능식품에 함유된 식물성 원료가 혈액 응고 기전에 작용하거나 항응고제와 상호 작용할 수 있으며, 함입되어 있는 처방약 때문일 수도 있다.

혈액의 색은 출혈의 원인과는 무관하지만 패턴과 양은 의료진이 방향을 잡는 데 도움이 될 수 있다(보충자료 표 1, 513쪽 참고).

월경을 건너뛰는 것은?

연속으로 두세 번, 또는 다섯 번까지도 월경을 건너뛰는 것은 완경이행의 정상 진행 과정이다. 월경을 건너뛰는 모든 여성의 상태를 체크해야 한다면 완경이행기에 있는 여성들은 끊임없이 검사를 받아야 할 것이다. 그러므로 검사 대상을 결정하는 일은 상황에 따라 달라서 암과 관련된 위험이 있다든가, 완경과 무관한 다른 질환이 있을 가능성이 있다든가 하는 경우를 고려해야 한다.

그렇다면 다른 패턴은 정상이지만 월경을 한 번 건너뛰는 것은 정상이라고 볼 수 있을까? 완경이 진행되며 있을 수 있는 일이긴 하지만, 출혈에 변화가 있다면 의료진과 상의해보는 것이 좋으며 특히 암이나 전암병변의 위험 요소를 갖고 있는 여성은 월경량이 원래보다 많거나 적다면 관련 검사를 받아보아야 한다.

시상하부성 무월경을 완경이라고 잘못 알고 있는 경우도 있다. 이는 뇌에서 난소로 전달되는 신호체계에 문제가 생겨 난포가 매달 발달하지 않는 질환이다. 그에 따라 에스트로겐 수치가 줄고, 월경이 없거나 불규칙해진다. 시상하부성 무월경의 가장 일반적인 원인으로는 스트레스, 수면장애, 체중 감소, 과도한 운동 등이 있지만 다른 질병에 의해서도 유발될 수 있다. 완경 증상과 마찬가지로 에스트로겐 수치가 낮지만 완경과는 달리 난포자극호르몬FSH 수치 또한 낮은 것이 특징이다. 시상하부성 무월경이 있을 경우 에스트로겐 수치가 낮아 골다공증의 위험이 높아지므로 조기에 진단하는 것이 중요하다.

월경과다는?

일부 여성은 완경이행기에 응급 처치가 필요할 만큼 엄청난 양의 출혈을 경험한 적이 있을 것이다. 이렇게 과도한 출혈은 아무런 전조 없이 갑자기 일어나기도 하고, 이미 월경 불순을 겪고 있거나 양이 많던 중에 일어나기도 한다. 어느 쪽이건 그렇게 엄청난 양의 피를 보는 것은 충격적인 일이고 의학적으로도 우려할 만하다. 한 시간에 생리대 하나를 전부 적실 만큼의 출혈이 두 시간 이상 지속되거나 걱정이 된다면 의료진과 급히 상의하거나 도움을 요청하기를 권한다.

월경 대혼란: 진단 과정의 이해

각기 다른 여성을 진단하는 과정은 여성의 나이나 호르몬 투약 여부, 건강기능식품이나 그 외 약물 복용 여부 그리고 과거의 출혈 패턴, 여타 건강 상태 및 가족 병력 등 여러 요인에 따라 달라진다. 예를 들어 용종이 출혈의 일반적인 원인이 아니어도 타목시펜을 복용하는 여성이라면 해당 약품이 용종의 위험을 매우 높일 수 있으므로 출혈 패턴에 관계없이 용종 검사를 받아보아야 한다. 출혈의 원인이 자궁경부인 경우도 종종 있으므로 자궁경부암 검사도 시행해야 한다.

내진을 통해 출혈의 원인에서 자궁경부를 배제할 수 있고, 이때 출혈이 질이나 외음부에서 발생하지 않는지도 확인 가능하다. 골반 검사에서는 근종이나 자궁선근증의 지표가 되는 자궁 크기에 변화가 있는지를 볼 수 있다. 자궁경부암 정기 검사 시기가 지났다면 이 검사도 해야 한다. 혈액 검사로 출혈로 인한 혈액 손실이 위험한 정도가 아닌지 확인하고 갑상선 기능과 프로락틴prolactin(고프로락틴혈증은 월경 패턴을 변화시킬 수 있다) 수치를 측정한다. 또한 임신했을 가능성 역시 언제나 염두에 두어야 한다. 개인적으로 갖고 있는 요인에 따라 갑상선 검사와 같은 다른 검사도 진행할 수 있다.

자궁 초음파를 통해 자궁의 크기와 모양을 측정해 근종이나 용종, 자궁선근증 등 출혈의 원인이 될 수 있는 요인을 알아볼 수 있지만 초음파 없이 치료를 진행하는 것이 적절할 때도 있다. 암이나 전암병변을 발견하기 위해 자궁내막 조직 샘플이 필요할 때가 있는데 이는 진료실에서 작은 빨대처럼 생긴 관을 자궁경부를 지나 자궁 안까지 넣어 자궁내막 조직을 채취하거나 자궁경관확장 및 소파술이라는 시술을 통해 얻을 수 있다. 두 가지 방법 모두 장단점이 있어 환자 각각의 의학적 상태를 고려해 선택하는 것이 좋다.

자궁내막 조직검사는 의식이 있는 채로 진료실에서 진행되며 자궁내장치IUD 삽입술과 비슷한 방식으로 진행된다. 사람에 따라 약간 불편하게 느껴질 수도 있고 통증이 심한 경우도 있다. 통증을 줄이기 위한 여러 방법이 시도되었지만 안타깝게도 확실한 효과가 있는 방법은 아직까지 없다. 23장에서 논의하는 자궁내장치 삽입술에서의 통증을 완화하기 위한 기술은 자궁내막 조직검사에서도 똑같이 적용된다. 자궁내막 생체검사 중에는 통증이 있어도 중간에 멈출 수가 없어 환자가 필요할 때 이 검사를 받기를 꺼리게 되는 경우가 많은데, 이는 암을 진단하지 못하고 놓칠 위험으로 이어진다.

검사를 어떻게 진행할지(어떤 검사가 필요하고 어떤 순서로 진행해야 하는지)는 여러 가지 요인에 달려 있기 때문에 이 책에서 다룰 수 있는 내용이 아니다.

호르몬성 출혈에 관해

완경이행기 동안의 복잡한 호르몬 작용으로 에스트로겐 수치가 증가하기도 하고, 프로제스테론 수치가 감소하기도 하며 또는 두 현상 모두 일어나기도 한다. 이로 인해 자궁내막에 일종의 골디락스Goldilocks* 상황을 유발해서, 너무 두껍거나 너무 얇거나 또는 무질서한 상태가 연출된다. 닥치는 대로 지어졌거나, 조잡한 솜씨로 쌓아올린 벽돌 벽을 상상해보라. 기본적으로 적절한 순간은 없다고 보면 된다. 자궁내막이 너무 두껍거나 무질서하면 출혈량이 많아지거나 출혈 기간도 길어지고, 때로 두 현상이 동시에 벌어지기도 한다. 또 자궁내막의 일부가 때때로 떨어져 나오게 되면(벽돌 벽의 한 부분이 단단하지 않은 상황을 생각하면 된다) 불규칙 출혈

* 영국 전래동화 〈골디락스와 세 마리 곰〉에 나오는 주인공 소녀의 이름에서 유래한 용어로, 너무 뜨겁지도 않으며 차갑지도 않은 적당한 상태를 의미한다. '높은 성장 중에도 물가 상승이 없는 상태'라는 의미의 경제 용어로도 사용된다.

이 생긴다. 불규칙 출혈은 또한 불규칙적인 배란 때문이기도 하다. 배란이 되지 않고 에스트로겐 수치가 낮은 채 오랜 시간이 흐르면 내막이 너무 얇아지는데 이때 자궁내막이 헐어서 출혈이 일어난다.

초음파가 필요한지의 여부는 여러 요소에 달려 있지만, 자궁의 크기가 정상이고 암이나 암전구증의 우려가 낮다면 초음파 외의 치료법을 먼저 시작해본 후 효과가 없을 때 초음파를 진행해도 괜찮은 경우가 많다. 만에 하나 근종이나 자궁선근증(과도한 월경혈의 또 다른 원인으로 초음파로 발견 가능하다)이 있다고 하더라도 일차적인 치료는 호르몬 출혈일 경우와 대체로 동일하다.

호르몬 출혈에 있어 가장 먼저 시도해보는 치료법은 다음과 같다.

- **레보노르게스트렐 자궁내장치IUD** | 출혈이 심한 월경에 가장 효과적인 치료법으로, 월경의 한 주기당 출혈량을 70~80퍼센트 정도 감소시키고, 아예 출혈을 중단시켜 불규칙적 월경도 개선할 수 있다. 월경통에도 도움이 된다. 자세한 내용은 23장을 참고할 것.
- **트라넥삼산TRANEXAMIC ACID** | 이 약은 혈액 응고를 도우며 월경 출혈이 있는 5일간 복용한다. 월경 주기당 출혈량을 50퍼센트까지 감소시킬 수 있다. 출혈이 있을 때만 약을 복용한다는 점이 많은 여성에게 장점으로 작용한다.
- **호르몬 피임법** | 에스트로겐이 함유된 경구 피임약이나 붙이는 패치, 질내 링, 프로게스틴 성분만 들어 있는 경구 피임약, DMPAdepo medroxyprogesterone acetate* 등이 있다. 임플라논은 불규칙 출혈

* 주사식 피임제의 일종.

을 조절하는 데는 효과가 덜하기 때문에 여기서는 권장하지 않는다. 어떤 방법을 사용하는지에 따라 출혈량을 50퍼센트 이상 감소시킬 수 있다. 에스트로겐을 함유한 호르몬 피임법은 월경과다와 불규칙 출혈 둘 다 치료할 수 있으며 완경기 발열감과 월경통에도 도움을 준다. 자세한 내용은 23장을 참고할 것.

+ **비스테로이드 소염제** | NSAID Nonsteroidal Anti-inflammatory Drugs로도 알려져 있는 소염 진통제로, 처방전 없이 구매할 수 있지만 고용량은 처방전이 필요하다. 이부프로펜과 나프록센나트륨이 가장 일반적인 예로, 여성의 80퍼센트가 월경 1~2일 전부터 복용을 시작하면 출혈량이 줄어든다고 답했다. 출혈량은 위에 소개한 다른 방법들만큼 확연히 감소하지는 않지만 여전히 많은 여성이 도움을 받고 있으며 월경통에도 효과가 있다.
+ **프로게스토겐** | 월경이 불규칙적이고 출혈량이 많을 때 한 달에 11~21일 동안 경구용 프로게스토겐을 적정량 복용하면 월경 주기가 안정되고 출혈량도 감소한다. 이때는 프로게스틴이 프로제스테론보다 더 효과적이다. 프로게스토겐에 관해서는 17장과 18장을 참고할 것.
+ **일반적인 MHT** | 이런 종류의 출혈을 조절하는 데는 크게 효과가 없는 편이다. 자세한 사항은 17장과 18장을 참고할 것.

약물 치료로 효과를 보지 못할 경우 수술을 하는 방법도 있다. 의료진 대부분은 적어도 3~6개월가량 약물 치료를 할 것을 권하며, 수술을 선택하기 전에 가급적 두 가지 이상의 약물 치료를 시도해보는 것을 선호한다. 수술로 인한 합병증 비율은 저조하긴 하지만 일어날 수 있기 때문에 약물 치료를 선행하지 않고 수술을 한 뒤 합병증이 발생할 경우에 대해 심사숙고해야 한다. 결국 자신의 몸이고 스스로의 선택이다.

자궁내막소작술은 자궁내막을 태워서 파괴하는 방법이다. 이 시술은 시술 방법과 환자의 선호에 따라 수술실 또는 진료실에서 실시하며, 암이나 암전구증의 가능성을 배제한 후에만 실행한다. 시술 이후 월경이 아예 없는 여성도 있지만, 보통은 예전처럼 월경이 계속되고 단지 심한 출혈이 없어질 뿐이다. 어떤 방식으로 시술을 하느냐에 따라 성공률에 큰 차이가 있다. 월경통이 심하고 45세 이하일 경우 결과에 대한 만족도가 낮은 경우가 많다.

효과가 확실한 수술은 자궁절제술로, 질을 통해 할 수도 있고 복강경으로 진행할 수도 있는데 후자의 경우 복부에 2~3군데 작은 절개 자국이 남는다. 자궁절제술은 다른 선진국에 비해 미국에서 시술율이 높다. 약물 치료보다 수술을 권하는 일부 산부인과 의사들 때문에 이렇게 비율이 높아지기도 했고, 심지어 인종 차별도 한 요소로 작용하지만 단순히 여성 자신이 출혈을 한번에 끝내고 싶어서 자궁절제술을 바로 선택하는 일도 있다. 물론 수술하지 않고도 효과를 볼 수 있다는 점을 강조함으로써 환자를 설득해 약물 치료를 선택하게 할 수도 있겠지만, 미국 여성들은 자궁절제술 비율에 관한 연구에서 자주 비교 대상이 되는 영국이나 유럽 국가 여성에 비해 의료 서비스에 드는 비용이 훨씬 높다는 점을 감안해야 한다.

미국에서 건강보험이 없는 여성이 미레나Mirena 자궁내장치를 시술하는 데 드는 비용은 1,000달러가 넘고 트라넥삼산 치료는 매달 150달러가 든다. 좋은 조건의 보험을 갖고 있다고 하더라도 본인 부담금이 여전히 많이 든다. 여기에 진료를 받기 위해 방문하는 데 드는 비용, 초음파, 다른 검사 비용을 추가하면 갖고 있는 보험에 따라 몇백에서 몇천 달러가 소요될 수 있으며 여러 해가 걸릴 수도 있다. 게다가 이 비용을 전부 지불하고도 여전히 출혈이 있다면? 미국의 괴상한 의료 시스템을 생각하면 약물로 출혈을 치료하는 데 드는 총비용이 자궁절제술에 드는 비용보다 높을 수 있기 때문에 일부 여성들은 경제적인 이유로 수술을 선택하기도 한다. 미국 의료 시스템이 가진 서글픈 진실 중 하나는, 환자의 경제적 이유로 인해 의료진이 첫 번째 선택지로 권장하는 방법을 언제나 선택할 수 없고 또한 비수술 약물 치료가 효과적이지 않을 경우를 감수할 수 없다는 점이다. 영국에서는 이 장에 소개된 모든 치료가 전액 무료이며 대부분의 유럽 국가들은 일부 또는 전액 치료비를 보상하는 전 국민 건강보험 시스템을 갖추고 있다.

거기에 더해 병가를 내야 하는 문제도 있다. 미국의 정규직 근로자가 보장받는 병가는 1년에 평균 8일이다. 미국 노동자의 약 40퍼센트는 병가가 아예 없으며 저임금 일자리로 가면 이 비율은 거의 두 배가 된다. 영국이나 유럽 국가 대부분은 유급 병가를 보장하며 질병으로 직장을 그만두어야 할 경우 건강보험을 잃을 걱정 역시 당연히 하지 않아도 된다. 자궁절제술의 종류에 따라 다르긴 하지만 시술을 받은 후 일주일 후부터 출근할 수 있는 사람도 있지만 대부분 2~3주 후부터 일상 복귀가 가능해진다. 다시 말하지만, 비정상 출혈 관리를 위해 여러 번 병원 방문이 필요하다는 것을 생각하면 많은 여성이 수술을 선택하는 데 있어 직장에서 뺄 수 있는 시간 역시 큰 결정 요인이 될 것이다.

약물 치료를 선택할 경우 더 장기간 치료가 필요한 40대 초반의 여성은 같은 출혈 문제를 겪는 40대 후반 여성의 생각과 다를 수 있을 것이다. 마지막 월경 주기를 예측할 수 있는 정확한 혈액 검사가 개발되어야 하는 이유 중 하나다. 완경이 2년 후일지 5년 후가 될지를 정확히 예측할 수 있는 검사가 존재한다면 수술에 대한

40대 후반 여성의 생각은 달라질 것이다. 현재 알 수 있는 사실은 월경 주기가 60일 이상으로 벌어지게 되면 4년 내에 월경이 멈추게 될 것이라는 것 정도다.

자궁근종에 대해

자궁근종은 자궁 근육이나 근육층(그림 8 참고)에 생기는 암이 아닌 양성 종양이다. 심한 출혈과 월경통을 유발하고 많이 커질 경우 방광에 압박을 가해 불편을 느끼거나 화장실에 자주 가는 증상이 발생한다. 자궁근종이 커지는 것은 에스트로겐의 영향으로, 완경 이후 에스트로겐 수치가 떨어지면 거의 예외 없이 다시 작아진다. MHT에서 사용하는 에스트로겐은 적은 양을 쓰기 때문에 자궁근종을 키울 정도는 아니다.

백인 여성의 70퍼센트와 흑인 여성의 80퍼센트가 50세 이전에 최소한 한 개 이상의 자궁근종이 생긴다. 이렇게 많은 여성이 자궁근종을 경험하는 이유는 알려지지 않았지만 임신 이후 갖게 되는 자궁의 자가 치유력과 관련 있을 것이라는 이론이 있다. 태아와 태반이 성장하면서 자궁이 늘어나는 과정이 조직에 엄청난 타격을 준 후 임신을 반복하기 위한 자가 치유 메커니즘이 작동하게 되는데, 이 자가 치유력이 부적절하게 유발되어 근육 조직이 지나치게 쌓이면서 자궁근종이 발생할 가능성이 있다는 이론이다. 자궁근종은 종종 흑인 여성에게 더 일찍부터 나타나며 여러 증상을 유발한다. 이러한 차이가 생기는 원인에 대해서는 확실히 알려진 바가 없고 건강에 대한 사회적 결정요인도 한 역할을 할 것으로 예상되지만 흑인 여성에게 나타나는 자궁근종은 아로마타제 효소 수치가 높은 경우가 더 많은데, 이 효소는 에스트로겐 생성에 필수적이다. 에스트로겐이 더 많이 생성될수록 자궁근종이 빠르게 자라나고 그로 인해 더 많은 증상이 유발되며 더 어린 나이에 문제를 초래한다.

자궁근종은 수수께끼 같은 면이 있다. 자궁근종의 증상은 언제나 종양의 크기에 비례하는 것이 아니라서 어떤 경우에 문제가 되는지 알기가 쉽지 않다. 자궁근종은 자궁이 출혈을 줄이기 위해 수축하는 것을 막아 과다월경을 유발할 수 있지만, 또한 혈관의 반응에도 영향을 미치기 때문에 다른 방식으로도 출혈을 방해할 가능성이 있다. 자궁내막을 변형시키는 자궁근종을 점막하근종이라고 하며 자궁 근육에 생기는 근종을 근층내근종이라고 하는데, 이들 자궁근종이 비정상적 월경 출혈을 일으킬 확률이 더 높다(그림 8 참고). 때때로 자궁근종이 공급되는 혈액에 비해 너무 커져서 조직이 괴사하기 시작하기도 하는데(이를 변성이라고 함) 이때 심한 통증이 있다.

자궁근종은 암이 되지는 않는다. 하지만 매우 드물게 자궁 근육에 생기는 육종이라는 암을 자궁근종으로 착각할 수 있다. 자궁근종이 육종인 경우는 1퍼센트에도 훨씬 못 미친다. 육종의 위험은 노화와 함께 증가하며 초음파 검사를 통해 가능성을 어느 정도 선별할 수 있다. 자궁근종이 빠른 속도로 자랄 경우 암을 우려할 수 있지만, 그럴 경우에도 육종일 위험은 매우 낮다.

많은 여성이 자궁근종을 치료할 방법이 거의 없다고 생각하는데, 약물 치료를 통해 출혈을 조절하고 근종의 크기를 줄어들게 하거나 시술로도 근종 크기를 줄일 수 있으며 아예 근종을 없애거나 자궁절제술을 하는 등 여러 방법이 있다. 자궁근종과 비슷한 남성 질환으로는 전립선비대증이 있는데, 전립선의 조직이 비대해져 양성 종양이 되는 증상이다. 치료법의 종류는 자궁근종과 거의 동일하다. 그럼에도 여성들이 자궁근종을 치료할 방법이 별로 없다는 인상을 갖고 있는 것은 여성의 출혈이 심각하게 받아들여지지 않아서, 혹은 치료 방안에 대해 자세한 정보를 안내받지 못해서는 아닌가 의문이 든다.

앞서 논의했던 호르몬성 출혈 치료를 위한 약물 치료법은 모두 동시에 자궁근종 치료법이기도 하다. 다만 자궁근종으로 인해 자궁강이 심하게 왜곡된 여성은 호르몬방출 자궁내장치가 잘 맞지 않을 수도 있어, 이 방법은 적용하지 못하는 경우가 있다. 또 다른 방법은 생식샘자극호르몬방출호르몬GnRH 작용제를 투여하는 것인데, 뇌에서 난소로 전달되는 신호에 영향을 미쳐 가역적인 화학적 완경(5장 참고)을 일으키게 하는 방법이다. 최근까지는 주사로만 투여했지만 이제는 경구용 알약도 나와 있다. GnRH 작용제는 검사를 진행하거나 수술을 기다리는 동안 출혈을 멈추기 위한 일시적인 방법으로 쓰이지만 장기간 사용할 수도 있고, (장기간 요법으로 사용할 시에는) MHT를 추가해 뼈의 손실이나 완경의 다른 증상을 예방할 수도 있다.

자궁근종 시술과 수술로는 다음과 같은 것들이 있다.

- **근종의 외과적 제거** | 근종절제술이라고 하며, 질을 통해 자궁에 자궁경을 넣어 진행할 수도 있지만 보통 복부 수술이 필요하다. 그러나 수술을 통해 근종을 제거한다고 하더라도 눈에 보이지 않는 아주 작은 크기의 근종이 다시 자랄 수 있어 확실한 효과가 보장되는 것은 아니다.
- **자궁동맥 색전술** | 영상의학과 의사가 자궁근종과 연결된 주요 혈관을 찾아 색전 물질로 혈관을 막음으로써 근종을 괴사시키는 시술이다. 시술 후 며칠간 통증이 심할 수 있다. 외과적 수술을 통해 근종을 제거하는 것과 색전술을 비교한 한 연구에 따르면 수술 후 2년째에 환자가 느끼는 삶의 질이 색전술보다 높은 것으로 나타났으나, 많

은 여성이 색전술 결과에 만족하는 편이다. 두 방법 사이의 합병증 비율은 비슷하다.

- **집속 초음파 수술FUS** | MRI 스캔을 통해 근종뿐 아니라 장과 방광 등 피해야 할 곳을 정확히 확인한 후 초음파로 근종을 태워 없앤다.
- **자궁절제술** | 자궁을 제거하는 것으로, 가장 효과적이고 즉각적인 치료법이다.

한 가지 주의할 점은 위에 열거한 치료법들은 자연적 완경을 앞당길 수 있다는 사실이다(5장 참고). 수술은 고려할 사항이 많은 복잡한 결정이다. 이전에 시도했던 치료법은 무엇인지, 자궁을 보존하고 싶은지, 자기가 사는 지역에서 어떤 의료 서비스가 제공되는지 등을 알아보아야 하며 특정 시술을 위험하게 할 수 있는 다른 질환의 여부와 완경까지 얼마나 남았는지(완경과 함께 근종에서의 출혈도 중단된다) 등도 고려할 사항이다.

자궁선근증에 대해

자궁선근증은 자궁내막이 근육층 안으로 자라난 상태를 말한다(그림 8 참고). 이 질환은 여러 면에서 월경 중 출혈량과 통증을 증가시키지만 월경 주기 사이 불규칙 출혈을 일으키지는 않는다. 이론적으로 자궁선근증은 임신 기간 늘어난 자궁벽에 손상이 생겨 미세한 균열을 만들면서 자궁내막이 근육층 사이로 자라나서 생기는 증상이라는 가설이 가장 유력하고, 보통 임신 경험이 없다면 자궁선근증 가능성이 희박하다.

자궁선근증을 앓고 있을 경우 자궁의 크기가 커지며 초음파나

MRI 검사 시 특징적인 소견들이 보이는 경우가 있다. 자궁선근증은 배제 진단을 하게 되는데, 정확히 확진할 수 있는 검사가 없어 다른 의심 질환에 대한 검사상 발견되는 것이 없고 증상이 자궁선근증과 일치할 때 출혈량 증가가 자궁선근증으로 인한 것이라고 결론 내리는 방법이다.

자궁선근증에 특화된 치료법은 없다. 레보노르게스트렐 자궁내장치나 피임약 복용, 또는 디포-프로베라Depo-Provera 등 호르몬 관련 출혈 치료법이 자궁선근증에도 우선 적용된다. GnRH 작용제는 자궁근종 치료제로 승인된 것은 아니지만 시도해볼 수 있다. 출혈량이 매우 많거나 호르몬 약물이 즉각적인 효과가 없을 경우 GnRH 작용제를 단기간 사용하면 출혈을 멈출 수 있고 그 후 레보노르게스트렐 자궁내장치나 다른 호르몬으로 전환할 수 있다. 자궁선근증이 의심될 때 자궁내막소작술을 시행할 수도 있지만 실패율이 높다. 자궁선근증의 가장 확실한 치료법 역시 자궁절제술이다.

마지막 월경 후 출혈

여성의 최대 11퍼센트가 마지막 월경 후 출혈을 경험하며 대부분 초반 몇 년 안에 일어난다. 마지막 월경 후 3년 이상 지났다면 이 출혈이 일어날 확률은 1년에 1퍼센트 미만으로 떨어진다. 완경 후 출혈은 자궁내막암이 원인일 확률이 6~10퍼센트가량 되기 때문에 출혈량에 관계없이 옅은 혈흔 정도라도 가볍게 넘길 사안이 아니다. 완경 이후 출혈은 자궁내막암의 민감한 신호가 되며 자궁내막암 진단을 받은 여성의 90퍼센트가 최소 한 번은 완경 후 출혈을 경험한 적이 있다.

완경 이후에는 불규칙 출혈을 유발하거나 자궁선근증을 자극할 배란이 일어나지 않으므로 암을 제외하면 완경 후 출혈의 원인은 많지 않다. 자궁근종의 크기도 줄어들게 된다. 주요 원인은 다음과 같이 정리해볼 수 있다.

- **암이나 전암병변** | 자궁내막암이 유력하지만 자궁경부암의 호발 연령이 60대 초반이기 때문에, 자궁경부암도 고려해야 한다. 완경 후 출혈이 일어났을 때 여성의 연령이 높을수록 자궁내막암이나 자궁내막암 전암병변일 가능성이 높다. 프로게스토겐이 없는 채로 에스트로겐이 높아지게 되면 자궁내막암 위험이 증가하는데 비만이거나(지방조직에서 에스트로겐을 생성) MHT 중 에스트로겐만 복용하는 것 등이 원인이 될 수 있다.
- **자궁내막이 얇을 경우** | 에스트로겐이 분비되지 않으면 자궁내막이 너무 얇아져서 간헐적 출혈이 일어날 수 있다. 완경 후 출혈의 가장 일반적인 원인이다.
- **자궁내막이 두꺼운 경우** | 지방조직에서 생성되거나 MHT로부터의 에스트로겐이 자궁내막을 두껍게 만드는데(벽돌 쌓기) 이를 안정시켜주는 프로게스토겐이 없는 상태라면 때때로 내막이 무너지기도 한다. 그 밖에 호르몬이 섞인 건강기능식품 섭취가 원인이 되기도 한다.
- **완경 비뇨생식기증후군** | 자궁이 아닌 질에서 출혈이 발생하는 경우를 말한다. 속옷에 묻은 혈흔으로 혈액의 출처를 알 길은 없다. 에스트로겐 없이 질 내 조직이 얇아질 경우 출혈이 있을 수 있다(13장 참고).
- **용종** | 용종이 암이 될 위험은 연령이 높을수록 증가하며 완경 이후에 높아진다.
- **항응고제 관련 출혈성 경향** | 항응고제 복용을 하고 있을지라도 암

이나 전암병변의 가능성은 언제나 고려되어야 한다.

- **완경기 호르몬 요법MHT** | MHT는 일부 여성에게 완경 후 출혈을 일으키기도 한다(주기적 요법으로 MHT를 사용해서 기대되던 출혈이 나오는 경우는 제외, 18장 참고). 에스트로겐에 비해 프로게스토겐이 너무 많아 자궁내막이 과도하게 얇아지거나 또는 프로게스토겐이 충분하지 않아 자궁내막이 너무 두꺼워질 경우 출혈이 일어난다. MHT 도중 예상치 않은 출혈이 발견될 경우 암을 의심해보아야 하며 상황에 따라 다르기는 하지만 MHT를 시작한 후 처음 6개월 안에 비정상 출혈이 있었다면 추적 검사가 필요하다. 환자와 의료진이 함께 결정해야 하는 일이다.

암을 판단하기 위한 검사로는 초음파로 자궁내막의 두께를 살펴보는 방법이 있는데, 두께가 4mm 이하라면 99퍼센트 이상의 확률로 암을 배제할 수 있다. 하지만 마지막 월경이 끝나기 전에는 자궁내막의 두께가 일반적으로 4mm가 넘기 때문에 이 검사 방법은 효과적이지 않다. 다른 검사로는 자궁내막 조직검사나 자궁경관확장 및 소파술D&C, 자궁경 검사법이 있다(앞에서 논의). 초음파 검사에서 내막이 얇은 것으로 나타났는데 출혈이 계속된다면 추가 검사를 진행해야 한다.

암이나 암전구증 치료법에 대한 부분은 이 책에서 다루고자 하는 내용의 범위를 넘어선다. 많은 GUSM 치료법이 존재하며(13장 참고), 용종은 꼭 제거해야 하고 자궁내막이 너무 두껍거나 얇아서 출혈이 있는 여성에게는 MHT가 도움이 될 것이다.

요점

- 비정상 출혈은 완경이행기의 특징으로, 출혈량이 많고 기간이 길며 주기가 일정하지 않고 불규칙 출혈이 있을 수 있다.
- 완경이행기 동안 일어나는 출혈의 가장 일반적인 원인은 호르몬 불균형이며, 이 역시 이 시기의 특징이다.
- 자궁근종과 자궁선근증 역시 월경혈의 양이 많아지는 원인이다. 심한 월경통을 동반하지만 불규칙 출혈을 유발하지는 않는다.
- 월경과다는 약물로 조절이 가능하며 여러 가지 치료법이 있다.
- 완경 이후 출혈은 모두 정상적 월경이 아닌 것으로 보며, 검사를 해볼 필요가 있다.

11장 뼈 건강: 뼈 생물학과 골다공증, 골절 방지를 위한 기본 지식

"골다공증으로 겁주려고 왔습니다." 내가 2019년 참가했던 한 강의는 이렇게 시작했다. 이보다 더 좋은 첫 문장은 없을 것 같아 이 장도 이렇게 시작하려고 한다. 나도 뼈 건강과 골다공증에 관해 겁주려고 왔다. 골다공증의 중요성과 이것이 얼마나 많은 여성의 삶을 망치는지에 대해, 또 검사 과정과 골절 예방에 대해 설명하고자 한다.

골다공증은 뼈가 약해져 골절 위험이 높아지는 상태를 말한다. 뼈의 양, 즉 골량이 줄어들어 생기는 것으로 구조에 미세한 변화가 생기게 된다(그림 9 참고). 완전히 기전이 밝혀지지는 않았지만 뼈의 질에도 변화가 생긴다. 이 모든 요소가 합쳐져서 결국 뼈의 구조적 완결성이 약화된다. 뼈 건강은 연속적 상태로, 어떤 한 지점에서 좋다 나쁘다를 말할 수 없다. 골다공증은 그 과정의 마지막 지점이며 골절 위험이 가장 높은 상태를 말하지만 골다공증이 아니더라도 골량이 낮은 여성들이 많고, 그들 역시 골절의 위험을 갖는다. 이를 두고 예전에는 골감소증이라는 용어를 사용했지만 현재는 쓰지 않는다.

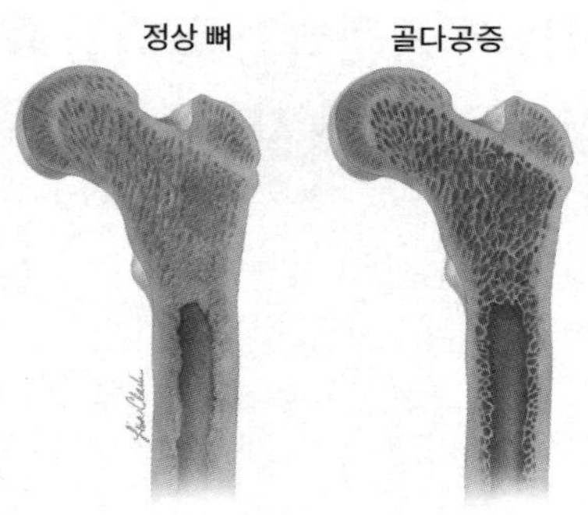

그림 9. 정상 뼈(왼쪽)와 골다공증을 앓는 뼈

이 책을 읽는 당신이 지금 20대 후반이라면 책장을 넘기는 동안 이미 뼈를 잃고 있는 중이다. 뼈는 계속해서 리모델링되는데, 이는 끊임없이 흡수되고 새로운 뼈가 만들어진다는 뜻이다. 꾸준히 진행되는 이 과정으로, 약 10년에 한 번씩 전체 골격이 대체된다고 보면 될 정도다. 여성은 20대 후반에 최대 골량에 다다르고 그 후로 뼈 손실이 시작되어 1년에 0.4퍼센트 미만으로 조금씩이지만 꾸준히 감소한다.

뼈의 형성에는 에스트로겐이 중요한 역할을 한다. 그러므로 마지막 월경이 시작되기 약 1년 전부터 뼈의 손실이 가장 활발하게 일어나며 그 상태가 약 3년간 지속된다. 평균적으로 여성은 이 3년 동안 6퍼센트의 골량 손실을 겪지만, 그보다 심각한 경우 1년에 3~5퍼센트 정도의 손실이 있기도 하다. 골량이 가장 빠르게 손실되는 이 기간 이후에도 1년에 0.5~1퍼센트 정도씩 완경 이전보다 높은 비율로 뼈가 손실된다. 노화 역시 여러 방면에서 뼈를 약화시킨다.

완경과 노화 외에도 골량과 골절 위험에 영향을 주는 다른 요인들은 다음과 같다.

- **완경 연령** | 완경이 일찍 찾아오면 완경 후의 삶이 더 길어지게 되고, 뼈가 손실될 기간 역시 길어진다는 의미다. 45세 이하일 때 완경을 겪은 여성은 50세가 넘어 완경을 겪은 여성에 비해 골절 위험이 1.5~3배 정도 높아진다.
- **음주** | 하루 3단위 이상의 음주는 골절의 위험을 높인다. 참고로 175ml(6온즈) 와인 한 잔이 2단위다.
- **신경성 식욕부진증*** | 거식증 환자는 골량이 낮은 경우가 많고 일찍부터 거식증을 앓을 경우 최대 골량에 영향을 줄 수 있다. 심각한 저체중일 때 배란이 일어나지 않는 경우가 많고 그에 따라 에스트로겐 수치가 감소하고 뼈에도 영향을 주는 다른 호르몬에도 변화가 생긴다. 식이 제한으로 인한 칼슘 결핍도 한 요인이 될 수 있다.
- **유전적 요인** | 뼈 건강에 가장 큰 영향을 주는 요인이다.
- **다른 질환** | 류마티스 관절염, 제2형 당뇨, 쿠싱증후군과 부갑상선 기능항진증 등이 있다.
- **약물** | DMPA와 스테로이드, 아로마타제 억제제(유방암 치료제), 또는 지나친 대마초 흡연 등이 해당한다.
- **영양 상태** | 특히 칼슘과 비타민D 결핍이 위험하다. 칼슘은 끊임없이 뼈 안팎을 흐르게 되어 있는데 충분히 섭취하지 않을 경우 뼈를 재형성하는 칼슘이 부족하게 되고, 칼슘이 극심하게 부족해지면 인체는 뼈로부터 칼슘을 확보하고자 한다. 비타민D는 장에서의 칼슘 흡수를 돕고, 뼈를 재형성하는 데 간접적으로 영향을 미치는 근육 건강에 있어서도 중요하다. 또 근육이 약화되면 자주 넘어지게 되는데 이 역시 골절 위험의 주요 요인이 된다. 탄산음료가 뼈를 약하게 만든다는 이야기가 많은데 과학적으로 증명된 바는 없다. 카페인이 음식으

* 거식증.

로부터 섭취한 칼슘의 흡수량을 다소 감소시킬 수는 있지만, 완경 후에 충분한 양의 칼슘을 섭취한다면 카페인 섭취로 인한 뼈 건강에는 큰 이상이 없다. 그러나 칼슘 섭취가 부족한 상태로 하루에 세 잔 이상의 커피를 마시게 되면 뼈손실이 증가할 수 있다.

- **운동** | 무게를 지지할 때 드는 힘과 근육으로부터 뼈에 가해지는 압력은 뼈 건강을 유지하는 데 중요한 요인이다. 뼈를 형성하는 세포인 뼈모세포는 실제로 운동의 기계적 신호로부터 자극을 받는다.
- **낙상 위험** | 옆으로 넘어지는 것이 특히 위험하다. 근육과 균형을 강화하는 운동이 낙상 위험을 줄여준다.
- **흡연** | 흡연이 뼈 건강에 미치는 부정적인 영향은 여러 가지가 있다. 최대 골량이 낮아지고 평생에 걸쳐 뼈손실이 가속화되며 특히 완경 이후에는 더욱 심해진다. 흡연하는 여성은 완경 이후 10년마다 2퍼센트씩 추가로 골밀도 손실을 겪는다.

미국에서 50세 이상 여성의 3분의 2가 저低골량이거나(51퍼센트), 골다공증을 앓고 있다(15퍼센트)(그림 10 참고). 백인 여성의 위험률이 제일 높고 아프리카계 여성이 제일 낮으며 히스패닉 여성과 아시안 여성은 그 사이에 위치한다. 일부 자료에서는 멕시코 여성(미국에 거주하는 히스패닉 여성의 약 50퍼센트를 차지한다)의 위험률이 백인 여성보다 높다고 보기도 한다. 골다공증 분포는 나라마다 다른데 노르웨이가 가장 높고 나이지리아가 가장 낮다.

의대에서 회진을 하며 가장 먼저 배우게 되는 것 중 하나가 고관절 골절의 충격적인 영향이다. 독립적 생활을 하던 65세 이상의 여성이 고관절 골절을 겪게 되면 50퍼센트의 확률로 1년 후 다른 사람에게 의존하지 않고는 살 수 없게 된다. 혼자 걸을 수 없게 될 확률은 40퍼센트이며 욕조에 들어가거나 나오지 못하게 될 확률은

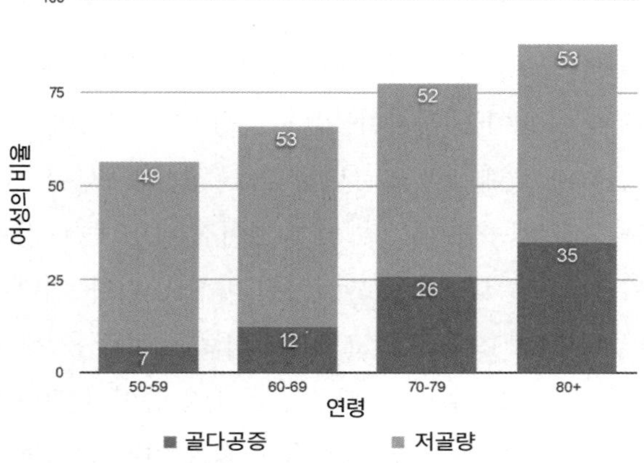

그림 10. 50세 이상 미국 여성의 골다공증 및 저골량 비율

30퍼센트에 달한다. 그 해가 가기 전에 사망할 확률도 17퍼센트에 이른다.

고관절 골절만 가지고도 이 정도다. 그 밖에 척추 골절, 척추후만증(척추가 앞쪽으로 휘어진 기형으로 곱추라고 비하하기도 한다), 골절로 인한 만성 통증, 통증과 신체 기동성 문제로 제때 화장실에 가지 못해 오는 요실금, 갈비뼈 골절이 회복된 후 흉부 근육의 움직임이 제한되며 오는 폐 이상, 우울감 등이 있다. 혼자 할 수 있는 일이 없어지면서 찾아오는 감정적 타격은 말할 것도 없다.

골다공증 및 저골량 문제를 다른 주요 질병과 비교해보자. 일생 동안 유방암의 위험이 15퍼센트인 데 비해 고관절 골절 위험은 17퍼센트다. 골다공증이나 저골량으로 골절상을 입어 병원에 입원하는 환자 수와 뇌졸중이나 심장마비로 입원하는 환자의 수가 같다. 그럼에도 뼈 건강은 다른 질병만큼 심각하게 여겨지지 않는 것 같다. 골다공증 검사보다 유방 X선 검사를 받는 경우가 훨씬 많으며 골다공증 치료를 시작해야 한다는 신호인 고관절 골절을 겪은 여성들조차도 대부분 적절한 후속 조치를 받지 않는다.

정말 비극적이고 화나는 일은 이 사회에 골다공증을 어쩔 수 없는 일이라고 받아들이는 문화가 있다는 점이다. 여성이 허약해지는 것이 당연하다고 예상하고 골다공증을 '정상'으로 여기는데 무슨 치료가 필요하겠는가? 더는 매력이 없어진 나이 든 여성에게 사회는 관심이 없고 그저 조용히 늙어가길 바랄 뿐이다. 게다가 골다공증은 예방해봐야 효과도 없고 약물 치료는 부작용 위험이 너무 크다는 거짓 속설도 있다. 골다공증은 유방암이나 피임 이슈처럼 미디어에 노출되지 않는다. 여성은 가슴과 아기를 빼면 의미가 없는 것인가? 많은 여성이 골다공증의 위험 자체를 인식하지 않는데다 이것이 건강에 있어 중요한 문제이며 치료법과 함께 예방할 수 있는 방법도 있다는 것을 모르고 있는 것 같다. 아니 사실, 쭈그렁 할멈이랑 연관된 병에 대해 누가 이야기하고 싶겠는가? 여성이 골다공증 위험에 대해 인지하고 관심이 있다고 해도 그에 대해 논의할 공간이 없을 것이다.

이유가 무엇이든 결국 고통받는 것은 여성이다.

내가 조금 예민하다는 점을 미리 인정한다. 사실 어머니가 86세에 골다공증으로 돌아가셨다. 골다공증으로 있을 수 있는 모든 합병증이 전부 찾아왔다. 50대에 취약성 골절이 있었고 돌아가시기까지 최소 12cm(5인치) 정도 키가 줄었다. 골절로 몇 번을 입원하고 재활치료를 받았는지 셀 수도 없을 정도였다. 어머니의 골다공증 치료는 그로 인한 병이 깊어 심각해진 후에야 시작되었다. 그전까지는 모두가 어머니의 뼈가 부서지는 것 정도는 정상이라며 대수롭지 않게 넘겼다. 내가 어머니를 설득해 골다공증 검사를 받게 했을 때도 병원에서는 필수적인 것은 아니라고 하며 이 여러 번의 골절이 '정상'이라는 듯이 말했고, 어머니가 치료법에 대해 묻자 잠재적인 부작용이 있어 위험하다고 했다.

어머니의 집을 낙상으로부터 안전한 곳으로 만드는 일은 쉽지 않았다. 집 안 안전에 관한 조언을 받기 위해 전문 업체를 집으로 불렀는데, 곳곳에 작은 러그가 너무 많이 깔려 있다며 당황한 모습을 보였다. 그 때문에 쉽게 미끄러질 수 있어 이미 약해진 뼈에는 러그가 크립토나이트*나 마찬가지였던 것이다. 물리 치료사는 정신이 나간 사람처럼 집 안을 돌아다니며 러그를 주워 담았고 다른 안전에 관한 주의 사항에 대해 일장 연설을 늘어놓았다. 가령 어머니는 계단에 손잡이가 없어서 아직 골절되지 않은 나머지 한 손으로 벽을 잡기 위해 거꾸로 내려오며 불안해하고 있었다. 한 달 후 다시 어머니를 찾아갔을 때 모든 러그가 제자리에 놓여 있었고 계단 손잡이는 여전히 설치되지 않은 상태였다. 70~80대에 무언가를 바꾼다는 것은 쉽지 않은 일이다. 고집이 세서 그렇게 오래 사는 것이 아닐까 싶을 정도다. 그렇기 때문에 70대가 되고 80대가 됐을 때 어떻게 살지, 젊은 시기에 미리 계획해놓는 것이 중요하다. 70대나 80대에 집을 안전하게 고치는 것은 마치 늙음에 굴복하는 느낌이 들지만 50대나 60대, 심지어 더 일찍부터 바꾸게 되면 준비성이 철저하고 주도적인 사람처럼 느껴질 수 있다.

결국 어머니는 벽에 무릎이 쓸려 슬개골(무릎뼈)과 정강뼈(다리 아래쪽 뼈)가 골절되었고 여러 가지 합병증이 폭포처럼 밀려와 다리를 절단해야 했다. 아버지는 차마 수술 동의서에 사인하지 못했고 결국 내가 어머니에게 수술에 대해 설명하고 병원에 동의서를 제출하는 일을 맡게 되었다. 어머니는 육체적으로나 정신적으로나 다리 절단을 이겨내지 못했고 결국 다리를 잃게 된 것이 나 때문이라고

* 슈퍼맨을 무기력하게 만들 수 있는 가상의 화학 원소.

비난하기에 이르러 우리 관계는 엉망이 되었다. 그리고 몇 주 후 돌아가셨다.

골다공증이 있는지 어떻게 알 수 있을까?

취약성 골절(특별한 이유 없이 골절이 발생하는 것)이 있는 여성은 자동으로 골다공증으로 진단한다. 그렇지 않은 경우 덱사DXA라는 촬영 검사를 통해 진단이 가능하다. 이 방법으로 척추 뼈와 대퇴골(고관절의 일부인 허벅지 뼈) 상부의 골밀도를 측정한다. 이 과정에서 사용되는 방사선 양은 매우 소량이어서 샌프란시스코에서 하루를 보내면 노출되는 방사선의 양과 비슷한 정도다. 손목이나 발목을 촬영하는 휴대용 장비도 있지만 정확도가 떨어진다.

65세가 되면 최소한 한 번은 골다공증 DXA 검사를 받아볼 것을 권장하며 몇 가지 요인에 따라 후속 검사가 있을 수 있다. 65세 이상의 여성이 정상 골밀도(T수치 -1 이상)를 갖고 있거나 약간의 뼈손실(T수치 -1.01에서 -1.49 사이)이 있는 정도라면 향후 15년 내에 골다공증이 발생할 확률은 10퍼센트 미만이다. 그러나 중등도 뼈손실(T수치 -1.50에서 -1.99사이)이 있거나 중증인 경우(T수치 -2.00에서 -2.4 사이) 향후 몇 년 안에 골다공증으로 발전할 위험이 있고 1~5년 사이 재검사를 받아야 한다(이 부분은 다양한 요인에 의해 달라지고 여기서 모두 자세히 다룰 수는 없다).

골다공증 위험 요인이 있는 여성은 더 일찍 검사를 받아야 하기에, 65세가 될 때까지 기다려서는 안 된다. 다만 그 시기에 대해서는 논쟁의 여지가 있다. 일부 전문가들은 완경을 맞이한 여성이 흡연이나 가족력 등 골다공증의 주요 위험 요인을 한 가지 이상 갖고 있을 경우 검사를 받을 것을 권장한다.

65세 이하의 여성도 DXA 골밀도 촬영이 필요한지 알 수 있는 두 가지 방법이 있다. 첫 번째는 골다공증 자가측정법OST으로, 골밀도가 낮을 가능성이 있는 여성을 식별해내는 방법이다. 계산법은 '(몸무게kg-나이)×0.2'로 했을 때 수치가 2 미만일 경우 골밀도가 감소할 위험이 크다고 본다.

또 다른 방법은 영국 셰필드 대학교 연구팀이 고안한 골절 위험도 예측 프로그램FRAX으로, 40~90세 사이 여성과 의료진을 대상으로 무료로 제공하고 있으며 주요 골절 위험도를 자가 측정해볼 수 있다(sheffield.ac.uk/FRAX/index.aspx 또는 검색창에 'FRAX tool'이라고 치면 된다). 향후 10년 내 주요 골절 위험 수치가 9.3퍼센트를 넘을 경우 정식으로 골다공증 검사를 받아보아야 한다.

FRAX 프로그램이 모든 위험 요소를 포괄하는 것은 아니며 미세한 부분까지 정확히 잡아낼 수 없는 것이 사실이다. 똑같은 흡연자라고 하더라도 하루 흡연량이 담배 두 갑인 여성은 반 갑인 여성보다 위험도가 높을 것이고, 취약성 골절을 한 번 앓은 부모보다는 여러 번 앓은 부모를 가진 경우 위험도가 더 높을 것이다. 그러므로 이런 검사를 실행할 때는 언제나 개인에 따라 다른 배경과 상황을 적용하는 것이 중요하다. FRAX 수치상으로는 특별한 위험이 감지되지 않았어도 실제 골다공증 검사에서는 또 다른 결과가 나올 가능성도 있다.

골밀도에 대한 이해

골밀도는 T수치로 표시하는데 처음 접하는 사람도 많을 것이다

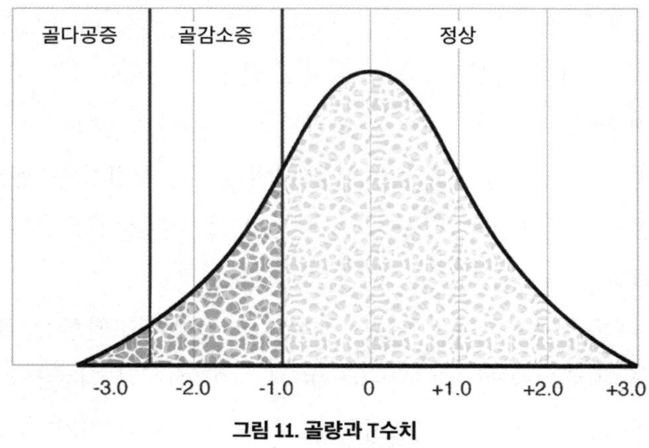

그림 11. 골량과 T수치

(그림 11 참고). T수치는 여성의 골밀도를 일반적인 30세 여성과 비교해 표준편차SD로 나타낸다. 표준편차란 대상이 예상 범위 안에 들어 있는지 아닌지를 표시하는 방식이다. T수치가 −1SD 이상일 경우 예상 범위 안에 들어가는 것이고, T수치가 −1에서 −2.5 사이일 경우 저골량으로, -2.5 이하일 경우 골다공증으로 판명한다.

몇 년 전 받은 검사에서 내 대퇴부 T수치는 −1.2로 나왔는데(가족력이 있기 때문에 50세에 검사를 받았다), 가벼운 뼈손실이 있다는 뜻이지만 그렇다고 해서 내가 30세일 때보다 뼈가 많이 손실되었다거나 현재 뼈손실이 가속화되고 있다는 의미는 아니다. 골밀도를 몸무게 측정에 비유하자면, 현재의 몸무게가 5년 전이나 10년 전의 몸무게를 말해주지 않으며 또 앞으로 5년이나 10년 후에 어떨지 예상할 수 있는 것도 아니다. 몸무게를 잰 그날의 몸무게일 뿐인 것이다. 나는 뼈 건강관리를 위해 평생 담배를 피우지 않았고 웨이트 트레이닝을 하며 적당한 양의 칼슘과 비타민D를 섭취하고 있다. 또 피임약도 몇 년간 복용했다(골밀도에 좋다). 이렇다 보니 결과를 받고 나서 조금 실망했다. '그렇게 열심히 했는데도 정상이 아니라고?'

하지만 나의 유전적 요인을 생각했을 때 그런 노력을 기울이지 않았다면 골밀도 수치는 −1.5가 될 수도 있었을 것이다. 5년이나 그 이후에도 여전히 골밀도가 −1.2 정도라면 한동안은 계속해서 그 정도 수준일 것이라고 생각하면 되겠다.

T수치는 큰 퍼즐의 한 조각일 뿐이다. 나이나 키, 몸무게, 가족 병력, 인종 등 골절 위험을 늘리는 요인은 다양하다. 일단 골밀도 수치를 알았다면 이제 FRAX 프로그램으로 돌아가 입력하면 결과가 나올 것이다. 향후 10년 내 주요 골절 위험이 20퍼센트 이상이거나 고관절 골절 위험이 3퍼센트 이상이라면 골다공증 치료를 받는 것이 좋다.

운동이 노쇠와 골절을 예방한다

보통 운동을 하면 심장에 좋다고 생각하지만, 사실 뼈 건강에도 무척이나 좋다. 체중이 실리는 운동과 뼈에 붙은 근육을 당기는 운동은 새로운 뼈를 생성하는 자극이 된다. 균형에 관련된 운동 역시 낙상을 줄여주며 자세를 바로잡는 운동은 척추가 휘는 것(후만증)을 예방할 뿐 아니라 치료에도 도움이 된다.

이미 상당한 양의 골량을 손실한 여성이라도 운동을 통해 뼈손실을 되돌릴 수 있다. 근육 훈련 및 골다공증 재활을 위한 리프팅 치료LIFTMOR 연구에서는 저골량이거나 골다공증이 있는 평균 연령 65세 여성을 대상으로 8개월 동안 한 그룹은 30분씩 일주일에 2회 골 표적 고강도 저항 및 충격 운동HiRIT을 하게 하고, 비교집단에는 저강도 운동 프로그램을 실행하게 했다. HiRIT 프로그램에서 실시한 운동은 데드리프트와 스쿼트, 오버헤드 프레스, 점핑 친업jumping chin-ups과 드롭 랜딩drop landings이다. 프로그램에 포함된 운동의 강도가 높아 오히려 골절을 일으키게 할 것이라고 예상했지만 전문가가 가까이에서 자세와 테크닉을 관리하며 무게와 저항을 천천히 늘려나갔다. 규모가 크지 않은 실험이었지만 참여자들의 골량이 다시 돌아오기 시작했고 골절이라든가 운동으로 인한 문제는 발생하지 않았다. 이런 종류의 연구가 더 많이 나와야 할 필요가 있다. 위 실험에서 사용된 것과 같은 고강도 운동의 안전성과 골다공증 효과를 제대로 입증할 수 있다면 혁명적인 변화를 가져올 수 있기 때문이다. 하지만 전문가의 도움 없이 이와 같은 종류의 프로그램을 혼자 진행해서는 안 되고, 의사의 허락을 받은 후 골다공증이 있는 여성의 상태에 대해 잘 아는 물리 치료사나 전문 트레이너를 찾아보는 것이 좋다.

일반적으로 건강에 문제가 없는 여성이라면 앞에서 언급한 대로 목표를 삼고 운동을 해보는 것이 좋다. 매주 중간 강도 이상의 유산소 운동(예: 빠르게 걷기) 주당 150분 이상, 또는 고강도 유산소 운동(예: 조깅이나 달리기) 75분에 더해 이틀 이상은 근력 운동을 하도록 한다. 골다공증 예방을 위해서는 60세부터 균형 훈련이나 자세를 교정하는 운동을 하는 것이 도움이 되며 일찍 시작하게 되면 그만큼 운동 기술도 일찍 익힐 수 있어 더욱 좋다.

골량이 적거나 골다공증이 있는 여성이라면 척추에 무리가 가지 않게 하는 것이 좋다. 일상 생활에서 척추를 많이 구부리거나 비틀게 되면 척추에 무리가 가게 되고 그 결과 골절 위험이 생긴다. 골다공증이 심한 경우 신발 끈을 묶기 위해 몸을 구부리는 것만으로도 척추 골절이 올 수 있다. 몸을 구부릴 때는 등이 아닌 고관절*을 구

* 골반과 허벅지를 잇는 관절.

부려야 하며 무언가를 잡기 위해 몸을 뒤틀지 말고 한 발 더 내딛어 몸통 전체를 돌리는 것이 좋다. 아래 웹사이트에서는 균형과 자세에 좋은 운동에 대한 정보를 찾을 수 있다.

- **캐나다골다공증협회Osteoporosis Canada** | osteoporosis.ca/exercise
- **미국 국립골다공증재단Nastional Osteoporosis Foundation** | nof.org/preventing-fractures/exercise-to-stay-healthy

운동을 하는 데 많은 시간을 할애해야 할 것처럼 보이지만(하루에 45~60분 정도) 한번에 다 끝내지 않아도 된다. 몸에 이상이 생겨서 병원에 가고 골절을 치료하는 데 드는 시간과 고통, 비용, 또는 혼자 살 수 없게 됐을 때 들어갈 비용을 떠올려보자. 결국 운동으로 이 모든 것을 예방할 수 있다면 오히려 시간을 아끼는 셈이 될 것이다. 기억하자, 운동은 건강 은행에 쌓는 예치금이다.

비타민 섭취하셨나요?

우유가 뼈에 좋을 것 같죠?

하지만 놀랍게도 우유가 골다공증 예방과 관련이 있다는 연구는 하나도 없다. 한 연구팀이 나라별 고관절 골절 위험과 우유 소비에 대해 조사한 적이 있는데 우유를 많이 마시는 나라에서 고관절 골절 위험이 적다는 상관관계는 발견할 수 없었다. 미국은 전 세계 우유 소비량이 가장 높은 국가 중 하나이지만 고관절 골절 위험이 가장 높은 국가이기도 하다. 오히려 우유 소비가 골절 위험을 높이는 데 관련이 있다는 자료도 찾아볼 수 있는데, 이는 아마도 우유를 많이 마시는 사람들이 키가 크기 때문일 가능성이 있다. 뼈가 길면 그만큼 골절 위험도 올라가게 된다. 우유와 건강에 관한 정보는 19장에서 찾아볼 수 있다.

칼슘은 역치 영양소로, 하루에 필요한 양을 초과 섭취한다고 해서 뼈를 더 만들어내거나 나중을 위해 저장되지 않으며 소변으로 버려진다. 칼슘이 부족하면 끊임없이 진행되는 뼈의 재생산에 충분한 지원을 하지 못해 골량이 낮아지지만, 많이 섭취한다고 해서 이를 예방한다거나 치료할 수 있는 것은 아니다.

19~50세 사이 여성의 하루 칼슘 필요량은 1,000mg이지만 50세 이상 여성의 칼슘 권장량은 1,200mg이다. 칼슘은 유제품이나 영양소 강화 두유, 아몬드 우유, 정어리, 두부, 뼈까지 들어 있는 연어 통조림, 순무 청, 치아씨드, 케일, 청경채, 무화과 등에 많이 들어 있다. 식품으로 칼슘을 충분히 섭취할 수 없는 경우 칼슘 건강기능식품을 먹는 것도 좋다. 칼슘 건강기능식품을 섭취할 경우 비타민D가 칼슘의 체내 흡수를 도우므로 칼슘과 비타민D가 함께 들어 있는 제품을 선택하기를 권한다. 칼슘 권장량이 1,000mg일 때 보통 먹는 음식으로부터 500mg 정도의 칼슘을 섭취한다면 칼슘 건강기능식품은 500~600mg 정도 섭취하면 충분하다. 건강기능식품 섭취는 권장량을 채우기 위한 것이지 칼슘을 과하게 섭취하기 위한 것이 아니다. 칼슘 건강기능식품이 언제나 몸에 이로운 것만은 아니다. 소변에 남아 있는 추가 칼슘은 신장 결석 위험을 높인다. 칼슘 건강기능식품이 심장 질환 위험을 증가시키는 요인일 수 있다는 우려가 있던 적이 있지만 사실이 아닌 것으로 밝혀졌으므로 걱정할 필요는 없다. 미국 여성의 약 33퍼센트가 칼슘 건강기능식품을 섭취하고 있다.

뼈 건강에 중요한 또 다른 미량영양소*는 비타민D이다. 칼슘의 체내 흡수를 도울 뿐 아니라 뼈 안팎으로의 칼슘 흐름을 원활하게 한다. 그 밖에도, 근육과 면역체계, 신경계 기능을 건강하게 유지하는 데 여러 중요한 기능을 한다. 19~70세 사이 여성의 비타민D 하루 권장량은 600IU이며 70세 이상은 800IU이다. 비타민D에는 비타민D2(에고칼시페롤)와 비타민D3(콜레칼시페롤)가 있다. 비타민D3는 태양의 자외선B^UVB^를 쪼이면 피부에서 합성이 되며 지방이 풍부한 생선과 소 간, 버터, 계란 노른자와 같은 음식을 통해서도 섭취가 가능하다(비타민D3는 지용성 비타민으로, 나는 버터를 먹을 때마다 비타민D를 섭취한다고 스스로 위로하고 있다). 비타민D2가 자연적으로 들어가 있는 식품은 많지 않지만, 현대의 가공식품에는 인공적으로 비타민D2가 첨가되어 있는 경우가 많다. 비타민D2와 D3 모두 간에서 칼시트리올이라는 활성형 비타민D로 전환된다.

피부색이 하얀 편인 사람이라면 여름에 얼굴과 손을 5~10분간 햇빛에 노출하는 것만으로도 충분한 양의 비타민D가 생성되는 데 비해 피부색이 어두운 사람의 경우 30분 이상이 필요할 수도 있다. 피부색을 어둡게 하는 색소인 멜라닌이 자외선을 차단하므로 비타민D를 만들어내는 세포까지 도달하는 자외선의 양이 적어지기 때문이다. 또한 여름보다 겨울에 햇빛을 받기 어려운데 이는 적도에서 멀어질수록 낮이 짧고 태양 고도가 낮아 UVB에 노출이 줄어드는 데다 날씨가 추워져 두꺼운 옷을 입게 되면 피부가 햇빛에 노출될 기회가 적어지고 실내에서 생활하는 시간이 늘어나기 때문이다. 공기 오염 역시 태양광에 영향을 미쳐 UVB 노출을 감소시킨다. 또한 비타민D를 합성하는 능력이 노화와 함께 감소하기도 한다.

* 적은 양이지만 생체 기능을 위해 반드시 섭취해야 하는 물질.

비타민D에 대해서는 아직 알려지지 않은 사실이 많다. 아프리카계 미국 여성은 비타민D 수치가 낮은 편이지만 골다공증 위험률 역시 낮아 비타민D 수치만으로 전체 그림을 파악할 수는 없다는 것을 알 수 있다. 또 체내의 비타민D가 어떻게 사용될지 역시 개인에 따라 다른 부분이다.

1990년대에는 비타민D와 여러 의학적 상태를 연결해 설명하는 연구가 줄줄이 발표되며 비타민D 수치를 측정하는 것이 대유행하기도 했다. 누구에게나 비타민D를 추천했으며 비타민D가 만병통치약처럼 여겨지는 분위기였다. 여러 연구를 통해 많은 질병이 비타민D 수치가 낮은 것과 관련돼 있음을 발견한 것은 사실이지만, 비타민D 수치가 낮아 질병에 걸린 것이 아니라 질병을 가진 사람이 야외에서 보내는 시간이 적어 비타민D 수치가 낮은 것이 아닌지에 대해서는 알 방법이 없다. 비타민D에 관한 광범위한 연구가 있음에도 암이나 심장 질환 또는 제2형 당뇨의 비율을 낮춘다는 증거는 없다. 하지만 분명한 것은 비타민D에 대한 과대광고로 불필요한 검사가 많아져 건강관리 비용에 몇천만 달러가 더 들게 되었다는 사실이다.

20세 이상 여성의 약 35퍼센트가 비타민D 건강기능식품을 복용하고 있지만 규칙적인 복용이 정상적인 비타민D 수치를 가진 여성의 골다공증이나 골절을 예방한다는 증거는 없다. 게다가 미국인의 97퍼센트가 비타민D 수치 20ng/ml 이상으로 정상 범위 안에 있다(일부 전문가들 사이에서는 30ng/ml 이상이 정상이라는 논쟁이 있긴 하다). 미국에 살고 있다면 사람들 대부분이 보통 이틀에 한 번은 30분 이상 직사광선을 쐬고 선크림을 잘 바르지 않으므로 비타민D 수치가 20ng/ml 이상일 것으로 예상한다. 음식에서 충분한 양의 비타민D를 섭취하는 것이 쉽지 않기 때문에 실내에 있는 시간이 길거나 피부색이 어둡거나 선크림에 예민한 여성, 또 종교적인 이유 등으로 야외에서도 몸을 가리는 일이 많은 여성이라면 비타민D 건강기능식품을 복용하는 것을 고려해볼 만하다.

권장량(하루 800~1,000IU)에 맞는 비타민D 건강기능식품을 복용하는 것이 안전하며 하루 400IU 용량은 건강 개선에 효과가 없으므로 이 정도 낮은 용량의 건강기능식품은 복용할 의미가 없다. 하루 800IU의 비타민D를 복용하게 되면 혈액 수치가 약 10 정도 증가하게 된다. 이 정도 용량에는 독성 위험이 전혀 없으므로 차라리 선크림을 바르고 건강기능식품을 먹는 것이 낫다. 건강기능식품은 자외선에 노출된 라놀린으로 만든 비타민D3나 자외선에 노출된 효모로 만든 비타민D2 중에 하나인 경우가 많은데 두 가지 모두 간에서 똑같이 칼시트리올로 전환되므로 어떤 것을 복용해도 상관없으며 원산지 역시 중요치 않다. 전문가들은 골다공증 위험이 있는 여성은 비타민D 건강기능식품을 매일 복용하는 것이 좋다고 이야기한다. 비타민D 검사를 주기적으로 할 필요는 없다. 골다공증이 있는 여성이라면 검사가 필요하겠지만 보통은 충분한 햇빛과 음식으로부터 비타민D를 얻을 수 있으며 필요한 경우 건강기능식품을 복용하는 정도면 된다.

뼈손실을 막는 약물

미국에서는 취약성 골절을 겪은 적이 있고 골밀도 검사에서 골다공증 판정을 받았거나(T수치 −2.5) FRAX 점수상 골절 위험이 높은 여성이라면 골다공증 치료 대상이 된다. 캐나다에서는 65세 이상의 골밀도 −2 이하인 여성이라면 치료 대상으로 분류한다.

골다공증 치료를 결정하는 데는 많은 고려 요인이 있으며 그에 관한 상세한 내용은 이 책에서 다룰 수 있는 범위 밖이다. 이 책의 목표는 기본적인 사항을 전달함으로써 여성이 자신의 증상을 더 잘 표현하고 필요한 검사를 요구할 수 있게 하는 데 있다. 의학적 치료를 논하기 전에, 앞서 논의한 비의학적 방법(금연, 음주량 줄이기, 충분한 칼슘과 비타민D 섭취, 운동 등)을 충분히 활용하는 것이 중요하다는 것을 강조하고 싶다.

MHT를 통해 에스트로겐 수치를 높이는 것은 완경과 관련된 뼈손실 예방에 높은 효과가 있다. 미국 보건당국이 주관한 WHI 실험에서 접합마에스트로겐CEE과 프로게스틴 메드록시프로제스테론 아세테이트를 함께 사용할 경우 고관절과 척추 골절 위험이 34퍼센트까지 감소한다고 밝혀졌다. 경구용 에스트로겐과 경피성 에스트로겐 모두 똑같이 효과적이라는 점은 이미 이야기했다. CEE와 바제독시펜을 같이 쓰는 것(에스트로겐과 선택적 에스트로겐수용체조절제의 조합) 역시 골다공증을 예방하는 데 효능이 있다. 이 약물들에 대해서는 17장과 18장에서 자세히 다루도록 한다. 에스트로겐 투여를 멈추면 보통 완경이행기 후반기에 급속한 뼈손실이 발생한다. 따라서 MHT는 이를 잠시 보류할 뿐이며 완경 이후 뼈손실은 더욱 급속히 진행된다. 골다공증 예방을 위해 에스트로겐을 투여해야 하는 특정 골밀도 수치가 정해져 있는 것은 아니지만 골다공증 예방을 위해 MHT를 시행할지에 대해서는 가족력이나 다른 위험 요인을 함께 고려해보아야 한다.

라록시펜은 선택적 에스트로겐수용체조절제인데 일부 조직에서는 에스트로겐처럼 작용하지만 다른 조직에서는 그렇지 않다. 척추 골절은 감소시키지만 고관절 골절에는 영향을 미치지 않는다. 이 약물은 유방암 위험 역시 감소시킨다. 그러나 완경기 발열감을 악화시키고 혈전의 위험을 증가시키는 부작용이 있다. 골절 예방에 더 효과적인 다른 약물 치료법이 있으므로 라록시펜은 혈전 위험이 낮으면서 다른 치료법을 쓸 수 없는 경우나 유방암 위험이 있는 골다공증 환자에게 주로 처방한다.

골다공증 예방과 치료에는 비스포스포네이트 계열 약물을 주로 사용한다. 이 약물들은 뼈의 재형성 과정에서 뼈 조직을 파괴하는 일을 하는 파골세포의 활동을 억제한다. 매일, 매주 또는 매달 복용 가능하며 정맥 주사로는 약에 따라 세 달에 한 번이나 일 년에 한 번 투약이 가능하다. 비스포스포네이트 계열 약물은 골다공증을 앓는 여성의 고관절과 척추 골절 예방에 매우 효과적이며 이 중 일부는 골다공증 예방용 약물로 승인을 받았다. 약물들 간에는 미묘한 차이가 존재하며 일반적으로 5년까지 투약한 후 더 필요한지 여부를 결정한다.

WHI(17장 참고) 발표 이후 비스포스포네이트 약물 사용이 증가했고 환자들은 에스트로겐 사용을 두려워하며 회피하기 시작했다. 그러다 흔치는 않지만 턱뼈 괴사(턱뼈가 괴사된 채로 노출되는 질병)와 비정형 골절(골다공증이 원인이 아닌 골절) 등의 부작용이 다시 발표되며 비스포스포네이트 역시 미디어에서 'WHI 효과'를 겪게 되었고 예상대로 사용량은 곤두박질치게 되었다. 턱뼈 괴사는 무서운 합병증으로, 한 해에 이 약물을 복용하는 환자 만 명 내지 10만 명당 1명 비율로 발생한다. 하지만 발기부전 치료제(PDE 억제제) 합병증으로 매년 10만 명 중 3명의 남성이 시력을 상실하지만 지금까지 미디어에서 이 합병증에 대해 다루는 것을 본 적이 없다. 사회 전체가 여성의 목숨을 살리는 치료법에 따르는 매우 낮은 확률의 합병증에 대해서는 확대하고 과장하면서, 남성 성기의 영광에 대해 떠들 때는 합병증 또한 함구하는 문화는 정말이지 피곤하기 그지없고 여성에게 피해를 준다. 비스포스포네이트 합병증은 특히 정맥 주사로 고용량을 투여하거나 항암치료 중인 경우에 주로 발생한다. 약물 치료 중 구강건강 상태가 좋지 않거나 큰 치과 치료를 받는 것 역시 위험률을 증가시킬 수 있다.

완경 이후 나타나는 골다공증이 모두 완경 때문은 아니다.

완경이 모든 일의 주범은 아니라는 사실을 잊어서는 안 된다. 완경 이후 골다공증이 발생한 여성 중 거의 50퍼센트가 골다공증을 유발할 수 있는 다른 질환을 갖고 있다. 비타민D 결핍이나, 비만대사 수술 또는 글루텐 과민성 장 질환celiac disease으로 인해 음식으로부터 주영양소 및 미량영양소를 흡수할 수 없게 되는 경우, 갑상선 질환, 부갑상샘기능항진증, 쿠싱증후군 등을 앓고 있을 경우 역시 골다공증이 생길 수 있다.

요점

- 완경이행기까지 시간이 많이 남은 여성들을 포함한 모든 여성은 골다공증 위험 요소에 대해 인지하고 있어야 한다.
- 완경이행기에 들어선 여성이라면 골다공증 검사를 받아볼 필요가 있다. 주로 골다공증 자가측정법OST과 골절 위험도 예측 프로그램FRAX을 활용한다.
- 65세 이상인 여성은 골밀도 검사를 받아야 하며 연령이 낮더라도 검사가 필요할 수 있다.
- 식단과 태양광으로부터 필요한 칼슘, 비타민D 권장량을 흡수할 수 없을 경우 건강기능식품 복용이 도움이 된다.
- 골다공증 예방제로 에스트로겐과 비스포스포네이트 등이 있다.

12장 완경이 오면 뇌에는 무슨 일이 생길까: 브레인 포그, 우울증 그리고 치매

완경이행기를 지나는 많은 여성이 브레인 포그Brain Fog*와 건망증을 호소하며, 우울증이나 치매, 알츠하이머로 발전할 수 있는 변화가 시작되는 경우도 있다.

완경에 관한 모든 문제에서 과학이 중요하지만, 특히 뇌 건강에 관해 논의하는 데 있어서는 가장 명확하고 과학적인 사실을 바탕으로 해야 한다. 여성의 능력을 호르몬 작용과 연결시키는 여러 유해한 문화적 담론이 존재하기 때문이다. 우리는 매번 월경 전, 월경 중, 임신 중 그리고 출산 후에 호르몬으로 인한 감정 기복이 심하다는 질책을 받는다. 그리고 바로 그 '독성' 호르몬으로부터 마침내 해방된 후에는 어떻게 되는가? 이제는 뇌에 문제가 있다는 말을 듣는다. 호르몬으로 여성을 평가하는 것은 명백한 인신공격이다. 아니, '여신공격'이 맞는 표현이려나. 이는 인격살인이며 가부장제의 핵심 교리이기도 하다.

모욕적인 측면은 차치하더라도 여성과 여성의 '호르몬적' 뇌에

* 머리에 안개가 낀 것처럼 멍한 느낌이 드는 상태.

대한 비유는 가히 파괴적이다. 여성이 나이가 들면서 이전만큼 잘 기능하지 못할 것이라는 예상 혹은 기대가 팽배한 문화에서는 문제가 되는 증상들은 급히 치료가 필요한 일로 여겨지지 않고, 여성은 자신의 상태가 '정상'이라 믿으며 침묵 속에 고통을 견딘다. 이미 여러 문화와 나라에서 뇌에 관한 질환 자체에 부당한 편견을 갖고 있는 것이 사실이다. 그런데 이에 더해 호르몬의 지배를 받는 뇌라는 낙인과 나이 든 여자에 대한 사회의 경멸적 시선을 생각하면, 40세가 넘은 여성이 자신의 뇌 건강에 대해 이야기한다는 것 자체가 놀라운 일이 된다.

이러한 편견에 따라 의료진은 자신의 의학적 상태에 대해 이야기하는 여성의 의견을 묵살하게 되며, 여성이 나이가 들면 당연히 무능력해지고 히스테릭한 건강염려증 환자가 된다는 편견이 만연한 상황에서 관련 증상들에 대한 연구는 우선순위에서 밀려날 수밖에 없을 것이다.

다행히 지난 20년간 완경 여성의 뇌 건강에 대한 훌륭한 연구들이 나오고 있어 이제는 진부한 고정관념과 비유가 아닌 과학적 사실에 대해 논할 수 있게 되었다.

뇌와 호르몬에 대한 기본 사실

뇌는 에스트로겐의 영향을 크게 받는데, 이렇게 뇌에 영향을 주는 에스트로겐에는 난소에서 생성된 에스트로겐(대부분 에스트라디올)과 뇌 자체에서 생성된 에스트로겐 두 종류가 있다. 에스트로겐은 여러 복잡한 방식으로 뇌 기능에 관여한다. 예를 들어 에스트로겐은 뇌로 향하는 혈류를 증가시키고 뇌의 대사(뇌가 화학 물질과 영양소를 받아들여 사용하는 방식)를 향상시키며, 뇌 연결성(뇌의 여러 부분이 서로 의사소통하고 협력하는 방식)을 개선한다. 또한 뇌에 쌓인 베타아밀로이드(알츠하이머 발현에 기여하는 독성단백질)를 제거하는 역할도 한다.

에스트로겐은 기분을 결정하는 중요한 신경전달물질인 세로토닌을 활성화시키고 뇌의 기억과 집행 기능에 필요한 신호를 보내는 역할을 한다. 뇌의 집행 기능이란 목표를 성취하기 위해 기억과 유연한 사고, 정보를 정리해 활용하는 자가제어의 복합적인 상호 작용을 의미한다. 나는 이것이 머릿속에서 과제의 우선순위를 정하고 효과적으로 집중할 수 있게 하는 능력이라고 생각한다. 에스트로겐은 생식과 관련해서도 뇌에 중요한 역할을 하는데, 배란을 유발하도록 뇌에서 신호를 보내게 만드는 호르몬이기도 하며(3장 참고) 착상을 최적화하기 위한 온도 조절에도 관여한다(9장 참고).

그렇다고 해서 여성의 뇌가 에스트로겐 없이는 기능할 수 없는 것은 아니다. 사춘기에 들어서기 전에 이미 뇌 기능이 놀랍게 발달한 여자아이들이나 에스트로겐 복용 없이도 완경 이후 훌륭한 성과를 내는 많은 여성을 통해 알 수 있는 사실이다. 그 옛날 조상들은 어려운 시기가 닥쳤을 때 에스트로겐 없이도 이전의 기근과 가뭄의 경험이나 심지어 자신의 어머니로부터 들었던 기억을 토대로 식량과 물을 찾아내지 않았던가.

몇십 년간 높은 수치로 유지됐던 뇌의 에스트로겐이 감소하고 완경이행기 동안 호르몬이 혼란을 겪으며 일부 여성들의 유전적 요인이나 생물학적 취약함으로 인해 관련 증상이 발현될 수 있다는 점은 사실이다.

에스트로겐이 중요하기는 하지만 큰 퍼즐의 한 조각일 뿐이다. 잠재적으로 뇌 기능에 영향을 미칠 수 있는 완경의 다른 요소도 존재한다. 난포자극호르몬FSH 수치의 증가나 내장지방 증가로 인한 염증(7장 참고) 등이 그 예다.

여성의 뇌는 호르몬 신호에 따라 변화에 적응하고 신경을 재배열할 수 있는 독특한 가소성이 있다. 이 능력 덕분에 새로 태어난 아기와의 유대를 강화하고 아기의 울음소리나 표정의 미세한 변화를 알아채 세심하게 대처하는 것이 가능하다. 분만에 따른 호르몬 변화는 유아의 생존이라는 새롭고도 중요한 과제에 맞추어 여러 기능을 재배열한다. 많은 여성이 출산 후 '뇌가 아기 때로 돌아간 것 같다'고 느끼는데 틀린 말이 아니다. 무능력해진 것이 아니라, 뇌가 모든 역량을 변화시켜 인간 진화에서 매우 중요한 한 가지 특정 과업, 즉 아기의 생존에 모든 집중이 쏠리게 되었을 뿐이다. 임신에 들어간 막대한 자원과 최종 산출물(아기)의 극도로 취약한 상태를 생각하면 이러한 뇌의 작동은 매우 논리적이라 할 수 있다.

여성의 뇌가 호르몬 변화에 민감하고 이에 민첩하게 대처하는 능력을 갖고 있다는 점 때문에 여성은 남성보다 우울증의 위험에 더 노출될 수밖에 없으며, 월경 전 불쾌장애premenstrual mood dysphoric disorder, PMDD나 산후우울증과 같은 호르몬으로 인한 우울증 및 감정 기복을 겪는 것 역시 부분적으로 이런 이유에서일 가능성이 있다. 완경이행기 동안 일부 여성이 경험하는 변화 역시 호르몬 신호에 기민하게 반응하는 능력으로 설명할 수 있을 것이다.

브레인 포그

나도 다른 여성들처럼 자동차 키를 두고 나가거나 미팅 시간을 잊어버리는 경험을 했고, 그런 일을 겪은 다음에는 '완경 뇌'를 갖게 된 것이 아닌가 걱정했다. 물론 이것은 시작에 불과했고 급기야 휴대전화를 손에 들고도 어디 있는지 찾아다니게 되었다.

여성의 약 3분의 2가 완경이행기에 이와 같이 인지에 어려움(기억력에 문제가 생기거나 건망증이 심해지는 등)을 겪는다고 보고한다. 이런 현상을 '브레인 포그'라고 한다. 열쇠를 다른 위치에 두거나, 단어가 잘 생각나지 않고, 업무에 집중할 수 없는 증상 등이다. 이 현상에 대한 몇몇 연구가 있는데 한 예로, SWAN에서 진행한 실험에서 실험 참가자들은 몇 년 동안 인지 및 기억력 검사를 받았고 연구진은 이 여성들을 전향적으로 추적 조사했다(후에 어떤 변화가 있었는지 알아보는 데 가장 좋은 방법이다). 이를 통해 시간이 지나며 정보를 처리하는 속도가 느려지고, 단어를 연상하거나 이야기를 기억하는 능력인 '언어삽화기억verbal episodic memory'이 감소하는 것을 볼 수 있었다. 이런 부분은 건망증이라거나 기능을 상실했다고 보기는 힘든 미세한 변화들이었고, 연구팀은 새로운 정보를 받아들이는 능력에 영향을 끼쳤다고 결론을 내렸다.

45~55세의 여성들을 같은 연령대의 남성과 비교한 또 다른 연구에서는 완경 이전에는 기억력에 있어 여성이 남성보다 뛰어나지만 완경이행기와 그 이후로 가면 차이가 예전만큼 확연하지 않다는 점을 발견했다. 여기서 짚고 넘어가야 할 중요한 점은, 완경으로 인해 일시적인 변화가 있었던 것은 사실이지만 그럼에도 여성의 기억력이 남성보다 뛰어났다는 점이다.

(발열감 인지행동치료에서 반복할 수 있는 또 다른 주문이 아닌가!)

완경이행기 동안의 뇌 기능 변화는 일시적인 현상이며 완경이행기가 끝나면서 사라진다. 이러한 경험은 극히 정상적인 것으로, 여성들은 자신이 경험하고 있는 일에 대해 안심하길 바란다. 학습에 일시적인 정지 상태가 있을 수 있지만 완경이행기는 여러 가지 면에서 나빠지는 것이라기보다는 휴식과 같다고 볼 수 있다. 완경이행기 동안의 호르몬 변화는, 비유를 하자면 컴퓨터가 새로운 프로그램을 업로드하는 것과 마찬가지다. 업로드를 하는 동안(완경이행기) 조금 느려질 수도 있다. 업로드가 끝나고 나면 새로운 프로그램이 순조롭게 작동하기 전 한두 가지 작은 결함이 있을 수 있지만 새로운 프로그램이 접수되며 곧 안정을 찾게 된다. 컴퓨터 코드도 호르몬도 결국 언어의 한 형태인 것이다.

완경기 발열감과 발한이 기억력에 문제를 일으킬 수도 있을까? 얼핏 그럴 것도 같지만 SWAN 연구에서 여성들을 관찰한 결과 발열감과 발한은 뇌가 정보를 처리하고 기억하는 방식과 관련이 없는 것으로 밝혀졌다. 우울증과 불안, 수면장애는 뇌가 기능하는 방식에 분명히 영향을 줄 수 있으므로 완경이행기 동안 이 증상들을 겪게 되면 여성의 뇌 기능에 영향을 미칠 수는 있지만, 이것은 완경 자체의 문제라기보다 우울증과 불안이 원인이다.

완경이행기 이후 자신이 전만큼 명철하지 않아진 듯한 느낌을 호소하는 여성들이 있다. 이와 관련해 완경이행기 이전과 완경이행기를 거치는 동안 그리고 그 이후에 걸쳐 여성의 기억과 인지에 대해 연구한 결과, 인지 기능에 변화가 있기는 했지만 단지 노화로 인한 기능의 변화라는 점을 알 수 있었다. 한 여성의 완경이 47세에 시작되어 53세에 끝났다면 그사이 6년간 노화가 일어났다는 점을 기억해야 한다.

실제 검사 결과보다 자신의 뇌 기능이 더 악화되었다고 느끼거나, 지금 읽고 있는 것(완경과 관련한 변화가 작고 일시적이라는 점)이 자신의 실제 경험과 일치하지 않는다고 느끼는 여성들도 있을 것이다. 여러 연구 결과, 스트레스를 많이 받거나 우울증 또는 불안 증세가 있을 때, 혹은 다른 건강 문제가 있거나 수면장애 또는 심한 혈관운동증상을 겪고 있을 경우 자신의 인지 능력을 판단하는 데 더 가혹한 것으로 나타난다. 혈관운동증상은 심지어 뇌로 하여금 부정적인 경험을 더 먼저 수용하도록 만든다. 이것이 바로 마음과 몸이 연결되어 작동하는 또 다른 예이다.

많은 여성이 중년에 들어서며 경제적 어려움 때문에 큰 스트레스를 받는데, 성 불평등에 따른 경제적 부담을 겪는 경우가 더 많기 때문이다. 예를 들어 여성은 같은 일을 하면서도 남성보다 돈을 적게 받으며, 종종 직장에서 무보수로 다른 사람을 돌보는 역할까지 맡곤 한다. 그러면서도 경기가 안 좋을 때 실직할 가능성은 남성보다 높다. 스트레스, 특히 경제적 스트레스는 건강 상태에 큰 영향을 주므로 사회가 여성에게만 부과하는 스트레스에 대해 객관적으로 살펴볼 필요가 있다.

나보다 8개월 더 나이가 많은 파트너에게 자동차 키를 잃어버렸을 때 무엇이 원인이라고 생각했느냐고 묻자, 그는 웃으며 대답했다. "나이? 아니면 스트레스겠지." 그러면서 완경 탓을 할 사람이 어디 있겠냐고 되묻는다. 자신의 몸에 대해 평생에 걸친 악성 메시지를 받아본 적이 없는 사람이 누리는 자유를 목격하는 것은 참으로 흥미로웠다. 그는 동시에 진정한 페미니스트이기도 해서 완경이 여성의 능력을 감소시킨다는 가설에 즉시 반박했다.

사회가 완경에 대해 생각하는 방식은 나이 든 여성은 무능력하다는 편견을 확인시켜주는 과정으로, 확증 편향이 어떻게 벌어지는지를 증명하는 전형적인 표본처럼 느껴진다. 완경이 기억력과 뇌 기능에 영향을 준다고 세뇌하는 사회에 살고 있는 탓에 나 역시 사실 완경 전에도 언제나 물건 정리를 잘 못해왔음에도 내가 자동차 키를 다른 곳에 둔 것이 완경 때문이라고 생각하는 오류를 범했다. 무엇이 정상인가에 대한 논문을 읽은 후 내 경험을 나와 비슷한 연령의 남성과 비교해본 후에야 나 역시 편견을 갖고 있었다는 점을 알아차렸고 그러자 안심이 되었다.

그렇다면 인지 변화를 겪고 있거나 기억력에 문제가 있다고 느끼는 여성은 어떻게 해야 할까?

- **안심할 것** | 기억력이나 주의력에 일시적인 변화가 생기고 머리가 멍해지는 느낌은 완경의 일반적인 증상이며, 걱정되긴 하겠지만 걱정할 일은 아니다. 이것이 머지않아 기억력이 절벽에서 뚝 떨어지듯 사라질 것이라는 징후는 아니다. 조기 알츠하이머에 대한 유전적 위험 요인이 있는 게 아니라면, 중년의 치매는 흔히 일어나지 않는다.
- **우울증, 불안, 수면장애 검사를 받아볼 것** | 이 증상들이 인지 능력에 영향을 미칠 수 있지만 치료를 통해 기억력을 개선시킬 수 있다.
- **건강검진을 받을 것** | 기억력 이상이나 머리가 멍해지는 브레인 포그 현상이 있다면 건강에 다른 이상이 있는 것은 아닌지 살펴보는 것이 좋다. 수면무호흡증이나 갑상선 질환, 당뇨 등을 의심해볼 수 있다. 복용하는 약물이 있다면 그 때문에 흐릿한 느낌이 들거나 기억력에 영향을 줄 수 있으므로 복용 중인 약물을 검토해볼 필요가 있다.
- **운동을 할 것** | 이 이야기를 계속 반복한다는 건 나도 알지만, 주당 최소 150분간 중간 강도의 운동을 반복하는 것이 여성의 뇌 건강에 가장 도움이 된다.
- **스트레스를 고려할 것** | 쉽지 않겠지만 심리 상담을 통해 스트레스 요인을 다른 시각으로 바라보고, 지지와 격려 속에서 스트레스를 이겨낼 전략을 마련할 수도 있다. 많은 여성이 자신이 겪는 스트레스를 과소평가하는 경향이 있다.
- **기억력 검사를 정식으로 받아볼 것** | 기억력 감퇴나 인지 이상이 이유 없이 악화되거나 그로 인해 생활에 지장이 있다면 신경정신과 검사를 받아보는 것이 좋다. 조기 알츠하이머병에 걸릴 유전적 위험이

있는 경우에도 인지 문제가 우려된다면 검사를 받아보아야 한다.

MHT는 어떠할까? MHT가 일시적인 인지 기능 감퇴에 도움이 된다는 근거는 아직 없다. 호르몬을 투여해 완경기 발열감과 우울증이 개선된다면 일시적 기억력 문제에도 간접적으로 영향을 미칠 수는 있을 것이다. 그러나 MHT를 통해 일시적 인지 기능 감퇴 문제가 개선되지 않는다면 에스트로겐 용량을 늘리는 것이 해결책이 될 수 없다는 점을 유의해야 한다.

우울증과 완경

우울증은 단지 슬픈 감정이 드는 것이 아닌 의학적 질환으로, 슬픈 감정이 사라지지 않고 계속되거나 절망적인 상태가 이어지고 기운이 없으며 예전에는 즐거웠던 일에 더는 흥미가 생기지 않는 상태다. 우울증은 감정과 생각, 행동, 수면, 식욕, 인지능력, 신체 건강에 영향을 미친다. 완경이행기에 우울증 위험이 증가할 수 있으며, 실험 결과에 따라 다르긴 하지만 적게는 19퍼센트에서 많게는 36퍼센트의 여성이 이 기간 우울증을 경험한 것으로 나타난다. 이유는 복잡하지만 완경이행기의 호르몬 변화가 이미 우울증 위험이 있던 여성의 우울증을 유발할 수 있는 것으로 보인다. 뇌는 보통 완경이행기에 일어나는 수많은 호르몬 변화와 마지막 월경 이후 감소하는 에스트로겐에 적절히 대처할 능력이 있지만, 일부 여성에게는 효과적인 적응이 어려울 수 있다.

완경과 우울증 사이에 연관성이 있다는 것은 놀라운 일이 아니다. 여성이 남성에 비해 우울증 위험이 높은 데다, 호르몬 변화에 따라 월경 전 증후군PMS의 극단적 형태인 월경 전 불쾌장애나 산후우울증 등이 유발될 수 있다. 45세 이전에 완경이 찾아올 경우, 특히 원발성 난소부전(6장 참고)을 겪고 있다면 완경이 훨씬 늦게 찾아오는 여성에 비해 우울증 위험이 높아진다. 난소에서 생성된 에스트로겐에 오래 노출될수록 완경이행기와 관련된 우울증에 걸릴 확률이 낮아지는 것으로 보인다. 한 자료에서는 완경이 2년씩 미뤄질 때마다 우울증 위험률이 5퍼센트씩 감소한다고 추정한다. 하지만 에스트로겐 수치로 인과관계를 규정할 수는 없다. 실제로 여러 연구에서 에스트로겐 수치와 우울증 간의 상관관계를 부정하고 있으며, 흥미로운 점은 테스토스테론 수치가 높을 때 우울증에 걸릴 위험이 더 높아진다는 연구도 존재한다.

완경이행기에 나타나는 우울증은 호르몬 변화와 더불어 평생 에스트로겐에 노출된 기간, 유전적 요인, 건강 상태 및 건강에 관한 사회적 결정요인 등의 복합적 결과물이다. 이 요인들에 해당사항이 많을수록 위험률도 증가하게 된다. 지금까지 확인된 요인들은 구체적으로 다음과 같다.

- **부정적 아동기 경험ACEs** | 감정적 학대나 이혼으로 인한 가정 내 혼란, 식품 부족과 같은 부정적인 어린 시절의 경험은 뇌의 구조와 기능에 영향을 미친다. 이러한 경험은 대뇌 측두엽의 해마와 전전두엽피질에 영향을 주는데 이 부위는 에스트로겐의 영향을 받는 곳이기도 하고 기억을 관장하는 영역이기도 하다. 두 번 이상의 ACE 경험을 가진 여성은 완경 관련 우울증을 겪을 가능성이 더 높다.
- **감정적 요인** | 노화와 완경에 대해 부정적인 태도를 갖고 있는 여성, 걱정이나 비관이나 불안 등 부정적인 감정 상태를 겪고 있는 여성일수록 우울증 위험이 높아진다. 감정이나 생각이 우울증의 원인은 아

니지만 상관관계는 여러 연구를 통해 증명된 바 있다.

+ **수면 부족** | 수면장애는 우울증의 한 증상이며, 수면 부족으로 인해 우울증이 악화될 수 있다.
+ **사회적 지지의 부족** | 불행한 결혼생활, 혼자 산다거나 가까운 친구나 가족이 없는 상태 등을 말한다. 사회적 관계는 에스트로겐과 마찬가지로 뇌를 보호하는 역할을 한다.
+ **흡연** | 정확한 원인은 밝혀지지 않았지만 흡연이 우울증과 관계가 있다는 점은 확실하다.
+ **건강의 사회적 결정요인** | 경제적 어려움이나 스트레스 등이 있다.
+ **내장지방** | 내장지방이 우울증의 원인인지 결과인지는 밝혀지지 않았다. 즉, 대사활성지방으로 인한 감염이나 호르몬 변화가 우울증을 야기하는지, 코르티솔 변화와 같은 우울증으로 인한 호르몬 변화가 내장지방 위험을 높이는지는 정확히 알 수 없다는 의미다.

놀랍게도 완경기 발열감은 우울증과 관련이 없는 증상이다.

위 리스트를 보고 한숨을 쉬는 사람도 있을 것이다. 대부분은 바꾸기 힘든 것이지만 아직 완경이행기가 시작되지 않은 여성이라면 수면의 질이나 금연, 새로운 친구 등을 통해 우울증에 대비한 뇌의 방어 능력을 강화할 기회가 될 수도 있다. 보통 30대 후반에서 40대 초반이 되면서 이사나 이성 관계, 이별 또는 이혼, 육아와 그 외 삶의 여러 이유로 인해 여성의 사회적 관계가 좁아지게 된다.

우울증 검사 역시 매년 받아보는 것이 좋다. 환자 건강 설문지Patient Health Questionnaire를 의미하는 PHQ-2는 훌륭한 우울증 선별 도구로, 두 가지 질문으로 이루어져 있다.

+ **평소 하던 일에 대한 흥미가 없어지거나 즐거움을 느끼지 못했습**

니까?

+ 기분이 가라앉거나 우울하거나 희망이 없다고 느꼈습니까?
  (최근 2주간 얼마나 자주 위와 같은 기분이 들었는지 그 정도를 0~3 사이 수치로 나타낸다.
  0=없음, 1=2~3일 이상, 2=7일 이상, 3=거의 매일)

이 수치가 3 이상일 경우 우울증 검사를 받아볼 필요가 있다.

우울증 치료에 관한 모든 내용을 이 책에 담을 수는 없다. 가벼운 우울증을 겪고 있을 경우 정신과 의사나 상담사와 상담을 진행하거나, 인지행동치료CBT를 통해 관리할 수 있다. 중간 이상이거나 심각한 우울증을 앓고 있을 경우 심리 상담에 더해 항우울제를 처방받을 수 있다. MHT의 에스트라디올은 완경이행기 초기에 나타나는 경미하거나 중간 정도의 우울증 치료에 효과가 있을 수 있다. 이 단계에서는 에스트라디올이 도움이 될 가능성이 있지만 완경이행기 후반기에 접어들거나 마지막 월경 이후에는 에스트로겐으로 항우울 효과를 볼 수 없다.

치매와 알츠하이머

여성이 남성에 비해 치매와 알츠하이머(치매의 한 종류)에 걸릴 확률이 더 높으며 여성에게 발병할 경우 더 이른 나이에 발병하곤 한다. 완경을 늦게 겪는 여성은 에스트로겐에 노출되는 기간이 더 길어 치매에 걸릴 확률이 감소하며, 45세 이전에 완경을 겪게 될 경우 위험률이 증가한다. 그렇다면 치매는 완경과 어떤 관련이 있으며 MHT로 치매 위험을 낮출 수 있을까?

에스트로겐과 관련 없는 다른 여러 요인들이 여성의 치매와 알츠하이머병 위험률을 높일 수 있다. 예를 들어 식습관(21장 참고), 운동 부족, 흡연, 고혈압과 당뇨(이 두 가지는 혈관에 부정적인 영향을 미쳐 뇌로 들어가는 혈류를 감소시킨다) 등이 있다. 유전적 요인 역시 알츠하이머병의 위험 요인으로 특히 APOE4라는 유전자로 인해 남성보다 여성의 발병률이 훨씬 높아진다. APOE 유전자는 아포지단백질E를 생성하는 데 필요한 지시사항을 담고 있다. APOE 유전자에는 몇 가지 유형이 있는데 APOE4 유형 유전자를 가진 사람은 알츠하이머 발병률이 높은 것으로 알려져 있으며, APOE4 유전자와 에스트로겐의 상호 작용에 따라 완경 후 처음 몇 년간, 즉 비교적 젊은 여성들이 알츠하이머병에 취약해지게 된다.

MHT가 치매나 알츠하이머병을 예방할 수 있는지 의문을 갖는 여성들이 많다. 지금까지의 자료에 따르면 60세가 넘어 MHT를 시작하거나 마지막 월경으로부터 10년 이상 지난 후 MHT를 시작할 경우 치매나 알츠하이머병 위험률이 증가하는 것으로 알려져 있다. 기본적인 인지 기능이 낮은 여성은 MHT와 관계된 치매 위험에 특히 취약하다.

나이가 젊은 여성에 관한 데이터는 조금 더 복잡하다. 완경이행기 동안이나 마지막 월경 직후 MHT의 에스트로겐이 치매 예방 치료제의 역할을 하는 중요한 기간이 있는지에 대한 많은 연구가 있다. 마지막 월경 이후 3년 이내의 여성들을 4년간 추적 조사해 경구용 접합마에스트로겐[CEE] 또는 경피성 에스트라디올이 인지 기능에 어떻게 작용하는지를 조사한 두 연구(KRONOS 조기 예방 실험과 KEEPS 실험)가 있다. 두 연구 모두 단기간에 어떤 개선 효과를 관찰하지는 못했지만, 연구팀들은 치매와 알츠하이머병의 변화는 측정 가능한 물리적 신호가 있기 훨씬 전부터 뇌에서 시작되기 때문에 뇌 사진이 이 질병을 조기에 발견할 단서를 갖고 있지 않을까에 대한 가능성을 타진했다.

KEEPS 실험이 종료되고 몇 년 후 실험에 참여했던 여성들의 뇌를 다시 검사했는데 CEE를 복용한 여성의 뇌 촬영에서 플라세보를 복용한 여성에 비해 혈관에 부정적인 변화가 나타났으며, 경피성 에스트라디올을 부착한 여성들에게는 큰 차이가 없었지만 실제 인지 기능에는 아무런 변화가 없는 것으로 나타났다. 혈관에 있었던 변화가 치매 위험률 증가를 의미하는지, 아니면 아무 의미 없는 발견이었는지에 대해서는 결론이 나지 않았다.

같은 연구에서 뇌에 있는 아밀로이드 플라크를 촬영했는데 이는 알츠하이머병에서 발견되는 비정상 단백질로, 증상이 발현되기 수년 전부터 관찰이 가능하다. 이 연구에서 APOE4 유전자를 갖고 있으면서 경피성 에스트라디올을 부착한 여성들은 아밀로이드 플라크 침착이 감소한다는 점을 발견했지만, APOE4 유전자를 보유하지 않은 여성에게서는 아무런 효과가 관찰되지 않았다. 모든 여성에게 에스트로겐을 일찍 투여하는 것이 플라크 감소에 도움이 되는지, 아니면 APOE4 보유자가 특별히 에스트로겐에 민감한 것인지, 혹은 이와는 완전히 다른 설명이 있는지 알 수 없었다.

현재까지 MHT가 평균적 위험군에 속하는 여성의 알츠하이머병이나 치매 위험을 감소시킨다는 주장을 뒷받침할 증거는 없다. 하지만 금연과 건강식, 규칙적인 운동이 도움이 된다는 것은 증명된 사실이고, 실제로 알츠하이머병 위험 요인의 50퍼센트는 이와 같이 노력하면 바뀔 수 있는 부분이다. 또한 장기간 에스트로겐을 복용했을 때 뇌혈관에 부정적 영향을 미치는지 여부에 관해 완전히 밝혀지지 않은 부분들이 있다. 뇌 촬영 결과 경피성 에스트라디올보다 경구용 CEE를 복용했을 때 이 영향이 더욱 분명하게 드러나는데, 이를 근거로 혈관의 혈전이 증가할 경우 알츠하이머병이나 치매 위험률에 변화가 생길 가능성을 제기해볼 수 있다(경구용 에스트로겐은 경피성과 달리 혈전에 영향을 준다. 17장과 18장 참고). 이에 대해서는 더 많은 연구가 필요하다. APOE4 유전자를 보유한 여성이 완경기에 뇌 건강을 위해 에스트라디올을 고려해야 할지는 여기서 논의할 수 있는 사항이 아니며, 조기 알츠하이머병에 대한 유전적 위험 요인을 갖고 있는 여성이라면 이 분야의 전문 의료진과 상의해보아야 한다.

요점

- 에스트로겐이 뇌 건강 및 기능에 많은 영향을 주기는 하지만 완경기의 뇌는 새로운 호르몬 환경에 적응하는 과정을 겪는 듯하다.
- 완경이행기에 발생하는 호르몬의 혼란은 인지 기능에 일시적인 변화를 일으킬 수 있다. 하지만 이러한 변화가 객관적 검사 결과보다 더 심각하게 느껴지는 여러 요인이 존재한다.
- 기존의 취약성에 호르몬 수치 변화가 더해지는 경우 완경이행기 동안 우울증이 올 수 있다.
- 가벼운 우울증 증세는 MHT에 포함된 에스트로겐으로 개선될 수 있다.
- 치매와 알츠하이머병은 남성보다 여성에게 더 많이 나타나며, 대부분의 경우 뇌 건강을 위해 MHT를 시작하는 것은 증명된 바가 없어 추천하지 않는다.

13장 질과 외음부: 완경 비뇨생식기증후군과 치료법

완경으로 인해 외음부와 질에 변화가 생기는 것을 예전에는 '질 위축'이라고 했지만 요즘은 '완경 비뇨생식기증후군Genitourinary Syndrome of Menopause, GUSM'이라는 용어를 사용한다. 완경으로 질 조직이 얇아지고 수축하는 것은 사실이지만 예전에 사용하던 '질 위축'이라는 용어에는 문제가 있다. 우선 질은 완경의 영향을 받아 구조가 변화하는 여러 기관 중 하나일 뿐이다. 방광이나 요도, 음핵, 외음부 등의 기관 역시 에스트로겐 수치 감소에 따른 변화를 겪는다. 여성은 안 그래도 나이가 들면서 사회로부터 가치가 떨어졌다는 취급을 받는데 질을 늙어빠져 쪼그라든 제비꽃처럼 표현하는 용어는 사용해서는 안 될 것이다.

GUSM이 한번에 이해하기 쉬운 약자는 아니지만, 더 포괄적인 의미를 갖고 있으며 여성과 의료진에게 이 증상의 의학적 의미를 상기하게 한다. 이번 장에서는 질과 외음부를 둘러싼 의학적 문제에 대해 논의하고, 방광과 요도에 관해서는 14장에서 다루기로 한다.

GUSM은 일반적인 질환으로, 여성의 15퍼센트가 완경이행기 동안 GUSM 징후가 있다고 보고하며 결국 80퍼센트의 여성이 관련 증상을 경험한다. GUSM을 겪는 다수의 여성이 필요한 처치를 받지 못하고 있다. 이 증상이 완경과 무관하다고 생각하거나 안전한 치료법이 없다고 여기는 여성들도 있고 의료진이 심각하게 받아들이지 않는 경우도 많으며 성적인 사안에 대해 논의하는 것을 불편해하는 여성도 있기 때문이다.

GUSM으로 가장 고통을 받는 것은 45~65세 사이의 여성들이지만 실제로 시간이 지나면서 증상이 완화되는 것인지, 아니면 심각하게 여겨지지 않는 일이 빈번하다 보니 여성 자신이 치료받는 것을 포기하게 되는 것인지, 또는 65세 이후 성관계가 줄어들거나 다른 건강 문제로 우선순위에서 밀리는 것이 원인인지는 알려진 바가 없다.

외음부와 질에 관한 개론

우선 외음부와 질에 대해 간략히 소개하며 시작하도록 하자(더 자세한 정보를 원한다면 전작인 《질 건강 매뉴얼》을 읽어보길 바란다). 질은 내부 기관이며, 섬유조직과 근조직으로 이루어진 터널 내부를 점막이 감싸고 있다. 질은 외부의 외음부와 내부의 자궁을 연결하는 역할을 한다. 다시 말하면 피부에 옷이 닿는 부분은 외음부이다. 외음부란 치구(치골 바로 아래 위치)에서 항문까지의 모든 부분을 통틀어 부르는 용어다(그림 12 참고). 질 입구에서 질과 외음부가 만나는 지점을 질어귀(질전정)이라고 한다.

안쪽 입술을 소음순이라 하며 크기는 다양하고 여성의 50퍼센트는 대음순 밖으로 튀어나와 있는데 이 역시 정상이다.

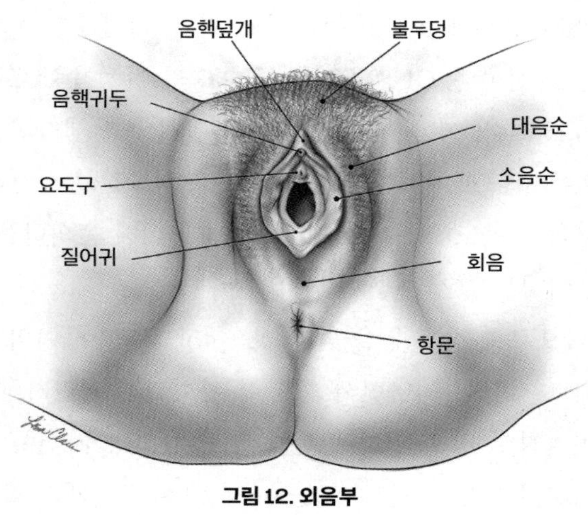

그림 12. 외음부

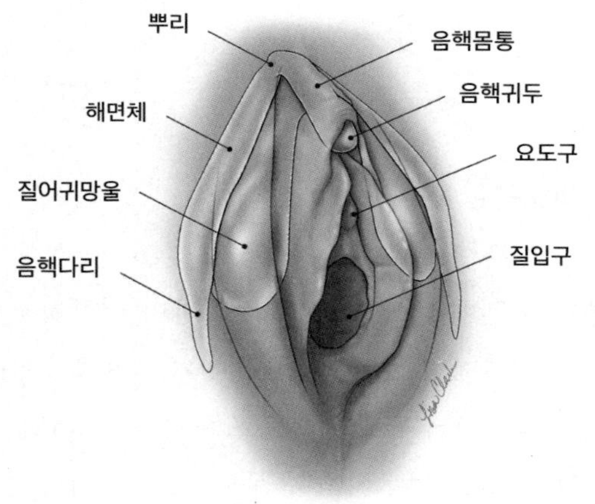

그림 13. 음핵

소음순에는 소량의 지방이 있으며 가끔 발기조직이 있기도 하다. 또한 특수한 신경말단이 많이 모여 있다. 소음순은 음핵의 노출기관인 음핵귀두 근처에서 갈라져 윗부분은 음핵덮개와 만나고 아랫부분은 매우 민감한 부분인 음핵소대가 되어 음핵귀두의 하단과 합쳐진다. 특수 신경말단이 모여 있고 음핵귀두와 연결되어 있으므로 소음순을 만지거나 압박을 가하게 되면 많은 여성이 성적 자극을 받는다.

음핵귀두의 바깥 부분은 상대적으로 크기가 작은 편이고(콩팥이나 작은 사탕 같은 모양이다) 포피(음핵덮개)라는 피부에 덮여 있다. 전체 음핵 자체는 훨씬 크기가 크며(귀두는 빙산의 일각이다) 알파벳 Y를 거꾸로 놓은 것에 팔이 두 개 대신 네 개가 달린 것과 같은 모양이다. 팔의 한 쌍은 질어귀망울이라고 불리며 다른 한 쌍은 음핵다리라고 한다. 질어귀망울과 음핵다리는 모두 음핵몸통의 일부이며 음핵귀두에 함께 연결되어 있다(그림 13 참고). 음핵은 요도와 매우 밀접하며 이 때문에 요도 주변과(또는) 방광 바로 아래쪽에 위치한 질 안쪽에 민감한 쾌감이 느껴지기도 한다. 이 부분을 보통 G 스팟이라고 하기도 하는데 사실 어떤 한 부분만을 의미하는 것은 아니다. 의학 용어로는 이 부분을 '음핵-요도-질 복합체'라고도 하는데 성적 쾌감을 주는 정확한 부분은 사람마다 다르다. 이 부분에 특별한 느낌이 없다고 걱정할 필요도 없다. 모든 사람은 각자 생김이 다른 것이다.

여성이 질 삽입으로 오르가슴에 도달한다면, 음경이나 손가락, 또는 섹스토이에 의해 음핵에 마찰이 가해지거나 당겨지는 등 어떤 방식으로든 음핵에 자극이 주어지기 때문이다. 역학적으로 음경의 질 삽입을 통해 음핵을 자극하는 것이 쉽지 않기 때문에 여성 세 명 중 한 명은 질 삽입만으로는 오르가슴에 도달할 수 없다는 것은 주목할 만한 사실이다. 실제로 손가락이나 혀, 섹스토이가 정확성 면에서는 음경보다 훨씬 낫다고 볼 수 있다. 지그문트 프로이트Sigmund Freud 박사가 소위 질 오르가슴 또는 '성숙한' 오르가슴이라고 일컬은 음경 삽입을 통한 오르가슴은 손가락이나 다른 방법으로 음핵을 직접 자극하는 데서 오는 오르가슴보다 우월한 것이 아니다. 프로이트는 음핵이 음핵귀두만으로 이루어진 것이 아니라는 것을 몰랐을 가능성이 크며, 이유가 무엇이든 강력한 남성 성기 없이는 진정한 쾌감도 있을 수 없다는 그 생각은 해로운 여성혐오적 수사로, 사실이 아니다. 어쨌든 레즈비언 여성이 이성애자 여성보다 성관계 시 더 많은 오르가슴을 느낀다고도 하지 않는가.

완경으로 인한 변화

외음부와 질에 생기는 상당한 변화의 원인은 에스트로겐 부족이라는 직접적 원인과 조직에 분포하는 혈류량 감소라는 간접적 원인이 있다. 노화와 함께 콜라겐 생성도 감소한다. 콜라겐이라는 단백질의 여러 역할 중 조직을 단단하고 유연하게 하는 기능이 있는데, 완경과 노화로 콜라겐이 손실되면 조직이 약해지고 탄성이 감소하게 된다. 조직은 창백하게 보이게 되고, GUSM이 더 심해지면 (질)모세혈관이 약해져 조직으로 피가 새어 나가 전정과 질 안쪽에 빨간 점들이 생길 수 있다.

질의 마이크로바이옴microbiome* 역시 원래 락토바실루스가 지배적이던 환경에서 다른 여러 종류의 박테리아가 존재하는 상태가 되며, 이에 따라 질에서 평소와 약간 다른 냄새가 날 수 있다. 질 내 pH가 5.5 이상으로 증가하고(완경 이전의 보통 pH는 3.8~4.5이다) 이에 따라 애액 분비가 감소해 질이 건조해진다. 또 혈류 및 콜라겐의 변화, 그 밖의 다른 여러 가지 이유로 질의 길이와 너비가 조금 줄어

* 체내 미생물 생태계.

들기도 한다. 조직이 약해지고 탄성이 감소하게 된 것에 이러한 변화들이 더해져 성관계 시 통증이 있을 수 있다. 흥미로운 사실은 남성 역시 테스토스테론 수치와 혈류, 콜라겐 생성 감소로 음경이 줄어든다는 점이다. 질에 대해서만큼 많이 들어보지 않았을 뿐이다.

나이가 들면서 질은 "안 쓰면 없어진다"는 속설을 들어본 적이 있을 것이다. 남성 성기 없이는 질이 영원히 줄어들 수 있다는 의미다. 음경이 줄어드는 것을 막기 위해 규칙적으로 질에 접촉해야 한다는 속설은 없다는 사실은 그야말로 충격적이다(이 말을 하는 냉소적인 내 목소리를 상상해주기 바란다). 이 "안 쓰면 없어진다"는 이론은 요즘이라면 전혀 통용될 수 없는 말도 안 되는 근거에 기반한다. 질에 영향을 미치는 것은 에스트로겐 수치의 감소와 노화로 인한 변화 때문이지, 남성과의 접촉이 없는 데서 오는 것이 아니다. 드물지만 에스트로겐 수치가 낮아져 질 내 염증이 극심해지고 조직이 취약해져 있는 상황에서 접촉이 있을 경우 피가 나게 되어 질 벽이 서로 붙어버리는 경우가 있다. 질과 외음부 클리닉을 30년간 운영해오며 이런 경우는 한두 번인가 본 적이 있다. 그리고 설사 나이가 들어 성관계를 하지 않아 질이 닫혀버렸다고 하더라도, 이럴 때 질을 통한 성관계를 하게 되면 통증이 심한 데다 남성 성기가 조직 염증을 줄이거나 혈관을 복원할 수 있는 것은 아니므로 남성의 음경이 이를 막기 위해 할 수 있는 일은 없다. 음경은 음경일 뿐이지 마술봉이 아니다.

노화와 함께 음핵의 크기가 줄어들고 발기조직의 수 역시 감소하긴 하지만 이 현상이 노화 때문인지 에스트로겐과 관련된 것인지는 밝혀지지 않았다. 소음순의 크기가 줄어들고 대음순이 편평해지는데, 피부가 느슨해지고 지방조직의 분포가 변하게 되어 대음순의 크기가 커진 것처럼 보이기도 한다. 보통 45세가 넘으면서 음모가 희게 변하기 시작하는데 이는 노화와 관련된 현상이다.

완경이행기와 완경 직후 외음부나 질, 혹은 이 두 군데 모두에서 자가면역성 피부 질환 위험이 높아질 수 있으며 그로 인한 가장 일반적인 질환은 경화태선과 편평태선이다. 이러한 질환은 가려움증, 화끈거림, 성관계 시 통증 등의 증상을 동반할 뿐 아니라 신체에 물리적 변화를 가져오기도 한다. 예를 들어 피부가 희게 변하며 극도로 약해질 수 있고 소음순이 줄어들거나 심한 경우 사라질 수도 있으며 음핵귀두의 조직이 서로 붙어 귀두가 보이지 않게 되거나 흉터조직이 질을 좁힐 수 있다. 이 증상이 심해지고 치료하지 않을 경우 질이 서로 붙어 닫히게 되는 지점까지 다다를 수 있다.

여성의 1~3퍼센트 정도가 이 같은 피부 질환을 겪고 있으며 어느 연령에서나 일어날 수 있는 일이긴 하지만 특히 완경이행기에 위험이 높아지는데, 면역체계에 미치는 호르몬의 영향 때문일 가능성이 크다. 경화태선과 편평태선은 가려움증, 건조함, 성관계 시 통증, 당기는 느낌이나 조직의 탄력 손실 등 GUSM와 비슷한 증상을 유발하기 때문에 GUSM로 오진하는 경우가 있다. 경화태선과 편평태선은 외음부암의 위험 요인과 관련이 있으므로 꼭 적절한 치료를 받아야 한다. 따라서 이런 증상을 경험하는 여성이라면 이 분야에 해박한 지식을 가진 전문가를 만나보는 것이 중요하다.

GUSM의 증상

GUSM의 가장 일반적인 증상은 질 건조이지만 그 외에도 화끈거린다거나 사포로 문지르는 듯한 느낌, 성관계 시 통증, 질 및 외음부 가려움증, 화장지 사용 시 자극, 성관계 시 애액 감소, 냄새와 분비물의 변화 등의 증상이 있다. 탄력 손실로 인해 성관계 시 통증을 겪기도 하고 삽입이 어려워지기도 해 성욕에 영향을 줄 수 있다. GUSM은 요도염과 방광염의 위험을 증가시키기도 한다(14장 참고).

시간이 지남에 따라 항문 주위에 피부염이 생길 수 있는데 만성적으로 색이 붉고 감염이 있으며 항문 주변 피부가 손상되어 매우 불편한 느낌이 든다. 항문 주변 피부염은 노화로 피부가 약해진 데다 자주 닦아내어 같은 부위에 반복적으로 상처가 나거나 대변에 피부가 노출되는 등의 화학적 자극이 결합해 생기게 된다. 이는 GUSM과는 크게 관계가 없으며 피부 노화로 인한 현상이다.

오르가슴 강도가 약해진다거나 오르가슴에 도달하는 시간이 오래 걸리게 된다는 보고도 있다. 여기에는 여러 이유가 있을 수 있는데 조직으로의 혈류 감소, 음핵의 크기 및 발기조직의 변화, 노화 및 에스트로겐 수치 변화로 인한 신경과 뇌의 의사소통 방식 변화, 또한 골반기저근의 반응 약화 내지 저하(오르가슴에 도달했을 때 실제로 수축하게 되는 근육으로, 다른 모든 근육과 마찬가지로 노화와 함께 근량 손실이 일어난다) 등이 있다. 골반기저근은 에스트로겐에 반응하므로 노화뿐 아니라 에스트로겐 감소 역시 복합적으로 영향을 미칠 수 있다. 완경 이후 오르가슴에 도달하기 위해 이전에는 사용하지 않았던 바이브레이터를 사용하는 여성이 드물지 않은데, 이것을 두고 오르가슴 도달에 실패했다고 할 수 없다. 케겔 운동(14장 참고)으로 골반기저근을 강화하는 것이 오르가슴에 도움이 될 수 있다.

외음부 관리

GUSM 관리는 외음부와 항문 주위 피부 관리에서 시작한다.

피부가 취약해지면 건조해지기 쉽고 작은 상처가 나게 되어, 부드러운 자위나 오랄 섹스, 심지어 용변 후 닦는 정도로도 불편함을 느낄 만큼 자극과 염증이 반복적으로 일어나게 된다. 외음부 관리를 위해 다음 사항을 추천한다.

- **세정제 사용** | 비누는 산성막을 손상시킬 수 있다. 산성막은 지방과 다른 미세한 성분들로 구성되어 피부 표면을 보호하는 보호막을 말한다. 또한 외음부 피부와 반응해 pH 농도를 10까지 올릴 수 있고(정상 pH 범위는 4.0~5.2), 피부를 건조하게 만들 가능성도 크다. 향이 없는 세정제(브랜드가 아닌 저렴한 제품도 괜찮다)를 쓰는 것이 가장 좋은 방법이다.
- **물티슈 사용 자제** | 요실금을 앓고 있다면 집이 아닌 곳에서 물티슈로 외음부를 닦을 일이 많겠지만 대부분의 제품에 자극적 성분이 포함되어 있는 데다 또 위생적으로도 꼭 필요한 일이 아니다. 물티슈는 외음부 자극이나 항문 주변 피부염의 흔한 원인 중 하나다. 물티슈는 여성을 유아 취급하는 데다(물티슈의 용도는 아기 엉덩이에서 변을 닦는 것으로, 성인 여성은 화장지나 비데를 사용할 능력이 있다) 순결에 집착하는 문화(깨끗함, 또는 물티슈의 가짜 깨끗함을 '좋은' 여성과 연결?!)에, 있는 그대로의 여성의 몸을 비하하는 가부장제 사회의 강박(여성은 남성을 위해 깨끗한 몸을 준비해야 하는데 이것을 뒤집어보면 여성이 더러움을 타고났다는 결론이 나온다)이 결합된 것이다. 이 문제에 대해서는 만 단어짜리 논문도 쓸 수 있을 정도지만 여기서 멈추자. 물티슈가 생식기 위생을 위한 것일 뿐이고 여성을 억압하기 위함이 아니라면 편의점 선반에는 '상쾌한 음경'이라든가 '황혼 탈출', '귀염둥이 손' 같은 이름의 향기 나는 남성용 물티슈도 진열되어 있었을 것이다.
- **요실금에는 생리대가 아닌 요실금 패드 사용** | 생리대는 소변의 양

을 흡수하기에는 크기가 작으며 젖은 생리대는 피부 자극을 유발하고 결국 피부 손상에 이르게 된다.

- **보습제 사용** | 피부의 적은 건조함이다. 코코넛 오일이나 올리브 오일, 바셀린 같은 제품은 가격이 저렴하면서도 피부에 좋다. 외음부 피부를 위해 특별히 만들었다고 광고하는 값비싼 제품도 있지만 과학적으로 효능이 증명된 바는 없다. 그뿐 아니라 사용된 재료만 보아도 외음부 피부에 크게 도움이 되지 않아 보인다. 보습제 선택은 사용자가 무엇을 좋아하느냐에 달려 있고 제품에 대한 느낌은 주관적이다. 예쁜 용기를 좋아하는 사람은 용기가 예쁜 제품을 구매하며 기분이 좋아질 수 있을 것이다. 향과 자극이 없다면 대부분의 제품이 사용 가능하다. 하지만 보습보다 냄새 제거 기능을 강조해 광고하는 제품은 의학적으로 의미가 없으며 바탕에 깔린 메시지도 유해하다. 이로써 사용하지 말아야 할 일부 제품이 떠오르는 여성도 있을 것이다(나는 기분이 내킬 때면 인스타그램에서 이 회사들을 소환하곤 한다. 내가 피곤하게 굴다 보면 언젠간 '여성의 그곳 냄새'라는 말도 안 되는 메시지를 더는 쓰지 않겠지).
- **음모 다듬기, 없애지는 말 것** | 음모는 주변 습도를 올려 외음부를 건조하지 않게 유지한다. 왁싱이나 면도, 그 밖에 어떤 방법으로든 음모를 제거할 경우 피부 표면이 손상되고 상처를 입기 쉬워지며 피부 노화에 따라 이런 부작용이 더욱 심화된다.
- **흡연자라면 담배를 끊는 데 총력을 다할 것** | 흡연은 항에스트로겐 효과가 있어 모든 피부로의 혈류를 방해한다.

윤활제

윤활제는 자위 또는 파트너와의 성관계 시에 사용된다. 연령이

나 완경 여부에 관계없이 많은 여성들과 그들의 파트너들이 윤활제 사용을 선호하지만 특히 GUSM을 갖고 있는 여성에게는 필수적이다. 증상이 가볍다면 윤활제만으로도 문제가 해결될 수 있다.

윤활제는 수성, 실리콘, 지성 세 종류가 있다. 종류에 따라 어떤 느낌이 드는지는 개인차가 있다. 어떤 제품이 피부에 닿는 느낌을 좋아할 수도 있을 수 있고, 사람에 따라서는 같은 제품이라고 하더라도 끈적거린다고 생각할 수도 있다. 대체로 GUSM이 있는 여성이라면 실리콘 윤활제가 잘 맞을 것이다. 윤활제를 사용해보지 않았거나 사용한 지 오래되었다면 실리콘 윤활제로 시작해보는 것이 좋다. 이 제품들은 모두 디메티콘이나 사이클로메티콘, 디메티콘올 등 한 가지 이상의 실리콘 성분을 함유하며 천연재료로 만들거나 주문 제작할 수는 없다. 일부 실리콘 윤활제는 소량의 코코넛 오일이나 비타민E(오일)를 함유하기도 한다. 다음은 사람들 대부분에게 잘 맞는다고 알려진 제품들이다.

- **아스트로글라이드 X**Astroglide X | 실리콘만 함유
- **아스트로글라이드 X 실리콘 젤**Astroglide X Silicone gel | 실리콘, 코코넛 오일 함유
- **우버 루브**Über Lube | 실리콘, 비타민E 함유

아스트로글라이드와 우버 루브 모두 자사 제품에 소량의 오일이 함유되어 있어도 라텍스 재질의 콘돔과 함께 사용이 가능하다고 주장하지만, 공식적으로 발표된 연구 중에서 이 주장을 뒷받침하는 것을 찾을 수는 없었다. 아스트로글라이드에 문의해 답변을 받았는데, 자체적으로 실험한 결과 콘돔과 함께 사용할 수 있다고 확인해주었으나, 관련 자료는 공유할 수 없다고 했다. 우버 루브로

부터는 답변을 받지 못했다.

나는 진료실에 골반 검사용으로 일회용 우버 루브 대용량 팩을 두고 쓰는데 지금까지 질이나 외음부에 불편함을 제기한 환자는 없었고, 오히려 자극이 없어서 놀라는 경우가 많았다. 이 관찰 결과가 약간 편향되어 있다는 점은 인정하지만 나는 내가 사용하고 추천하는 제품과 그에 대한 피드백을 꼼꼼하게 적어둔다. 실리콘 윤활제가 이불에 묻었을 때 잘 지워지지 않는다는 의견이 있고 일부 제품은 실리콘으로 된 섹스토이와 함께 사용하지 못할 수 있다.

수성 윤활제는 성분에 대해 잘 알아야 하며 잘못 선택할 경우 상당히 불편할 수 있다. 수성 윤활제를 선택할 때 고려할 점은 다음과 같다.

+ **pH** | 제품의 산성 농도를 나타낸다. 질의 pH와 가까운 3.5~4.5 사이 제품을 쓰는 것이 가장 좋은데, 완경으로 질의 pH 농도가 올라간다고 해도 마찬가지다. 애석하게도 대부분의 제품에 pH 농도가 표시되어 있지 않다.
+ **삼투압농도** | 농도라고 보면 된다. 윤활제의 삼투압농도가 질 분비물의 삼투압농도보다 높을 경우 질 조직에서 수분을 빼낼 수 있고 이것이 질을 자극해 성매개감염의 위험을 높일 수 있다. 질 분비물의 삼투압농도는 260~280mOs/kg이며 380mOsm/kg 미만의 제품을 사용하는 것이 좋다. WHO는 1,200mOs/kg을 초과하는 윤활제의 사용을 권장하지 않고 있다.
+ **특정 방부제** | 클로르헥시딘 클루콘산염, 폴리쿼터늄, 8.3퍼센트 이상의 글리세린을 함유한 제품은 피해야 하는데, 이 성분들이 조직을 자극하고 질의 생태계를 손상시키기 때문이다.
+ **가향, 가미, 온열 기능** | 사용하지 말 것. 이러한 성분은 질에 자극을

주고 대부분의 경우 삼투압농도 또한 매우 높은 편이다.

위 사항들을 염두에 두고, 또 제품 설명서가 언제나 정확하지는 않다는 점을 전제했을 때 권장 범위 안에 들어가는 수성 윤활제 몇 가지를 소개하고자 한다.

- 굿 클린 러브Good Clean Love, pH 4.73, 삼투압농도 240mOsm/kg
- 예스 베이비 버지널 프렌들리 루브리컨트Yes Baby Vaginal-Friendly Lubricant, pH 4.22, 삼투압농도 249mOsm/kg
- 예스 워터 베이스 인티메이트 루브리컨트Yes Water-Based Intimate Lubricant, pH 4.08, 삼투압농도 154mOsm/kg

지성 윤활제 역시 사용 가능하지만 라텍스 콘돔과 함께 사용할 수는 없다는 사실을 기억해야 한다. 슈퍼마켓에서 살 수 있는 코코넛 오일이나 올리브 오일로 만족스러운 결과를 얻는 여성들도 있다. 올리브 오일에 대해 구체적으로 분석한 한 소규모 연구가 있는데 부정적인 효과에 대한 지적은 없었다. 이와 별개로 환자 중에 코코넛 오일을 윤활제로 사용하는 경우를 많이 보았는데, 딱히 불편한 자극이 있었다는 이야기는 듣지 못했다.

질 보습제

질 보습제는 질 조직에 수분을 보충하고 생체 결합성이 있도록 제조되어서 제품이 며칠 동안 질 조직에 남아 있게 된다. 일반적으로는 부작용이 별로 없다. 질 보습제는 질 내 호르몬 투여 연구에서 위약대조군으로 자주 쓰이는데 때때로 저용량 에스트로겐과 비슷한 정도까지 효과를 낼 때가 있다! 건조한 피부에 가장 효과적이지만 성관계 시 통증이 있을 때 윤활제처럼 쓰이기도 한다.

보습제는 수성(이때 글리세린이 일반적인 재료인데, 8.3퍼센트 이하 농도여야 한다)이거나 실리콘, 오일, 히알루론산 바탕이며 이 중 하나 이상의 재료가 함께 사용되기도 한다. 히알루론산은 피부 세포 내외에 존재하는 고분자 물질로, 세포에 윤활과 수분을 보충한다. 보습제 효과가 계속해서 누적되지는 않으므로 만일 질 보습제를 꾸준히 용법대로 사용한 후 4주가 지나도록 효과가 없다면, 다른 유효 성분이 함유된 제품으로(가령 실리콘 제품을 히알루론산으로) 바꿔 보는 것이 좋다(제품별 pH, 삼투압농도 목록은 514쪽 보충자료 표 2를 참고할 것).

호르몬

GUSM의 가장 확실한 해결법은 에스트로겐이다. 모든 처방/비처방 약물을 통틀어 에스트로겐만큼 효과가 확실하며 많은 연구가 이루어진 것은 없다. 또 다른 호르몬제인 디하이드로에피안드로스테론DHEA은 의사의 처방전이 필요한 약물로, 최근 GUSM 치료에 사용되기 시작했다. DHEA는 콜레스테롤이 에스트라디올로 전환하는 과정 중의 한 호르몬이다(3장 참고). DHEA가 조직 자체에 직접적으로 작용하지는 않지만 세포 내에서 테스토스테론과 에스트로겐으로 전환되기 때문에 유용하다. 질 에스트로겐과 DHEA는 혈류를 상승시키고 취약해진 조직을 되돌리며 질 내부의 윤활성을 회복하고 질의 마이크로바이옴에 이로운 박테리아를 재생시킨다. 질 건조증과 가려움증, 성관계 시 통증을 치료하는 데 효과적이며 냄새 변화에도 도움을 줄 수 있다.

일반적인 MHT로는 질이나 외음부 조직에 충분한 에스트로겐 농도를 얻을 수 없어, GUSM의 약 50퍼센트 정도에만 효과가 있다(MHT의 호르몬은 경구용과 경피용이 있다. 17장 참고). MHT는 다른 질 치료법에 비해 아주 작긴 하지만 위험 부담이 있고 효과가 50퍼센트 정도이기 때문에 GUSM 치료만을 위해 시행하지는 않는다. 하지만 발열감 등 다른 이유로 MHT를 이미 시작한 경우라면 질과 외음부 문제에도 효과가 있는지 우선 2~3달 정도 지켜본 후 다른 방법을 시도해볼 수 있을 것이다.

미국과 캐나다에서 사용하는 질 에스트로겐은 에스트라디올이나 접합마에스트로겐CEE으로, 상품명은 프레마린Premarin이다(이 에스트로겐에 대한 더 많은 정보는 17장과 18장에서 찾을 수 있다). 질 에스트로겐은 크림, 질 피임링, 질정, 질 좌약 등 여러 형태로 나오며 그만큼 용량도 다양해 개인의 필요에 따라 적당한 방법을 선택할 수 있다. 질 DHEA는 질 좌약의 형태로 용량이 하나로 정해져 있다(제품 목록과 용량은 514쪽 보충자료 표 3 참고할 것).

에스트로겐과 DHEA 모두 효과를 보이는 데 최소 6주가 걸리고, 완전한 효과를 위해서는 2~3달이 걸릴 수도 있으므로 우선 3개월 코스를 마친 후 재검토하는 것이 좋을 것이다. 질 피임링과 DHEA를 제외한 모든 제품은 보통 처음 14일간은 매일 사용하다 이후부터는 일주일에 두 번으로 용량을 조절한다. 처음부터 주 2회만 투약하길 원할 경우 그렇게 해도 되지만 시간이 오래 걸릴 수 있다. 에스트라디올 크림이나 CEE 크림, 또는 DHEA를 사용할 경우 처음 몇 주 동안 에스트로겐의 혈중 수치가 일시적으로 증가할 수 있으며 그 후로도 간헐적으로 혈중 수치 증가가 일어나기도 한다. 하지만 건강에 문제가 될 정도는 아니며 특히 에스트라디올과 CEE에 대해서는 수십 년간 축적된 수많은 자료가 있다. 일부 여성에게 나타나는, 유방이 촉감에 민감해지면서 아픈 증상은 이 에스트로겐 수치의 일시적 증가 때문인 것으로 보인다. 에스트로겐의 영향으로 질염이 치료된 후에는 이 호르몬의 혈중 수치가 떨어진다. 보충자료 표 3 목록에 있는 것보다 높은 용량의 크림을 사용할 경우 에스트로겐 수치가 올라가게 될 확률이 높다.

질 에스트로겐과 DHEA로 유방암, 심장마비, 뇌졸중, 치매 위험이 증가하지는 않는다. 미국 식품의약국FDA이 이들 위험에 대한 블랙박스 경고문*을 부착하도록 하긴 했지만, 이는 경구용과 경피성 에스트로겐에 대한 연구를 바탕으로 발급된 경고문이며 질요법과는 관계가 없다. 질 에스트로겐은 올바르게 사용하기만 하면 아무런 문제가 없다는 연구도 여럿 발표되었다. 경구용이나 경피성 에스트로겐과 달리 질 에스트로겐을 투약할 때는 프로게스토겐(프로제스테론이나 그와 유사한 성질의 다른 호르몬)이 필요하지 않다.

질 호르몬제는 제품 대 제품을 비교한 연구가 없어 어떤 한 제품이 다른 제품보다 효과가 낫다고 말하기는 어렵다. 보통 제약회사가 자사 제품을 경쟁사 제품과 하나하나 직접 비교하는 일은 드물다. 효과가 같거나 못할까 봐 그러지 않겠나 싶다. 따라서 일반적으로 접할 수 있는 것은 위약대조군과의 비교를 통한 연구인데, 거의 대부분 약효가 있다는 결과가 나온다. 하지만 제약회사의 지원을 받지 않는 독립 연구팀의 연구 결과는 언제나 긍정적이지만은

* 의약품이 야기할 수 있는 부작용에 대한 최고 수준의 주의 조치.

않다. 예를 들어 한 독립 연구팀이 진행한 10mcg 에스트라디올 알약에 관한 실험에서는 위약대조군에 쓰인 일반 보습제와 효과가 크게 다르지 않다는 결과가 나왔다. 용법을 정확히 지키지 않아서(일부 환자에게 알약이 잘 녹지 않는다는 보고가 있다)인지 또 다른 이유가 있는지는 알려진 바가 없다.

제약회사 연구의 또 다른 문제점은 자료 제시 방법에 있다. 통계상으로는 의미 있는 결과, 즉 우연한 결과가 아니라고 하더라도 그 효과가 실제 환자에게 의미가 있는지는 정확하지 않다. 예를 들어 임벡시Imvexxy라는 제품명의 질 삽입 에스트라디올은 4mcg과 10mcg 두 가지 용량으로 판매되는데, 리조이스REJOICE 실험에 따르면 이 매우 낮은 용량의 에스트라디올 역시 세포 단위에서 일어나는 변화를 살펴보면 위약대조군보다는 효과가 있다. 같은 연구에서 임벡시가 위약대조군보다 성관계 시 통증을 개선하는 데에도 효과가 있다고 밝혔다. 성관계 시 통증의 정도는 4단계(통증이 제일 심할 때를 4)로 기록했는데, 4mcg을 투약한 경우 12주째의 평균 통증은 1.1이었고 10mcg은 1.0이었는데 위약대조군의 통증은 1.4로 보고되었다.

하지만 연구를 통해 알 수 없는 부분은, 최악의 통증이 4일 때 통증 수치 1이나 1.1이 1.4와 비교했을 때 실제로는 과연 의미 있는 차이인가 하는 부분이다. 낮은 용량의 에스트로겐을 투여하면 안 된다는 뜻이 아니다. 이러한 연구 결과 자체가 실제로 여성들이 겪고 있는 의학적 문제에 대한 답을 구하려 할 때 가장 도움이 되는 것은 아니라는 의미다. 이 최저 용량의 에스트라디올로도 효과를 보는 환자가 많겠지만 3개월 후에도 효과가 없을 경우에는 용량을 높여보는 것이 좋다.

어떤 제품을 선택해야 할까? 가격을 기준으로 선택하는 사람도 많을 것이고 투약 방법이 중요한 사람도 있을 것이다. 예를 들어 어떤 사람은 질 내에 삽입한 채 3개월간 두어야 하는 질 피임링이 마음에 들 수도 있지만, 또 다른 사람은 질색할 수도 있다(피임링은 성관계 시 그대로 두어도 되고 빼도 된다). 크림이 묻어나는 것을 싫어하는 사람도 있는 반면, 크림을 발라 진정 효과를 느끼는 사람도 있을 것이다. 에스트라디올 수치를 크게 변화시키지 않는 4mcg이나 10mcg 질정제나 피임링을 안전하게 생각하는 사람이 있는가 하면, 크림형 제품이 가장 오랫동안 안전성을 인정받았기 때문에 신뢰할 만하다(올바른 용량을 사용할 경우)고 여기는 사람도 있을 것이다. 소음순과 질어귀 부위에 자극이 심한 경우 질정제나 피임링은 그 부분까지는 충분한 에스트로겐을 공급하지 않아 크림형 제품을 필요로 하는 사람도 있을 것이다. 선택지가 있다는 것은 좋은 일이며 한번 정하면 바꿀 수 없는 것도 아니다. 사용해보고 맞지 않으면 다른 것으로 바꾸면 된다.

배합 약품compounded product은 어떨까? 배합 약품의 개념과 다양한 우려 및 단점에 대해서는 20장에서 자세히 다루기로 한다. 내가 환자에게 배합한 질 에스트로겐을 제안하는 유일한 경우는 제약회사의 완제품이 너무 비쌀 때뿐이다. 미국의 약 가격은 터무니없을 만큼 비싸다. 튜브형 제네릭 에스트라디올 크림 하나에 300달러가 넘는다. 용량에 따라 튜브 하나로 최소 3개월에서 길게는 6개월까지 사용 가능하지만, 보험이 없다거나 있다고 해도 보장이 좋은 상품이 아닐 경우 한번에 지불하기에 상당히 큰 액수다. 같은 양의 질 에스트라디올을 약국에서 배합할 경우 100달러 이하로 구매할 수 있다. 하지만 문제는 배합한 크림의 에스트라디올이 표시된 양보다 많이 함유되었을 때 일부 여성에게는 안전상 문제가 될 수 있다는 점이다. 다른 대안이 없다면 환자와 의료진이 모두 동의했을 경우 배합 크림 역시 고려해볼 수 있을 것이다.

질 호르몬 치료를 충분히 시도한 후에도 성관계 시 통증이나 가려움증, 그 밖의 통증이 계속된다면 증상을 유발하는 다른 원인에 대해서도 검사를 받아보아야 한다. 이 책에서 모두 다룰 수 없으므로 자세한 정보는 전작인 《질 건강 매뉴얼》에서 확인하기 바란다.

비호르몬 약품

오스페미펜(제품명 오스피나)*은 경구용 선택적 에스트로겐수용체조절제selective estrogen receptor modulator, SERM의 일종으로, 일부 조직에는 에스트로겐처럼 작용하고 또 다른 조직에서는 항에스트로겐으로 작용한다. 질 조직에는 에스트로겐처럼 작용하고, GUSM의 질 증상을 치료하는 데 사용하도록 FDA 승인을 받은 제품이다.

질에 삽입하거나 바르는 제품에 거부감이 있거나, 그런 제품을 사용할 때 통증이 있거나, 혹은 호르몬제가 아닌 제품을 찾는 여성들에게는 오스페미펜이 적당하다. 용량은 하루 60mg이다. 자궁에서도 에스트로겐처럼 작용하는데, 제품 설명에는 MHT와 마찬가지로 자궁 내벽을 보호하기 위해 프로게스토겐이 함께 필요할 수 있다고 되어 있지만(17장 참고), 필수적이지는 않으며 개인차가 있다는 연구 자료가 있다. 부작용으로 발열감이 있을 수 있고 혈전 위험을 미세하게 증가시킬 수 있다.

* 한국에는 아직 도입이 안 되었다(감수자 각주).

에너지 기반의 최소 침습 치료

레이저 또는 고주파 치료 장치로 질 조직에 열을 가해 혈류를 증가시키고 조직을 재형성하게 하는 치료법이다. 이 방법으로 조직의 글리코겐을 회복시키고 질 pH를 완경 이전의 범위 내로 내려줄 뿐 아니라 질 내 마이크로바이옴까지 개선할 수 있다는 소규모 연구 결과들이 나와 있다. 이 치료법의 인기가 높아지고는 있지만 장비의 안전성에 대한 확실한 자료가 거의 없고, 에스트로겐이나 DHEA, 오스페미펜, 심지어 플라세보 젤과 비교했을 때 얼마나 효과가 있는지에 대해서도 신뢰할 만한 연구 결과가 없는 실정이다. 만약 약품이었다면 불충분한 자료 때문에 FDA 승인을 받지 못했을 것이다.

프락셀 CO2 레이저는 현재 가장 많이 쓰는 장비 중 하나이지만 에스트로겐과 비교한 자료는 소규모 연구 결과 두 개뿐이다. 그나마도 연구에 참여한 환자의 수가 적어서 GUSM 치료에 있어 레이저의 효과나 안전성에 대한 의문에 확실한 답을 하지 못한다. 두 연구 중 규모가 더 큰 연구에 65명의 여성이 등록했고 그중 레이저 치료를 받은 환자는 32명에 불과하므로 의미 있는 결과를 도출하기에 충분한 자료라고 볼 수 없다. 또한 맹검 연구*로 진행되지 않아 참여자들이 어떤 치료를 받는지 인지하고 있었던 데다 위약대조군도 없었다. 이 레이저의 효과를 증명하기 위해서는 실제 레이저와 플라세보 크림을 받은 그룹과 가짜 레이저와 실제 질 에스트로겐 크림을 받은 그룹, 그리고 가짜 레이저와 플라세보 크림을 받은 그룹, 이렇게 세 집단이 필요하다. 많은 연구에서 플라세보 크림

* 참여자가 어떤 종류의 치료를 받는지 알 수 없게 하는 방식.

이나 보습제가 실제로 효과가 있는 것으로 나타나기 때문에 이 부분은 특히 중요하다. 게다가 이 두 연구의 후속 연구 기간이 위해와 부작용을 측정할 만큼 충분히 길지 않았다. 레이저 치료 중 부상을 당한 환자의 케이스가 FDA에 보고된 적이 있고 나 역시 목격한 적이 있다. 효과에 대한 연구 결과와 안전성에 대한 검증이 충분치 않아 미국산부인과학회ACOG와 북미폐경학회NAMS에서는 에너지 기반 치료법을 권하지 않고 있다.

에너지 장치의 가설 자체에 오류가 있는 것은 아니며 더 많은 실험을 통해 자세히 알아볼 만한 가치가 있지만, 이미 5년 이상 실제로 쓰이고 있는 치료법에 대해 양질의 자료가 존재하지 않고 안전 문제가 보장되지 않았다는 점은 격분할 만한 일이다. 여성은 이보다 더 나은 대우를 받을 자격이 있다. 과거에도 여성은 충분한 실험을 거치지 않은 의료 장비—달콘쉴드Dalkon Shiel(자궁내장치), 릴라이Rely 탐폰, 에슈어Essure 영구 피임장치, 질 수술에 사용된 의료용 메쉬 등—로 충분히 고통받았음에도, 검증되지 않은 치료법이 여성의 건강을 파고드는 문제에 대해 지금까지도 여전히 논의하고 있다는 점은 부끄러운 일이다. 수년간 여성의 몸에 사용했으면서 부적절하게 고안된 전향적 연구, 그것도 100명도 안 되는 여성만을 대상으로 한 연구 결과밖에 내놓지 않았다는 현실은 끔찍하다는 말 외에 달리 표현할 길이 없다.

그렇다면 이 장비들은 애초에 어떻게 승인을 받을 수 있었을까? 미국과 캐나다에서는 에너지 기반 치료 장비가 GUSM 치료용으로는 승인되지 않았다. 이 기계들은 다른 용도로 승인된 장비이며 그 과정에서 인가 없이, 원래의 목적과 다르게 사용되었다. 내가 특정 회사 내부문서에 몰래 접근할 권한이 있거나 한 것은 아니라 확실한 증거는 없지만, 이런 장비들은 보통 원래 목적과 다르게 사용한 사례를 바탕으로 진행한 질 낮은 연구 결과를 제출해 사용을 승인받곤 한다. 그리고 그 연구에는 해당 치료법이 여성들에게 안전한 것인지에 대한 자료는 없다. 따라서 가설을 세우는 정도로 쓰기에 적당하며 치료에 적절하게 고려하기 위해서는 더 많은 연구와 실험이 필요하다. 하지만 연구가 진행되는 대신, 어찌된 일인지 의료진들 사이에서 그리고 SNS나 미디어에서 먼저 유행이 일고 있는 듯하다. 목적 외로 사용되기 때문에 누구도 효과를 장담하지는 않지만, 심지어 학회에서 소개되기도 하고 이메일 캠페인이나 입소문, 그 밖의 전략을 통해 의사들에게 홍보된다. 그렇게 일단 병원에 판매나 대여가 이루어지면 그 후로는 점점 더 실제 치료에 많이 이용된다. 그리고 짜잔! 뒷받침하는 연구 자료도 없고 FDA 승인도 없는 새로운 치료법이 통용되는 것이다.

이 새로운 에너지 기반 치료법은 숙련된 전문가가 잘 활용한다면 합병증 위험이 낮아 기존의 판세를 뒤집을 전환점이 될 수도 있을 것이다. 어느 정도 효과를 볼 수는 있겠지만, 이 효과를 유지하기 위해서는 꽤 정기적으로 관리를 받아야 한다. 상대적으로 부작용이 거의 없지만 그만큼 효과도 적고 플라세보만큼도 효과를 못 보는 경우도 있으며, 사실 알려져 있는 것보다 더 효과가 적고 더 많은 부작용이 있을 수도 있다. 이 시점에서 할 수 있는 말은 레이저나 고주파 장치들이 요즘 거의 주류라고 할 수 있을 만큼 인기가 높지만, 이에 대한 제대로 된 연구가 없으며 기존에 쓰던 제품들보다 얼마나 효과가 좋은지도 알지 못할 뿐 아니라 여전히 안전성에 대한 의문도 확실히 풀리지 않았다는 것이다.

가장 이해할 수 없고 끔찍한 부분은 지난 몇 년간 이 장비들이 허가된 목적 외 용도로 사용되어 오는 동안 의문을 해결할 연구가 이루어지지 않았다는 점이다. 충분한 시간이 있었고 지금쯤이면 답이 나왔어야 한다.

에너지 요법을 받기를 원하는 환자가 있다면 어떻게 해야 할까? 위험에 대한 시각은 사람마다 다르다. 알려진 것만큼 효과가 없을 수도 있고 또 알려진 것보다 더 위험할 수도 있지만 이 사실에 크게 개의치 않는 사람도 있을 수 있다. 어떤 사람은 새로운 치료법에 관심을 가질 수도 있고 또 집에서 스스로 질에 무언가를 넣는 것에 거부감이 드는 사람이 있을 수도 있다. 당신이 미지수가 많은 치료법이라는 걸 충분히 인지했다면, 결국 당신의 몸이고 당신의 선택이다.

암과 여성

일부 암은 에스트로겐에 민감하기 때문에 암 환자일 경우 DHEA를 포함한 질 치료법의 에스트로겐이 암의 재발을 촉진하고 예후를 악화시킬 수도 있다는 우려가 있다. 이에 해당하는 가장 빈번한 암으로는 유방암과 자궁내막암, 자궁육종(자궁 근육), 난소암 등이 있다.

이와 같은 암을 앓고 있는 환자라면 우선 비호르몬 치료법을 시도해보아야 한다. 또 성관계 몇 분 전 질어귀(질 입구)에 국소마취제(리도카인lidocaine과 같은 마비크림)를 바르면 통증을 줄이는 데 도움이 된다. 성치료sex therapy와 물리 치료 역시 효과가 있을 수 있으며 항문 성교를 고려해볼 수도 있을 것이다. 항문 성교를 고려 중인 몇몇 여성과 진료 중에 대화를 할 기회가 있었는데, 그들에게도 일상적인 방식은 아니었기 때문에 이에 대해 터놓고 논의할 수 있어 유익한 시간이었다.

비호르몬 치료법으로 효과를 보지 못하거나 받아들이기 어려운 상황일 경우 에스트로겐 수치에 큰 변화를 주지 않는 선에서 에스트로겐 요법 또한 시도해볼 수 있지만 암의 종류와 단계, 진단 후 경과한 시간 등 모든 경우의 수를 고려해야 하기 때문에 일반화해서 말할 수 없다. 4mcg, 10mcg 캡슐이나 10mcg 알약, 질 피임링 등의 저용량 에스트로겐이 고려해볼 만한 선택지라고 할 수 있다. 크림형 제품은 때로 에스트로겐 수치에 눈에 띄는 변화를 일으키기도 하므로 피해야 한다. DHEA 사용 시에도 에스트라디올 수치가 증가할 수 있는데 보통은 완경 이후 에스트라디올 범위 안에 머무는 경우가 많아, 이 때문에 DHEA보다는 저용량 에스트라디올을 선호한다.

유방암을 앓고 있는 여성이라면 추가로 고려해야 할 부분이 있다. 보통 유방암 재발을 막기 위해 타목시펜과 아로마타제 억제제를 복용하고 있을 가능성이 있는데, 이 약에 대해서는 5장에서 언급한 바 있다. 타목시펜은 에스트로겐이 조직에 작용하는 것을 막아주며 아로마타제 억제제는 모든 조직에서 에스트로겐을 형성하는 것을 방지한다. 타목시펜은 일부 조직에서는 에스트로겐처럼 작용한다는 점에서 흥미로운 약이다. 그러므로 타목시펜을 복용하는 모든 여성이 GUSM 증상을 겪는 것은 아니며 있다고 해도 그렇게 심하지 않다.

유방암 환자 중 호르몬 수용체 음성인 암일 경우에는 위험도가 낮아 대부분의 가이드라인에서 의료진과 환자가 동의한 후 저용량 질 에스트로겐 사용을 허용한다. 호르몬 수용체 양성 유방암 환자 역시 타목시펜을 복용 중이라면 저용량 질 에스트로겐 사용을 고려해볼 수 있다. 이론적으로 타목시펜이 유방 조직에 영향을 줄 수 있는 에스트라디올의 흡수를 차단하기 때문이다. 다시 말하지만

이 사안은 부인과 전문의, 종양 전문의와 논의해야 한다.

아로마타제 억제제를 복용 중인 유방암 환자의 경우 GUSM으로 인한 영향이 매우 심각하다. 사실 아로마타제 억제제가 에스트로겐 생성을 전면 차단하기 위해 복용하는 약 아닌가. 그러나 아로마타제 억제제는 에스트로겐을 만들어내는 효소를 차단하기 때문에 질염 치료를 통해 흡수되는 에스트로겐은 차단되지 않고 조직에 작용하게 된다. 비호르몬 치료법이 모두 실패할 경우 남은 한 가지 방법은 아로마타제 억제제를 타목시펜으로 바꾸는 것인데, 이 방법이 의학적으로 모든 환자에게 최선은 아니므로 개인적 상황에 따라 다르게 적용해야 한다.

저용량 에스트로겐도 사용할 수 없는 상황이라면 앞서 논의했던 에너지 기반 치료법도 한 방법이 될 수 있다. 아로마타제 억제제를 복용해 성관계를 할 수 없는 데다 치료 기간이 5년, 또는 길게는 10년까지 이어질 수 있는 상황이라면 에너지 기반 치료법의 불안 요소를 감수할 수 있을지 생각해보는 것도 나쁘지 않다.

사람마다 위험에 대한 관점이 다르므로, 제대로 실험을 거치지 않은 장비와 흡수되지 않는 것으로 알려진 저용량 에스트로겐에 대한 생각은 여성마다 다를 수 있다. 또 위험 요소와 삶의 질 사이의 균형도 생각해보아야 한다. 너무 오랜 시간 동안 여성은 암에서 살아남은 것만으로도 다행이니 질 증상 정도는 그냥 견디라는 메시지를 받아왔다. 하지만 생존뿐 아니라 삶의 질 역시 매우 중요한 문제다. 따라서 호르몬의 영향을 받을 위험이 있는 암 병력을 가진 여성도 알맞은 치료법에 대한 정보를 알 권리가 있으며, 의료진과 함께 여성 자신에게 맞는 선택을 할 수 있어야 한다.

요점

- 여성의 80퍼센트가 GUSM을 겪으며 일부 여성에게는 완경이행기 동안 증상이 나타날 수 있다.
- GUSM의 일반적인 증상으로는 질 건조증, 성관계 시 통증, 발열감, 가려움증이 있다.
- 비호르몬 치료법으로는 올바른 외음부 관리와 윤활제 및 보습제 사용이 있다.
- 국소 에스트로겐과 DEAH는 GUSM에 효과적인 치료법이며 에스트로겐 흡수가 적거나 없다.
- 에너지 치료 장비에 대해서는 충분한 연구가 없고, 따라서 자료가 부족하므로 주류 의학계에서 아직 추천하는 방법이 아니다.

14장 방광 건강:
침묵하는 문화를 깨자

완경과 노화로 여성의 방광 건강에 문제가 생기는 것은 전형적인 일이지만 정상은 아니다. 이 둘은 완전히 다른 이야기다. 전형적이라는 것은 어떤 의학적 상태가 놀랄 일은 아니라는 뜻으로, 그렇다고 해서 안전하다거나 문제가 없다거나 또는 참아야 하는 일이라는 의미는 아니다. 반대로 정상이라는 것은 참아야 하는 일이라는 것처럼 들리기도 한다. 많은 여성이 방광 건강 문제로 고통받고 있지만 이것이 "정상"이라거나 "여자이니 어쩔 수 없다"는 말을 듣는 경우가 많다. 있을 수 없는 일이다. 발기부전 증세를 겪는 남성에게 "치료받을 정도로 심각하지는 않다"거나 "남자니까 어쩔 수 없다"고 하지는 않지 않은가. 게다가 발기부전으로 공공장소에서 옷이 젖는 일도 없는데 말이다. 여성에게 끊임없이 생물학적 결과를 참아내도록 강요하는 것은 받아들일 수 없는 일이다.

방광과 관련된 여러 문제들 사이의 공통점은 공공 담론이 부족하다는 점이다. 레이스가 많이 달린 속옷이 피부에 닿게 되면 질에 좋지 않다는 잡지 기사도 많고 질 분비물에 대한 담론 역시 꾸준히 있지만, 방광에 대해서는 언제나 조용하다. 사람들이 비위가 약해서일 리는 없다. 질 분비물이나 소변이나 둘 다 어차피 "밑에서" 나오는 체액이다. 가부장적 사회에서 여성이 갖추어야 할 덕목이란 깨끗이 준비된 외음부와 질이며, 이는 순결 신화를 구체화한다. 수치심은 유용하게 이용할 수 있으므로 이 사회는 여성 성기나 질에 대해서는 이야기하지만, 노화와 연결된 방광 문제에 대해서는 여성과 관련 없는 일로 일축한다.

재발성 요로감염

요로감염Urinary Tract Infection, UTI은 소변에서 세균이 번식해 염증을 유발하는 것을 말한다. 소변을 볼 때 통증(배뇨 곤란)이 있고 자주 요의를 느끼며(빈뇨) 소변을 참기 어려운(절박뇨) 증상 등이 있다. 일부 여성은 소변에 적혈구가 섞여 나오기도 한다(혈뇨). 6개월에 두 번, 또는 1년에 세 번 이상 요로감염이 있다면 재발성 요로감염으로 진단한다.

요로감염은 꽤 흔한 질환이다. 여성의 약 2~4퍼센트가 20세에서 59세 사이에 최소 1년에 한 번씩은 겪는 일이지만 60세쯤부터 감염 위험이 증가하기 시작한다. 재발성 요로감염 역시 나이와 함께 증가하는데 완경 전 여성의 3분의 1 정도가 12개월 안에 두 번째 감염을 겪는 데 비해 완경 이후에는 55퍼센트의 여성이 재발성 요로감염을 겪는다. 완경 이후 여성에게 재발성 요로감염이 발생할 위험이 크게 증가함에도 이에 대한 제대로 된 연구는 찾아보기 힘들다.

완경 이후 요로감염 위험이 증가하는 것은 주로 에스트로겐 수치와 관련이 있는데 에스트로겐이 감소하면서 조직으로의 혈류가 줄어들고, 조직 자체가 약해지며, 질 내부의 유익한 균이 감염을 일으키는 균으로 대체되는 등 다양한 변화가 생기면서 방광염의 원인을 제공한다. 에스트로겐 감소는 면역체계에도 부정적인 영향을 미칠 수 있다. 이와 더불어, 노화와 함께 콜라겐과 면역체계에 생기는 변화 역시 원인으로 작용할 수 있다.

염증이 재발되는 것을 막기 위한 전략을 잘 세우는 것이 중요한 이유는 단지 통증과 고통을 감소시키기 위해서뿐 아니라 항생제에 노출되는 것을 줄이기 위해서이기도 하다. 항생제로 인한 설사라든가, 항생제 내성균 발현 등 신체에 부차적인 손상을 가져오기 때문이다.

재발성 염증이 있다고 생각되면 맨 먼저 소변배양 검사를 받는 것이 가장 중요하다. 검사를 통해 정확한 진단이 가능할 뿐 아니라 감염을 유발하는 미생물이 무엇인지 알 수 있고 또 이 미생물이 특정 항생제에 내성이 생겼는지 역시 알 수 있다. 정확한 항생제를 쓰지 않으면 치료는 실패할 수밖에 없다. 재발성 요로감염 방지를 위해서는 다음과 같은 치료법이 효과적이다.

- **질 에스트로겐** | 크림형이 더 좋다는 연구 결과가 있지만 꼭 그런 것은 아니다. 여성 자신이 원하는 질 에스트로겐이나 DHEA를 우선 시도해보고(질 에스트로겐의 종류는 13장 참고), 에스트로겐 크림이 아닌 방법으로 6~12개월 내에 효과가 없을 경우에는 에스트로겐 크림을 시도해보는 것이 좋다.
- **항생제** | 감염을 막기 위해 매일 복용한다(항생제에 따라 며칠에 한 번 복용할 수도 있다). 염증이 시작된 주요 원인이 성관계였던 여성이라면 항생제에 노출을 줄이기 위해 성관계 이후에만 복용해도 된다. 일반적으로 항생제는 3~6개월 치만 처방되며 그 이후 다시 검토한다. 주

로 트리메소프림, 설파메톡사졸과 함께 트리메소프림, 니트로푸란토인, 세팔렉신 그리고 포스포마이신 등의 항생제가 널리 사용된다.

- **메테나민 히프루산염** | 소변에서 포름알데히드로 전환되는 경구용 약품이며, 포름알데히드는 세균 증식을 막아준다. 부작용이 거의 없고 안전하다.
- **디-만노스** | 방광 조직에 세균이 증식하는 것을 억제시키는 당류다. 하루 2g의 디-만노스를 복용할 경우 항생제만큼의 효과가 있다는 신뢰할 만한 연구 결과가 있다.

재발성 요로감염에 자주 권하는 또 다른 처치법으로 다음과 같은 방법이 있지만, 효능에 대한 과학적 증거는 밝혀진 바가 거의 없다.

- **크랜베리** | 크랜베리의 효능에 대한 연구 대부분은—놀랍게도—크랜베리 산업의 지원으로 진행되었다. 요로감염에 대한 치료로 크랜베리가 추천되는 빈도를 생각하면 효능을 뒷받침할 확실한 증거가 없다는 것이 놀라울 정도다. 크랜베리를 위약대조군과 비교한 연구에서 크랜베리의 효능이 없다는 결론을 내린 자료는 광범위하게 찾아볼 수 있다.
- **비타민C** | 비타민C가 소변을 세균이 증식할 수 없는 수준까지 산성화시킨다는 이론이지만, 이 역시 뒷받침하는 근거는 없다.
- **프로바이오틱스** | 몸에 유익한 균인 프로바이오틱스를 질에 유입시켜 방어기제를 회복하고 요로감염을 유발하는 박테리아를 대체하게 한다는 개념이다. 뒷받침할 근거가 정확하지 않으며 실제로 성분표에 표시된 내용물을 섭취하게 되는지 역시 의문이다. 프로바이오틱스에 관한 한 연구에서 시중에 판매되는 제품의 44퍼센트가 성분표에 표

시된 내용과 실제 제품이 일치하지 않은 것으로 밝혀졌는데, 이는 표시되지 않은 성분이 포함되어 있거나 빠진 성분이 있다는 뜻이다. 프로바이오틱스는 가격이 상당히 비싼 편인데 고객이 지불한 돈이 품질관리에는 쓰이지 않는 모양이다.

+ **제대로 닦기** | 화장실에서 용변을 본 후 주의를 기울여서 앞에서 뒤로 닦으라고 많이 이야기하지만 이 역시 효과에 대한 근거는 없다.
+ **성관계 후 소변보기** | 근거 없는 주장이다. 언제나 놀라운 항목이다!

재발성 요로감염을 앓고 있는 여성이라면 전문가와의 상담을 통해 질환을 예방할 수 있는 올바른 치료를 받고, 잘 알려지지 않은 재발성 감염의 여러 원인에 대해서도 꼼꼼히 고려해야 한다.

요실금

요실금은 본인의 의지와 무관하게 소변이 새는 현상을 말하며 모든 연령대의 여성이 이 질환을 앓을 수 있지만 노화와 함께 위험이 증가한다. 젊은 여성의 약 25퍼센트, 중년 여성의 50퍼센트, 고령 여성의 75퍼센트가 요실금을 앓는다. 하지만 일주일에 한 번 이상 소변이 새는 증상이 있는 여성 중 병원을 찾는 이는 50퍼센트 이하다.

복압성 요실금

복압성 요실금Stress Urinary Incontinence, SUI은 방광에 압박이 가해지는 활동을 할 때 소변이 새는 현상을 말한다. 기침이나 재채기를 하거나 무거운 것을 들어 올릴 때(복부에 압박을 주는 모든 활동) 가해지는 힘은 방광과 요도에 골고루 같은 양으로 전달된다. 방광에 압박이 가해지면 소변을 외부로 밀어내게 되는데 이때 원래라면 요도가 단단히 수축해 소변이 새지 않게 한다. 복압성 요실금이 있을 경우 방광에 전달되는 힘이 요도를 닫으려는 힘보다 강해 소변이 새게 된다.

복압성 요실금은 물이 쏟아져 나오는 호스(요도)가 땅바닥(지지조직)에 놓인 상태와 비교해 생각하면 이해하기 쉬울 것이다. 배뇨를 자제하기 위해서는 요도를 밟아야 한다. 그러면 소변의 흐름이 멈추게 된다. 하지만 복압성 요실금은 지지조직에 변화가 생긴 것으로 단단한 시멘트 바닥 대신 미끌거리고 질퍽한 진흙 바닥에 호스가 놓였다고 생각하면 된다. 그래서 발로 호스를 밟았을 때 호스가 빠지거나 미끄러져 발로 단단하게 밟고 설 수가 없어 물이 새어 나오게 된다.

복압성 요실금의 원인은 다양하다. 유전적 요인은 조직의 강도와 지지 구조에 있어 분명히 차이를 만든다. 에스트로겐의 감소 역시 조직의 탄탄함에 영향을 미치지만 MHT(경구용 또는 경피성 MHT, 17장 참고) 역시 복압성 요실금의 위험 증가와 관련이 있어 에스트로겐의 역할은 단순하게 설명하기 어렵다. 노화는 콜라겐과 더불어 방광과 요도를 받치는 골반기저근을 포함한 근육량에 부정적 영향을 미친다. 출산 중 조직 손상이나 비만 역시 원인이 될 수 있다. 흡연과 더불어 변비 역시 요실금의 위험 요인인데 반복적으로 힘을 주게 되면 조직에 손상을 가져올 수 있기 때문이다.

트램펄린에서 뛰거나 무거운 것을 들어 올릴 때만 소변이 새는 경우도 있다. 이러한 활동을 할 때면 방광에 너무 많은 힘이 가해져서 요도가 수축할 틈이 없기 때문이다. 이와 같은 특수한 상황에서

만 소변이 샌다면 복압성 요실금 치료법 중 어느 것이라도 하면 도움이 될 것이다.

복압성 요실금이 있다고 생각되면 방광염 검사를 받아보아야 한다. 방광염 또한 요실금을 야기할 수 있기 때문이다. 방광염 검사에서 아무 이상이 없다면 수분 섭취량을 줄이고(하루에 물 여덟 잔 마시기는 속설이다) 케겔 운동과 같은 골반기저근 강화 운동 등 기본적인 방법부터 시작해보는 것이 좋다. 보통은 스스로 할 수 있는 운동이지만 골반기저근 물리 치료사의 도움을 받아볼 수도 있다.

케겔 운동은 지속적인 수축(골반기저근을 10초 동안 수축한 채로 버틴다)과 빠르게 튕기기(1~2초간 빠르게 수축했다가 이완하는 것을 반복한다), 두 가지 유형이 있다. 골반기저근의 힘이 강화되고 근육을 통제할 수 있게 되면 기침이 나오기 전이나 기침을 하는 동안 골반기저근을 수축하는 연습을 해볼 수 있다. 케겔 운동 연습에 필요한 자세한 사항은 《질 건강 매뉴얼》이나 미국여성비뇨기과협회 웹사이트 www.augs.org('환자 서비스Patient Services' 클릭)에서 찾아볼 수 있다.

정해진 시간에 소변을 보는 것 역시 도움이 된다. 이 방법은 단순히 방광이 꽉 찰 때까지 기다리지 않는 것 말고도 복잡한 요인으로 복압성 요실금에 도움이 된다. 배뇨는 다양한 행동학적 요인을 포함하는 현상이기도 해서 정해진 시간에 특정 신호로 소변을 보는 것은 뇌와 방광 간의 다른 경로들을 강화한다. 골반기저근 강화 운동과 병행하면 요실금 개선에 상당한 효과를 볼 수 있을 것이다.

체중 감량은 적은 양이라도 복압성 요실금에 큰 영향을 미친다. 체중의 약 8퍼센트를 감량할 경우 요실금 발생 빈도를 50퍼센트까지 줄일 수 있으며 금연 역시 도움이 된다.

복압성 요실금 치료법은 위에서 정원의 호스에 빗대어 이야기할 때 등장한 지반을 탄탄히 지지하는 방향으로 이루어진다. 페서리pessaries*나 요실금용 질내 장치들은 요도를 지지하기 위해 질 안에 길이 방향으로 삽입하는 작은 도구들이다. 일부 여성은 탐폰의 도움을 받기도 하는데 '임프레사Impressa'라는 탐폰과 비슷한 삽입용 복압 요실금 기기도 처방전 없이 구매할 수 있다. 의료진의 도움을 받아 삽입하는 요실금 링의 경우 재사용이 가능하며 탐폰이나 임프레사보다 장시간 착용할 수 있다는 장점이 있다. '우레스타Uresta'라는 질 요실금 장치 역시 처방전 없이 구매할 수 있으며 병원에 가지 않고 스스로 삽입이 가능하다. 질 요실금 장치는 복압성 요실금에 매우 효과적이며 많은 여성이 이 치료법에 만족한다.

에스트로겐은 어떠한가? 앞서 이미 MHT가 복압성 요실금을 어떻게 악화시킬 수 있는지에 대해 언급했지만(MHT를 시작하기로 한 여성은 이 점을 알고 있어야 한다), 질 에스트로겐 (13장 참고)은 일부 여성에게 도움이 되기도 하는데 이유는 밝혀지지 않았다. MHT를 통해 요도와 질에 작용한 소량의 에스트로겐에서는 없었던 효과가 질 호르몬 요법에서의 고용량 에스트로겐에서는 있었을 수 있다.

수술 또한 복압성 요실금에 도움이 된다. 가장 일반적인 시술은 중부 요도 슬링술로, 테이프 형태의 메쉬를 요도 아래에 삽입해 페서리처럼 요도를 지지하는 기반을 만들어준다. 복압성 요실금 치료를 위한 다른 수술도 있지만 여기서는 다루지 않겠다. 의료용 메쉬에 대한 여러 가지 우려와 보고가 있어 내가 이 시술을 지지한다는 점에 놀란 여성들이 있을 것이다. 이 시술에 대한 기사를 읽을 때마다 느끼는 점은 모든 메쉬가 똑같지 않다는 중요한 사실이 빠져 있다는 것이다. 모든 질 삽입용 테이프를 같은 메쉬 종류로 한데 묶어버리는 것은 마치 안전 검사를 통과해 〈컨슈머리포트Consumer

* 방광이나 질, 자궁 등의 위치를 바로잡기 위해 질에 삽입하는 장치.

Report〉에서 높은 평점을 받은 승용차부터 에어백도 없고 안전벨트도 없는 사막 주행용 4륜 바이크까지 모든 '차'를 같은 것으로 한데 묶는 것과 마찬가지다. 그렇다. 모든 차가 같은 차는 아닌 것이다.

메쉬에 관한 문제는 제대로 테스트를 거치지 않고 부적절하게 출시된 제품들과 관련이 있으며, 다행히 내가 수년간 함께 일했던 방광 전문가들은 한 번도 자료가 불충분한 제품을 사용한 적이 없다. 전통적인 요실금 및 자궁탈출(이 부분에 대해서는 나중에 다시 논의하기로 한다) 수술은 레지던트 과정 이후 추가 훈련을 필요로 하는데, 제약회사들이 일부 제품을 사용이 쉽다고 과대광고하면서 애초에 수술을 하면 안 됐던 의사들이 많이 사용하며 문제를 일으켰다. 이 의사들에 대한 변명을 하고자 하는 것이 아니라, 숙련된 의사가 시술하고 연구를 통해 안전성을 인정받은 제품과 그렇지 않은 제품의 차이점에 대해 이야기하는 것이다.

중부 요도 슬링술은 복압성 요실금 치료를 위한 가장 일반적인 수술로, 부인과 시술 중 가장 많은 연구 자료가 존재한다. 기존 자료와 근거가 충분하고 여성 건강에 헌신하는 의사들이 입증한 방법이다. 만족감이 높고 합병증 위험이 적다. 다른 모든 수술과 마찬가지로 위험이 따르지만, 좋은 의사라면 수술의 모든 면에 대해 자세히 설명해 여성이 위험 요소와 효과를 스스로 비교해 결정할 수 있게 해야 한다. 많은 복압성 요실금 환자들이 수술에 대해 충분히 인지하지 못해 '메쉬'라는 단어를 듣자마자 바로 거부감을 표하는 경우가 많다.

과민성 방광

과민성 방광Overactive Bladder, OAB 증상은 말 그대로 방광이 일반적인 경우보다 덜 찬 상태에서 비우라는 자극을 받는 현상이다. 과민성 방광일 경우 방광이 차서 비울 때가 되었다는 신호를 받지 않은 채로 긴장과 수축을 반복한다. 완경에 한정된 증상은 아니며 흔한 질환 중 하나다.

방광이 비워지게 되는 정상적인 소변의 양은 180~240ml(6~8온스)이지만 과민성 방광은 적은 양의 소변으로도 방광이 비워지도록 서두른다. 화장실에 가는 중이라거나 옷을 내리는 행동 등이 계기가 되어 방광에 자극이 가해질 때도 있지만 아무 유발 요인 없이 발생하기도 한다. 과민성 방광 증상의 문제는 번거롭다는 점인데, 시간 안에 무사히 화장실에 갈 수는 있겠지만 여러 번 왔다 갔다 해야 하는 상황은 분명 불편하고 성가신 일이다. 하지만 방광을 비우고자 하는 욕구가 너무 커서 소변이 나오는 것을 막을 수 없는 경우도 있는데, 이때 흘러나오는 소변의 양이 많을 수도 있고 적을 수도 있다. 처음에는 실금 없는 과민성 방광이던 것이, 여성의 기동성이 떨어지게 되면 그저 화장실에 제때 도착할 수 없게 되어 요실금으로 발전할 수도 있다.

과민성 방광 증상이 의심되는 여성은 방광 일기를 기록해 최소 24시간 동안 마신 것과 소변본 것에 대해 빠짐없이 기록해 화장실에 얼마나 자주 가는지, 한번 갔을 때 소변의 양은 얼마나 되는지 그리고 소변이 샌 적이 있는지, 그렇다면 그 양은 얼마나 되는지 모니터해야 한다. 그로부터 진짜 과민성 방광 문제가 있는지, 아니면 마시는 액체의 양이 많아서 화장실에 자주 가는 것이 오히려 방광의 정상 작동 증거인지 알아볼 수 있다. 또한 방광염의 가능성도 고려해보아야 한다.

의학적으로 근거가 있는 과민성 방광 증상의 치료법은 다음과 같다.

- **배뇨 훈련** | 방광을 머리로 제어하게 하는 훈련이다. 방광을 이완시켜 채우게 하고, 수축시켜 비우게 하는 것은 결국 뇌에서 보내는 신호이기 때문이다. 배뇨 훈련은 화장실을 참는 시간을 조금씩 늘려 '화장실에 가야 한다'는 알람이 울리기까지 소변을 더 많이 축적하도록 뇌-방광 신호를 훈련하는 방법이다. 또한 긴장을 완화하고 주의를 분산시켜 화장실에 가고 싶은 욕구를 통제하는 훈련 또한 함께 한다. 배뇨 훈련은 여러 실험에서 과민성 방광 치료에 약물을 능가하는 결과를 보인다.
- **식단 조절** | 어떤 음식은 방광을 자극해 경련이 일어나게 한다. 제한하거나 피해야 할 음식은 커피와 차, 탄산음료, 인공 감미료, 과일 주스나 술 등이 있다.
- **복용 중인 약물 검토** | 이뇨제를 복용 중이라면 소변의 양이 늘어날 수 있다. 소변의 양을 증가시키지 않는 약으로 대체하는 것이 가능할 수도 있다.
- **골반기저근 물리 치료** | 골반기저근을 수축하면 방광의 긴장을 완화하도록 신호를 보낸다. 이것으로 과민성 방광 증상을 감소시킬 수 있으며 훈련을 통해 급하게 화장실에 가고 싶은 느낌을 통제하는 법을 습득할 수 있다. 방광을 비우고자 하는 자극이 올 때 골반기저근을 빠르게 수축했다 이완하는 것을 다섯 번 정도 반복하면 방광의 긴장을 완화해 소변이 새지 않고 화장실에 갈 시간을 벌 수 있다.
- **약물 치료** | 방광이 수축하는 것을 줄일 수 있는 다양한 제품이 출시되어 있다. 선택한 약품이 효과가 없거나 부작용이 있을 경우 다른 제품이 더 효과적이거나 몸에 잘 맞을 수도 있다. 과민성 방광 증상에 널리 쓰이는 약으로는 옥시부티닌, 솔리페나신, 톨테로딘, 다리페나신, 페소테로딘 그리고 트롭시움이 있다. 일반적으로 과민성 방광의 치료를 위해 한 가지 약물 치료를 시도했다 실패했다면 전문가와 상담해보는 것이 좋다.

- **주사** | 방광에 보툴리늄 톡신 A(보톡스)를 주사하는 것으로 매우 효과적이다.
- **수술** | 방광으로 가는 신경을 자극하는 장치를 이식하는 수술로, 다른 방법을 먼저 시도해본 후 실패한 경우에 주로 진행한다.

이 외에도 에너지 장비나 침형 시술(말초경골신경자극) 등 다양한 과민성 방광의 치료법이 존재하지만 이에 대한 연구 자료는 많지 않다.

카룬클(근육혹)

지지조직이 손실되면서 요도세포가 돌출되어 자극되는 상태다. 카룬클은 요도 입구에 생기는 크기 1cm 정도의 붉은 병변으로, 스스로 외음부를 들여다보는 것이 굉장히 어렵기 때문에 핸드폰으로 사진을 찍어 카룬클을 들여다보게 되면 마치 질에서 튀어나온 덩어리처럼 보일 수 있다. 무섭게 보이기(화가 난 것처럼 보인다는 것이 적절한 묘사일 것이다) 때문에 암으로 생각할 수 있지만 암이 아니다.

카룬클은 요도 입구 지지조직의 에스트로겐 손실과 연관돼 있으며 에스트라디올이나 접합마에스트로겐CEE과 같은 국소 에스트로겐 크림이 효과를 발휘하는 경우가 많다.

골반장기탈출

골반장기탈출Pelvic Organ Prolapse, POP이란 질이나 자궁, 방광이나 장이 아래로 내려와 빠지게 되는 현상으로 이 중 여러 개가 한꺼번에 일어날 수도 있다. 이를 시각화하기는 어려우므로 손에 양말을 끼고 있다고 생각해보자. 양말의 발가락 쪽을 안쪽에서 잡고 발목 쪽으로 끌어내릴 때 양말 속이 딸려 나오는 장면을 생각하면 골반장기탈출을 이해할 수 있을 것이다.

조직이 처진다는 것은 늘 콜라겐 노화와 함께 일어나는 현상이므로 일부 골반장기탈출은 나이가 드는 것과 함께 찾아오는 정상적 과정이기도 하다. 질은 늘어나도록 만들어져 있지만(분만에 유리하다) 잘 늘어나는 조직은 그만큼 노화에 취약하다. 심하지 않은 골반장기탈출은 흔한 일로 여성의 40~50퍼센트 정도가 증상이 없다 하더라도 검사를 해보면 이 현상을 발견할 수 있다. 따라서 골반장기탈출 자체가 문제가 되지는 않으며, 그에 따른 증상이 불편을 주는지의 여부가 중요하다.

골반장기탈출의 가장 일반적인 증상은 질 입구가 불룩해지는 것으로 외음부를 닦거나 심지어 자리에 앉을 때도 느껴질 수 있다. 압력이 있는 느낌이나 무언가가 빠져 나오는 듯한 느낌이 드는 것 역시 흔한 증상이며 심한 경우 탈출한 기관이 질 밖으로 나오게 되는 경우도 있다(양말의 반이 뒤집혀 밖으로 나오게 되는 장면을 생각해보자). 그 밖에 배변장애를 겪거나 배뇨에 어려움이 있을 수 있다. 성관계 시 통증이나 골반 통증을 유발하지는 않는다.

골반장기탈출은 완경에 국한된 문제는 아니며, 노화에 따른 콜라겐의 변화와 유전적 취약성, 흡연이나 만성변비, 출산과 같이 조직의 콜라겐을 손상시킬 수 있는 활동 등과 관련이 있다.

이 증상으로 고통받는 여성이 있는가 하면 아무렇지 않은 여성도 있다. 이는 매우 중요한 점으로, 탈출한 골반장기가 소변의 흐름을 막거나 또는 장기의 탈출이 심각해 조직이 질 밖으로 튀어나와 노출되어 궤양이 생기는 경우(원래 외부 기관으로 만들어지지 않았으므로)가 아니라면 의학적으로 특별한 치료가 필요하지는 않다. 그보다는 삶의 질에 관련된 문제라는 것이 다른 질병과의 매우 중요한 차이점이다. 치료를 고려해볼 수는 있지만 보통 의학적으로 꼭 필요한 일은 아니다.

많은 여성이 골반기저근 운동(케겔)과 페서리(질에 삽입하는 장치로 조직을 지탱하고 요실금 링과 비슷하다)로 증상을 크게 개선시킬 수 있다. 이 장치를 삽입하는 데는 요실금 링보다는 전문성이 필요하며 의료진은 페서리의 종류에 대해 잘 알고 있어야 하고 각각의 페서리가 여성의 신체 구조와 유형, 장기탈출의 심각성 정도에 따라 어떻게 작용하는지 이해해야 한다. 페서리는 골반장기탈출에 효과가 탁월하고 시술 후 만족도 역시 매우 높다. 매우 심각한 경우라 하더라도 페서리를 올바르게 착용할 경우 여성의 3분의 2는 증상이 개선된다.

이 책에서 골반장기탈출 치료를 위한 수술에 관한 내용은 다루지 않는 것으로 한다. 비수술적 방법을 우선 시도해보아야 하며 그 방법이 모두 효과가 없거나 탈출증으로 인해 계속 불편을 겪는다면 수술도 생각해볼 수 있을 것이다. 탈출증 수술은 큰 수술이며, 조직이 약화된 것이 주요 원인인데 수술이 그 문제를 고칠 수는 없으므로 재발률 또한 높다. 탈출증 수술은 때로 골반 통증이나 성관계 시 통증을 유발할 수 있으며 이는 치료가 가능하지만 장담할 수는 없다. 탈출증 수술을 생각하고 있다면 여성비뇨기과의 인증을 받은 산부인과나 비뇨기과 전문의와 상의해 수술의 위험과 효과에 대해 충분히 검토해보아야 한다.

요점

- 재발성 요로감염 위험은 완경과 노화에 따라 증가하며 질 에스트로겐이 예방책으로 효과적이다.
- 요실금은 흔한 증상으로 여성의 노화와 함께 증가하며 대부분은 완경으로 인한 호르몬 변화보다는 나이와 관계가 있다.
- 많은 여성의 요실금 문제가 심각하게 여겨지지 않으며 치료하지 않는 경우가 많다는 사실은 매우 유감이다.
- 복압성 요실금은 요도를 닫아 소변이 새는 것을 막지 못할 때 발생한다. 효과적인 비수술적 치료법이 여러 가지 있으며 수술 또한 매우 효과적이다.
- 과민성 방광은 뇌와 방광의 연결에 긴장이 생기는 것으로, 여러 가지 효과적인 치료법이 있다.

15장 섹스에 관한 대화: 성욕이라는 복잡한 이야기

섹스에 관한 이야기는 하기가 복잡하다. 마치 삶의 전부가 섹스여야 하는 듯한 느낌을 주는 담론이 끊임없이 쏟아져 나온다. 섹스! 그리고 또 섹스! 여기에 미치지 못하면 모두 비정상이다. 하지만 여러 연구에 따르면 사람들이 얼마나 섹스를 원하는지 표현하는 것(많이! 더!)과 실제로 성관계를 하는 양(일주일에 1회, 결혼한 경우에는 조금 더 많을 수 있다) 사이에는 커다란 차이가 있다고 한다.

더 많은 성관계를 할 수 있는 상황(파트너가 있는 사람들)에 있는 사람들이 그렇게 하지 않는 이유는 단순하지 않다. 어떤 사람들은 성적으로 의사소통하는 데 소질이 없을 수 있다(파트너가 저녁 식사로 무엇을 원하는지 묻지 않고 그저 추측해서는 안 되는 것처럼 섹스에 있어서도 마찬가지다). 또 어떤 사람들은 심지어 설문조사에서조차 '결국 무엇보다 중요한 것은 섹스'라고 답하게 만드는 사회적 압박을 느낄 수도 있다. 사적인 문제에 대한 설문조사에서 진실하지 않은 답변을 하는 일이 종종 일어나는 것은 무언가에 대해 스스로에게 인정하는 일이 어려울 수 있기 때문이다. 그리고 사람은 자신이 좋아하는 것을 더 많이 갖기를 원하기 때문에 설문조사에서 실제로 얻을 수 있는 것보다 더 높게 부풀려 답변하기도 한다.

그리고 마지막으로 섹스에 대해 잘못 알려진 것이 있다. 많은 사람들이 커플 간의 성관계는 계획 없이 자연스럽게 일어나는 일이라고 잘못 생각한다. 새로운 사람에 대한 열정과 욕망, 흥분은 관계 초반에는 섹스를 자발적으로 일어나도록 만들지만 사실 장기적으로 성공적인 성생활이란 공들여 기르는 것이다. 많은 사람들이 성생활보다는 아이들의 방과 후 활동을 계획하거나 집을 청소하거나 SNS에 포스트를 올리고 장보는 일에 더 많은 공을 들인다. 그것이 잘못되었다는 말은 아니다. 인정해야 할 중요한 사실일 뿐이다. 섹스가 우선순위에서 우위에 있기 위해서는 섹스를 우선순위의 우위에 두어야 한다.

이에 더해 일부 의사들과 제약 업계는 여성이 성욕을 느끼지 않는 것이 의학적으로 문제가 있는 것처럼 생각하도록 부추긴다. 그리하여 여성의 자발적 성욕은 치료를 요하는 질환으로 취급되며, 이를 치료할 유일한 방법은 약인 것처럼 되어버렸다. 결국 헤드라인을 사로잡는 것은 '섹스에 좋은 약'에 대한 것이며 정상적인 성적 반응에 대한 이야기는 묻혀버리고 여성에게는 왜곡된 메시지가 전달된다.

몇 년 전 플리반세린flibanserin이라는 약이 저활동성 성욕장애Hypoactive Sexual Desire Disorder, HSDD(현재는 존재하지 않는 질환으로, '자발적 흥분이 결핍된 상태'가 이 질환을 설명하는 가장 비슷한 말이 아닐까 한다) 치료제로 소개되었는데, '평등한 세상Even the Score'이라는 캠페인을 진행한 성의학 의사들을 후원하는 제약회사들에 의해 엄청나게 홍보가 됐다. 이들에 따르면 남성은 섹스에 별의별 약을 다 쓰는데 여성은 약도 없이 쓸쓸히 남겨졌으며 여성의 43퍼센트가 성욕 결핍으로 고통받고 있다고 한다. 성욕장애가 무슨 유행병이라도 되는 건지!

처음 이 통계를 읽고 충격받았던 기억이 난다. 많은 여성들을 알고, 거의 매일 여성들과 성에 대해 대화하지만 그들 중 거의 절반은 자신의 성관계에 불만이 없었다. 현실에서 이 성욕장애에 해당하는 여성은 약 7~10퍼센트 정도다. 물론 이도 적은 숫자는 아니지만 헤드라인을 장식할 정도도 아니다. 또 다른 문제점은 '평등한 세상'에서 발표한 사실 관계에도 있었다. 남성의 PDE 억제제(비아그라 등)에 해당하는 여성용 약이 이미 존재한다. 경구용과 경피성 질 에스트로겐과 DHEA, 오스페민이 있다. PDE 억제제와 마찬가지로 혈액을 생식기로 공급한다. 그리고 에스트로겐과 DHEA, 오스페민과 마찬가지로 PDE 억제제 역시 성관계를 하는 데 필요한 역학적 능력을 개선하는 것이지 성욕 자체를 고치지는 않는다.

플리반세린을 여성용 성욕장애 치료제로 승인받기 위한 '평등한 세상'의 노력은 언론에서 꽤 요란하게 다루어졌고 심지어 FDA에 청원이 들어가기에 이르렀다. 하지만 누가 이들을 후원하고 있었을까? 그렇다, 바로 그 약을 만든 제약회사였다.

이 배경 설명은 중요한 의미를 지닌다. 성관계에 어려움을 겪는 것은 흔한 일이지만, 그렇다고 해서 그것이 장애나 질병이 되지는 않는다. 여성의 성은 가부장제를 수호하기 위해 각색되고 제약 업계를 부양하기 위해 의료화되어 이용되어 왔다. 사람들이 성에 이끌리는 이유는 복잡하고 다양하며 개인적이고, 여러 요인에 의해 영향을 받기 때문에 욕망을 의학적 모델로 삼는 것은 불가능하다. 성욕이 낮은 것은 맹장염처럼 의학적으로 접근할 수 없다. 그렇지 않은가, 파트너가 내 맹장에 관심을 갖든 갖지 않든, 우리가 맹장에 대해 대화를 하든 하지 않든, 또 그가 나에게 말하는 방식이나 집안일을 어떤 방식으로 나누는지와 같은 것들이 내가 맹장염에 걸릴지 말지를 결정하는 것은 아니니까 말이다.

성욕을 해체해서 분석해보자

성욕과 또 그 성욕이 완경이행기 및 이후 여성의 삶에 어떤 영향을 미칠지에 대해 이야기하기 전에 우리가 논의하고자 하는 바가 무엇인지 명확히 할 필요가 있다. 체셔 고양이*의 말대로, "어디로 가는지 모른다면 거기에 도착했는지는 어떻게 알겠는가?"

성욕은 적극적으로 성적인 활동을 원하거나 육체적인 활동을 수용하고자 하는 욕구를 의미한다. 그러므로 자발적 성욕의 결핍이 의학적으로 문제가 있는 것은 아니다. 성적 반응은 자발적 성욕에서 시작해 흥분과 오르가슴에 도달하는 것을 의미한다고 여기는 것이 전통적으로 내려오는 기존 개념이다. 삶에서 그리고 의학계에서 일어나는 다른 많은 것들과 마찬가지로, 이 역시 남성의 성적 반응에 기초해서 만들어진 개념이다. 하지만 이런 방식에 해당되지 않는 여성들이 많으며 또한 모든 남성에게 부합하는 것도 아니다. 가부장제가 여성뿐 아니라 남성에게도 상처를 입힌다는 점을 잘 시사하는 부분이다. **언제나 섹스에 대해 생각하고, 언제나 준비되어 있는** 전통적 모델을 따르지 않는 남성은 자신만의 방식을 따랐다는 이유로 어딘가 조금 모자란 존재로 인식되곤 한다.

로즈마리 바손Rosemary Basson 박사는 2000년 성적 반응의 새로운 모델을 소개하며, 성욕이란 단순히 섹스를 원하는 것에서 오르가슴에 도달하는 지점을 잇는 일직선이 아닌 훨씬 복잡한 것이라고 제안했다. 성욕이 언제나 자연스럽게 발생하는 것은 아니며 또 사람들이 성관계를 맺는 유일한 이유가 성욕인 것도 아니다. 섹스는 그 행동의 주체만큼이나 다차원적이다. 물론 자발적 성욕이 성

* 〈이상한 나라의 앨리스〉에 등장하는 고양이.

관계를 하는 이유가 될 수도 있지만 사람들은 편안함이나 상대방에게 만족감을 주는 것 등 그 외 이유로도 육체적 친밀감을 갖고자 하며 성욕은 그 이후에 발현될 수도 있다. 성욕이 육체적 흥분 이후에 발생할 수도 있으며 이것 역시 정상이라고 인정하는 것은 중요한 일이다.

섹스를 파티라고 생각해보자. 자발적 성욕의 결핍은 파티에 갈 생각을 전혀 하지 않고 소파에 그냥 앉아 있는 사람이다. 파자마를 입고 치아 교정기를 낀 채 영화를 보는 중이다. 당신의 파트너가 묻는다. "파티 갈까?" 당신은 답한다. "음… 별로."

그런데 파트너가 지난번 파티에서 당신이 얼마나 재미있었는지에 대해 이야기한다. 사실이다, 파티는 즐거웠다. 이어서 파트너는 당신이 파티에서뿐 아니라 언제나 예쁘다는 사실을 상기시킨다. 그리고 늘 춤을 추지 않겠다고 하면서도 결국은 추게 되는 이야기도 꺼낸다. 그래서 당신은 생각한다. '그래, 알았어! 5분만 가보지, 뭐. 그래도 옷은 갈아입지 않을 거야.' 동의는 한 셈이다.

파트너가 말한다. "좋아, 어차피 항상 예쁘니까 파자마도 좋아!" 그렇게 파티에 간다. 파티에 도착하자 금방 춤을 추기 시작했고 즐거운 시간을 가졌다. 그 후 파트너와 다정하게 끌어안고 파티에 대한 이야기를 나누었다. 그렇다, 당신은 가길 잘했다고 생각한다.

반응적 성욕에 대한 좋은 예다. 그리고 이것은 한 가지 예에 불과하다. 관계가 복잡한 만큼 성욕에도 한 가지 형태만 있는 것이 아니기 때문이다. 성욕에 불을 지피는 데 누군가를 필요로 하는 것은 다분히 정상적인 일이며, 여성에 따라 언제나 그럴 수도 있고 가끔씩 일어날 수도 있는 것이다.

이런 개념이 널리 받아들여지기 전까지는 일반적인 성욕장애를 저활동성 성욕장애HSDD라고 불렀다. 이 개념은 자발적 성욕에만 집중하고 많은 여성이 경험하는 반응적 성욕을 의학적 치료가 필요한 것으로 치부했기 때문에 현재는 쓰이지 않는다. 하지만 저활동성 성욕장애 진단이 정상적인 경험을 과도하게 의료화한다는 이유로 더는 쓰이지 않는 요즘에도 관련 약을 홍보하는 기사에서는 여전히 저활동성 성욕장애라는 용어가 사용되곤 한다는 사실을 듣고 놀랄 독자는 아마도 별로 없으리라 생각한다.

성욕장애를 지칭하는 새로운 용어는 성적관심/흥분장애Sexual Interest/Arousal Disorder, SIAD이며, 이 진단을 내리기 위해서는 아래 목록 중 세 가지 이상의 경험이 최소한 6개월 이상 지속되어야 한다.

- **성관계에 대한 욕망이 줄어들었거나, 없다**
- **성적인 생각/판타지가 줄어들었거나, 없다**
- **성행위를 시작하거나 수용하고자 하는 생각이 줄어들었거나, 없다**
- **성적 쾌락이 줄어들었거나, 없다**
- **성적 유발이나 자극에 성욕이 자극되지 않는다**
- **생식기나 그 외 부위의 감각이 줄어들었거나, 없다**

여기에 더해 이러한 증상을 여성이 실제로 고통스럽게 느끼고 있어야 한다. 여성 본인은 괜찮은데 파트너만 고민 중이라면 성적관심/흥분장애 진단이 불가하다. 그리고 파트너와의 관계에 문제가 있다거나 성적 기술이 부족하다거나, 약 부작용이나 성관계 시 통증 등 이러한 증상을 유발할 수 있는 다른 요인이 없어야 한다.

또한 성욕은 거의 대부분의 관계에서 초기에는 높다가 3년 이상 된 커플의 50퍼센트에서 감소한다는 사실 또한 알아두어야 할 점이다. 그렇다, 불과 3년 만에 50퍼센트인 것이다. 이러한 통계를 바탕으로 성욕 감소는 보통 오래된 관계에서 자연스럽게 찾아오는 것으로 나타난다. 관계 초반은 일반적으로 성욕을 발생시키기 위해 힘을 쏟는 단계라는 점 또한 중요한 사항이다.

완경과 성욕

완경이행기가 시작되며 성욕도 감소한다. 한 연구에 따르면 45~64세 여성의 12퍼센트가 성욕장애를 겪으며 65세 이상 여성일 경우 7.4퍼센트 더 증가한다. 흥미롭게도 이 같은 사실은 호르몬 수치와는 관련이 없어서 에스트로겐과 테스토스테론 수치가 낮지만 성욕은 높은 여성들이 많고, 그 반대 경우 역시 마찬가지다. 그러므로 성욕에 대한 조사로 호르몬 수치를 사용할 수는 없다.

완경과 함께 오는 성욕 문제는 성관계의 어려움과 혼동될 수 있다. 즉, 성관계 시 통증이 있다면 성욕이 감소하는 것도 무리가 아니라는 의미다. 성관계 시 경험하는 어떤 종류의 통증에 대해서도 마찬가지이며 여기에는 여러 원인이 있다. 13장에서 논의한 완경 비뇨생식기증후군GUSM이 성관계 시 통증을 유발하는 대표적인 원인이며 성교통의 다른 원인에 대해 더 알고 싶다면 전작《질 건강 매뉴얼》에서 이 주제에 관해 자세히 다루고 있으니 참고하면 좋을 것이다. 요실금을 앓는 여성 또한 성관계 중 소변이나 대변이 샐 수 있다는 두려움에 성욕 감소를 겪을 가능성이 있다.

의학적 질환이 있거나 성욕에 영향을 줄 수 있는 약물 치료 중인 상태에 대해서도 고려해야 한다. 잠을 잘 못 자고 우울증을 앓고 있는 여성이라면 성욕 역시 영향을 받을 수 있다. 일부 약물은 성욕에 직접적인 영향을 주거나 또는 오르가슴에 이르는 데 어려움을 겪게 할 수 있어 그 자체로도 문제가 되지만, 이 때문에 성욕 자체가 감소하는 결과도 낳을 수 있다. 여러 항우울제와 스피로노락톤, 베타 차단제, 트라조돈(불면증 치료제) 그리고 오피오이드 등의 약물 외에도 이런 부작용을 일으키는 약물이 많다. 경구용 MHT 역시 이론적으로는 성욕에 영향을 미치는데, 성호르몬결합글로불린을 더 많이 생성해(3장의 SHBG 참고) 테스토스테론의 활동을 줄이게 되기 때문이다. 테스토스테론 수치로 성욕을 가늠할 수 없다고 해도 경구용 에스트로겐을 경피성으로 바꾸면 도움이 될 수 있다. 테스토스테론이 성욕에 어떤 역할을 하는지는 단정 짓기 어렵다. 다낭성난소증후군Polycystic Ovarian Syndrome, PCOS 환자들은 테스토스테론 수치가 높음에도 성욕이 증가한다는 보고는 없는 데다, 오히려 그 반대 경우가 보고되기도 한다. 항우울제 역시 성욕 감소의 원인으로 알려져 있는데, 기존 항우울제를 부프로피온bupropion(상품명: 웰부트린Wellbutrin, 성욕 감소 부작용이 거의 없는 항우울제)으로 바꾸거나, 우울증에 영향을 주지 않는다면 다른 항우울제와 섞어 복용하는 것 역시 방법이다. 비아그라와 같은 PDE 억제제를 시도하는 것도 생각해볼 수 있다.

정리하자면, 성욕이 죽었다고 느껴질 때 첫 번째로 할 일은 복용하는 약이나 건강 상태, 전반적인 삶에 문제가 없는지 돌아보고 파트너와 대화해보는 것이다. 관계 문제와 경제적 스트레스, 직장에서의 스트레스나 그 밖의 다른 일들 역시 성욕에 영향을 미친다.

나이가 들어가며 성적 흥분이나 오르가슴에 도달하기 위해 더 많은 물리적 자극이 필요해진다. 모든 배선과 부품은 노화한다는 사실을 기억해야 한다. 나이가 들며 안경이나 보청기가 필요해지기도 하는 것처럼, 성적 흥분이나 오르가슴을 위해 활력을 주는 무언가가 필요한 것은 지극히 정상이다. 이유는 밝혀지지 않았지만 혈류의 감소나 음핵의 크기 변화, 항문거근(오르가슴을 느끼는 동안 수축하는 근육)의 근량 손실, 또는 신경계의 일반적 노화에 따른 것이 아닐까 추측해볼 수 있다.

결과적으로 한때는 자위나 구강성교, 질 내 삽입 등의 방법으로 오르가슴에 도달할 수 있었던 여성들도 이제 더는 그렇지 못한 경우가 많다. 성관계가 물리적으로 만족스럽지 않을 경우에도 성욕 감소를 유발할 수 있다. 우선, 이미 사용 중이 아니라면 바이브레이터를 이용해 감각을 증폭시켜 보자(성관계 시 통증이 없는지 먼저 검사해보아야 한다). 바이브레이터를 이미 사용하는 여성이라면 자극이 더 강한 제품이나 다른 부분(질이나 항문 등)을 자극할 수 있는 제품에 투자해보는 것 역시 도움이 된다. 나는 환자들에게 '굿 바이브레이션Good Vibrations'이라는 동네 성인용품점에 들를 것을 자주 권하고 있다. 이 가게 직원들은 매우 친절한 데다 그들이 판매하는 바이브레이터에 대해 모든 것을 알고 있으며 열정적으로 도와준다! 마치 성적 쾌락의 도슨트 같은 사람들이다. 여러 도시에 이 같은 성인용품점들이 있으며 직접 방문하는 것이 불편할 경우 전화 통화를 해보면 성공적인 온라인 쇼핑에 도움이 될 것이다.

골반기저근 강화 운동 또한 좋은 방법으로, 이 근육은 오르가슴 중에 물리적으로 수축하는 근육이다. 골반기저근 운동에 대해서는 14장에서 자세히 다루었고, 전작 《질 건강 매뉴얼》을 참고하는 것도 좋다. 또한 골반기저근 물리 치료사를 찾아 정식으로 검사를 받고 치료 계획을 상의하는 것 역시 도움이 될 것이다. 전희 과정에서 항문거근을 수축해 혈류와 자극을 높여보는 것도 고려해보길 권한다.

성욕을 개발하기

그렇다면 어떻게 성욕을 유지할 수 있을까? 오랜 기간 지속된 관계에서도 여전히 성욕을 유지하는 사람들을 조사해 그렇지 않은 그룹과 비교한 연구가 있다. 성적 만족감과 열정이 높게 나온 그룹은 성관계를 더 자주 하고, 오르가슴을 더 느끼며, 구강성교를 더 많이 받고, 다양한 자세를 시도하며, 분위기를 만들기 위해 노력하고, 성적 욕구와 욕망에 대해 대화를 나누는 것으로 나타났다. 성관계 체위를 바꾼다고 해서 갑자기 마법의 섹스 엔도르핀이 분비되는 것은 아니지만 성욕을 유지하는 것은 성적 호기심을 자극하는 대화와 상대의 즐거움을 위해 기꺼이 다양한 것들을 시도하고자 하는 의지와 더 관련이 있다. 섹스를 함께 영화 보는 일이라고 생각해보자. 만약 매번 비슷한 영화만 고르고, 상대가 좋아하는 영화에 대해 묻지도 않고, 혹은 상대가 보고 싶은 영화에 대해 말했지만 듣지도 않는다면 함께 영화를 보는 일은 시간이 지남에 따라 점차 시들해질 것이다.

또 다른 연구에 따르면 나이가 들수록 성적인 즐거움이 줄어든다고 믿는 여성들이 그렇지 않다고 생각하는 여성들보다 성욕이 떨어질 가능성이 두 배 높았다.

이런 점을 고려했을 때 나이 든다는 것이 섹스에 있어 죽음이나 마찬가지라고 여기는 생각에 도전하고, 적극적으로 성욕을 갈고닦으며, 어떤 문제가 생기기 전에 관계와 섹스에 대해 대화를 하는 것이 완경에 접어드는 여성의 성욕 개발에 도움이 될 것이다.

성욕 감퇴에 대한 비약물 치료

대화야말로 오랜 기간 만족스러운 성관계를 갖는 데 가장 중심이 되는 요소다. 여성들은 커플로서 파트너와 얼마나 의사소통이 잘 되는지, 자신의 성적 욕구(무엇을 원하는지)가 충족되고 있는지 고민하는 것이 중요하다. 섹스를 하는 것보다 그에 대해 이야기하는 것이 더 어려울 수 있으며, 그럴 때는 성 상담사나 심리치료사 또는 결혼 및 가족 상담사를 만나보는 것이 도움이 될 수 있다. 이 전문가들에게서 성에 대한 대화 방법과 성적인 테크닉에 관한 조언을 받을 수 있고 또 관계에서 오는 어려움을 인내하는 법도 배울 수 있을 것이다. 관계를 지속하다 보면 성욕과 성생활 빈도에 들고 남이 있을 수 있으며 좋을 때 기뻐하는 것만큼이나 좋지 않을 때 인내하는 것도 중요하다.

인지행동치료CBT는 앞서 논의한 완경기 발열감과 불면증을 치료하기 위한 목적 지향적 치료법이지만 성욕을 개발하는 데도 유용하며 약물 치료보다 효과적이다. 인지행동치료를 뇌의 성욕 경로를 강화하는 훈련이라고 생각하면 된다. 이 분야의 세계적인 전문가이자 내 친구이기도 한 로리 브로토Lori Brotto 박사는 성욕과 인지행동치료에 관한 훌륭한 책 《마음 챙김을 통한 더 나은 섹스Better Sex Through Mindfulness》를 썼는데, 성욕 결핍으로 고민 중이거나 완경으로 인한 성욕 감소를 예방하고자 하는 완경기 여성에게 강력히 추천한다. 성생활 개선이나 강화를 위한 앱도 있지만 아직 이에 대한 연구가 제대로 이루어지지 않아 실제로 효과가 있을지는 알 수 없다는 점에 주의해야 한다. 로지Rosy라는 앱은 명상 테크닉과 섹스에 관한 사실, 성 상담가와 다른 전문가들에 대한 정보를 제공한다.

성욕을 증진하기 위한 방법으로는 다음과 같은 것들이 있다.

- **성적 판타지** | 누군가는 에로물이나 포르노를 보는 것으로 성적 판타지를 충족하고 또 다른 누군가는 에로 소설을 읽을 수도 있다. 훌륭한 성적 판타지 소설(가령 《욕망의 정원Garden of Desires》)을 서로에게 읽어주는 것도 방법이다. 개인적으로 나는 파트너와 역사물 팬픽션을 쓰면서 우리가 인생의 다른 시점에 만났다면 섹스가 어땠을지 상상하는 것을 좋아한다. 마치 관계의 처음으로 계속해서 돌아가는 것 같은 느낌이다.
- **전희** | 좋은 섹스, 특히 성적 흥분감을 위한 중요한 과정이다. 하지만 전희는 섹스 직전이 아니라, 아침에 눈을 뜨며 하루가 열리는 때부터 시작되며 단지 육체적인 것에서 나아가 어떤 감정을 느끼고 상대로부터 어떤 대우를 받는지에 대한 것까지 포함한다. 관계를 시작하기 전, 성적인 문자를 보내거나 집 안에 메모를 남기는 등 전희에 충분한 시간을 들이는 것이 좋다. 한번은 여행에서 돌아와 공항 주차장에 주차해둔 차에 탔는데, 파트너가 앞 유리 와이퍼에 사랑이 담긴 메모를 남긴 것을 발견했다. 기대하지 않았는데 누군가 내 생각을 하고 있다는 것을 알게 될 때 친밀감이 상승하곤 한다. 전희는 사람마다 의미하는 바가 다를 수 있고 그러므로 대화가 중요하다. 하지만 대부분의 연구에 따르면 사람들은 섹스의 일부로서의 육체적 전희를 더 많이 하기를 희망한다고 한다.
- **후희** | 다정히 안아주고 키스하고 누워서 정담을 나누는 것을 말한다. 이런 것들을 좋아한다면 다시 성적 만족감이 좋아질 수 있고 성욕에도 도움이 될 것이다. 파트너가 이런 행동을 하지 않는다면 해달라고 부탁해야 한다. 깜짝 놀라게 될 수도 있다.
- **둘만의 내밀한 시간을 미리 계획할 것** | 많은 사람들이 필요 없다고

생각할지 모르겠지만 그렇지 않다. 저녁 데이트를 할 수도 있고 낭만적인 휴가를 떠날 수도 있다. 코로나19로 인한 락다운 시대에도 방법은 많이 있다. 내 파트너는 줌Zoom*으로 열리는 클래식 피아노 콘서트에 나를 정식으로 초대했다. 우리는 마치 실제 연주회에 간 것처럼 옷을 차려입고 칵테일과 오르되브르를 즐겼다.

+ **다양한 시도** | 여러 체위와 구강성교를 시도해보는 것도 좋다. 어느 날 내 파트너가 오더니 헬스장에서 〈코스모폴리탄〉을 읽다가 그동안 내 치구를 소홀히 했다는 것을 깨달았다고 했다. 치구에 대한 관심뿐 아니라 그가 무언가를 읽고 나의 성적 쾌감을 높일 방법을 생각했다는 것 자체가 큰 흥분 요인이었다.

인지행동치료나 성욕 개발에 쓸 시간이 어디 있느냐고 물을 수도 있다. 하지만 식료품 쇼핑이나 식사 준비, 아이들을 학교에 보내는 일, 직장에서 프레젠테이션을 준비하는 데 쓰는 시간을 생각해보자. 우리는 여러 가지 일에 많은 노력을 기울인다. 더 많은 노력을 할수록 더 좋은 결과가 나온다. 좋은 성생활 역시 다른 일과 마찬가지라는 점을 생각해야 한다. 더 많은 노력을 해야 더 좋은 보상이 있다. 섹스에 대해 대화하고, 좋아하는 것과 싫어하는 것에 대해 이야기하고, 새로운 것을 시도해보는 것은 성생활을 이어가는 데 있어 산소나 마찬가지다. 성욕을 증진하기 위한 방법으로 논의했던 것들(에로소설을 읽거나 전희에 신경을 쓰고 새로운 체위를 시도해보는 것)을 하는 데에는 몇 시간이 들지 않는다.

* 영상회의 플랫폼.

약물 치료

성욕을 위한 약물 치료를 시작하기 전에, 완경이행기 후반에 접어들었거나 완경이 이미 지난 여성이라면 GUSM 치료약을 시도해 보는 것이 좋다(13장 참고). 질과 외음부, 음핵으로의 혈류를 증가시켜 성적 쾌감을 개선하는 효과가 있을 수 있고 그 결과 성욕도 증진될 수 있기 때문이다.

또한 비약물 치료법을 최대한 시도해보는 것이 좋으며, 인지행동치료나 성적 판타지, 친밀감 구축, 성 상담가나 관계 전문가와의 상담, 혈류와 오르가슴을 증진시키는 바이브레이터 사용, 골반기저근 강화 운동 등이 있다. 성욕 치료 약품에 대한 연구는 자료가 빈약한 경우가 많고 아직 알려지지 않은 위험 요소가 존재한다.

위에 언급한 비약물 치료법으로 효과를 보지 못했고 성관계 중 통증이 없다면 약물 치료를 고려해볼 수 있다. 하지만 대부분의 성욕치료제 연구는 한 달에 2~3회 정도 만족스러운 성관계를 갖는 여성들을 대상으로 이루어져 있기 때문에 성욕장애를 겪는 여성 중 극도로 일부만을 반영한다는 한계를 갖는다. 게다가 이 약들은 대부분 저활동성 성욕장애HSDD용 테스트를 거친 것으로, 요즘 생각하는 성욕장애에 적합하지 않을 수 있다. 1년에 몇 회만 성관계를 하거나 반응적 성욕에 문제가 있는 여성에게 어떻게 작용할지는 알려지지 않았다.

부프로피온

웰부트린으로 알려진 항우울제로, 성욕장애 치료약으로 인증받은 것은 아니지만 성욕장애용으로 인증받은 약(플리반세린, 아래 참고)과 공통적인 성분이 많이 들어 있다. 또한 위험 요인들에 대한 안전성을 연구한 자료가 방대하며 저가 브랜드 약품도 있다. 부프로피온은 다른 항우울제를 복용해 성욕이 감퇴한 여성에게 효과적이며 한 연구에 따르면 하루 300mg씩 복용할 경우 성적 만족감과 흥분을 증가시킬 수 있다.

부프로피온은 암과 관련된 문제가 없고 널리 알려진 약이므로 비록 성욕장애 치료를 목적으로 하는 약은 아니지만 성욕에 문제가 있다고 생각할 경우 시도해보기 좋다. 우울감이 있거나 감정 기복 때문에 다른 약을 복용 중인 여성에게는 좋은 방법이 아닐 수 있다.

테스토스테론

노화와 함께 테스토스테론 수치도 서서히 감소하게 된다. 테스토스테론은 성욕장애 치료용 인증을 받은 약물은 아니지만 그 활용에 대한 충분한 연구가 존재한다. 월경이 지속되는 중이라면 성욕장애에 테스토스테론을 추천할 수 있을지 아직 충분한 자료가 없지만, 완경이 지났다면 도움이 될 것이다.

테스토스테론에 관한 자료는 모두 단기적 효과에 관한 것이며 심장 질환과 자궁암, 유방암과 관련해 해결되지 않은 쟁점이 남아 있다. 24주간 진행된 한 실험에서 테스토스테론을 투약한 후 유방암이 발병한 케이스가 세 건 있었으나 같은 실험에서 테스토스테론을 투약하지 않은 위약대조군에서는 발견되지 않았다. 이 안전성 문제가 테스토스테론 자체의 문제일 수도 있고, 테스토스테론이 대사 작용에 의해 에스트라디올로 변환되는 데서 오는 문제일 수도 있으며, 혹은 현재 나와 있는 연구 자료들이 이런 안전성 문제를 제대로 평가하지 않아서(과대 혹은 과소)일 수도 있다. 이 부분을 제대로 이해하는 것이 중요하다. 어떤 약을 사용할 때 그 약이 효과를 발휘하기를 바라는 마음에서 이러한 위험이 나와는 상관없을 것이라고 생각하는 것이 인간의 본성이지만 섣부른 가정은 하지 말아야 한다. 아직 밝혀지지 않았다는 것은 위험성에 대한 인지는 있지만 부작용이 어떤 빈도로 발생하는지 모르고 또 안정성 문제에 대한 연구 결과도 충분치 않다는 뜻이다.

테스토스테론의 또 다른 문제점은 시중에 여성용 저용량 제품이 없다는 점이다. 그러므로 여성은 합성물이나 남성용 저용량 제품을 사용할 수밖에 없는데 테스토스테론을 과다투약하게 될 경우 영구적으로 목소리가 굵어진다거나 얼굴이나 그 밖의 부위에 원치 않는 털이 자랄 수 있고 여드름이나 음핵 비대, 이상지질혈증 등의 부작용이 있을 수 있다.

테스토스테론을 패치 형태로 하루에 300mcg 투여할 경우 위약대조군에 비해 최대 4주에 1~2회 정도 성적 만족감이 증가하는 효과를 볼 수 있지만 테스토스테론 젤에 대한 또 다른 연구에서는 위약대조군과 아무런 차이를 보이지 않기도 했다.

펠릿pellet* 형태의 테스토스테론은 복용량이 너무 높고 제거할 수 없으며 인체에 유해하다는 보고가 있으므로(20장 참고) 사용하지 말아야 한다.

다른 치료법으로 효과를 보지 못해 테스토스테론을 시도하고자 할 경우 아래와 같은 방법이 있다.

+ **배합 테스토스테론 1퍼센트 크림, 연고, 젤** | 모든 배합 약물에는 필

* 재료를 압축해 작은 탄환 형태로 만든 것으로, 피하에 삽입한다.

연적으로 용량 문제가 내재되어 있다는 점을 유의해야 한다(20장 참고). 팔과 다리, 복부에 하루 0.5g씩 바르도록 한다.

- **남성용 국소 테스토스테론 10퍼센트** | 용량을 나눌 수가 없게 디자인되어 사용이 힘들다.

테스토스테론을 시도하기로 결정했다면 우선 지질과 혈압이 정상이어야 하며 치료 중에도 꾸준히 살펴보아야 한다. 또한 12개월 이상 사용할 경우 위험 요인과 효과에 대한 정확한 자료가 없다는 점을 인지해야 하며 사용 중 부작용과 관련해서는 알려진 바가 없다. 테스토스테론을 사용하는 여성은 치료를 시작하면서부터 유리 테스토스테론free testosterone 수치와 유리 안드로겐free androgen 지표를 꾸준히 관찰해 이 두 수치가 여성 정상 범위 안에서 유지되도록 해야 한다. 12~24주 후까지 증상의 개선이 없다면 테스토스테론 사용을 중지해야 한다.

플리반세린

제품명은 애디Addyi로, 뇌 신경전달물질인 도파민과 세로토닌, 노르에피네프린에 여러 항우울제와 비슷한 작용을 한다. 완경 이전 여성만 사용하도록 승인되어 있다(마지막 월경 후에는 효과가 있을지, 있다고 해도 얼마나 효과적인지 알려진 바가 없다).

위약대조군과 비교했을 때 플리반세린은 성욕 증진에 작은 효과를 보였다. 보고된 바에 따르면 하루 100mg의 플리반세린을 복용할 경우 4주에 0.4~1회 정도 더 만족스러운 성관계를 가질 수 있으며 이 효과가 나타나기까지는 최소 4주가 걸린다(실제로는 8주 후부터 효과가 있는 경우가 많다). 어지럼증, 피로감, 메스꺼움 등의 부작용이 알려져 있으며 플리반세린을 복용하는 여성의 약 18퍼센트가 이로 인해 치료를 중단한다. 또한 혈압을 낮출 위험이 있고 플리반세린을 복용하기 2시간 전부터 다음 날까지 음주가 불가능하다.

브레멜라노타이드

제품명은 바이리시Vylessi이며 뇌에 작용할 가능성이 높지만 어떤 원리로 성욕장애 치료 효과가 있는지는 아직 정확히 밝혀지지 않았다. 브레멜라노타이드는 주사제로 성관계를 맺기 최소 45분 전 주사하며 주사 전후로 각각 2시간 동안 음주는 피해야 한다. 부작용이 생기는 경우가 많다. 브레멜라노타이드를 사용한 여성의 40퍼센트가 메스꺼움을 경험하며 13퍼센트는 이로 인해 추가로 다른 약을 복용해야 했다고 보고했다(낭만적인 경험은 아니다). 그 밖의 다른 부작용도 많아 실험 도중 투약을 포기한 여성도 18퍼센트에 이르렀다(위약대조군 실험의 경우 2퍼센트의 여성이 중도 포기했다). 심혈관 질환이 있는 환자는 브레멜라노타이드를 사용할 수 없다.

그렇다면 브레멜라노타이드는 성욕장애에 얼마나 효과가 있을까? 위약대조군과 비교했을 때 잘해야 약간의 효과가 있는 것으로 나타났다. FDA 승인을 위한 두 가지 실험에서 브레멜라노타이드를 만든 제약회사는 성욕에 대한 표준점수제를 사용했는데 기준은 아래 두 가지 질문이었다.

- **지난 4주간 얼마나 자주 성욕 및 성에 대한 관심을 느꼈는가?**
- **지난 4주간 느낀 성욕이나 성에 대한 관심에 점수를 매긴다면, 1~5점 중 몇 점으로 볼 수 있는가?**

이러한 질문은 자발적 성욕만을 측정한다는 점이 중요하다. 그러므로 정확한 질문이라고 볼 수 없다. 두 가지 질문 모두에 대한 답변은 '전혀 없다'가 1점, '항상'이 5점으로, 최저점이 2, 최고점은 10이 된다.

이 등급을 기준으로 했을 때 브레멜라노타이드를 투약한 여성의 25퍼센트가 평균 1.2점 정도의 성욕 증감이 있다고 보고했으며, 참고로 위약대조군 여성의 17퍼센트도 비슷한 수준의 성욕 증감이 있다고 보고했다. 그다지 인상적이지 않은 결과다. 같은 실험에서 자발적 성욕이 감퇴하는 데서 오는 고통 지수도 함께 조사했다. 브레멜라노타이드를 투약한 그룹과 위약대조군의 고통 지수는 시작점에서는 동일한 수준이었다. 브레멜라노타이드를 투약한 여성의 35퍼센트가 10점 기준으로 1점만큼 고통이 줄어들었다고 보고했고, 위약대조군 여성의 31퍼센트 역시 같은 정도의 고통 경감이 있었다고 보고했다. 이는 낮아진 성욕을 위해 약물 치료와 같은 무언가를 했다는 사실 자체가 생산적인 느낌을 주어 스트레스가 줄어든 것으로 보인다. 실험이 완경 이전 여성만을 대상으로 이루어졌기 때문에 완경 이후 여성에게 어떻게 작용할지는 알 수 없다.

자료 부족으로 브레멜라노타이드가 여성의 삶에 실제로 의미 있는 영향을 주는지에 대한 답변은 할 수 없지만 즉흥적 성욕이 감소하는 현상에 미세한 효과가 있어 보이기는 한다. 하지만 앞에서 언급한 바와 같이 자발적 성욕 감소는 더는 의학적 치료가 필요한 질환으로 여겨지지 않는다. 의료보험이 없을 경우 주사 한 번 맞는 데 250달러 정도의 비용이 든다.

에로 소설이나 근사한 저녁, 또는 새 바이브레이터를 사는 데 250달러를 쓰는 것이 더 효과적이지 않을까? 250달러면 세 가지 모두 다 할 수도 있을 것이다.

비명 크림

'비명 크림Scream Cream'이라는 별명을 가진 국소용 배합 약품으로, 전혀 테스트를 거치지 않는 제품이다(솔직히, 여성들이 이런 테스트도 하지 않은 제품을 써서는 안 된다). 처방전을 쓰는 사람이나 판매하는 약국에 따라 이런저런 재료를 뒤범벅해서 만든다. 제대로 입에 올리기도 싫은 이 제품은 이런저런 제조법으로 만들어져 지난 10년간 시중에서 판매되고 있으며 혈류를 개선한다고 알려진 여러 가지 재료가 섞여 있고, 어떤 성분도 음핵에 바르도록 되어 있는 투약 방식에 대한 검증을 거치지 않았다는 점에 주의해야 한다. 비명 크림 설명서에는 음핵에 15분간 문지르라고 되어 있다.

장난하는 것도 아니고, 15분간 음핵을 문지르는 것은 자위를 하는 것과 같으며 자위는 성욕 개선과 흥분에 당연히 효과적이다. 비명 크림이 아니더라도 코코넛 오일이나 실리콘 윤활제를 음핵에 문질러도 같은 결과가 있을 것이다.

음핵으로 가는 혈류를 높이고 또 어떤 마법을 일으킨다는 이 크림의 성분은 다음 중 일부 또는 전부를 섞어 만든다.

- **아미노필린** | 기도를 확장시키는 천식 치료 약
- **L-아르기닌** | 단백질이 풍부한 식품에 함유된 아미노산
- **실데나필시트르산염** | 비아그라
- **펜톡시필린** | 말초동맥 질환 환자의 혈류 증가에 쓰이는 약
- **테스토스테론** | 앞서 논의한 대로 국소 테스토스테론이 흡수될 수는 있지만 효과는 즉각적일 수 없다. 테스토스테론을 바른다고 해서 15분 후에 마법처럼 발정기가 시작되는 것은 불가능하다.

가끔 나는 의사들이 자위에 대해 이야기하는 것이 불편하고, 또

어떻게 말해야 할지 몰라서 이 크림을 처방하는 것이 아닐까 생각하기도 한다.

비명 크림에 대해 이야기하고 싶은 점은, 성욕장애는 이런 식으로 치료되는 것이 아니라는 것이다. 약, 섹스, 과학. 거짓 약속을 하는 이런 검증되지도 않은 국소약을 여성에게 처방하는 것은 정말 최악이며 '비명 크림'이라는 이름조차 상스럽기 그지없다. "비명과 신음을 지르게 해주겠다"니.

음핵이나 다른 부분을 문지르는 것은 얼마든지 괜찮지만 비명 크림이 테스트를 거쳐 검증받기 전까지는 일단 무시하도록 하자. 게다가 국소적으로 발랐을 때 외음부에 어떤 자극을 주게 되는지 역시 알려져 있지 않다.

약물 치료에 대한 마지막 메모: 모든 약품이 효과가 있으려면 성관계에 대한 계획과 세심한 주의가 필요하다. 그러므로 약물 치료 요법에도 마음 챙김의 요소가 들어가 있다고 볼 수 있다.

요점

- 성욕은 복잡한 문제고, 사회적 요인이나 관계, 건강 등 여러 요소와 관련이 있다.
- 성욕은 노화와 함께 감소하며 일부 여성들은 완경이행기 변화의 영향을 받기도 한다.
- 에스트로겐과 테스토스테론 수치는 성욕과 상관관계가 없으며 관련 실험도 존재하지 않는다.
- 마음 챙김이나 인지행동치료, 성욕을 가꾸는 법을 배우는 것(의사소통의 기술, 앱, 책, 에로 소설, 전희, 성관계 후 태도)이 성욕 감소를 치료하는 중요한 방법이다.
- 성욕 치료약은 잘해야 미세한 효과가 있을 뿐이며 부작용이 많지만 다른 방법으로 효과를 보지 못했다면 시도해볼 수는 있다. 그러나 가능한 효과 대비 위험 요소에 대해 이해하고 있어야 한다.

16장 쉬었다는 느낌을 다시 가질 수 있을까: 수면장애와 해결법

여성의 40~60퍼센트에 달하는 수가 완경이 진행되는 동안 수면에 어려움을 겪고 있으며 이 중 가장 흔한 유형은 한밤중에 잠에서 깨는 것이다. 잠든 채로 쭉 숙면을 취할 수 없다는 뜻이다. 잠드는 것에 어려움을 겪거나 원하는 것보다 일찍 깨는 증상도 보고되기는 하지만 이런 종류의 수면장애는 상대적으로 흔치 않다. 또한 많은 여성들이 잠을 자도 쉬었다는 느낌을 받지 못한다고 말한다. 수면장애는 완경이행기 동안 증가하며 마지막 월경 전 몇 년간과 이후 1년 여간 절정에 달한다.

불면증은 잠자는 데 어려움을 겪는 상태를 말하지만, 수면 시간이 충분히 주어졌음에도 일주일에 3회 이상 잠에 들지 못하거나 깨지 않고 쭉 자지 못하는 질환을 의미하기도 한다. 완경이행기 후반에 있거나 완경 후기에 갓 접어든 여성의 25퍼센트가 불면증을 겪는다. 이 증상에 주의를 기울여야 하는 이유는 단지 수면장애가 불편하기 때문만이 아니라, 불면증이 심장 질환이나 폐 기능 저하의 위험을 높이는 등 건강을 해칠 수 있기 때문이다. 완경기 발열감과 불면증, 심장 질환이 모두 연결되어 있다는 것은 흥미로운 사실이다. 여기에 인과관계가 있는지 아니면 생물학적으로 공유되는 취약성이 존재하는지는 알려지지 않았다.

완경이 수면장애와 관련 있다는 것은 놀라운 사실이 아니다. 에스트로겐과 프로제스테론의 영향을 받는 뇌의 영역이 수면을 조절하는 데도 중요한 역할을 하며 월경 주기 동안 호르몬의 변동 역시 수면 형태에 영향을 미친다고 알려져 있다. 에스트로겐과 프로제스테론 그리고 다른 생식 호르몬들이 수면을 조절하는 역할을 하는 시신경교차위핵이라는 뇌의 한 부분에 영향을 미침으로써 일주기 리듬(잠자고 일어나는 자연스러운 리듬)을 달라지게 하는 것으로 보인다. 프로제스테론 호르몬은 어느 정도의 진정제 효과도 갖는다.

이러한 호르몬의 영향에 더해 완경과 관련된 혈관운동증상(발열감과 발한)과 우울증 역시 수면에 타격을 준다. 여성이 완경이행기를 거치는 동안 동시에 겪게 되는 노화 역시 수면에 부정적인 영향을 미친다. 마지막으로 노화와 함께 찾아오는 수면무호흡증이나 그 밖의 다른 의학적 상태 역시 간과할 수 없다.

수면장애가 완경 이전에 난소를 제거(외과적 완경)한 여성으로부터 가장 많이 보고되는 것으로 보아 수면장애에 호르몬이 중요한 역할을 하는 것은 명백하지만, 전체 원인 중 어느 정도가 호르몬으로 인한 것인지를 판단하기는 어려울 수 있다.

발열감, 호르몬, 수면

여성의 수면에 가장 큰 변화가 있는 시기는 완경이행기 후반과 완경 후기 초반 기간이다. 의학적으로 설명하자면 각성이 과도하기 때문인데, 깊게 잠들지 못한다는 뜻으로 대부분은 발열감 때문에 일어난다. 다시 말하면, 일부 여성은 발열감 때문에 깊은 잠을 잘 수는 없지만 그렇다고 잠에서 깰 정도로 심하지는 않다는 의미다. 나도 이 현상을 분명히 경험한 적이 있다. 나의 완경기 발열감으로 발산된 열 때문에 함께 자던 파트너가 중간에 잠에서 깰 때도 정작 나는 깨지 않았던 적이 많다.

발열감과 발한으로 잠에서 깨면서 수면장애가 일어나기도 한다. 한 연구에 따르면 밤에 발열감을 겪는 여성의 69퍼센트가 중간에 잠에서 깬다. 낮 동안 혈관운동증상을 더 자주 겪는 여성에게 이런 현상이 더 많이 일어날 수 있다는 점은 어찌 보면 당연하다. 흥미롭게도 난포자극호르몬 수치가 높은 여성은 밤에 깨게 될 확률이 높고 에스트라디올 수치가 낮은 여성은 잠드는 것에 어려움을 겪을 가능성이 높다.

완경이행기 후반에 있거나 완경 후기에 접어든 여성들이 불면증을 겪는다고 해서 모든 불면증의 원인이 완경인 것은 아니다. 불면증은 그 자체로 독립적인 의학적 질환으로, 노화와도 관련이 있으며 우울증과 같은 질환과도 밀접하게 연관되어 있다. 그러나 인과관계를 밝히는 일은 쉽지 않다. 우울증이 수면에 영향을 주기도 하지만 수면 부족 역시 우울증에 영향을 미치며 완경은 우울증과 수면 부족 모두와 관련이 있기 때문이다. 한 가지 분명한 점은 완경기에 수면장애를 겪고 있다면 우울증 검사를 받아보아야 한다는 것이다.

수면 위생과 인지행동치료

최적의 수면을 취하고 적절한 시간에 잘 수 있도록 뇌와 몸 상태를 조절하기 위해 지켜야 할 점에 대해 말해보자. 인지행동치료CBT는 앞에서 이미 언급했지만, 불면증을 위해 특별히 설계된 치료법을 CBT-I*라고 한다. 다시 잘 수 없을 것이라거나 불면증이 없어지지 않을 것이라는 두려움과 같은 인지 왜곡 상태에 도전해서 신체를 훈련하고 특정 신호에 깰 수 있도록 수면 스케줄을 조정하는 것을 말한다.

CBT-I는 수면장애에 가장 효과적인 요법 중 하나로, 완경이행기의 여성을 위한 프로그램에 대해서도 평가가 이루어졌다. 그 결과 8주간의 프로그램이 효과를 발휘했을 뿐 아니라 6개월 후에도 효과가 지속되었다는 결론을 얻었다.

심리학자나 혹은 이 분야에 전문적 훈련을 받은 치료사의 도움을 구하는 것도 매우 좋은 방법이다. 혼자 하기 쉬운 일이었다면 누구나 다 했을 것이다. 수면제(최면약물)는 보통 하루 30분 정도의 수면 시간을 늘려줄 뿐으로, 사람들 대부분이 생각하는 것만큼 효과가 없으며 CBT-I가 이보다 효과적이다. CBT-I의 기본적인 사항은 다음과 같다.

- **수면 스케줄을 짤 것** | 일정에 관계없이 매일 같은 시간에 자고 일어나도록 한다.
- **낮잠을 없앨 것** | 어렵겠지만, 도움이 된다
- **잠자기 전 불안을 유발하거나 자극적인 활동을 제한할 것** | 스마트폰이나 컴퓨터 사용을 의미한다. 화면의 불빛도 수면에 영향을 미치지만 자기 전 읽은 안 좋은 이메일이 밤새 머릿속을 지배할 수 있다.
- **침대의 용도를 수면과 섹스로 제한할 것** | 침대에서 TV를 보거나 간

* I는 불면증의 영어 단어 'insomnia'에서 나왔다.

식을 먹지 말아야 한다. 뇌가 침대의 용도를 두 가지로 제한해 생각하게 한다.

+ **중간에 일어나서 다시 잘 수 없을 경우** | 시간을 확인하지 말고 15분 정도 지났다고 생각될 때까지 침대에 누워 있는다. 그래도 다시 잠들지 않는다면 일어나서 불빛이 희미한 방으로 가 지루한 책을 읽도록 하자. 졸음이 오면 침대로 돌아간다. 이는 다시 잠들지 못할까 봐 걱정하며 침대에서 뒤척거리느라 불안해지는 일을 방지하고, 침대가 불면증을 연상시키게 되는 것을 막아준다.

MHT가 수면에 도움이 될까?

전체적으로 봤을 때 MHT를 진행하는 여성이 그렇지 않은 경우보다 수면 문제를 적게 겪는 것은 아니지만, 질문에 답하는 데 이 점은 크게 중요하지 않다. 수면장애를 겪는 여성들을 조사한 여러 연구에서 MHT로 혈관운동증상과 관련 있는 수면장애를 어느 정도 개선할 수 있다는 결론을 내렸다. 그러므로 혈관운동증상을 겪고 있다면 수면장애 치료를 위해 MHT를 시도해볼 가치가 있다. 3개월 코스의 MHT에는 의학적 위험 요소가 거의 없다는 점을 생각하면 더욱 그렇다(17장과 18장 참고). MHT를 통해 수면장애를 개선하기로 결정했다면 시작하기 전에 수면 일기를 기록해볼 것을 권한다. 이를 통해 상황에 대한 객관적 측정이 가능하며 2~3개월 후 MHT가 실제로 수면장애에 효과가 있는지 비교해볼 수 있다. 발열감을 겪고 있지 않는 경우에도 MHT를 시도해볼 수 있지만 효과에 대한 자료는 충분하지 않다.

발열감과 관련한 수면장애의 또 다른 치료법으로 가바펜틴이라는 약이 있다(9장 참고). 가바펜틴은 비호르몬 약품으로 완경기 발열감에 상당한 효과가 있으며 불면증 역시 감소시킨다고 증명된 바 있다. 프로제스테론 호르몬 역시 선택지 중 하나로, 밤에 300mg을 복용하면 수면에 도움이 된다(18장 참고). 프로제스테론은 MHT에 쓰이는 호르몬의 하나지만 300mg은 수면장애를 위한 용량으로, 일반적으로 MHT에 쓰이는 것보다 높은 용량이다.

수면장애로 어려움을 겪는 여성이라면 수면 전문 클리닉에서 정식으로 테스트를 받고 수면의 질에 영향을 줄 수 있는—의학적 그리고 환경적—요인을 고려한 정확한 조언을 받을 수도 있다는 사실도 잊지 말자.

그 밖의 수면장애와 완경

수면무호흡증Sleep Disordered Breathing, SDB은 의학적으로 수면 중 호흡장애를 말하며, 밤에 기도를 막아 낮 동안 졸음이 오게 된다. 완경 이전에는 남성에게 더 흔한 질환이지만 완경 이후 여성의 위험률이 매우 증가한다. 프로제스테론 생성이 감소하고 완경이행기에 피하지방이 증가하는 것이 주요 원인일 것으로 생각된다. 고혈압과 허리둘레 88cm(35인치) 초과 등이 수면무호흡증의 위험 요소다.

수면무호흡증이 남성에게만 생기는 질환으로 잘못 알고 있는 경우가 많아, 수면무호흡증을 겪는 여성이 진단이나 치료를 제대로 받지 못하는 일이 있다. 수면무호흡증을 앓는 여성은 심장이나 폐 질환, 우울증 등 다른 의학적 합병증을 함께 겪을 가능성이 높아 진단과 치료가 필수적이다.

밤에 코를 골거나, 낮에 졸음이 쏟아진다거나, 자는 중에 깨서 보니 숨을 못 쉬는 것처럼 보였다는 말을 파트너에게 듣는다면 수면무호흡증을 의심해보아야 한다. 밤에 소변을 보기 위해 중간에 깨는 일이 많다면 이 역시 수면무호흡증의 또 다른 증상일 수 있다. 수면무호흡증으로 산소와 이산화탄소 수치가 변하면서 몸에 액체가 너무 많다는 신호를 보낼 수 있기 때문이다. 이때 과도한 액체를 몸 밖으로 배출하기 위해 신장이 자극되고, 따라서 밤에 일어나 화장실에 가게 된다.

수면무호흡증이 의심된다면, 우선 간단한 질문지 검사를 한 후 양성일 경우 정식 검사를 받게 된다. 수면무호흡증은 실험실 방문이 필요 없고 집에서 장비를 착용해 초기 검사를 받을 수 있다. 하지불안증후군Restless Leg Syndrome, RLS과 주기성사지운동장애Periodic Limb Movement Disorder, PLMD 역시 수면을 방해하는 다른 질환이지만 완경보다는 노화와 관련이 있다. 수면무호흡증과 하지불안증후군, 주기성사지운동장애의 치료법은 이 책에서 다루지 않는다.

요점

- 완경기 여성의 약 50퍼센트가 수면장애를 겪는다. 밤중에 잠에서 깨는 것이 가장 일반적인 증상이며 이는 혈관운동 증상과 관련이 있다.
- MHT는 중간 이상 강도의 완경기 발열감을 앓는 여성의 수면에 도움이 된다.
- 가바펜틴과 프로제스테론 호르몬 역시 수면장애에 효과가 있다.
- 인지행동치료는 불면증에 매우 효과적이며 대체로 수면제보다 효과가 크다.
- 수면무호흡증은 수면장애의 한 원인으로, 여성에게 과소 진단되는 경우가 많지만 완경 이후 유병률이 증가한다

3부
변화를 향한 한 걸음:

호르몬, 음식
그리고
건강기능식품

17장 완경기 호르몬 요법: 우여곡절의 역사와 오늘날

완경기 호르몬 요법MHT은 완경이행기 또는 완경 후기에 나타나는 증상을 관리하고 이 시기에 발생할 수 있는 합병증을 예방하기 위해 호르몬을 주입하는 치료법이다.

MHT는 오랜 시간 호르몬 대체 요법Hormone Replacement Therapy, HRT이라 불렸는데, 이 명칭은 에스트로겐 또는 기타 호르몬이 모종의 의학적 문제로 손실되었으며 완경 이후 에스트로겐 수치가 낮아지는 것이 생물학적으로 비정상이라는 잘못된 인식을 은연중에 심어준다. 혹자는 완경 이후의 심혈관 질환 위험 증가가 완경이 질병이란 사실을 잘 보여준다고 말할지도 모르지만, 그런 주장은 곧 꼬리를 내리게 될 것이다. 앞서 말했듯, 이런 식의 논리를 따라가다 보면 남성으로 사는 것도 질병이라는 결론에 다다르기 때문이다.

말에 담긴 속뜻은 중요하다. "당신의 몸이 응당 만들어야 할 것을 보충해주는 일이랍니다"라고 말하는 것과 "당신에게 증상이 있으며 여러 합병증이 발생할 수 있습니다. 에스트로겐이 하나의 대안이 될 수 있습니다. 염려되는 점과 본인의 건강에 대해 꼭 알아야 할 부분을 살펴보고, 어떤 위험과 유익이 있을지 알아봅시다"라고 정확하게 짚어 이야기하는 것은 매우 차이가 크다.

원발성 난소부전 여성(6장 참고) 또는 자연 완경 전에 에스트로겐 생산이 조기 중단되거나 난소를 적출한 여성(5장 참고)에게 '보충'이란 단어를 사용하는 것은 타당하지만, 그렇지 않은 경우 MHT는 대신 채워 넣는 일이 아닌 의학적 치료라는 점을 반드시 언급할 필요가 있다.

MHT의 기원

MHT의 사용이 처음 문서에 기록된 것은 1887년으로, 휴버트 포스베리Hubert Fosbery 박사가 발열감을 호소하던 52세의 C부인을 치료하기 위해 난소 추출물을 사용한 사례다. 월경과다 증세를 겪고 있던 C부인은 각종 끔찍한 19세기 치료법을 거의 모두 거치면서 비소, 맥각, 갑상선 분말, 브롬화칼륨을 복용했을 뿐 아니라 하루 두 번 질에 마개를 끼우거나 얼음물로 질세척을 하는 일을 번갈아 했다. 월경이 마침내 멈추자 C부인은 '빈번히 나타나는 강렬한 발열감'을 경험했다. 일반적인 치료법이 듣지 않아 난소 추출물을 투여했더니 3일째 되는 날부터 호전됐다. 3주 뒤에는 증상이 완치되었고 그 이후부터는 재발하지 않도록 간헐적으로 약을 복용하는 것만으로도 충분했다.

난소 추출물이 발열감 완화와 관련이 있다는 가설에는 확실한 증거가 존재한다. 난소 제거가 완경기 증상을 유발하는 것은 알려진 사실이며, 여러 동물 연구에서 다른 동물의 난소를 이식할 경우 거세 효과가 역전될 수 있다는 사실이 밝혀졌다. 그러나 C부인의 결과는 플라세보 효과 이상의 무언가로 해석하기는 어렵다. 3주 만에 발열감 증상이 해결되는 일이 불가능한 것은 아니지만, 무척 놀라운 수준이다. 경구 복용 약물의 경우 흡수율을 높이고 치료 효과를 발휘할 정도의 혈중 호르몬 수치를 달성하려면 약리학적 변형이 필요하기에, C부인의 경우 흡수량은 경미한 수준에 그쳤을 것으로 짐작된다. 또한 수치를 유지하려면 경구 에스트로겐을 매일 투여해야 하는데 C부인이 몇 주 만에 한 번씩 복용한 것으로 그렇게 효과가 있었을 듯하지는 않다. 더불어 타오르는 듯한 발열감은 그 전에 출혈을 멈추게 하기 위해 사용된 치료의 부작용이었을 수 있다는 사실에도 주목할 만하다. 원인은 에르고타민, 갑상선 호르몬 혹은 비소 중독이거나 또는 이 세 가지의 복합적 부작용일 가능성이 있다.

그럼에도 난소 추출물로 완경기 증상을 치료할 수 있다는 생각이 의학계에 퍼져 나갔고, 1899년경에는 암소의 난소를 분말로 만든 오바린Ovarin이라는 제제가 널리 사용되었다. 이 분말은 대개 캡슐 안에 넣거나 바닐라 향을 입혔는데, 암소 난소의 맛이 유쾌할 리 없기 때문이다.

1900년대 초 최초로 호르몬 식별에 성공한 후부터 생식 호르몬을 찾기 위한 연구가 본격적으로 시작되었다. 연구원들은 거세한 생쥐mouse와 래트rat에게 난소와 태반, 양수 추출물을 투여해 조직에 미치는 영향을 살펴서 이러한 추출물 속에 호르몬이 존재한다는 사실을 밝혀냈다. 생식 호르몬은 아직 식별되지 않았지만 호르몬의 존재 가능성은 다양한 치료법으로 이어졌으며 1920년대에는 각종 추출물이 완경기 증상 치료에 사용됐다. 난소의 황체에서 얻은 추출물(오늘날 프로제스테론을 생산하는 것으로 알려져 있으며, 효과가 없는 것으로 밝혀졌다), 임신한 소의 양수에서 만들어진 암니오틴amniotin, 돼지 난소의 난포액에서 만들어진 틸린theelin 등을 예로 들 수 있다. 암니오틴과 틸린은 제법 긍정적인 효과를 나타냈던 것으로 알려졌다.

MHT의 새로운 시작, 에스트로겐 치료

1929년 미래를 향한 중대한 도약이 일어났다. 미국의 에드워드 도이지Edward Doisy 박사와 독일의 알프레드 부테난트Alfred Butenandt 박사가 동시에 에스트로겐을 발견한 것이다. 도이지 박사는 에스트로겐이 매우 강력해서 "1g만으로도 900만 마리가 넘는 래트의 성주기가 회복될 수 있다"고 주장했는데, 이에 대해서는 별다른 논평 없이 독자의 판단에 맡기겠다. 또한 도이지 박사 연구팀은 오늘날 에스트리올estriol이라고 부르게 된 물질을 1931년에, 에스트라디올estradiol을 1940년에 발견해냈다. 부테난트 박사는 1934년에 프로제스테론 분리에 성공했으며 이후 테스토스테론을 발견했다. 당시에 사용한 장비 상태를 고려할 때, 호르몬을 발견하고 정제한 일은 대단한 성취라 할 수 있다.

1930년대에는 발열감, 두통, 발한, 관절통, 불면증, '신경과민' 같은 완경기 증상 치료를 위한 에스트론estrone 및 에스트라디올 제제가 등장했다. 이러한 의약품에서는 현대 제약 기술이 선사하는 균일성이나 안정성은 찾아볼 수 없었다. 에스트로겐을 기름에 유화시켜 보관하고 주사로 투여했는데, 이러한 투약법은 체내 호르몬 수치에 큰 기복을 일으킬 가능성이 있었다.

초기 제제를 활용한 의학 연구를 살펴보는 일은 무척 흥미롭다. 나는 에스트로겐 의학 산업이 본격적으로 시작되기 전, 그러니까 1920년대와 1930년대 의학 학술지에 실린 여러 완경 관련 논문에 고스란히 기록된 절망과 고통의 순간에 늘 크게 주목하게 된다. 개인적 정보를 모두 제거하여 식별 불가능하게 만든 표나 도표가 실리는 오늘날의 논문과 달리 과거의 기록에는 삶의 조각들이 가득하다. 가령 'H.L., 31세, 기혼, 1925년 11월 인위적 완경(원인: 자궁내막증 치료를 위한 자궁내막 및 질에 라듐 치료), 5분마다 발열감과 두통 및 요통 호소, 1929년 병원에 입원했으며 검사 후 퇴원, 별다른 진단 사항 없음' 판정을 받았으나 1932년 치료를 위해 결국 완경기 클리닉을 찾은 어느 여성의 이야기, 50세인 기혼자 A.S.가 하루에 20~30번의 발열감을 호소했다는 일화들이 적혀 있다.

치료용 호르몬의 최초 등장과 관련해 천연 원료의 이용 가능성과 에스트로겐 분리에 드는 막대한 노력이 또 다른 문제로 떠올랐다. 당시 연구실에서 호르몬을 합성하는 방법이 존재하지 않았기 때문에 임산부의 소변(임신 기간에는 소변에서 에스트로겐 수치가 높게 나타난다)이나 동물에게서 에스트로겐을 추출해야 했다. 이러한 에스트로겐은 천연자원에서 얻은 화학물질이기 때문에 가공해도 성질이 변하지 않는다. 예를 들어 끓고 있는 소금물 속의 소금을 떠올려보자. 끓는 현상 때문에 물은 증발되어 사라지지만 소금에는 그 어떤 변화도 일어나지 않는다.

소변, 양수 및 돼지 난소에서 천연 에스트라디올과 에스트론을 추출하려면 예상대로 많은 시간과 돈이 필요했고(당시 1g에 약 300달러), 원재료를 많이 준비해도 실제로 얻을 수 있는 이용 자원은 소량에 불과했다. 얼마나 많은 양의 소변이 필요했냐면, 도이지 박사의 조수가 임산부 클리닉에서 궤짝 수준의 소변을 연구실로 옮기다가 경찰에게 저지를 당할 정도였다. 당시 미국은 금주법*을 시행하던

* 미국에서 1919년부터 1933년까지 시행된 법으로, 음료용 알코올의 제조, 유통, 판매를 금지시켰다.

때라서 경찰이 용기에 담긴 액체의 양과 색깔을 보고 주류 밀매자라 의심을 한 것이다. 내용물의 냄새를 맡고 화들짝 놀랐을 경찰의 모습이 눈앞에 선하다.

1930년대 후반과 1940년대 초에는 호르몬을 대량으로 생산할 가능성을 크게 진전시킨 연구 결과가 나왔다. 말 소변에서 분리된 에스트로겐인 접합마에스트로겐^CEE^이 임신한^*pregnant*^ 말^*mares*^의 소변^*unrine*^이라는 뜻을 지닌 프레마린^Premarin^이라는 제제로 탄생한 것이다. 임신한 여성의 소변을 구하는 것보다 임신한 암말의 소변을 얻는 것이 훨씬 쉬웠고, 거기서 만들어진 CEE에는 최소 열 가지 종류의 에스트로겐이 함유되어 있다. 프레마린은 1941년과 1942년에 각각 캐나다와 미국에서 완경기 증상을 치료할 목적으로 사용 허가를 받았다. 참고로 CEE는 오늘날 사용할 수 있는 유일한 천연 에스트로겐이다.

동시에 실험실에서는 호르몬을 합성하는 새로운 방법이 개발됐다. 종종 '합성'이라는 단어가 혼란을 일으키는 듯한데, 잘못 사용되는 경우가 때때로 있는 데다가 호르몬과 관련해서 부정적인 이미지를 함축한 용어로 자리잡았기 때문이다. 특히 일부 MHT 마케팅에서 이런 현상이 두드러지게 나타나고 있어, 잠시 시간을 내 그 의미를 바로잡고자 한다.

합성^synthetic^ 화학물은 자연적으로 생성되는 것과는 다른 방식으로 사람이 만들어내는 물질이다. 식물이나 동물에게서 발견한 호르몬에서 시작하여 화학적 단계를 거쳐 변화를 주는 것을 준합성^semi-synthesis^이라고 한다. 자연에서 일반적으로 발견되지 않는, 더 작은 수준의 분자에서 시작하여 변화되는 과정을 거쳤다면 합성^synthesis^을 통해 만들어졌다고 말한다. 합성이라는 단어는 최종 산물이 인간 호르몬과 동일한지 아닌지와 관련이 없다. 게다가 합성 또는 준합성 모두 '합성화학물'이라고 이야기하기 때문에 단어가 더 헷갈리기도 한다.

중요한 것은 호르몬이 작용하는 방식인 화학 구조다. 에스트라디올이 소변에서 추출되었든 준합성 또는 합성을 통해 만들어졌든, 화학 구조는 동일하다. 앞서 언급했던 열쇠와 자물쇠 비유를 다시 빌려보자면 천연 에스트라디올, 준합성 에스트라디올, 합성 에스트라디올 모두 동일한 자물쇠를 여는 같은 열쇠인 셈이다. 생산 방식은 또한 안전성과도 관련이 없다. 내 난소에서 만들어진 에스트라디올은 가장 자연스러운 형태로 생성된 것인데도 유방암과 자궁내막암의 원인이다. 몸에서 생성된 에스트라디올과 준합성 에스트라디올을 구별해서 말해야 한다면, 각각 내인성 에스트라디올과 치료용(처방) 에스트라디올이라 언급하는 것이 가장 좋다.

1938년에는 새로운 합성 에스트로겐인 에치닐에스트라디올ethinyl estradiol(오늘날에도 MHT에서 사용되고 있으며 경구 피임약에서 가장 흔히 볼 수 있는 에스트로겐)과 디에틸스틸베스트롤diethylstilbestrol, DES이 발견되었다. 두 에스트로겐 모두 에스트라디올보다 강력하며 장에서 쉽게 흡수되는 특징이 있었다. 1941년에 DES는 완경기 증상 치료 용도로 FDA 승인을 받은 최초의 약물이 되었지만, 메스꺼움과 구토 같은 부작용으로 사용이 순조롭지 않은 경우가 많았다. 에치닐에스트라디올도 같은 용도로 1943년에 FDA 승인을 받았다. DES 생산 비용은 1g에 약 2달러로, 300달러에 달하는 천연 에스트로겐 추출 비용에 비해 현저히 저렴했다. 관련 연구는 영국 정부로부터 자금을 지원받아 진행되었기에 생산 독점권에서 자유로워 어떤 회사든 호르몬을 생산할 수 있었다. 한때 DES는 200개의 다른 상품명으로 출시되었다.

또한 DES는 책임 연구자였던 돕스 박사의 반대에도 불구하고 유산을 막기 위한 목적으로도 광범위하게 처방되었다. DES는 유산 방지에 효력이 없을뿐더러 임신 기간 DES를 복용한 경우 산모의 생식기계 암과 여자 태아의 선천적 장애를 유발했다. 1950년대에 DES가 유산 방지에 효과가 없다는 사실이 연구를 통해 드러났음에도 FDA는 1971년까지 사용을 중지하지 않았으며 미국에서는 1980년대 초까지 처방이 가능했다. 이러한 DES의 비극은 합성 호르몬이나 새로운 화합물이 불러온 폐단이라기보다 시험 및 감독 없이 시장에 급히 상품을 밀어 넣는 추세와 근거 자료가 없는 FDA 승인 외off-label 처방 문제를 잘 보여준 사례라고 볼 수 있다.

오늘날 FDA 승인을 받은 모든 약물은 승인에 적합한 자료를 제출해야 할 뿐만 아니라, 최초 연구에서 발견하지 못한 부작용이나 합병증을 관찰하기 위해 약물 복용자를 추적하는 시판 후 조사 postmarketing surveillance를 실시해야 한다. 시장에 나오는 새 제품을 볼 때마다 우리는 혹시 이 약이 제2의 DES는 아닌지 질문해볼 필요가 있다.

1938년 화학자 러셀 E. 마커Russell E. Marker 박사는 호르몬을 만드는 새로운 방법을 발명했다. 1938년은 호르몬과 관련한 위대한 발견이 쏟아져 나온 해이기도 하다. 이 방법은 식물성 스테로이드인 사르사포게닌sarasapogenin(사르사라는 식물에 들어 있음)에서 프로제스테론을 생성하는 것으로, 고안자인 마커 박사의 이름을 붙여 마커 추출법Marker Degradation이라 불렀다. 출발화합물이 자연에서 발견되었기 때문에 준합성 물질이다. 사르사포게닌 제조가 경제적으로 적합한 선택지가 아니라는 사실이 밝혀지자 마커 박사는 다른 스테로이드를 찾기 위한 여정을 시작했고, 마침내 멕시코

베라크루스산 얌*인 구갑룡dioscorea Mexicana에서 디오스게닌을 발견했다. 그 후 더욱 풍부한 디오스게닌을 함유한 또 다른 얌의 일종인 바르바스코barbasco가 주 추출원으로 자리 잡으면서 1940년대 중반에서 후반 즈음에는 프로제스테론이 대량 생산되기에 이르렀다. 1950년에는 디오스게닌에서 에스트라디올과 에스트론을 생성하는 방법도 발견됐다. 얌과 대두는 오늘날까지 대부분의 호르몬으로 전환 가능한 천연 재료로 사용되고 있다.

MHT의 황금기, 1950년대와 1960년대

1947년 미국 시장에는 53개의 에스트로겐 제제가 있었으며, 이를 토대로 예상할 수 있다시피 MHT 사용이 증가했다. 많은 여성이 증상으로 고통받고 있었기 때문에, 돼지 난소 추출액을 주사할 필요가 없는 데다 효과까지 보이는 치료법의 등장은 사람들의 마음을 사로잡기에 충분했다. 이뿐 아니라 MHT에 대한 의학계의 태도에도 변화가 나타났다. 이 변화는 제약 광고 대상이 의사가 아니라 여성과 그들의 남편으로 전환되면서 일어났을 가능성이 높다. 광고를 통해 MHT는 화려하고 세련되고 젊은 이미지를 얻었고 '남편도 프레마린을 좋아한다'는 문구를 내세워 남자들을 공략했다. 프레마린이 다른 약물에 비해 가격이 상당히 비쌌다는 점을 감안하면 이 광고 전략은 가히 천재적인 것이었다.

1950년대 이전까지 완경은 관리해야 하는 증상이었으나, 고통스럽고 수상쩍은 주사 대신 믿음직한 알약이 등장하면서 치료해야

* 고구마의 일종.

하는 대상으로 바뀌었다. 이러한 태도 변화의 중심에는 1960년대 초 여러 편의 학술 논문에서 MHT의 이점을 극찬한 의학 박사 로버트 윌슨Robert Wilson이 있었다. 윌슨 박사는 갱년기란 여성의 수명이 완경을 경험할 정도로 늘어났기 때문에 생겨났으며(4장에서 날려버린 가설이다) 의학적으로 볼 때 여성에게 좋지 않을뿐더러 성적 매력이 사라져 남성에게 매력 없는 존재로 전락하고 마는, 두 가지 재앙을 몰고 오는 끔찍한 질병이라는 잘못된 주장을 펼쳤다. 윌슨 박사는 에스트로겐으로 이 재앙을 완벽하게 물리칠 수 있으며, 100퍼센트 안전하다고 주장했다. "에스트로겐, 사춘기에서 무덤까지!"

윌슨 박사의 연구는 〈뉴스위크Newsweek〉, 〈타임〉, 〈보그Vogue〉, 〈레이디스 홈 저널Ladies' Home Journal〉, 〈코스모폴리탄Cosmopolitan〉 등 다양한 서적과 잡지를 통해 보도되었다. 윌슨 박사가 등장하기 전에는 월경이 끝나는 현상이 대중 앞에서 언급된 적이 없기 때문에, 이 현상은 그가 부르는 대로—윌슨은 '폐경menopause'이란 단어를 택했다—이름이 되었다. 얼마 지나지 않아 그는 갱년기를 다룬 책 《영원한 여성성Feminine Forever》을 1966년에 출간했다. 〈보그〉에서도 연재되었던 이 책은 첫 7개월 동안 판매량 10만 부를 기록했다. 윌슨에 따르면 갱년기 여성은 "자신이 가진 여성성의 죽음을 목격할" 운명에 처하게 됐지만, 에스트로겐으로 "나이를 거스르는 젊음"을 얻을 수 있으며 50세에도 "테니스 쇼츠나 민소매 드레스를 입고도 매력적인 모습을 유지하는 것은 물론, '풍만한 가슴'까지 다시 얻을 수 있다"고 한다. 그렇다. 에스트로겐만 있다면 '충분히 섹시해요, 세계 챔피언십' 출전권은 따 놓은 당상인 거다. 늦지 않으려면 줄을 서야 한다!

윌슨 박사의 세계에서 여성은 성적인 가치로만 존재하지만, 《영원한 여성성》은 여성이 성적 욕망을 가지는 것을 부끄러워해서는 안 되며 성관계를 꾸준히 이어가기 위해 약을 복용하려는 열망은 타당한 것이라고 밝히는 등 섹스에 관해 시대를 앞서가는 아이디어를 제시하는 공을 세우기는 했다. 윌슨 박사가 더 많은 여성이 섹스에 관한 이야기를 할 수 있도록 자리를 마련해준 셈이다.

2002년 〈뉴욕 타임즈〉와 함께한 인터뷰에서 윌슨 박사의 아들 로날드 윌슨Ronald Wilson은 와이어스-에이스트Wyeth-Ayerst 사가 윌슨 박사의 연구와 《영원한 여성성》의 홍보를 위한 재정 지원을 했다고 밝혔다. 나는 윌슨 박사가 의학 학술지에서 〈뉴스위크〉와 〈보그〉로 도약한 것이 빅 파마Big Pharma*의 도움 때문이 아니었을까 하는 의구심을 앞으로도 떨치지 못할 것 같다. 빅 파마가 가진 재원이라면 저널리스트 한두 명의 관심을 끌어 대중의 흥미를 돋우고 입소문까지 퍼트리는 것쯤이야 식은 죽 먹기였을 것이다. 그런 일을 위해 마케팅 부서가 존재할 테니 말이다. 제약 업계가 윌슨의 아이디어를 빌렸는지 아니면 윌슨이 제약 업계의 생각을 은근슬쩍 흘렸는지는 알 수 없다. '목이 마르다고 느꼈다면 이미 탈수 상태인 것이다'라든가 '갈증을 느끼기 전에 미리 수분을 섭취해야 한다'라는 말을 들어본 적이 있는가? 이러한 거짓 진술들은 게토레이 스포츠 과학 연구소Gatorade Sports Science Institute, GSSI가 만든 마케팅의 산물이다. 마케팅의 최종 목표는 전달하고자 하는 메시지가 그럴 듯한 상식이 되도록 만드는 것이다. 과학적'으로 보이는' 캐치프레이즈는 건강이 아니라 마케팅 부서의 선전 내용을 전달하는 것이기 때문에 끊임없는 경계가 필요하다.

그렇게 갱년기는 질환으로, 에스트로겐은 치료제로 정의한 윌

* 국제 대형 제약사를 일컫는 용어로, 존슨&존슨과 화이자 등을 예로 들 수 있다.

슨의 잘못된 이론은 의학계와 대중의 마음을 사로잡으면서 하나의 규범으로 빠르게 자리매김하기 시작했다.

잊힌 자궁

1970년대 이전까지는 프로제스테론의 자궁내막암 보호 효과에 대해 잘 알지 못했다. 의사들이 프로제스테론의 중요성을 알고 있었다 하더라도 1957년 이전까지는 주사 처방에 그칠 수밖에 없었는데 당시에는 장(경구)이나 피부(경피)를 통해 프로제스테론을 흡수시키는 기술이 존재하지 않았기 때문이다. 주사는 알약 형태의 에스트로겐 제제가 추구하는, 화려하면서 현대적이고 간편한 라이프스타일과도 부합하지 않았다.

새로운 기술이 등장하면서 화학 구조를 조작하는 일이 가능해졌고, 화학적으로 테스토스테론과 매우 유사하지만 세포 조직에서는 프로제스테론처럼 작용하는 새로운 호르몬인 프로게스틴 progestin을 생산할 수 있게 되었다. 프로게스틴은 프로게스토겐 그룹에 속하는 한 약이다. 프로게스토겐, 프로제스테론 그리고 프로게스틴. 거기서 거기인 듯하지만 서로 다른 이 단어들을 말하다 보면 혀가 꼬이곤 한다. 프로게스토겐은 프로제스테론(인체에서 생성되는 호르몬)과 프로게스틴이 결성한 소녀 록밴드 이름이라 생각하면 이해하기 쉬울지도 모르겠다.*

* 몸에서 생성되는 에스트라디올, 에스트리올, 에스트론 등을 포함해서 에스트로겐(그룹명)이라고 하는 것처럼, 몸에서 생성되는 프로제스테론, 합성 프로게스틴 등을 포함해서 프로게스토겐이라고 한다(감수자 각주).

프로게스틴은 1960년대에 MHT로 인한 출혈 관리를 위해 MHT에 추가되었고, 덕분에 MHT에 대한 여성들의 저항이 줄어들었다(에스트로겐은 자궁내막을 두껍게 만드는데, 프로게스토겐이 없으면 자궁내막이 불안정해지고 무작위로 무너져 불규칙 출혈을 야기한다). 더불어 프로게스틴으로 인한 규칙적 월경은, 여자라면 반드시 가지고 있어야 할 호르몬을 보충해준다는 개념에 근거한 '자연스러운' MHT 마케팅과 맞아떨어진다. 이는 '자연스럽다'는 단어가 얼마나 터무니없어질 수 있는지를 완벽하게 보여준다. 완경기 여성이 월경을 겪는다는 것만큼 부자연스러운 상황은 없기 때문이다. 《영원한 여성성》에서 윌슨 박사는 월경을 '여성성을 증명하는 자격증'이라고 표현했다.

그렇다. 완경에 이르기 전까지 월경은 저주와도 같은 끔찍한 것이었는데, 그 존재가 자취를 감추자마자 축복이자 남성에게 성적 매력을 발산하는 상징이 되는 것이다. 대체 어느 장단에 맞추어야 하는 걸까. 여성의 몸이란 단 한 번도 '괜찮은' 상태에 머무를 수 없는 것인가.

1970년대에 자궁내막암이 급증했다는 사실이 감지됐고, 결국 그 원인이 처방전에 프로게스토겐 자체를 포함시키지 않았거나 충분한 양의 프로게스토겐을 포함시키지 않았기 때문인 것으로 드러났다. 3장의 내용을 떠올려보자. 에스트로겐은 자궁(자궁내막)을 활성화하고 프로제스테론은 그 과정을 억제한다. 장시간에 걸쳐 에스트로겐을 동력 삼아 내막이 자라는데도 그것을 억제하는 프로게스토겐이 없다면 암 발병으로 이어진다. 1970년대 들어 MHT에 적정한 양의 프로게스토겐이 추가되면서 자궁내막암 위험성이 사라졌고, 에스트로겐 제품 설명에는 자궁내막암 위험성이 반영되었다. 1980년대에 이르러서야 프로제스테론은 경구 투여가 가능해졌다. 경구 투여를 위해 프로제스테론 입자 크기를 10μm까지 줄여야 했고, 이를 '미세화된 경구 프로제스테론oral micronized progesterone'이라 부르게 되었다.

기적의 약, 에스트로겐

1980년대에는 다양한 관찰 연구를 통해 MHT의 심장 질환 예방 가능성이 대두됐고, 한동안 에스트로겐이 심장 보호에 효과가 있을 수도 있다는 생각이 만연했다. 심지어 1970년대에는 심장병이 있는 남성을 대상으로 하루 최대 5mg(피임약 복용량과 같은 높은 투여량)을 투여하는 프레마린 연구를 진행하기도 했다. 하지만 이 연구는 혈전 발생 증가로 중지되었다.

또한 에스트로겐이 뇌뿐 아니라 뼈를 보호해준다는 관찰상 증거가 늘어나면서 대대적인 선전이 이어졌다. 심장병, 골다공증, 인지 기능 저하는 과거부터 지금까지 여성들의 삶의 질을 해치고 수명을 단축하는 3대 요인으로 손꼽힌다. 정말로 에스트로겐이 이 모든 질병을 고칠 수 있다면 진정한 기적의 약이 아닌가! 제약 업계에서는 젊은 외모를 약속하던 목소리가 힘을 잃으면서 장수와 건강, 청춘의 샘fountain of youth*을 외치는 목소리가 중심을 차지하기 시작했다.

관찰 연구란 호르몬을 복용한 여성을 관찰하고, 그 결과를 복용하지 않은 여성과 비교하는 작업을 뜻한다. 이 여성들은 연구에

* 청춘을 되찾게 해준다는 유럽 전설에 나오는 신비의 샘, 불로천이라고도 한다.

서 무작위로 선정된 것이 아니기 때문에 호르몬 복용 선택 여부에 많은 요소가 관여했을 수 있으므로, 좋은 결과가 호르몬 때문인지 아니면 다른 요인들 때문인지 증명하는 것은 불가능했다. 이러한 관찰 연구 대상은 거의 모두 교육을 받은, 마른 체형의, 중산층이나 상류층, 백인 여성들이었다. 건강의 사회적 결정요인이 결과에 미치는 영향을 고려할 때, 이 여성 집단은 평균적으로 여러 질병에 대해 낮은 위험성을 가지고 있었을 것이다. 다양성을 반영하지 않은 연구는 연구에서 배제된 여성들의 건강을 증진시킬 기회를 박탈했다는 점에서 그들에게 손해를 입히는 동시에, 연구 결과가 교란 변수에 오염되고 잠재적으로 신뢰도가 떨어진다는 점에서 연구에 참여한 여성에게도 손해를 입히게 된다.

관찰 연구 자료가 쏟아져 나오면서 사람들은 에스트로겐이라는 특급 열차에 탑승하기 시작했다. 1992년 미국내과학회American College of Physicians는 다른 의학 전문 학회 대부분과 마찬가지로 모든 완경 이후 여성에게 에스트로겐 치료를 권장했다. 나는 이 시기를 또렷이 기억하는데, 1990년부터 1995년까지 산부인과 레지던트 수련을 했기 때문이다. 하루에 서너 명의 여성이 MHT를 시작하는 건 병원에서 흔히 볼 수 있는 풍경이었다. 전공의들은 유방촬영술 같은 기타 예방 치료에 대해 이야기하듯 MHT 상담도 할 수 있도록 훈련을 받았다. 여성이 자신의 완경기 증상에 대해 상담하기 위해 진료 예약을 하는 일도 흔해졌다. 여성들은 의사뿐 아니라 친구, 자매 혹은 어머니에게서 갱년기 약물 치료에 관한 이야기를 들었다.

우리가 좋아하든 싫어하든, MHT 황금시대는 완경을 획기적인 사건으로 만들었으며 MHT뿐 아니라 완경에 대해 이야기할 수 있는 여지를 제공했다. 이러한 대화 대부분이 MHT로 결론지어지긴

했으나—그 덕분에 70~80대 여성들에게까지 MHT를 처방할 정도였으니 MHT 처방이 과도해지는 폐단은 있었지만—적어도 완경에 관한 이야기를 나누는 일이 가능해진 것이다. 반면 요즘 여성들의 이야기를 들어보면, 완경에 대해 귀 기울이는 이도 관련된 이야기도 완경에 대해 배울 기회도 없다고 한다.

1992년 프레마린은 미국에서 가장 잘나가는 처방약으로서 입지를 굳혔다. 1997년 매출액은 10억 달러를 넘어섰으며 2001년경에는 미국 내 완경기 여성 42퍼센트(1,500만 명)가 MHT를 받고 있었다. MHT를 받는 여성 중 절반 가까이는 에스트로겐과 프로게스틴을 모두 함유한 알약 형태의 단독 제제 프리엠포Prempo를 복용하고 있었다.

여성 건강 이니셔티브, MHT에 돌을 던지다

MHT 관련 자료가 대부분 관찰에 근거한 점을 감안할 때 미국 기술평가국Office of Technology Assessment, OTA은 완경기 증상에 대한 대안 연구뿐만 아니라 임상 시험의 필요성을 지적했다. 그렇게 여성 건강을 연구하는 프로그램, 여성 건강 이니셔티브Women's Health Initiative, WHI가 탄생했다.

WHI는 미국 국립보건원National Institutes of Health, NIH의 재정 지원을 받아 6만 4,000명 이상의 여성을 모집해서 실제 약물과 플라세보 복용 그룹으로 나눴다. 여기에 더해 미국 전역의 40개 센터에서 약 10만 명이 넘는 여성을 대상으로 관찰 연구를 진행했다. 이렇게 방대한 규모의 임상 시험은 좀처럼 실현된 적이 없었다. WHI의 목표는 MHT가 유방암, 자궁내막암, 혈전, 치매 위험성을 높이는지를 관찰하는 동시에 심혈관 질환과 골다공증으로 인한 골절 예방의 일환으로 MHT가 적합한지 평가하는 것이었다. WHI의 또 다른 분과에서는 골절 및 대장직장암 예방에 칼슘 및 비타민D 보충제가 효과가 있는지 그리고 유방암 및 대장직장암 예방에 저지방 식습관이 어떤 역할을 하는지 평가했다.

이 실험에는 50세부터 79세까지, 평균 나이 63세인 완경 후 여성들이 참여했다(나이가 중요하므로 잘 기억해둘 것). 자궁이 있는 여성은 하루에 접합마에스트로겐CEE(프레마린) 0.625mg과 메드록시프로제스테론 아세테이트MPA(프로게스틴, 상표명 프로베라Provera) 2.5mg을 복용했고, 자궁이 없는 여성은 CEE를 단독 복용했다. 실험에 참가한 2만 7,000명이 넘는 여성들은 호르몬 복용 그룹과 플라세보 복용 그룹에 무작위로 배치됐다.

2002년 미국 국립보건원은 호르몬 복용 그룹을 중지시켰다. 연구를 진행한 지 5년이 지났고, 예상 완료 시점보다는 3년이나 빠른 해였다. 유방암 위험 증가와 더불어 MHT가 심혈관 질환 발병률을 낮춘다는 사실을 이 연구로는 증명할 수 없으리라는 근거가 확실하다는 것이 중단 사유였다. 오히려 그 반대가 사실처럼 보였다. 초기 결과에 따르면 침습유방암, 관상 동맥성 심장 질환, 뇌졸중, 폐색전증 위험은 높아졌으나 골반 골절 및 대장암 발생 확률은 낮아지는 듯했다.

예외적으로 연구 결과를 다루는 기자 회견도 진행되었다. 저널리스트 타라 파커-포프tara parker-pope는 2007년 자신이 쓴 저서 《호르몬 결정The Hormone Decision》에서 미국 국립보건원은 "기자 회견을 통해 강렬한 인상"을 남기고자 했으며 그 목표는 "의학 산업계를 뒤흔들고 호르몬에 관한 생각을 바꾸는 것"이라고 말한 WHI 책임자 로소우Rossouw 박사의 말을 인용했다.

나는 이런 연구의 목표는 정확한 데이터를 보고해서, 이를 바탕으로 여성과 의료진이 건강과 관련된 올바른 결정을 내릴 수 있도록 돕는 것이라고 생각한다. 개인적으로 기자 회견에서 발표한 연구 결과는 어딘가 석연치 않은 구석이 있다. 의학에는 드라마가 아니라 우수한 질, 편향되지 않은 자료 그리고 그 자료를 토대로 관점을 형성할 수 있는 능력이 필요하다. 호르몬은 증상을 완화한다. 심장병은 주목할 문제다. 골다공증 예방은 중요하다. 그리고 우리는 암을 유발하고 싶지 않다. 이러한 사실에 대해 올바르고 충분한 설명이 제공되어야 한다.

하지만 그들은 업계를 흔들고 강렬한 인상을 남기는 데 성공했다. 그리고 그 결과 매우 큰 오류가 뒤따랐다. MHT를 처방하던 의사가 WHI의 기자 회견과 그 뒤를 이은 미디어의 광분을 지켜보는 심정이 어땠을지 상상하기란 쉽지 않다. 요즘 의사들에게 인유두종 바이러스Human papilloma virus, HPV가 자궁경부암의 원인이 아니라는 연구가 나왔다고 말하는 셈이지 않았을까. 공포심을 자극하는 기사 제목들이 쏟아져 나왔으며—2002년 한 해만 해도 MHT를 다룬 130개 이상의 주요 기사가 등장했다—대부분 그 위험성을 강조하는 내용이었다. WHI가 발견한 내용이 무엇이었냐고? 심장마비 발병률 40퍼센트와 유방암 발병률 26퍼센트의 증가였다. 사람들은 당연히 두려움과 걱정에 휩싸였다. 염려할 수밖에 없는 결과이니 말이다!

상황은 WHI의 생각과 다르게 흘러갔다. 대두된 문제는 다음과 같다.

- **위험성에 관한 메시지 전달의 혼란** | WHI는 그 이름도 무시무시한 침습유방암 위험성이 26퍼센트 증가했다는 사실을 밝혀냈다. 우

리가 알아들을 수 있는 말로 쉽게 풀자면, MHT를 받은 여성 1만 명마다 매년 유방암 환자 6명이 추가되며, 이는 매년 MHT를 받은 여성 0.1퍼센트 이하에 해당한다는 뜻이다. 이와 비슷한 수준으로 유방암 확률을 높이는 다른 요인에는 무엇이 있을까? 하루 2~3잔의 알코올 섭취가 20퍼센트, 비만이 20~40퍼센트, 35세 이후 출산이 20세 이전 출산보다 암 확률을 40퍼센트나 높인다. 그렇다고 유방암 확률을 낮추기 위해 여성에게 20세 이전에 임신하도록 부추겨야 한단 말인가?!

- **WHI 연구 자료를 기반으로 모든 형태의 MHT에 동일한 추정을 하면 안 된다** | CEE와 MPA는 각각 한 가지 유형의 에스트로겐과 프로게스토겐일 뿐이다. 이 호르몬이 지닌 위험성과 이점은 다른 호르몬 종류 또는 투약 방법에서의 위험성 및 이점과 같지 않을 수 있다.
- **WHI 연구 자료를 모든 여성에게 적용해서는 안 된다** | WHI 연구가 시작되었을 때 참여한 여성들의 평균 나이는 63세였다. 조금 더 세분화해보면, 50~59세가 33퍼센트, 60~69세가 45퍼센트, 70~79세가 21퍼센트다. 나이가 들수록 심장 질환 발병률이 급증하므로, WHI 연구에 참여한 60세 이상 여성, 즉 참가자의 3분의 2가 에스트로겐과 관련된 심장 합병증에 걸릴 확률이 높았다. 더 이른 연령에 MHT를 시작한 여성들의 심장 합병증 위험도는 이와 다를 수 있다.
- **유방암 진단 장벽이 낮았다** | WHI가 유방암에서의 미세한 변화를 감지했고, 그 결과 시험을 중단했다는 뜻이다. 잘한 일이지만, 아주 미세한 유방암 확률 증가를 감지하는 것이 원래 계획이었기 때문에 연구를 중단했다는 말과 높아진 유방암 위험성 때문에 연구가 중단되었다고 말하는 것에는 확연한 차이가 있다.
- **MHT로 인한 소규모 유방암 위험성은 새로운 발견에 속하지 않는다**

| 이것은 거의 언급되지 않은 부분이다. 예를 들어 WHI의 연구 결과가 나오기 몇 년 전에 발표된 방대한 리뷰 논문들 중에서는 5년 이상 MHT를 지속했을 때 유방암 위험성이 35퍼센트 높아진다는 지적이 이미 있었고, 이는 WHI가 내놓은 결과와 정확하게 일치한다.

+ **사망률 차이가 없다는 것을 발표하지 않았다** | 유방암 비율은 높았지만, MHT를 받은 여성이 MHT를 처방받지 않은 여성보다 높은 것은 아니었다.

여파는 지대했다. 에스트로겐이 심장을 보호한다는 성스러운 명제가 완전히 무너졌다는 사실이 의학계로서는 가장 큰 충격이었다. 나도 그 전까지 10년이 넘도록 환자들에게 유방암 위험이 살짝 높아지는 것보다 심장을 보호하는 효과가 더 크다는 사실을 강조하고, 여성의 사망 원인 1위가 심장 질환이기 때문에 이 점이 중요하다고 설명해왔는데 이제는 에스트로겐이 심장을 보호하는 것이 아니라 실은 다치게까지 할 수도 있다니?

당장이라도 의료 과실 전문 변호사가 "이대로 호르몬에게 당하시겠습니까?!"라는 광고를 시작할 것 같은 분위기였고(광고란 언제나 큰 목소리를 형상화해야 하므로, 느낌표에 따옴표까지 대동한다), 패닉 상태에 빠진 환자들의 방문과 전화가 빗발쳤다. 일부 의사들은 호르몬 치료 중지를 거부한 여성들에게 책임 면책서에 서명하도록 했다. 이런 서류가 얼마나 실효성이 있는지는 알 수 없지만, 당시 충격에 빠졌던 사람들의 심리를 잘 보여준다. 산부인과 의사들은 피소 경력이 가장 많은 의사 집단이자 MHT를 가장 많이 처방해왔기에, 법률 소송으로 이어질 수 있다는 두려움이 MHT를 중단시키는 데 상당한 역할을 했을 것으로 추정된다.

처음에는 나 또한 다른 동료들과 마찬가지로 증상으로 고통받는 여성들에게 뭐라고 말해야 좋을지 몰랐다. 이 여성들은 주로 40대 중반에서 후반 그리고 50대 초반이었기 때문에 WHI의 연구 표본에 제대로 반영되지 않은 연령층이었다. 당시 발열감 치료를 위해 사용되던 유일한 비호르몬 약물은 클로니딘clonidine뿐이었다. 오늘날 우리가 참고할 수 있는 발열감과 관련된 많은 비호르몬 약물 치료 데이터는 2002년 당시, 아직 초보 단계에 머물러 있었다.

MHT 사용이 급락했으며, 일부 보고서에 따르면 그 비율은 최대 80퍼센트 감소에 육박했다고 한다. 많은 의사들이 MHT 처방을 두려워하게 되면서 여성들은 증상으로 고통받게 되었다. 의사들은 자신이 환자를 다치게 하고 있다는 두려움과 의료 과실 소송에 대한 걱정, 혹은 이 두 가지 모두 때문에 MHT 처방을 중단했다. 전문가 단체들이 서둘러 자료에 대한 해석을 WHI에 전달하려고 노력했지만, MHT 처방을 내면 많은 여성이 두려워하며 이를 거부했다. 대안으로 제시할 만한 비호르몬 치료가 거의 없는 상태였기에, 완경기에 관한 대화의 장 또한 사라질 위기에 놓였다. 나 또한 끊임없이 "죄송합니다"를 연발하면서 어깨를 으쓱거리기만 했던 기억이 있다. 그리고 무력감과 분노를 느꼈다. 여성들은 고통받고 있는데, WHI의 연구 결과는 증상 완화에 도움이 필요한 여성 대부분에게 적용하기가 어려운 자료였기 때문이었다.

인구의 42퍼센트가 완경기 치료 약을 복용하면 완경기에 관해 이야기하는 일이 정당화된다. 다시 말해 여성들은 자신의 신체에 어떤 일이 일어나고 있는지를 당당히 얘기할 수 있게 된다. 그리고 사회는 이러한 여성의 신체적 현상들을 인지할 필요가 있다. 발열감을 치료하는 약이 존재하면—본인이 약을 복용할 게 아니라고 해도—여성이 발열감을 경험하고 있다는 사실이 거짓이거나 비정상이 아니게 된다. 내가 돌보는 환자들 대부분은 호르몬이 안전하지 않다고 생각해서 증상이 있는데도 집에서 힘든 걸 참았다고 털어놓았다. 그래서 나는 환자들과 그들의 몸에 관한 이야기를 나누면서 에스트로겐의 위험성을 큰 그림 속에서 설명하거나, 이용 가능한 기타 비호르몬 요법을 고려할 기회조차 가질 수 없었다.

WHI가 오늘날 MHT를 대하는 방식에 얼마나 큰 영향을 끼쳤는지는 제대로 설명할 말을 찾기가 힘들 정도다. 나는 그 반향이 몇십 년간 더 지속될 것이라 생각한다. 연구 결과뿐 아니라 연구원들과 언론이 이 내용을 전달한 방식 그리고 셀 수 없을 정도로 재해석된 내용들이 모두 영향력을 가질 것이고, 심지어 거기서 그치지 않고 계속 재해석이 반복될 것이기 때문이다. 2002년 WHI의 첫 번째 논문이 발표된 이후 이 연구 결과를 주제로 한 논문이 100편 넘게 등장했는데, 마치 자료들이 분자 단위로 세분화되었다가 수차례에 걸쳐 다시 조합되는 것만 같았다. 그 모든 것의 의미를 제대로 이해하는 것은 어려운 일이다.

이 연구는 다른 면으로도 영향을 끼쳤다. 나는 의학적으로 MHT를 두려워하는 세대가 아니기 때문에 안전성을 증명한 자료들이 추가로 나오면서 달라지는 상황에 빠르게 재적응할 수 있었다. WHI의 연구 내용이 발표된 시점에 실습을 하던 다수의 젊은 동료들보다 MHT를 처방하는 데 더 빨리 불편함을 떨쳐버릴 수 있었다. 새로운 자료와 정책이 의학계 전역에 스며들기까지는 10년이란 시간이 필요했고, 두 세대의 의사 집단이 MHT를 향한 부정적인 분위기 속에서 수련의 생활을 이어갈 수밖에 없었다. 그중 일부는 지금까지도 MHT에 의구심을 가지고 있다. 참고로 여러 중요한 다른 연구들 또한 심장 질환과 유방암에 대한 두려움을 안고 중단되었다.

MHT에 난 새로운 창

2007년 심장 질환과 관련된 WHI 자료가 여성의 나이대별로 재검토되었다. 마지막 월경 후 10년 이내에 MHT를 시작한 여성은 실제로 관상동맥성 심장 질환 위험이 예상치보다 낮았으며, 마지막 월경 후 10년이 지나 MHT를 시작한 여성은 위험도가 살짝 증가했다. 50세에서 59세 사이에 MHT를 받은 여성 또한 플라세보가 처방된 여성에 비해 사망률이 30퍼센트나 낮았다.

그렇게 MHT에 안전하게 진입할 수 있는 기회의 시간대a window of safety가 있다는—즉 호르몬 요법을 마지막 월경 후 금방 시작하는 것과 나중에 시작하는 것 사이에 위험도 차이가 있다는—개념이 탄생했으며 이 아이디어는 지금까지도 나날이 늘어나는 자료에 의해 뒷받침되고 있다.

오늘날 여성의 약 5퍼센트가 MHT를 받고 있는데, 이는 호르몬 전성 시대였던 1990년대 후반에 비하면 크게 하락한 수치다. 다행히 지난 8년간 MHT 관련 지침은 일관성을 유지했고, MHT를 향한 불안감은 완화되었다. 북미폐경학회NAMS가 내놓은 지침은 여성의 건강 증진을 목표로 하는 미국 및 국제 의료학회 대부분의 지지를 받고 있는데, 이 지침에는 60세 이하이며 완경 후 10년이 지나지 않은 여성에게 특정 금기만 없다면 MHT는 혈관운동증상(발열감 및 야간 발한) 치료, 골다공증 예방, 완경 비뇨생식기증후군GUSM(GUSM의 경우 13장에서 이 증상에 초점을 맞춘 치료를 시작하는 것을 권장했다) 치료에 효율적이라고 서술되어 있다. 공식 지침에 언급되지 않은 MHT의 또 다른 유익한 효과들도 여성과 의료진의 결정을 돕는 요소들이 될 가능성이 높다. 앞서 이야기했듯 MHT는 일부 여성의 숙면을 돕고 경미한 우울증과 중도 우울증을 완화하며 대장암과

제2형 당뇨병(자세한 내용은 18장 참조) 발병률을 낮추는 데 도움을 줄 수 있다. 60세 이상인 경우, MHT의 부정적 결과가 나타날 위험이 증가하기 때문에 60세가 넘은 여성이나 완경 이후 10년이 넘은 여성에게는 일반적으로 MHT 시작을 권유하지 않는다. 관상동맥성 심장 질환, 뇌졸중, 혈전(정맥혈전색전증)과 치매 발병률이 높기 때문이다.

마지막 월경 후 '안전 시간대a window of safety' 기간에 MHT를 시작한 여성의 60세 생일에는 어떤 일이 일어날까? 늦게 치료를 시작하는 위험이 이제 나타나는 걸까? 아니면 조기에 치료를 시작해 보호 효과를 계속 누리게 되는 걸까? 여기에는 명확한 답변이 거의 없으므로, 앞으로 어떻게 해야 할 것인지에 대해서는 치료를 받는 여성 당사자의 상태와 그의 골다공증 위험성, MHT로 인해 도움을 받거나 악화될 수 있는 기타 질병의 위험성에 MHT가 실제로 무엇을 제공해줄 수 있는가를 면밀히 관찰하는 데 기반을 두어야 할 것이다.

MHT: 그 위험에 대하여

MHT로 인한 위험은 1년에 여성 1만 명당 1~10명 범위에 속하며, 의학에서 이 비율은 희귀한 것으로 간주된다(매우 희귀한 경우가 10만 명당 1~10명이다). 하지만 만일 자기에게 합병증이 생긴다면, 그 사람 본인의 위험도는 100퍼센트다. 희귀하다거나 매우 희귀하다는 말은 절대 발생하지 않는다는 뜻이 아님을 명심해야 하며, 따라서 합병증을 겪는 여성은 소수라도 존재할 수 있다. 이러한 위험에 대해 알고 결정을 내리도록 하는 것이 고지에 입각한 동의서의 역할이다. 여성들은 위험과 이익을 저울질하고 무엇이 자신에게 가장 좋은지 결정할 수 있다.

위험에 관해 이야기하는 것은 까다롭고 어렵다. MHT를 받을지 여부를 고려하는 여성 한 명에게 이 위험도가 어떤 의미인지를 생각하는 것과 인구 전체에 그 위험도를 적용해서 생각하는 것이 같을 수가 없기 때문이다. 만약 여성 1,000만 명이 MHT를 받고 놀랄 만한 사건—유방암을 예로 들겠다—의 발생 위험도가 연간 1만 명당 6명꼴이라면, 매년 여성 6,000명이 유방암에 걸린다는 뜻이 된다. 공중 보건 종사자들이 유방암 여성 환자가 6,000명에 달한다는 사실을 언급하지 않는다면 그것은 잘못된 일이다. 하지만 통계란 참으로 교묘하다. 큰 숫자는 위험 인지를 극대화하기 때문에 자주 인구수준 자료population level data가 기사 제목을 차지하곤 하는데, 그런 기사가 나올 때마다 두려움이 삽시간에 퍼져 나가 치료를 실제보다 더 무시무시한 것으로 둔갑시킨다. 1년에 6,000명이라고? 세상에, 날 죽이려는 건가? 하지만 1만 명당 6명이라는 말은 1년에 여성 0.06퍼센트의 비율이라는 말과 같은데, 이 표현은 같은 위험도를 다른 방식으로 설명한 것임에도 훨씬 더 안전한 의술인 것처럼 들리게 한다. 1년에 여성 0.06퍼센트라, 그 정도밖에 안 된다고? 왜 내게 진작 호르몬을 처방해주지 않은 거지? 이렇게 될 수도 있는 것이다.

해결책은 간단하다. 이 문제를 여성들에게 설명하세요. 이 사실을 앞 문단에서 설명하는 데 영단어 200개도 쓰지 않았다. 여성은 위험을 이해할 충분한 능력을 지니고 있다. 어떤 거리를 밤에 걸어서 지날지 혹은 버스를 타고 가는 것이 더 나을지를 판단하는 데 대부분 익숙한 사람들 아닌가.

사회적으로 MHT와 관련된 위험을 지나치게 강조하는 것처럼 느껴지는데, 내게는 이것이 여성과 여성의 의사결정 능력을 미숙하게 여기는 것 이상으로 보인다. 발기부전 약의 경우 이를 복용한 남성 10만 명당 3명꼴로 실명을 유발하지만, 사회는 이러한 위험을 감수할 가치가 있는지 결정 여부를 남성에게 맡긴다. 발기부전 치료는 남성의 복지에 도움이 될지도 모르지만 골다공증, 불면, 경미한 우울증을 예방해주지는 않는다. 반면 에스트로겐은—삶의 질을 높이는 것 이상의 것을 제공해주는데도—위험한 것으로 간주된다. 나는 이 비틀린 차이에 대해 여성혐오가 아닌 다른 관점에서 답을 찾아낼 자신이 없다. 아마도 남성은 위험이란 것 자체를 다르게 인지하기 때문에 두려움을 유발하는 기사 제목으로부터 별다른 영향을 받지 않는 것일지도 모른다. 유방암을 향한 두려움은 추동력이 더 강해서 이 주제에 대한 기사가 발행될 확률이 더 높을 수도 있다. 유방암의 중대성을 대수롭지 않게 말할 생각은 전혀 없지만, 대중 매체의 기사만 읽으면 누군가가 심장병과 골다공증이 여성에게 덜 중요한 문제라 생각한다 해도 그 사람을 탓할 수도 없을 것이다.

경구용 MHT와 관련이 있는 정맥혈전색전증(잠재적으로 위험한 혈전, VTE로 알려짐)의 위험성은 연간 여성 1만 명당 약 9명에 해당한다(경피성 에스트로겐으로는 위험이 증가하지는 않는다). 임신 중 VTE 위험도는 임산부 1만 명당 5~20명에 달하며, 산후에는 임산부 1만 명당 40~65명꼴이지만 혈전 위험 때문에 임신을 피하라고 말하는 지침은 없다. 임신 중 VTE 위험은 감수해야 하고, 이보다 낮은 MHT의 VTE 위험도는 감수해서는 안 된다고 하는 사회는 여성의 가치를 어떻게 생각한다고 할 수 있을까? 여성이 자궁을 섬기는 동안에는 위험을 용인할 수 있지만, 여성의 천연 자원이 사회를 위한 소임을 다하고 나면 여성의 건강 문제는 말할 가치도 없다는 것인가? 나에게는 이런 뜻으로 들린다.

만약 여성 자신이 임신을 해야 할지, 우유를 마셔야 할지(암과 우유의 연관성을 다룬 관찰 자료에 대해 알아보려면 19장 참고) 혹은 우유를 사러 가기 위해 운전을 해야 할지 결정할 수 있는 존재라면, 당연히 MHT가 자신에게 적절한지에 대한 여부를 여성 스스로 결정하도록 맡길 수 있다. 아래 내용은 WHI의 연구 잔재와 기타 연구에서 평균 위험군에 속하는 여성들을 다룬 자료에 근거하여 MHT의 위험도를 서술한 것이다. 여러 가지 잠재적 이익에 대해서는 이전 장에서 살펴본 바 있으며 18장에서도 자세히 다룰 예정이다. 높은 위험군에 속한 여성은 별도로 이야기를 할 필요가 있다.

MHT로 인한 주요 위험은 다음과 같다.

- **혈전** | 경구용 MHT의 전반적인 위험도는 연간 여성 1만 명당 8~9명꼴이다. MHT에서의 혈전 위험은 나이와 관련이 있다. 40~55세 여성의 경우 연간 여성 1만 명당 5명, 56~64세 여성의 경우 연간 여성 1만 명당 15명이다. 경피 치료 시 위험도가 증가하지 않는다.
- **유방암** | 50~59세 여성의 경우 복합 MHT(에스트로겐과 프로게스토겐)를 사용한 여성 1만 명당 연간 6~15명의 유방암 환자가 추가 발생하는 상황과 연관이 있다. 5년 이상 사용하는 것은 매우 높은 위험을 수반할 수 있다. 유방암 위험은 프로게스토겐이 없다면 더 낮다. 나이가 더 많은 여성에게 위험이 더 높을 수 있다.
- **콜레스테롤** | 경구용 에스트로겐은 중성지방 수치를 악화시키지만, 고밀도 지질단백질-콜레스테롤HDL-C 및 저밀도 지질단백질-콜레스테롤LDL-C 그리고 총 콜레스테롤 수치 측면에서는 호전이 된다. 경피성 에스트로겐은 콜레스테롤 측면의 긍정적 효과 및 중성지방에의 부정적 효과 둘 다 없다.

- **담낭** | 경구용 에스트로겐은 연간 여성 1만 명당 47~58명의 담낭 질환 환자 추가 발생과 관련이 있다. MHT로 인한 부작용 중 가장 많이 위험도가 높아진 부문이다. 경피 치료는 위험도 증가와 관련이 없다.
- **심장 건강** | 심혈관 영향에 관한 정보가 더 많이 쌓일수록 그림은 더 복잡해진다. 관상동맥성 심장 질환—심장 동맥에 플라크가 쌓여 협심증과 심장마비를 일으킬 수 있다—위험도는 60세 이전 또는 완경 후 10년 이내에 MHT를 시작한 여성의 경우 높아지지 않으며, 실제 위험도는 오히려 낮아진다. 60세 이상이라면 위험도가 명백히 증가한다.
- **뇌졸중** | 경구용 MHT의 위험도는 연간 여성 1만 명당 약 8명에 해당한다.

기타 잠재적 위험을 자세히 적지 않은 것은 MHT와 관련이 있는 듯 보이지만 실제적인 위험이 밝혀지지 않았기 때문이다. 여기에는 요실금 악화 가능성(14장 참고), 청력 손실 요인 제공, 안구 건조증 또는 건성 각결막염 악화(콘택트렌즈 착용에 영향을 미칠 수 있다)뿐 아니라 에스트로겐이 각막 탄력성을 높임에 따라 생길 수 있는 시력 변화, 자세히 알려지지는 않았지만 후각에 미치는 잠재적 영향도 포함된다.

요점

- ♥ 에스트로겐이 발견되기 전 여성들은 동물 난소나 양수에서 생성된 다양한 추출물로 치료를 받았다.
- ♥ 접합마에스트로겐CEE(프레마린)은 유일한 천연 에스트로겐이다.
- ♥ 대부분의 에스트로겐과 프로게스토겐(프로제스테론과 프로게스틴을 포함한 걸 밴드)은 다단계 과정을 통해 얌이나 콩의 스테로이드를 호르몬으로 전환하여 만들어진다.
- ♥ MHT는 골다공증 예방과 발열감 치료, 완경 비뇨생식기증후군GUSM에 대해 FDA 승인을 받았으며, 경미하지만 뇌졸중, 혈전, 유방암, 담석증의 위험 증가와 관련이 있다.
- ♥ MHT는 60세 이전 또는 마지막 월경 후 10년이 지나지 않은 시기에 사용해야 최고 혜택과 최소 위험을 누릴 수 있다.

18장 드라마 같은 호르몬의 세계: 나에게 맞는 MHT는 무엇일까

호르몬 이야기를 시작하기 전에, 여성이 완경을 대비하며 건강을 위해 할 수 있는 최선의 실천 사항 세 가지인 금연, 권장 운동량 충족, 영양을 고려한 식사는 MHT와 관련이 없다는 사실을 지적하고 싶다. MHT가 많은 여성의 삶의 질을 높일 뿐 아니라 수명에 도움을 줄 수 있는 것은 사실이지만, 그보다 앞서 말한 것과 같은 여러 변화를 통하여 더 많은 성과를 볼 수도 있다. 그렇다고 여성들이 MHT를 이용하지 말아야 한다는 것은 아니다. MHT의 혜택을 완경이란 그림을 완성하는 하나의 퍼즐 조각으로 보는 것이 중요하다. 많은 여성이 부푼 기대를 안고 MHT를 시작하지만, 과도한 기대는 실망뿐 아니라 치료를 조기 중단하거나 불필요하게 치료법의 변화를 모색하게 하고, 때로는 안전성이 떨어지는 배합 약품을 선택하는 경우가 생기기도 한다. MHT가 영속적인 치료법이 아니라는 사실도 유념해야 한다. 치료 과정에서 느낌이 좋지 않으면, 약을 교체하거나 모든 치료를 중단할 수도 있음을 잊지 말아야 한다.

MHT가 내게 도움이 될까?

MHT는 발열감과 야간 발한 치료, 골다공증 예방, 완경 비뇨생식기증후군GUSM 및 원발성 난소부전증 치료 승인에 대해 승인을 받았다. 이는 MHT가 이러한 건강 문제에 효과적이고, 여성 대부분에게 위험보다 이익을 더 많이 안겨준다는 것을 뜻한다. 여성들은 치료를 시작하기 위해 완경 후기까지 기다리지 않아도 된다. 완경 증상은 마지막 월경이 시작되기 수년 전, 완경이행기부터 나타날 수 있기 때문이다.

원발성 난소부전증을 가진 여성(6장 참고)은 증상 여부와 상관없이 MHT를 시작할 수 있다. MHT 사용의 금기만 아니라면 이 여성들은 평균 완경 연령인 50세에서 52세까지 MHT를 받아야 하며, 그 이후 치료 지속 여부를 결정해야 한다. 또한 40세에서 45세 사이에 마지막 월경이 찾아온 여성에게도 MHT는 권장되고 있는데, 이들에게 높아지는 심장병 위험을 완화시키고 사망률을 낮추는 것으로 밝혀졌다.

기타 증상이나 질병에서는 어떨까? MHT는 앞서 언급된 승인을 받은 네 가지 증상 외에 다른 목적으로도 사용될 수 있다. 이를 FDA 승인 외 적응증off label indication이라고 하는데, 이 증상들에 대해 MHT가 효과적이라는 증거 혹은 이익이 위험을 상회한다는 것을 입증하는 자료가 FDA에 제출되지 않았음을 뜻한다. 관련 연구 결과가 발표되어 자료가 존재하지만 제약회사가 이를 FDA에 아직 제출하지 않았거나 질적으로 우수한 자료가 없어서일 수도 있다. 다행히 이런 식의 중간 단계의 상황을 위해 방대한 문헌을 검토한 후 마련된 전문가 가이드라인들이 나와 있다. 다수의 지침에서 지지하고 있는 FDA 승인 외 사용의 전형적인 예로는 완경이행기에 나타나는 불규칙한 출혈 조절을 위해 MHT를 사용하는 것을 꼽을 수 있다.

FDA 승인 지침에서는 다루고 있지 않지만 고려해볼 만한 문제에 해당하거나 여성이 개인적으로 위험 대 이득 비율을 따질 때 살펴봐야 할 MHT의 잠재적 효과는 다음과 같다.

+ **대장암** | 연구에 따르면 MHT는 대장암 위험을 낮추는 것으로 나타났다.
+ **우울증** | MHT는 완경이행기에 시작되는 가벼운 정도에서 중간 정도의 우울증 개선에 도움을 줄 수 있다.
+ **눈 건강** | MHT는 백내장과 개방각 녹내장 위험을 낮춘다.
+ **대사증후군 및 체중** | MHT는 대사증후군에 긍정적 효과를 보이며 내장지방(활성지방 혹은 해로운 지방, 7장 참고)의 축적 속도를 낮출 수 있다. 체중 증가와는 관련이 없다.
+ **기분 및 우울감** | 일부 여성에게 MHT가 도움을 줄 수도 있다. 자세한 내용은 12장을 참고할 것.
+ **근육** | 에스트로겐과 운동의 조합은 노화와 완경에 따른 근육 손실 속도를 늦출 수 있다(확정적이지 않음). 몸의 균형 감각에도 도움을 줄 수 있다.
+ **피부** | 주름 형성 속도를 늦추며, 에스트로겐이 콜라겐에 긍정적 영향을 주기 때문에 피부 수분 유지에 도움을 줄 수 있다. 에스트로겐은 완경 또는 노화와 관련된 탈모에 영향을 주지 않는다.
+ **수면** | MHT는 발열감으로 인한 수면 방해를 줄여준다.
+ **제2형 당뇨병** | 19~40퍼센트의 감소를 나타냈다. 즉 연간 MHT를 받는 여성 1만 명당 약 16명의 제2형 당뇨병 환자가 줄어든 꼴이다.
+ **완경 비뇨생식기증후군GUSM으로 인한 질 증상** | MHT는 완경 비뇨

생식기증후군으로 고통받는 여성 50퍼센트에게 도움을 줄 수 있다. 이 증상만을 치료하기 위해서라면 MHT보다 먼저 완경 비뇨생식기증후군 맞춤 치료를 고려할 것을 권한다. 완경 비뇨생식기증후군 맞춤 치료는 100퍼센트 효과를 자랑하고, 적절한 처방을 받아 제대로 사용한다면 위험도가 0에 가깝다(13장 참조).

현재 MHT는 평균 위험군에 속하는 여성을 위한 치매 또는 알츠하이머병 예방에 권장되지 않는다(자세한 내용은 12장 참고).

완경 즈음에 발현되는 증상들은 많지만, 이 증상이 완경 또는 노화 때문인지, 혹은 그 외 무언가와 연관되어 있는지 파악하는 일은 쉽지 않다(1장에서 다룬 M 다이어그램을 떠올려보라). 자가면역 증상이나 극심한 편두통 등 끊임없이 발생하는 기타 질병처럼 여성이 완경이행기에 나타난 여러 증상이나 건강 문제의 해결책으로 MHT를 선택한다면 수용 가능한 이점이 무엇인지 이해하고, MHT가 도움이 되지 않을 경우 언제 치료를 중단할 것인지에 대한 나만의 기준을 확실히 가지고 있어야 한다. MHT의 위험성이 매우 낮기는 하지만—시작 후 4~5년간은 특히 낮다—도움이 되지도 않는 약을 계속 먹어서는 안 된다. 40세에서 60세 사이 여성에게 일어나는 모든 현상에 대해 호르몬을 탓하는 경향이 있으므로 증상과 관련된 다른 원인을 살펴보는 것도 중요하다.

위에서 나열한 모든 증상과 상태가 합쳐져서 우리가 '삶의 질'이라 부르는 개념을 완성한다. 그러나 이 삶의 질이라는 것은 개인에 따라 다른 의미를 가질 수 있으므로 연구를 진행하는 것이 쉽지 않다. 증상으로 고통받고 있는 여성이라면 MHT를 시도해보는 것이 합리적일 것이다. 치료를 받으려는 모든 여성은 시작 전 MHT를 통해 개선하고 싶은 건강 문제가 무엇인지 써보는 것도 도움이 될 수 있는데, 이때 가능한 한 구체적으로 적도록 하고 때때로 작성한 목록을 보며 기대했던 부분에 치료가 도움을 주고 있는지 살펴보면 좋다. 기대하는 개선 효과를 볼 때까지 시간이 다소 걸릴 수 있다는 것도 기억해야 한다. 진정한 효과를 보기까지 6주 혹은 그 이상이 걸릴 수 있으므로, 원하는 효과가 나타났는지 평가하려면 10주에서 12주 정도 지켜보는 것이 좋다. 북미폐경학회NAMS가 공개한 MenoPro 앱을 다운받으면 의사가 진료실에서 추천한 사항을 북미폐경학회의 지침사항과 비교해볼 수 있다.

MHT 시작하기

MHT를 시작하려면 나이가 60세 이하이거나 마지막 월경 후 10년이 지나지 않은 상태여야 하고 유방암, 뇌졸중, 심장마비 등의 개인 병력이 없어야 한다. 자궁내막암을 초기에 치료해 완치 판정을 받은 여성들은 종양 전문의와 상담한 후 특정 종류의 MHT 사용을 고려할 수 있다.

MHT와 관련된 주요 건강 위험은 혈전, 심혈관 질환(심장마비 및 뇌졸중), 유방암과 관련이 있으므로, 이러한 건강 문제에 대해 각 여성이 개인적으로 어떤 위험 요소를 가지고 있는지 면밀하게 검토해야 한다. 혈전 위험이 경미하게 높은 여성이라면 사용할 수 있는 MHT가 몇 종류 있지만 의료진과 심도 있는 논의를 거쳐야 한다. 무료 온라인 계산 사이트를 방문해 심장 질환(동맥경화성 심혈관 질환)의 위험도(https://tools.acc.org/ASCVD-Risk-Estimator-Plus/#!/calculate/estimate/)와 유방암 위험도(bcrisktool.cancer.gov)를 알아볼 수 있다. 향후 10년 내의 동맥경화성 심혈관 질환의 위험이 10퍼센트 이상이거나 유방암 위험이 5퍼센트 이상이라면 일반적으로 MHT를 권장하지 않는다. 중간 정도의 위험도에 속하는 여성이라면 의사와 자세히 상담하여 자신의 위험도를 평가하고 잠재적 유익 대비 위험이 어느 정도인지 따져봐야 한다.

MHT를 시작하기 전, 치료 여부 혹은 호르몬 선택에 영향을 주는 건강 문제가 있는지 검사해보는 것이 좋다. 완경과 관련 없는 건강 상태도 점검해볼 좋은 기회이기도 하다. MHT를 위한 사전 평가 시 여성들이 고려해야 할 사항들은 다음과 같다.

+ **혈압 확인** | 고혈압은 뇌졸중과 심장마비 위험을 높인다.
+ **당뇨 혈액 검사** | 이 혈액 검사는 45세 이상의 모든 여성과 당뇨 위험 요소를 가지고 있는 45세 이하 여성에게 매년 권장되는 사항이다. 당뇨병은 뇌졸중과 심장마비의 위험 요인이다. 당뇨가 있는 여성은 경피 치료법만 사용할 수 있다.
+ **콜레스테롤, 지질, 중성지방 혈액 검사** | 높은 콜레스테롤 및 중성지방 수치는 뇌졸중과 심장마비를 일으키는 위험 요소다. 경구 에스트로겐은 트라글라세이드 수치를 악화시킬 수 있으므로, 중성지방 수치가 높은 여성은 경피 치료법을 선택해야 한다.
+ **유방암 검사** | MHT에서 사용하는 에스트로겐은 일부 유방암 조직을 키울 수 있다. MHT가 일부 여성의 유방 밀도를 높여 향후 유방촬영을 통한 유방암 검사 결과에 영향을 미칠 수 있으므로, 유방촬영으로 측정한 유방 밀도를 기록해두는 것이 좋다.
+ **비정상적인 자궁 출혈 검사** | 전문 의료진의 검사를 통해 불규칙하거나 예측 불가능한 출혈이 자궁내막암 때문인지 아닌지를 확인할 수 있다(검사와 관련한 자세한 내용은 10장을 참고). 임신했을 가능성 또한 완전히 배제되어야 한다.

- **뼈 건강** | 여성들은 반드시 골다공증과 관련된 골절 위험성을 평가해야 한다(11장 참고). 위험성이 높아졌다면, 호르몬 선택과 원하는 MHT 지속 기간에 영향을 끼칠 수 있다.
- **자궁경부암 검사** | 자궁경부암은 완경의 영향을 받지 않지만 검사를 통해 최신 상태를 확인하는 것이 좋다.
- **우울증 및 불안 증세 검사** | 우울증 비율(12.3퍼센트)이 가장 높은 연령대는 40세에서 59세 여성들이다. MHT는 경도 우울증부터 중등도 우울증을 겪고 있는 여성에게 도움을 줄 수 있지만, 극심한 우울증에는 다른 치료법과 후속 조치가 필요하다. 치료 시작 전에 객관적으로 우울증 및 불안 증세를 확인하면 여성의 기존 병력을 알아내는 데 도움이 되며, MHT 진행 중에 우울증이 심화되는 것은 아닌지 여부를 확실히 알 수 있다.
- **친밀한 관계로부터 당하는 폭력Intimate partner violence, IPV 검사** | 의료진을 방문할 때마다 IPV 여부를 확인하는 기회를 얻는 것이나 마찬가지다.

MHT 선택하기

끝없는 치즈케이크 팩토리*의 메뉴판처럼 너무나 많은 선택 사항이 눈앞에 펼쳐진 기분이다. 이 방대한 메뉴 속에서 대체 뭘 골라야 잘한 거라고 소문이 날까? 시판 MHT 제품pharmaceutical grade의 막대한 숫자에 압도되는 기분이지만, 선택지가 풍부하다는 말을 뒤집으면 여성 한 명 한 명의 의학적 필요에 맞춰 개별 치료가

* 미국의 유명 프랜차이즈 레스토랑.

가능하다는 뜻이 된다. 이번 장의 목표는 여성들에게 사실을 뒷받침하는 탄탄한 근거를 제공해 의료진과 정보에 기반한 대화를 나눌 수 있게 하는 것이다. 비유하자면, 18장은 호르몬 부서에서 수련의 실습을 하는 것과 마찬가지라고 할 수 있겠다.

이에 더해, 치료를 시작하면 그에 따른 부작용이 나타날 수 있다는 점이나 치료가 성가실 수 있다는 사실을 잘 숙지하고 있어야 한다(삶의 질을 향상시키는 것 또한 목표의 일부이니 말이다). 마음에 안 들면 왼쪽으로 휙 넘겨버리면 끝나는, 여느 소개팅 앱처럼 손쉽게 작별을 고할 수 없다는 뜻이다.

에스트로겐

에스트로겐은 MHT에서 실제 치료를 담당하는 호르몬이다. 다양한 에스트로겐 사이의 가장 큰 차이점은 유형이 아니라 투약 경로, 즉 입을 통하는지 아니면 피부(질뿐 아니라 피부 국소 적용 포함)를 통하는지에 있다. 경피 에스트로겐은 혈전과 뇌졸중 위험이 가장 낮아서, 사실상 이들 주요 합병증의 발병률을 나이에 따른 위험도 이상으로 높이지 않는다.

에스트로겐 사이에 존재하는 여러 미세한 차이에 대해서는 뒤에서 자세히 살펴보겠지만, 모든 종류의 에스트로겐이 많은 여성의 중요 과제인 골다공증에 효과적인 것은 아니란 사실을 알아둘 필요가 있다.

경구 에스트로겐에 비해 경피 에스트로겐이 상대적으로 안전한 이유는 초회 통과first pass 현상 때문이다(그림 14 참고). 장을 통해 흡수되는 약물 대부분은 간까지 직접 연결되어 있는 간문맥을 통해 간으로 직접 전달돼 처리된 다음, 그곳에서 다시 혈류로 이동한다. 즉, 간이 약물이 1차로 통과하는 장소가 되는 것이다. 피부를 통과해 에스트로겐을 전달하는 경피 방식에서는 피부 세포나 질을 통해 직접 혈류로 들어가기 때문에 결국 호르몬이 간에 도달할 즈음에는 몸속에 흐르는 방대한 양의 혈액으로 많이 희석되어 있다. 1차 통과 효과로 인해 경구 치료를 하면 경피 치료와 비교했을 때 훨씬 많은 양의 호르몬이 간으로 직접 들어가게 된다.

경구 투약으로 몸에 들어온 에스트라디올은 간에서 대부분 에스트론으로 전환된다. 에스트론은 약한 에스트로겐이라고 할 수 있지만, 간을 자극해서 혈액 응고를 일으키는 단백질을 더 많이 생성하도록 하는 기능이 있기 때문에 경구 에스트로겐은 혈전 위험을 높일 수 있다. 또한 경구 에스트로겐은 간의 성호르몬결합글로불린SHBG('소녀여, 버스에 자리가 있는가?'로 기억하면 쉽다는 언급을 3장에서 했다) 생성을 증가시키고, 이렇게 만들어진 SHBG는 테스토스테

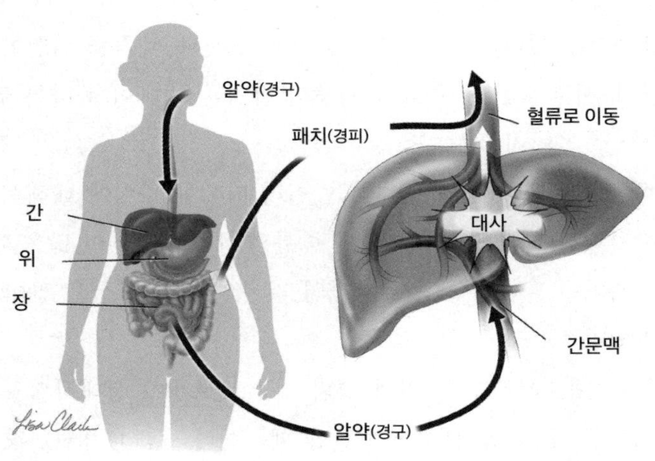

그림 14. 경구 치료 대 경피 치료

론을 비활성화시킨다. 경구 에스트로겐이 일부 여성의 성욕에 부정적 영향을 미치는 이유가 이 때문일 수도 있다. 에스트론이 간에 다른 부정적 영향을 선사할 가능성도 존재한다. 경구 에스트로겐이 콜레스테롤 수치를 낮추면서도 중성지방 수치를 높이는 이유 또한 1차 통과 효과 때문이다. 경피 에스트로겐에서는 이러한 현상이 나타나지 않는다.

경피 치료의 또 다른 이점은 안정적인 호르몬 수치다. 특히 피부 패치와 질 피임링를 사용한 경우가 그러하다. 경구 치료는 수치 변화가 크게 일어나는 편인데, 일정하게 낮은 수치로 혈액에 호르몬을 전달하는 경피 치료와 달리 많은 양의 에스트로겐이 한꺼번에 흡수되기 때문이다. 이 현상은 대부분 눈에 띄지 않을 정도로 경미할 수 있지만, 호르몬 변화에 예민한 일부 여성의 기분 상태에 영향을 줄 수 있다. 또한 경피 에스트로겐은 고혈압 유발 가능성이 낮은 편이다. 이와 더불어, 체중 감량 수술weight loss surgery을 했거나 염증성 장 질환inflammatory bowel disease을 앓는 등 장에서 약을 흡수하는 데 어려움을 겪는 여성들도 경피 치료를 선택하면 약 흡수 걱정을 하지 않아도 된다.

1978년 경구 피임약에 사용된 높은 에치닐에스트라디올 투여량으로 인한 혈전 위험 증가가 보고된 후, 에스트로겐이 포함된 모든 제품의 라벨에 혈전 위험성이 기재되기 시작하였다. 한 가지 형태의 제제가 위험과 관련이 있는 경우 미국에서는 모든 종류의 제제에 동일한 경고 라벨을 붙여야 하므로, MHT에서 쓰는 경피 에스트로겐은 혈전 위험도 증가와 관련이 없음에도 경구 에스트로겐에서 나타난 문제 때문에 위험성을 표기해야만 했다.

모든 경피 치료에는 에스트라디올이 사용되며 치료법에는 다음과 같은 것들이 있다.

- **패치** | 주로 복부 아래나 등에 붙이며 제품에 따라 주 1~2회 교체한다. 패치는 가장 안정적으로 에스트라디올을 체내에 공급하므로 호르몬 변화가 기분에 영향을 많이 끼치는 여성에게 좋은 선택이 될 수 있다. 투여량은 하루 0.014mg부터 0.1mg까지 다양해서, 선택의 폭이 넓다. 부작용으로는 접착제에 피부가 민감하게 반응하는 경우와 남은 접착제를 제거해야 하는 수고스러움이 있다. 수영장이나 욕조를 자주 찾는 사람이라면 패치가 잘 붙어 있지 않을 수 있다. 한 종류의 패치 접착제로 인해 문제가 발생한다면 자극이 덜한 다른 브랜드의 제품을 찾아보는 방법도 있다.
- **젤, 스프레이 및 로션 타입** | 매일 팔에 바른다. 패치와 마찬가지로 투여 범위가 매우 넓다. 투여량 범위가 중간에서 최대에 달하는 일부 제품의 경우 꽤 넓은 부위에 도포해야 한다. 패치보다 피부 자극이 덜하며 도로 보수에 쓰는 타르를 연상시키는 역겨운 접착제 자극을 남기지 않는다. 제품을 바른 후 최소 한 시간 정도는 적용 부위를 씻어서도 안 되고(에스트로겐 흡수율을 낮춤), 로션이나 크림을 발라서도 안 된다(에스트로겐 수치를 높임)는 단점이 있다.
- **질내링** | 90일마다 교체하기 때문에 사용이 손쉬운 편이다. 하루 0.05mg 또는 0.1mg으로 투여량을 선택할 수 있는데, 일부 여성은 이보다 적은 에스트라디올 투여량만으로도 증상을 관리하고 뼈를 보호할 수 있기 때문에 이 부분이 오히려 단점이 될 수 있다.

만일 비용 때문에 경피 치료가 불가능하거나, 이미 시도했지만 피부 자극이 계속 발생하거나 링이 불편하다면 경구 에스트로겐 치료를 고려해볼 수 있다. 경구 에스트로겐의 혈전 위험도는 연간 여성 1만 명당 8~9명 정도로 현재까지 매우 안전한 쪽에 속하지만, 패치보다는 위험도가 높다. 경구 에스트로겐 치료 옵션에는 다음과 같은 것들이 있다.

- **에스트라디올** | 난포에서 생성되는 주요 에스트로겐으로, 준합성으로 만들어진다.
- **접합마에스트로겐CEE** | 열 가지가 넘는 에스트로겐을 함유하고 있으며, 그중 소디움 에스트론 설페이트sodium estrone sulfate와 소디움 에퀼린 설페이트sodium equilin sulfate가 가장 풍부하다. 오로지 경구 치료를 통해서만 흡수할 수 있다. 유일한 자연 호르몬이며 말 소변에서 추출된다.
- **접합에스트로겐CE** | 연구실에서 생성된 CEE의 합성 버전. CEE에 있는 여러 에스트로겐 중 전부는 아니고 일부를 복제한 것이다. 미국에서는 CE는 CEE와 다른 것으로 간주하지만, 캐나다에서는 같은 것으로 본다. 경구 치료로만 사용할 수 있다. CEE를 선호하지만 말 소변으로 만든 제품은 원하지 않는 여성에게 좋은 선택이 될 수 있다. CE는 미국에서 골다공증 예방에 대한 승인을 받지 않았다.
- **에치닐에스트라디올** | 다른 에스트로겐보다 강력하기 때문에 일반적으로 투여량이 적은 편이다. 천천히 대사되기 때문에 호르몬 수치의 변동 폭이 적다.
- **에스트로피페이트** | 피페라진piperazine과 결합시킨 에스트론. 골다공증에 대해 승인을 받았다.
- **에스터화 에스트로겐** | 에스트론 설페이트와 에퀼린 설페이트의 혼합물로, CEE나 CE보다 에스트론 수치는 높고 에퀼린 수치는 낮다. 경구 치료로만 사용 가능하며 골다공증 관련 승인은 받지 않았다.

에스테트롤estetrol은 현재 연구 중인 에스트로겐으로, 시장에는 나와 있지 않으며 임신 중 태아의 간에서만 생성된다. 몇몇 홍미로운 예비 연구에서 유방 조직에 미치는 부정적 영향이 적은 것을 비롯해 에스테트롤만의 특성이 있을 것이라는 가능성이 대두되고 있다. 2020년 9월을 기점으로 이 가설을 뒷받침하거나 부인하는 충분한 인체 데이터는 없지만, 연구할 가치가 큰 분야다. 주로 태반에서 생성되는 에스트로겐인 에스트리올의 경우 유럽에서는 MHT에 사용되고 있지만, 미국 FDA에는 에스트리올의 효능을 뒷받침하는 자료가 제출된 바가 없다. 에스트리올은 에스트라디올과 CEE보다 훨씬 약한 에스트로겐이다.

에스트로겐 사용 목표는 최소한의 양으로 증상을 관리하고 골다공증을 예방하는 데 있다. 증상이 심하면 빠른 개선을 위해 중간 수준의 투여량부터 시작하기도 하는 의사들도 있고, 가장 적은 투여량에서 시작해 효과가 없을 때 양을 늘리는 걸 추천하는 의사들도 있다. 적은 투여량으로도 효과를 볼 수 있다는 사실을 염두에 둘 필요가 있다. 목표는 마지막 월경 이전의 호르몬 수치를 흉내 내는 것이 아니라—이 치료는 대체 치료가 아니란 사실을 잊지 말 것—필요한 양만큼을 제공하는 것이다. 예를 들어 배란 중 혈액 속에 있는 에스트라디올의 양은 주로 70~300mcg에 해당하며(때때로 더 많을 수도 있다) 완경 후 에스트라디올 수치는 25mcg/L 이하가 된다. 용량이 0.05mg인 에스트라디올 패치는 약 50mcg/L의 혈액 수치를, 0.0375mg인 패치는 37.5mgc/L의 혈액 수치를 유지할 수 있게 한다.

에스트로겐은 지금까지 직접 비교가 가능한 방향으로 연구되지 않았지만, 보충자료 표 4 및 표 5(515~516쪽)에 정리된 호르몬, 적용 경로, 자원의 출처에 따라 비교한 내용을 통해 가장 나은 에스트로겐이 무엇일지 추측해볼 수 있다.

프로게스토겐

프로게스토겐progestogen에는 프로제스테론과 프로게스틴이 포함된다(걸 밴드를 결성했던 호르몬 친구들을 벌써 잊은 건 아니길 바란다). 프로게스토겐은 자궁내막의 에스트로겐 수용체 수를 줄이고, 에스트라디올을 효력이 약한 에스트론으로 전환하는 효소의 활동을 증가시켜 에스트로겐의 영향으로부터 자궁내막을 보호한다. 에스트로겐이 암전구성 변화 및 암 위험을 높이는 것은 확실하므로, 자궁을 보호하지 않으면서 에스트로겐을 복용하는 기간이 길어질수록 위험도 커진다. 따라서 정량의 프로게스토겐을 복용하는 것이 중요하다. 온라인상에 '에스트로겐은 자극을 하고, 프로제스테론은 진정시킨다'는 말이 있는데, 이 말은 모든 여성에게 두 가지 호르몬이 다 필요하다는 뜻으로 해석되지만 사실 그렇지 않다. 물론 약간의 예외가 있긴 하지만(완경에는 언제나 예외가 있다), 프로게스토겐이 필요한 이유는 자궁 때문이다.

MHT로 인한 유방암 위험 요인 중 일부는 프로게스토겐 때문인데, 그 양이 어느 정도인지에 대해서는 여전히 논란이 있다. CEE와 메드록시프로제스테론 아세테이트MPA(WHI 연구에 사용된 프로게스틴)의 경우, 에스트로겐을 단독으로 사용했을 때에 비해 에스트로겐-프로게스틴을 3~4년간 함께 사용했을 때 유방암 위험이 증가했다. 다른 연구에서는 프로제스테론과 다이드로게스테론dydrogesterone(프로제스테론과 매우 유사한 화학 구조를 가지고 있는 프로게스틴) 사용 첫 5년 동안은 유방암 위험이 높아지지 않지만, 그 이후부터는 위험도가 증가하기 시작하여 결국 다른 프로게스틴과 비슷한 수준인 연간 여성 1,000명당 약 1건까지 올라간다고 밝혔다. 에스트로겐을 단독으로 사용하는 경우 유방암 위험성은 7년간 치료를 받아도 증가하지 않을 수도 있다. 유방 조직을 직접 관찰하여 프로제스테론이 프로게스틴보다 부적정인 영향을 덜 준다는 사실을 제시한 소규모 연구도 존재한다. 이러한 자료에 근거해 북미폐경학회NAMS는 치료 시작 시 프로제스테론(다이드로게스테론은 미국에서 이용 불가다) 사용을 선호하지만, 동시에 개인에 따라 프로게스틴을 선호하는 이유가 있을 수도 있다는 점을 강조한다. MHT에서 레보노르게스트렐 자궁내장치의 유방암 위험성은 알려져 있지 않다. 확실한 것은 경피 프로제스테론은 흡수가 잘 되지 않아 자궁을 보호할 수 없어 안전하지 않다는 사실이다.

미국과 캐나다에는 여섯 가지 유형의 프로게스토겐이 있으며 적용법 또한 경피, 경구, 질 내부, 자궁 내부까지 총 네 가지가 있어 선택의 폭이 넓다. 처방 프로제스테론은 의학적으로 미분화 경구 프로제스테론oral micronized progesterone이라 칭하지만 여기서는 단순히 프로제스테론이라 부르겠다.

대부분의 프로게스토겐은 준합성으로 만들어진다(17장 참고). 일부는 프로제스테론에서, 또 다른 일부는 테스토스테론이나 스피놀락톤spironolactone이라 부르는 스테로이드 호르몬에서 생성되지만, 궁극적으로는 디오스게닌 혹은 이와 유사한 식물성 화합물을 실험실에서 조작해서 만들어진다. 원래 프로게스틴은 경구 투여한 프로제스테론을 흡수시키는 화학적 방법이 발명되기 전까지 유일한 경구 치료법이었다. 몇 가지 조작으로 개발된 새로운 프로게스틴들은 자궁내막에 미치는 에스트로겐의 영향을 더 효과적으로 억제하는데, 이들을 이용한 경구 피임약은 불규칙 출혈이 더 적다.

테스토스테론에서 파생된 프로게스틴에는 테스토스테론의 특성이 어느 정도 남아 있을 수 있지만 이 특성들이 여성들 대부분에게 의학적으로 의미가 있는지에 대해 알려진 바가 없다. 일부 여성

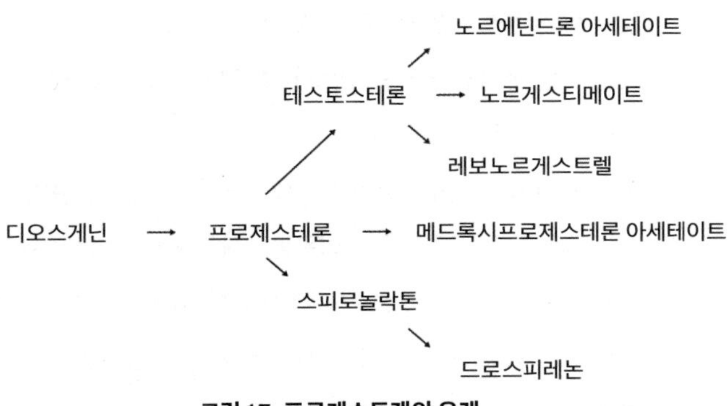

그림 15. 프로게스토겐의 유래

에게는 한 가지 유형의 프로게스틴이 다른 프로게스틴에 비해 붓기나 여드름을 유발할 가능성이 더 높은데 스피로놀락톤에서 유래된 드로스피레논은 테스토스테론의 영향을 낮추는 특성이 있어 특별히 MHT 때문에 몸이 붓는 여성들에게 유용하다.

자궁 보호를 위해 프로게스토겐은 반드시 한 '주기'당 최소 12일 동안 투여해야 한다. 여기서 주기란 28일간의 치료 기간을 뜻한다. 프로제스테론이 배란을 통해서만 분비되기 때문에 배란기에 프로제스테론에 노출되는 환경을 모방하는 것이다.

프로게스토겐은 복합 제제에서 찾아볼 수 있으며 각각의 프로게스토겐은 치료를 위해 선택한 에스트로겐과 조합할 수 있다. 나열하기 어려울 정도로 많은 개별 제품이 있지만, 일반적으로 다음과 같은 사항을 눈여겨봐야 한다.

- **프로제스테론** | 치료를 시작할 때 선택하는 대표적인 호르몬이지만 다른 호르몬에 비해 장점이 뛰어나지 않은 편이다.
- **완경이행기** | 레보노르게스트렐 자궁내장치 또는 저용량 경구 피임약(에스트로겐과 프로게스토겐 함유) 복용은 불규칙한 주기를 조절하며

필요 시 피임 효과를 제공할 수 있다.

- **이전 또는 현재의 우울증 이력** | 프로제스테론은 MHT를 시작하는 가장 좋은 옵션이 될 것이다.
- **손쉬운 사용** | 레보노르게스트렐 자궁내장치는 사용이 매우 편리하다. 복합 패치도 간편하게 이용할 수 있다(매주 교체 필요).
- **적용 방식** | 개개인의 선호에 따라 복합 제제, 두 가지 호르몬을 함유한 패치, 레보노르게스트렐 자궁내장치, 질 전용 제품을 선택할 수 있다.
- **수면** | 프로제스테론은 일부 여성에게 졸음을 유발하는데, 개인의 상황에 따라 이것이 도움을 주거나 불편한 상황을 야기할 수 있다. 자세한 내용은 16장을 참고할 것.
- **땅콩 알레르기** | 미국에서 프로제스테론 제제는 지금까지도 생산 공정에 땅콩기름을 사용하는 것으로 기재하고 있다. 캐나다에서는 현재 제품에 해바라기유를 사용하고 있다.
- **불규칙한 출혈** | 프로게스틴 사용으로 어느 정도 조절할 수 있다.
- **발열감** | 프로게스틴은 발열감에 도움을 줄 수 있다. 지속적으로 매우 소량의 에스트로겐만을 복용하기를 원하거나 에스트로겐으로 충분한 효과를 보지 못하고 있는 여성에게 좋은 선택이 될 수 있다. 프로게스틴은 혈전 증상에 영향을 미치지 않으므로 뇌졸중과 심장마비 위험이 있어 에스트로겐 복용이 불가능한 일부 여성에게 대안이 될 수 있다.
- **골다공증** | 프로게스틴은 뼈 건강 유지를 돕고, 프로제스테론은 골다공증에 아무 영향을 주지 않는다. 이는 매우 소량의 에스트로겐을 복용하는 여성에게 도움이 된다.

비프로게스토겐 치료

자궁내막을 에스트로겐의 부정적 영향으로부터 보호하는 일은 바제독시펜bazedoxifene이라는 약물로도 가능하다. 이 약은 선택적 에스트로겐수용체조절제selective estrogen receptor modulator, SERM로 일부 세포 조직에서는 에스트로겐처럼 작용하지만 다른 조직에서는 에스트로겐의 반대 작용을 한다. 앞서 5장에서 유방암과 관련된 타목시펜을 다룰 때 SERM에 대해 살펴본 바 있다. 바제독시펜은 뼈에는 에스트로겐과 같은 역할을 하고 자궁내막 및 유방 조직에는 에스트로겐 반대 작용을 하므로 유용하다. 유방암 위험이 없으며, MHT로 인해 일부 여성이 경험하는 유방 밀도가 높아지는 부작용도 없다. 단점은 혈전 위험과 발열감을 약간 높일 수 있다는 사실이다.

SERM과 에스트로겐을 결합하면 새로운 약물인 티섹tissue-selective estrogen complex, TSEC(조직 선택적 에스트로겐 복합제)이 탄생하는데, TSEC은 두 가지 약물의 이점을 취하면서 서로의 부작용을 상쇄하기 위해 제조되었다. 2020년 9월 기준으로 이용 가능한 유일한 TSEC은 CEE 0.45mg과 바제독시펜 20mg을 합친 CEE/BZA 제제다(미국에서는 듀아비Duavee, 한국에서는 듀아비브Duavive로 통한다). 이 약물은 발열감 치료와 골다공증 예방 승인을 받았으며 CEE는 발열감에 미치는 바제독시펜의 영향을 상쇄하고 바제독시펜은 자궁내막과 유방에 미치는 CEE의 영향력을 상쇄하므로, 자궁내막암의 위험성과 유방 밀도(유방조영상의 질에 영향을 미침)를 높이지 않는다. 완경 비뇨생식기증후군에 대해서는 FDA 승인을 받지 못한 상태이며 에스트로겐의 양이 매우 적을 수 있어 성교통을 줄일 수 있을지는 명확하지 않지만, 질 건조증에 도움이 될 수도 있다.

CEE/BZA 관련 자료를 보면 에스트로겐을 단독으로 사용했을 때보다 높은 혈전 위험을 보이지는 않지만, 장기간에 걸쳐 취합된 자료가 충분치 않아서 100퍼센트 신뢰할 수는 없다.

CEE/BZA는 발열감이나 골다공증 예방 목적으로 MHT를 받으려는 여성과 기분에 미치는 영향 또는 출혈로 인해 프로게스토겐이 몸에 맞지 않는 여성에게 좋다. 하지만 유방암, 혈전, 치매 위험은 다른 MHT와 동일하기 때문에 이런 형태의 MHT가 더 안전하다고 받아들여서는 안 된다. 한두 번 조직 검사를 받았으나 유방암이 아닌 것으로 판정된 치밀유방 여성의 경우 유방 검사를 더욱 어렵고 힘든 일로 만들지 않기 위해 이 제제를 고려해볼 수 있다. 1순위 목표가 성교통 치료라면, CEE/BZA는 좋은 선택이 아닐 수 있다.

유방암으로 발전 가능한 비침습유방암인 유방상피내암DCIS 증상을 가진 여성을 위한 CEE/BZA 사용 관련 연구가 진행 중이다. 바제독시펜은 유방 조직에 미치는 CEE의 부정적 영향을 상쇄시킬 수 있다는 이론적 가능성이 있으므로, 언젠가 TSEC은 이러한 여성들에게 좋은 선택이 될 수 있다.

MHT의 문제와 해결책

가장 흔한 부작용으로는 부종, 불규칙 출혈, 유방 통증, 기분 변화, 메스꺼움, 편두통이 있다. 편두통과 메스꺼움은 주로 에스트로겐 때문에 발생하며, 기분 변화와 부종은 프로게스토겐 때문일 확률이 높다. 출혈과 유방 통증은 에스트로겐과 프로게스토겐 모두 원인이 될 수 있다. 이러한 문제를 완화시킬 수 있는 방법은 약을 바꾸거나 투여량에 변화를 주는 것이다. 약물 교체는 다른 종류의 호르몬을 복용하는 것이 될 수 있는데, 예를 들어 프로게스틴에서 프로제스테론으로 바꾸거나 에스트라디올에서 CEE로 교체하는 방식이다. 또는 패치를 질 전용 제품으로 대체하는 식으로 적용 경로나 전달 방식을 바꾸고, 투여량을 높이거나 낮출 수도 있다. 모든 것을 시행착오를 거치는 과정으로 보아야 하며, 관련 지식이 풍부한 전문가가 함께해야 한다. 부작용에 따라 원하는 효과가 나타나는 데 3주 정도 소요될 수 있다. 기분과 관련된 부작용에 대해 알아보려면 12장을 참고한다.

언제 중단해야 할까?

이전 지침에서는 여성들에게 65세에 MHT를 중단하라고 권고하고 있으나 혈압, 콜레스테롤, 중성지방 수치가 안정적이라면 치료를 중단할 필요가 없을뿐더러 지속하는 것이 도리어 좋은 방안이 될 수 있다. 에스트로겐이 치매에 장기적으로 미치는 효과에 관한 연구가 계속되고 있으므로, 곧 잠재적인 안전 문제에 관해 더 자세히 알 수 있게 될 것이다.

MHT 중단 여부와 관련된 문제는 치료를 시작한 이유에 따라 달라질 수도 있다. 만약 발열감, 수면 방해, 기분 변화 같은 증상 때문에 치료를 시작했다면 해당 증상들은 완경이행기에 생기는 호르몬 대재앙이 지나가고 나면 처음보다 덜 심각해질 수도 있다. 55세에 에스트로겐 치료를 멈춘다고 해서(혹은 마지막 월경 이후 어느 때나) 완경이행기 자체를 리셋하는 것은 아니다. MHT는 여성이 극심한 호르몬 변화를 완만하게 넘기고 힘든 순간으로부터 한 발짝 물러났다가 그 시기가 지나가고 나면 다시 현장으로 돌아가게 해준다. 발열감은 마지막 월경 이후 수년간 계속될 수 있으며 골다공증 위험도 사라지지 않으므로, 여성은 언제 MHT를 중단하면 좋을지, MHT를 중단하는 것 자체가 좋은 결정인지를 전문가와 함께 고민해야 한다.

요점

- 경구 에스트로겐의 위험성도 낮은 편이지만, 경피 에스트라디올이 위험도가 가장 낮아 치료를 시작할 때 가장 선호하는 방법으로 꼽힌다.
- 경피 에스트라디올은 의학용 패치, 크림, 로션, 스프레이, 질 피임링로 투여할 수 있다. 모든 방식에는 사용과 관련된 사소한 장단점이 존재하지만, 투여량이 다양하기 때문에 각 여성의 필요에 맞춰 치료를 진행할 수 있다.
- 미분화 경구 프로제스테론은 유방암 위험이 가장 낮으며 기분에 미치는 부정적 영향의 위험 또한 가장 낮아 경구 치료에서 가장 선호하는 프로게스토겐이다.
- 자궁내 피임장치인 미레나Mirena는 프로제스테론 경구 투여를 원하지 않는 여성에게 프로게스토겐 복용 대안이 될 수 있으며, 질을 통해 투여하는 프로제스테론과 프로게스틴 패치도 고려해볼 수 있다.
- TSEC은 프로게스토겐을 원하지 않는 여성에게 좋은 대안이 될 수 있다.

19장 피토에스트로겐, 음식 그리고 호르몬: 진실과 유행

호르몬과 음식 간의 상호 작용은 복잡한 데다가 때때로 관련 용어와 약의 종류가 혼동을 일으키기 때문에 잘못된 정보가 많은 것은 당연한 일일지도 모른다.

많은 사람이 다양한 음식이나 식단으로 완경기 여성의 호르몬을 고치고, 치료하고, 변화시킬 수 있다고 주장한다. 하지만 어떤 음식을 먹으면 특정 호르몬 수치가 변화한다는 공식은 없다. 만약 식물 속에 인체에 흡수되어 사용 가능한 호르몬이 함유되어 있다면, 지금쯤 이러한 식물이 들어간 음식들은 단순히 완경 증상을 호전시키는 데 그치지 않고 성조숙증, 불규칙한 월경 주기, 불임, 남성의 가슴 발달을 야기한다고 알려져 있을 것이다. 게다가 채소를 가장 많이 먹는 채식주의자vegetarian*와 비건vegan**은 이러한 건강 문제로 더 고통을 받을 것이다. 하지만 현실은 그렇지 않다.

* 육류와 어패류를 먹지 않는다.

** 육류와 어패류에 더해 달걀, 유제품까지 먹지 않는 철저한 채식주의자를 일컫는 말.

인간은 식물에서 호르몬을 취하지 않으며 식물성 화합물을 호르몬으로 전환하는 능력이 없다. 우리는 필요한 에스트로겐, 테스토스테론, 프로제스테론 모두를 콜레스테롤에서 만들어낸다. 이 과정은 다단계로 복잡하게 이루어지며(3장 참고), 원재료를 추가하면 최종 결과물을 더 많이 생산해내는 공장용 컨베이어 벨트와 다르다. 또한 우리가 섭취한 음식이 위에 도착하자마자 특정 분자에 "접근금지, 난소 전용!"이라는 표지판을 붙여 특별 대우할 수도 없다.

식물과 호르몬에 관한 오해는 호르몬이 만들어지는 방법은 이해하지 못하면서 식물에 피토에스트로겐이라는 화합물이 들어 있다는 사실만을 아는 사람들로부터 기인했을 가능성이 크다. '피토에스트로겐'은 에스트로겐과 단어의 모양새가 비슷해 헷갈리기 쉽지만 에스트로겐이 아니며, 에스트로겐으로 전환될 수도 없다. 여기에 더해 MHT에 사용하는 호르몬 대부분이 특정 종류의 얌이나 콩에 들어 있는 물질을 원료로 연구실에서 합성한다는 사실도 혼란을 일으키곤 한다. 이러한 변형 작업은 여러 과정을 거쳐 진행되며 자연적인 것과는 거리가 멀고, 인체는 이런 식으로 얌이나 콩에 함유된 물질을 호르몬으로 전환할 능력이 없다. 자세한 내용은 17장과 18장에서 살펴볼 수 있다.

호르몬 수치는 영양실조나 식습관 변화에 따른 급격한 또는 극심한 체중 감소의 영향을 받을 수 있는데, 이는 정기적인 배란에 필요한 복잡하고도 일사분란한 호르몬 신호 체제가 타격을 받기 때문이다. 일부 여성은 다른 여성보다 식습관 변화에 예민하게 반응할 수 있다. 내장지방을 높이는 식습관은 성호르몬결합글로불린 SHBG(책 전반에서 다루고 있는 호르몬을 나르는 단백질로, 앞서 연상 기억법으로 소개한 바 있다)에 영향을 줄 수 있다. 섬유질 또한 에스트로겐의 재흡수 방식에 영향을 미칠 수 있지만(6장 참고), 이로 인한 효과는 설령 있다 하더라도 장기간에 걸쳐 나타난다.

피토에스트로겐

피토에스트로겐은 에스트로겐 작용을 흉내 내거나 방해할 수 있는 식물 속 화합물을 뜻한다. 호르몬은 세포에 있는 수용체와 상호 작용하는데, 앞서 3장에서 이야기했던 자물쇠(수용체)와 열쇠(호르몬)의 비유를 떠올리면 더 잘 이해할 수 있다. 에스트로겐 분자는 에스트로겐 수용체와 완벽하게 맞아떨어지는데 피토에스트로겐은 열쇠의 일부가 에스트로겐과 비슷하다고 보면 된다. 그러나 동일하지 않기 때문에 피토에스트로겐은 에스트로겐만큼 강력하거나 에스트로겐스럽지는 않다. 에스트로겐과 피토에스트로겐을 각각 우유와 두유라고 생각해보자. 비슷하긴 하지만—레시피에 따라 우유는 두유로 대체 가능하다—명백히 다른 제품이다. 소의 젖으로 만들어진 우유를, 두유로부터 만들어낼 수는 없으니 말이다.

또한 피토에스트로겐은 수용체를 차지해 항에스트로겐 역할을 할 수도 있다. 마치 맞지 않는 열쇠가 자물쇠에 껴버리는 바람에 다른 열쇠를 맞춰볼 기회조차 없는 것처럼 말이다. 이런 사실 때문에 피토에스트로겐이 유방암과 자궁내막암처럼 호르몬에 민감한 일부 암으로부터 보호해줄 수 있다고 주장하는 연구들도 나와 있다. 피토에스트로겐이 조직 내를 순환하는 에스트로겐의 효과를 낮추기 때문이다.

피토에스트로겐을 '식물성 에스트로겐'이라 부르는 것은 옳지 않으며 혼란을 불러일으킬 수 있다. 피토에스트로겐은 사람을 위한 호르몬이 아닐뿐더러 식물을 위한 호르몬도 아니다. 일부 식물에 미량의 프로제스테론이 함유되어 있긴 하지만 수치가 매우 낮아 인체에 영향을 주지 않는다. 어째서 식물에 미량의 호르몬이 들어 있는지에 대해서는 명확히 알려진 바가 없다.

그렇다면 어떤 때는 에스트로겐처럼 작용하면서 다른 때는 에스트로겐을 방해하는 물질이 식물에 들어 있는 이유는 뭘까? 피토에스트로겐이 식물의 방어 메커니즘으로서 진화했다는 이론이 가장 널리 받아들여지고 있는데, 기본적으로 초식 동물의 피임약 역할을 한다는 것이다. 풀을 뜯어 먹고 사는 동물 무리가 들판을 황무지로 만들 수 있기 때문에 초식 동물의 개체를 줄이는 피임 작용이 훌륭한 진화적 적응을 한 것이다. 클로버가 풍부한 들판에서 양을 방목하면 높은 불임률과 자연 유산이 나타나고 선천적 장애를 가진 새끼가 많이 태어나는 것으로 조사되는데, 바로 클로버의 높은 피토에스트로겐 수치 때문이다. 이 이론은 피토에스트로겐이 위장기관에서 흡수되는 이유에 대한 설명도 된다.

진화라는 건 정말 대단하지 않은가?

또 피토에스트로겐은 식물에 해를 가하는 곰팡이에서 생성되는 해로운 독성 물질인 특정 미코톡신으로부터 식물을 보호해준다. 제랄레논zearalenone이라는 미코톡신은 독성이 너무도 세서 과불화 화합물(PFAS, 5장 참고) 같은 인공 물질보다 더 강한 힘을 발휘하는 내분비계 교란물질이다. 세상에는 수많은 해로운 미코톡신이 존재하는데 가장 악명 높은 것으로는 곡물에서 자라는 곰팡이에서 생성된 에르고트ergot를 꼽을 수 있다. 에르고트는 환각, 피부 따가움, 괴저, 유산을 일으키며 심하게는 사망에까지 이르게 한다. 중세에는 성 안토니오의 불St. Anthony's fire* 이란 별칭을 얻기도 했다.

* 맥각에 중독되어 불에 데인 듯 사지가 타들어갈 듯한 고통스러운 병을 성 안토니오의 수도 참사회가 치료해준 데서 유래한 표현.

흥미롭게도 에르고트는 약으로도 사용되고 있다 (자세한 내용은 22장 참고). 어쨌든 이러한 건강 문제로 인해 음식 속 미코톡신을 제한하는 엄격한 지침이 생겨났다.

피토에스트로겐에는 이소플라본isoflavons(가장 잘 알려진 것은 제니스테인genistein과 다이드제인daidzein이다), 쿠메스탄coumestans, 프레닐플라노보이드prenylflavonoids, 리그난lignans, 스틸벤stilbenes(표 3 참고) 등 총 다섯 종류가 있다. 흥분하기 전에 말해두는데, 표에 레드와인와 맥주가 있다고 해서 이 둘이 발열감을 치료해주진 않는다는 사실을 기억해두시길!

몇몇 피토에스트로겐은 반드시 장 속의 박테리아와 상호 작용한 후에야 흡수가 되는데, 사람에 따라 이 과정을 남보다 효율적으로 해내는 체질을 가진 경우도 있다. 예를 들어 30~40퍼센트의 사람만이 다이드제인을 매우 강력한 피토에스트로겐인 에쿠올equol로 전환할 수 있는 박테리아를 보유하고 있는데, 주로 아시아인이 이 박테리아를 가지고 있을 가능성이 높다. 피토에스트로겐을 활성화된 형태로 전환하는 능력은 나이가 들면 감소할 수 있으며, 항생제 또한 장내 세균에 부정적인 영향을 줘서 피토에스트로겐이 장에서 생리활성 물질로 전환되는 것을 막는다.

식이 피토에스트로겐은 사람에게 유익할까?

기본적으로 피토에스트로겐은 내분비계 교란물질endocrine disrupting chemicals, EDC이다. 사실 이 EDC라는 용어는 보통 부정적 영향을 주는 PFAS(예, 조기 완경 위험을 높임) 같은 합성 내분비 교란 화학물을 일컫는 데만 쓰인다. 그러나 식물 속에 있는 천연 내분비계 교란물질은 이를 섭취한 동물에게 나쁜 영향을 주고 피토에스트로겐의 일종인 미코톡신은 심각한 건강 문제를 일으킬 수 있으므로, 피토에스트로겐을 일괄적으로 안전한 물질로 간주하지 않는 것이 중요하다. 특히 오랜 시간 주식이 되어온 음식물이 에스트로겐 수용체를 활성화 혹은 비활성화할 수 있다는 사실은 이론적으로 중요한 의미를 지닌다.

다행히도 많은 연구에서 피토에스트로겐 수치가 높은 음식과

피토에스트로겐의 종류	피토에스트로겐	주요 함유 식품
이소플라본	제니스테인 다이드제인 글리세린 포로모노네틴 비오카닌 A	콩 콩 기반 음식 콩류
쿠메스탄	쿠메스트롤 4' 메톡시쿠메스트롤(4-ME2) 레펜솔 트리폴리올	말린 완두 핀토빈 리마콩 알팔파(자주개나리싹) 클로버 새싹
프레닐플라노보이드	8-프레닐나리겐(8PN)	맥주, 홉
리그난	엔테로디올 엔테로락톤	아마 씨 통곡물 과일 채소 참깨 콩류
스틸벤	레베라트롤	적포도 레드와인

표 3. 피토에스트로겐 섭취량

호르몬 반응성 암 또는 부정적인 기타 건강 상태와의 연결고리가 발견되지는 않았다. 오히려 여러 연구에서 피토에스트로겐 수치가 높은 전통 식단이 건강을 보호하는 기능을 한다는 결과가 나오고 있다. 이러한 연구에서는 전통 식단을 유지하는 사람들의 식단 전체를 고려했다는 점을 기억할 필요가 있다. 피토에스트로겐과 함께 풍부한 채소와 어류, 즉 몸에 좋은 음식을 많이 섭취하는 식단이라는 의미다.

콩을 활용한 골다공증 예방Osteoporosis Prevention Using Soy, 줄여서 OPUS라 부르는 연구에서는 무작위로 선정한 완경 후 여성에게 콩에서 추출한 대량의 피토에스트로겐을 투여했는데, 이것은 아시아 전통 식단보다 최대 4배 이상 높은 양이었다. 그리고 2년간 여성들을 관찰했더니 자궁내막 두께 증가(잠재적인 전암병변 징후), 유방암, 자궁근종(자궁의 양성 종양) 등 에스트로겐과 관련된 부정적인 건강 영향을 초래할 위험이 높아지지 않았다. 이 정도 양의 피토에스트로겐을 장기간 섭취했을 때 문제가 일어나는지에 대해서는 알려진 바가 없다.

몇몇 연구에서는 어린 시절에 이소플라본이 풍부한 식단을 유지하는 것이 유방암을 보호하는 작용을 할 수 있으나 나이가 들어 이소플라본 섭취량을 늘리는 것이 동일한 유익을 주지는 않을 것이라고 주장한다. 유럽 암·영양 전향적 연구European Prospective Investigation into Cancer and Nutrition, EPIC는 이소플라본 섭취량이 중간에서 적은 정도(10.8mg/일 대 0.23mg/일)인 여성들을 평균적으로 7년간 관찰했는데, 이들보다 피토에스트로겐을 더 많이 섭취한 여성과의 유방암 발병률에는 차이가 없었다.

아로마타제 억제제(호르몬 반응성 유방암에 사용하는 약물, 5장 참고)와 피토에스트로겐 사이의 부정적 상호 작용은 없으며 피토에스트로겐이 유방암 생존자의 재발 위험을 낮출 가능성이 있다는 초기 자료가 나왔지만 여성 유방암 환자, 특히 아로마타제 억제제를 복용하는 여성은 다량의 식이 피토에스트로겐을 섭취하기 전에 먼저 암 전문의와 상담을 해야 한다.

피토에스트로겐이 풍부한 음식의 섭취량은 전 세계적으로 다르지만, 일본과 중국이 가장 높으며(지역에 따라 차이가 상당하지만, 여전히 서양에 비해 높은 비율을 자랑한다) 지중해 국가가 가장 낮다(표 4 참고). 표의 내용은 가장 흔한 식이 피토에스트로겐인 이소플라본 소비량에 따라 기록된 것이다.

위 표에서 건강 및 장수와 관련된 전통적인 식단 두 가지가 눈길을 끈다. 바로 이소플라본 섭취량이 매우 높은 일본식 식단과 이

나라/지역	하루 평균 이소플라본 섭취량
일본	26~64mg
중국	18~41mg
한국	24mg
영국 건강식	22.4mg
영국 일반식*	4mg
유럽-지중해	1.5mg
유럽-지중해 외 지역	2.1mg
캐나다	1.2mg
미국	1.1~2mg

표 4. 피토에스트로겐 섭취량

* 평균적인 영국 식단에는 유럽, 미국, 캐나다 식단보다 이소플라본이 많을 가능성이 높다. 종종 밀가루에 콩가루(대두분말)를 첨가하기 때문이다.

소플라본 섭취량이 매우 낮은 지중해식 식단(21장 참고)이다. 처음에는 이 극명한 차이가 모순적인 수수께끼처럼 보일지 모르지만 이러한 전통 식단에는 가공 음식이 없으며, 당 수치가 낮고, 풍부한 채소와 어류로 구성되어 있다는 몇 가지 핵심적인 유사점이 존재한다. 인간은 꽤 효율적인 잡식 동물이기 때문에 균형 잡힌 식단과 핵심적으로 중요한 요소들을 섭취할 수 있는 한, 사는 곳에서 구할 수 있는 음식으로도 충분히 적응에 성공할 수 있다.

우리는 흔히 말하는 슈퍼푸드에 주목하느라 이 중요한 사실을 종종 놓치기도 한다. 피토에스트로겐은 분명 건강한 식사의 일부가 될 수 있지만, 꼭 필요한 영양소는 아니다. 진화론적인 측면에서 볼 때 그 지역에서 건강과 장수에 가장 도움이 되는 음식이 주식으로 자리 잡았을 것이라는 논제가 성립한다. 그 음식을 먹은 사람들—또는 유전적 차이로 인해 주변에서 구할 수 있는 음식에서 유익한 영양소를 가장 많이 취할 수 있었던 사람들—이 가장 건강해서 자손을 낳고 그 유전자를 후손에게 물려줄 가능성이 높았을 것이기 때문이다. 장수에 좋은 식단 덕분에 할머니들이 오래 살아서 다음 세대가 아이를 낳아 성공적으로 기를 수 있도록 보살펴줄 수도 있었을 것이다. 음식은 더 효과적인 효소나 유리한 장내 세균을 가진 사람을 선호하고 선택함으로써 진화적 압력evolutionary pressure을 행사할 수 있는데, 전통 식단을 연구할 때 이 사실이 곧잘 잊히곤 한다. 아시아 여성들과 지중해 여성들은 현지 음식과 공존하며 진화했기 때문에 주어진 식단으로부터 이익을 취하는 능력 또한 유전학적인 요인과 관련이 있을 가능성이 있다.

피토에스트로겐 섭취를 높이는 쪽으로 식습관을 변화시킨 많은 이들이 채소와 통곡물도 풍부하게 섭취하기 때문에 그들이 얻은 건강상의 혜택이 피토에스트로겐에서 얻은 것인지, 전체적인 식생활 개선 덕분인지, 또는 식단 변경으로 인한 체중 감소로 인한 것인지 구분 짓기는 쉽지 않다.

전반적으로 일일 이소플라본 섭취량 100mg 이하 식단(그 정도 섭취하려면 엄청난 노력이 필요하다)은 건강상의 위험이 없으며, 많은 사람에게 매우 건강하고 균형 잡힌 식단이다. 일일 이소플라본 섭취량 100mg 이상의 식단에 대해서는 현재까지 면밀히 연구된 바가 없다.

식이 피토에스트로겐이 완경 증상 개선에 도움이 될까?

일부에서는 전통적인 아시아 음식을 먹는 일본 여성들 사이에서 발열감 발생률이 낮게 나타났다는 사실에 주목하지만, 피토에스트로겐을 생체 활성 형태로 전환하는 유전적인 능력, 식단의 전체적인 질, 완경과 노화를 향한 문화적 태도 또는 그 외 알려지지 않은 요소들을 서로 비교하여 음식에 든 피토에스트로겐이 어떤 유익을 주는지 가려내는 일은 매우 어렵다.

피토에스트로겐 건강기능식품을 사용한 연구 대부분에서 이러한 제품이 발열감, 수면의 질 또는 질 건조증에 별다른(혹은 전혀) 영향을 주지 않는다는 결론을 내렸기 때문에, 식품으로 섭취하는 피토에스트로겐이 영향력을 선사할 가능성은 거의 없다. 참고로 건강기능식품을 사용했다는 것은 음식에서 얻을 수 있는 것 이상의 섭취량을 제공했음을 의미한다. 한 연구에서는 콩분말 추가 섭취 후 현미경상으로 질 세포에 미세한 개선이 있었음을 시사했으나, 여성에게 질 건조증이나 성교통이 줄었는지에 대해서는 묻지 않았으므로 콩분말이 도움이 되었는지 알 방도가 없다. 완경 후 여성을 대상으로 진행된 또 다른 연구에서는 콩을 통해 식단에 이소플라본 100mg을 추가했는데, 호르몬에 영향이 없으며(예상대로다) 완경 증상도 개선되지 않았다고 밝혔다.

식사를 통한 피토에스트로겐 섭취를 늘려도 완경 증상 치료에 도움이 되지 않는다는 자료가 나와 있다는 사실을 알면서도, 일부 여성은 그래도 자신의 웰빙이나 성가신 증상의 완화에 조금이라도 도움이 되는지 직접 확인해보기 위해 기꺼이 식단을 바꾸기도 한다. 식이 피토에스트로겐 섭취를 늘려도 위험은 없어 보이지만 피토에스트로겐이 풍부한 식단에는 대개 많은 채소, 통곡물, 생선이 포함되고 초가공식품은 거의 포함되지 않는다. 이 자체만으로도 이미 훌륭한 변화이기에 피토에스트로겐이 풍부한 음식이 주는 영향을 정확히 꼬집어내는 건 불가능하다는 사실을 기억해야 한다.

음식 속의 호르몬: 우유

우유에는 에스트로겐이 들어 있다. 따라서 모든 유제품에 에스트로겐이 함유되어 있다고 볼 수 있다. 하지만 그 양은 어느 정도이며 얼만큼의 영향력을 가지는 걸까? 우유 생산을 높이기 위해 동물에 투여된 호르몬들은 어떻게 되는 걸까?

이 질문들이 중요한 이유는 8년간 5만 2,000여 명의 여성을 추적 조사한 최신 연구에서 우유를 하루에 3잔씩 마시는 것이 유방암 위험을 80퍼센트 증가시켰다고 밝혔기 때문이다. 심지어 하루에 1잔을 마시는 것도 위험률을 50퍼센트나 높일 수 있다고 한다. 숫자가 매우 무시무시한 분위기를 풍기지만, 그렇다고 하루에 우유 3잔을 마시는 여성의 80퍼센트가 유방암에 걸린다는 뜻은 아니다.

예를 들어 50세 여성의 향후 10년 내 유방암 위험성이 42분의 1, 즉 2.4퍼센트라고 한다면 80퍼센트의 위험률 증가로 4.3퍼센트가 되었음을 뜻한다. 그러나 증가율이 매우 높아졌다는 사실에는 변함이 없으며 차후 더 자세한 연구가 필요하겠지만, 편향되지 않은 올바른 관점을 가지는 것이 중요하다. 같은 연구에서 치즈나 요거트는 유방암과 관련이 없다는 결론을 내렸다.

위험성 증가가 나타나지 않은 연구 자료들도 있기 때문에 우유와 유방암 사이의 연관성은 이전부터 언제나 논란의 대상이 되어 왔다는 사실을 언급해두고 싶다. 새로운 연구는 관찰 조사를 토대로 했기 때문에 확정적이지 않지만, 참가 여성의 수와 긴 관찰 기간을 고려하면 설득력이 높은 편이다.

소의 젖 속에 함유된 에스트로겐이 유방암 위험을 높이는 장본인이라고 주장하는 사람도 있다. 소의 젖에는 당연히 에스트로겐이 약간 들어 있게 마련이고, 현대 낙농 방식으로 인해 대부분의 소가 임신 상태임에도 우유 속에 든 에스트로겐 양은 극도로 적다. 하루에 마시는 우유 3잔에는 배란 중 생성되는 평균적인 에스트로겐 양의 0.01퍼센트에서 0.1퍼센트가 들어 있는 정도다. 위장관에서 에스트로겐이 잘 흡수되지 않기 때문에 영향을 끼칠 정도의 양이 혈액 속에 들어갈 확률은 거의 없어 보인다.

우유에 매우 높은 수치의 에스트로겐을 보충하고 이를 생쥐에게 먹여, 우유에 든 에스트로겐이 끼치는 잠재적 영향을 살펴본 연구가 있었다. 시중에서 판매되는 것보다 100배 이상의 에스트로겐이 담긴 우유를 먹었을 때는 부정적인 영향을 보이지 않았고, 에스트로겐 함량을 1,000배로 높이자 반응이 나타났다. 우유 안에 이 정도의 에스트로겐이 담겨 있는 것은 사실상 불가능하다. 연구팀은 우유 속 에스트라디올과 에스트론이 매우 방대한 양에 달하기 전까지 영향을 미치지 않는 이유는 호르몬이 잘 흡수되지 않기 때문이며, 따라서 우유가 부정적인 영향을 끼친다 하더라도 그것이 우유 속 에스트로겐 때문은 아니라는 결론을 내렸다.

대부분의 젖소는 우유 생산량을 높이는 인슐린유사성장인자 insulin-like growth factor, IGF-1를 더 많이 생성하도록 품종 개량이 되었는데, IGF-1이 암세포를 자라게 하는 원인이라는 가설이 나와 있다. 우유와 비호르몬성 암과의 연관성도 제기되었기 때문에 IGF-1이 더 그럴듯한 원인처럼 보이기도 한다. 또 다른 가능성은 우유에 든 단백질인 젖당(락토스)이다. 젖당은 각각 D-글루코스와 D-갈락토스로 소화되는데, D-갈락토스는 염증과 산화 스트레스를 유발하고 조직의 노화를 촉진할 수 있으며 심혈관 질환과 암 위험성을 높인다. 심지어 우유가 뼈에 좋다는 속설에도 불구하고 역설적으로 나이와 관련된 뼈손실을 증가시킬 수도 있다. 요거트는 우유와 비슷한 호르몬 수치를 함유하고 있지만 발효 작용 때문에 함유된 D-갈락토스 양은 동일하지 않다. 이 사실은 왜 우유는 위험성을 높이는 데 반해 발효된 우유나 치즈는 그렇지 않은지 설명해준다. 또한 요거트는 장내 세균에 유익하다는 이점을 가지고 있다.

우유는 영양학적으로 매우 복잡한 식품이다(유제품이 뼈에 미치는 영향에 대해 살펴보려면 11장 참고). 놀랍게도 수많은 연구에 재정적 후원을 한 것이 유제품 산업계이므로 편향되지 않은 최고의 증거를 구별해내는 일은 쉽지 않다. 또한 우유는 모든 음식물과 마찬가지로 다른 요인의 영향을 전혀 받지 않는 진공 상태와 같은 환경에서 섭취하지 않는다. 우유는 우수한 단백질, 칼슘, 인, 비타민D 섭취원이며, 이러한 영양소를 섭취하는 데 어려움을 겪는 이에게는 저렴하면서 쉽게 구할 수 있고, 맛도 좋은 영양공급원이다. 우유와 유제품은 수천 년간 번성한 여러 문명에서 주된 음식으로 섭취되어 왔다. 따라서 우유에 대한 가설을 마음대로 추정하고 파악해서는 안 될 것이다.

참고로 나는 오랜 시간 헤비 밀크 드링커였다. 섬유질이 많이 함유된 시리얼을 아침 식사로 즐겨 먹는데 우유 대신 요거트와 함께 먹는 방식으로 바꾸었고, 지금은 라테에 푹 빠져서 우유를 대체할 가장 맛있는 대체품—아직 성공하진 못했지만—을 찾고 있다. 우유는 하루 1잔만 마시려고 노력 중이다.

음식 속의 호르몬: 육류

소는 성장을 위한 호르몬을 투여하는 경우가 많기 때문에 소고기와 생식 호르몬을 향한 의문이 제기되는 것은 당연한 일이다. 이 문제에 대한 답을 찾기 위해 일단의 과학자들이 다양한 음식의 조직에서 에스트로겐처럼 활동하는 물질들을 시험하도록 고안된 연구를 진행했다. 이를 통해 에스트로겐이 든 음식뿐 아니라 피토에스트로겐이 든 음식들도 비교할 수 있었다. 평가 대상 음식에는 호르몬을 투여한 소에서 얻은 소고기와 그렇지 않은 소고기, 시중에서 판매되는 달걀, 포장째 끓일 수 있는 쌀(쌀은 포장 속에서 조리된 채로 시험하고, 그 뒤에 쌀과 포장을 분리한 후 시험했다), 콩고기 버거가 포함됐다.

예상대로 호르몬을 투여한 소에서 얻은 소고기는 호르몬 투여를 받지 않은 소보다 에스트로겐 활동량이 두 배나 높았는데, 그 수치는 5ng/250g 대 2.5ng/250g이었다. 중간 크기의 달걀은 6.5ng을 기록했다. 암탉은 사람처럼 난모세포(난자)에서 에스트라디올을 생성하고 난모세포는 난자가 되기 때문에 이 부분은 놀랍지 않았다.

흥미롭게도 쌀에는 알려진 피토에스트로겐이 없는데도 쌀의 종류에 따라 큰 차이를 보여 250g당 0에서 66ng 사이의 에스트로겐 활동이 나타났다. 더 자세히 조사한 결과 연구원들은 에스트로겐의 활동이 감지된 쌀은 제랄레논(앞서 살펴본 바 있다)이라 불리는 소량의 에스트로겐 미코톡신에 오염되었다는 것을 발견했다. 콩고기 버거는30만ng/g를 기록해서 가장 높은 에스트로겐 활동을 보였다. 그다음으로 연구팀은 얼마나 많은 양의 에스트로겐 화합물이 흡수되어서 조직에 영향을 주는지 살펴보기 위한 모델을 제작했는데, 콩고기 버거가 에스트로겐 영향을 가장 많이 주는 것으로 나타났다.

이러한 자료가 콩고기 또는 호르몬을 투여한 소에서 얻은 소고기가 좋거나 나쁘다고 말하는 것은 아니다. 다만 음식이 에스트로겐 효과를 낼 수 있다는 개념은 다양한 각도로 검토될 수 있으며 단순히 수치만을 비교하는 것이 아니라 흡수율과 조직에 미치는 영향을 비교하는 것이 중요하다. 천연 에스트로겐 또는 에스트로겐과 유사한 활동이 전혀 없는 음식도 에스트로겐 미코톡신에 오염될 수 있다는 사실을 인지하는 것 또한 중요하다. 음식에 관한 무시무시한 기사 제목을 마주했을 때, 패닉 상태에 빠지지 않고 한 걸음 물러나 확실한 논지가 존재하는지 확인해야 한다.

요점

- 몸에 좋은 음식이 호르몬 건강에도 가장 좋다.
- 피토에스트로겐은 식물에서 발견된 화합물로, 에스트로겐의 작용을 흉내 내거나 방해한다.
- 피토에스트로겐은 초식 동물의 생식력에 영향을 끼쳐 식물을 방어하는 기제로 진화했을 가능성이 있다.
- 식이 피토에스트로겐을 늘려도 완경 증상에 도움을 주거나 유방암 위험을 낮출 확률은 매우 낮다. 그렇지만 몸에 유해하지는 않으며 피토에스트로겐이 풍부한 음식은 건강에 다른 이득을 제공할 수 있다.
- 우유는 유방암 위험률 증가와 연관이 있지만, 위장관에서 흡수율이 낮기 때문에 에스트로겐이 암의 원인일 가능성은 적으며 요거트와 치즈는 유방암과 관련이 없다.

20장 생동일성 호르몬, 천연 호르몬, 조제 호르몬: 의학은 마케팅이 아니다

흔히 말하는 생동일성 호르몬과 식물성 호르몬, 맞춤 조제 custom-compounded 호르몬이 어떻게 뿌리를 내리고, 엄청난 돈을 벌어들이는 오늘날의 거대 산업으로 자리 잡았는지에 대한 이야기는 MHT의 뒷이야기보다 더 복잡하게 뒤엉켜 있다. 배합 약품compounded product에 사용되는 호르몬은 제약회사의 완제품 pharmaceutical product에 처방된 것과 동일한 호르몬이지만, 전자의 경우 정교하고 안전한 감독이 전혀 이루어지고 있지 않은 상황이다.

일각에서는 '생동일성bioidentical'이라는 용어를 에스트라디올, 프로제스테론, 에스트론, 테스토스테론과 같이 인체에서 만들어지는 것과 동일하다고 간주되는 호르몬을 설명할 때 사용한다. 영어에서 '생물학적인'을 뜻하는 biologic 또는 '생물학'이라는 뜻의 biology에 '동일하다'라는 뜻을 가진 identical을 조합해 만든 단어로, 의학 용어는 아니지만 사용 빈도가 높아 하나의 어휘로 자리를 잡았다.

생동일성이라는 용어는 여러 측면에서 문제가 있다. 무엇보다도 의학적으로 불필요하다. 난소에서 생성된 에스트라디올은 실험실에서 만든 에스트라디올과 똑같기 때문에 굳이 생동일성이라 언급할 필요가 없다. 에스트라디올이 실험실에서 만들어졌다는 사실을 강조해야 할 때, 필요한 경우 '치료용' 또는 '약학적pharmaceutical'이란 용어를 사용할 수 있다. 그리고 나는 여성들이 필요할 때 이 차이를 이해할 수 있다고 믿는다. '생동일성'이라는 용어를 사용하는 이들은 여성들을 믿지 못하거나 여성들이 진실을 알기를 원하지 않는 것이다.

또한 생동일성이란 단어는 자연을 연상시키기 때문에 우리는 이를 사용한 문구에 긍정적 의미를 부여한다. 그러나 자연적이라는 말이 안전하다는 뜻은 아니란 걸 명심해야 한다. 예를 들어 협죽도는 독성이 매우 강한 식물이다. 얼마나 위험하냐면, 협죽도를 갉아 먹은 달팽이를 먹은 사람이 협죽도의 독에 중독된 사건이 보고된 적이 있을 정도다! 또 인체가 만들어낸 에스트라디올은 천연이지만 심지어 난소에서 자연 생성된 양으로도 혈전과 유방암의 위험 요소가 될 수 있다. 에스트라디올이 MHT에서 안전하지 않다는 뜻은 아니지만, 이를 통해 '천연' 혹은 '자연적'이라는 말이 안전과 얼마나 관련이 없는지 잘 알 수 있다. 더 중요하게 살펴보아야 하는 것은 과학적 사실과 엄격한 평가 과정이다.

그리고 과학적 측면에서 보자면… 여전히 "글쎄올시다"다. 생동일성이란 단어는 정확성까지 떨어진다. 연구실에서 만든 호르몬은 난소에서 만들어진 것과 2분자 수준에서 동일하지 않기 때문이다. 복잡하다고? 이해한다. 아마 이 책에서 가장 복잡한 의학적 개념일 테니 말이다. 하지만 이 설명은 꼭 해야겠다. 여성에게 필요한 것은 마케팅이 아니라 의학이기 때문이다. 모든 화학 원소에는 동위원소가 있는데, 동위원소란 중성자의 수가 다른 원소를 의미한다(중성자는 원자핵을 이루는 원자 구성 입자 중 하나다). 스테로이드 호르몬 구성에서 중추 역할을 하는 원자인 탄소에는 자연적으로 발생한 두 개의 동위원소 12C와 13C가 있다. 식물 속 스테로이드를 준합성하여 만든 스테로이드 호르몬은 인체에서 생성된 스테로이드 호르몬과는 다른 탄소동위원소(13C/12C) 비율을 가지고 있어 생체학적으로 동일하지 않다. 매우 유사하지만, 다르다. 그 이유는 화학 과정을 거쳐 호르몬으로 전환되는 디오스게닌diosgenin 같은 식물 스테로이드 때문인데, 디오스게닌은 고정된 탄소동위원소(13C/12C) 비율을 가지고 있다. 인체에서 에스트라디올과 프로제스테론 같은 호르몬을 생성하기 위해 사용하는 천연자원인 콜레스테롤은 매우 다양한 탄소동위원소(13C/12C) 범위를 가지는데, 그 이유는 인간이 한 가지가 아닌 다양한 동식물에서 콜레스테롤을 얻기 때문이다. 그러니까 얌이나 콩처럼 단일 자원에서 생성된 에스트라디올은 한 가지 종류의 사탕만 들어 있는 할로윈 사탕 주머니와 같고, 인체에서 만든 에스트라디올은 다섯 가지 종류의 사탕이 든 사탕 주머니에 비유할 수 있다. 어찌되었든 간에, 우리의 몸에 필요한 것은 사탕 주머니 자체이지 그 안에 든 사탕의 종류가 아니다. 따라서 실험실에서 만든 호르몬은 인체에서 만든 것과 생체학적으로 동일할 수 없다. 우리 몸에서 해내는 역할만 따지면 기본적으로 동일하지만, 이 사실은 좋은 마케팅거리가 되지는 못한다.

또한 디오스게닌을 비롯한 여러 식물 스테로이드에서 생성된 에스트라디올과 프로제스테론은 식물성이라고 잘못 홍보되곤 한다. '식물성'이란 단어를 들으면 식물을 말리거나 절구에 찧는 장면을 떠올리게 되지만, 실제로는 디오스게닌이나 이와 비슷한 화합물을 이용해 실험실에서 다단계 공정을 거쳐 제조된 것이다(17장 참고). 어느 지점에서인가 식물이 등장하기는 하지만, 이런 식의 논리를 적용하면 휘발유도 자연적인 것이 된다. 이 단어가 가진 또 다른 문제는 사람들이 에스트로겐처럼 작용하는 식물 유래 화합물인 피토에스트로겐과 식물 유래 에스트로겐을 혼동한다는 것이다(19장 참고). 내가 만난 여성들 중에는 자신이 복용하는 식물 유래 조제 호르몬이 호르몬이 아니라 야생 얌 뿌리 추출물이기 때문에 안전하다고 주장하는 사람들이 많았다. 우리는 식물 유래 호르몬이 100퍼센트 안전하다는 말을 자주 듣는다. 그러나 이 주장은 1960년대 윌슨 박사가 주장했던 것과 전혀 다르지 않다.

생동일성 호르몬과 식물 유래 호르몬 마케팅은 화려한 삶을 광고했던 프레마린처럼, 라이프스타일을 건드린다. 모터보트와 칵테일 파티가 있던 자리에 풍성한 과일과 채소가 그득 담긴 그릇, 노을 지는 해변 앞에서 멋진 요가 자세를 취하고 있는 매력적인 금발 여성이 있는 장면. 그리고 그 아래 이런 해시태그가 떠오르지 않는가? #자연과함께하는삶

말을 교묘히 바꾸고 진실을 절반만 보여주는 방식으로 호르몬 관련 정보를 극단적으로 왜곡할 수 있다. 아래는 프로제스테론을 구글에 검색하면 가장 먼저 볼 수 있는 내용이다.

> 천연 미분화 프로제스테론은 식물에서 추출한 프로제스테론의 한 형태로 인간의 프로제스테론과 일치하며, 피임약이나 프로베라처럼 완경 관리를 위한 여러 형태의 합성 HRT에서 볼 수 있는 합성 호르몬과 다르다.

위 내용에 따르면 프로제스테론은 식물에서 추출되었으며 좋은 것이고, 다른 호르몬은 실험실에서 만들어진 프랑켄슈타인 같은 존재이자 끔찍한 위험의 세계에 입장하는 편도 티켓과 마찬가지다. 다음은 올바른 정보와 용어를 사용하여 다시 완성한 글이다.

치료용 프로제스테론은 프로제스테론을 준합성한 것으로, 특정 식물 속에 들어 있는 화합물인 디오스게닌을 사용해 실험실에서 만든 것을 뜻한다. 치료용 프로제스테론은 인체의 프로제스테론과 동일한 화학 구조를 가지고 있다. 프로제스테론과 다르지만 비슷한 화학 구조를 가지고 있는 기타 준합성 호르몬은 피임약이나 여러 MHT에서 찾아볼 수 있다. 그중 하나가 메드록시프로제스테론 아세테이트인 프로베라로, 치료용 프로제스테론처럼 디오스게닌을 사용해 실험실에서 제조되었다.

아까와 다르지 않은가? 정확한 표현이 이렇게나 중요하다. 이건 연금술이 아니라 의학이기 때문이다.

조제 호르몬

조제 호르몬은 제약회사가 아닌 개인 약국의 조제실에서 만들어지며 알약, 크림, 펠릿의 형태로 제작될 수 있다. 약국 조제는 틈새 시장을 메우는 중요한 역할을 한다. 가령 완제품의 성분에 알레르기가 있거나, 시중에 나온 적합한 완제품이 없는 상황이거나, 시중 제품이 턱없이 비싼 경우 필요한 제품을 만들 수 있기 때문이다.

맞춤 조제 호르몬은 하나의 산업으로 성장했다. 빅 파마 제품을 사용하는 호르몬 처방이 3,600만 건인 데 반해, 미국 여성 100만~250만 명이 매년 약 2,600만~3,200만 건의 처방을 통해 이러한 배합 약품을 사용하고 있다. MHT를 위해 미국에서 처방된 호르몬의 40퍼센트가 조제품이라는 추정치도 있다. 조제 호르몬은 1년에 10억 달러 규모에 달하는 산업이지만, 규제상의 번거로움이나 비싼 연구를 수반할 의무가 없다. 리틀 파마Little Pharma*라고 부르기에는 시장의 규모가 거대하니, 빅 내추럴Big Naturals이라는 이름이 더 잘 어울릴 듯하다.

나는 제약회사가 만든 완제품 호르몬pharmaceutical hormone의 1회 투여량에 어느 정도의 호르몬이 들어 있는지, 그중 어느 정도가 얼마나 빨리 흡수되는지, 흡수된 호르몬이 몸속에서 어떻게 작용하는지 정확히 알고 있다. 더불어 호르몬이 자궁내막에 어떤 영향을 주는지도 알고 있다. 그러나 배합 약품에 관해서는 이 중 어떤 정보도 알 수가 없다. 이렇게 정보가 부족하다는 사실이 특히 더 걱정스러운 것은 맞춤 조제 호르몬의 장점으로 받아들여지고 있는 맞춤 처방약(예: 신약 크림을 사용하거나 알약에 다른 충전물을 사용하는 것)이 용량이 부정확하다거나(있어야 할 용량보다 더 많거나 적은 양이 함유된 경우) 약이 흡수되는 방식이 일정치 않아 혈중 호르몬 수치가 너무 높거나 낮은 상황을 유발할 수 있기 때문이다. 배합 약품 속의 에스트로겐 수치에 주목한 한 연구에서는 제품의 30퍼센트가 상표에 적힌 것보다 많은 양을—때로는 최대 200퍼센트 이상의 에스트로겐—함유하고 있는 것으로 밝혀져서 우려를 자아냈다.

FDA는 전문의약품에 대한 승인이 이루어진 이후에도 수년간 추적을 한다. 상대적으로 단기간에 해당하는 자료를 사용해 약을 승인하기 때문에, 이로 인해 놓쳤을지도 모를 사안을 확인하기 위해서다. 이것을 시판 후 조사라고 하는데 약물의 안정성을 확인하기 위한 필수 과정이다. 시판 후 조사는 대부분의 조제 호르몬에 대해서는 공식적으로 진행되지 않는다. 부작용에 대한 보고가 부족하다는 사실이 이러한 약물이 더 안전하다는 잘못된 인식

* 대형 제약사들을 일컫는 '빅 파마'와 대조시켜 붙인 이름.

을 심어준다. 마치 냉장고 밑을 들여다보지 않는 것이 그곳이 매우 깨끗하다는 가짜 안도감을 심어주는 것처럼 말이다. 그러나 냉장고 밑과 다른 점이 있다면, 호르몬에 대한 무지한 태도는 큰 화를 불러올 수 있다는 사실이다. 조제 약물은 제약회사의 전문의약품에 FDA가 요구하는 것과 동일한 경고 사항을 표시하지 않는 경우가 많은데, 바로 이런 점이 도리어 안전에 대한 환상을 심어줄 수 있다. 면밀한 조사가 부족함에도 여성의 67퍼센트가 시판 전문의약품Pharmaceutical prescription보다 조제 호르몬이 더 안전하다고 믿고 있다.

최근 FDA는 제약회사 바이오트 메디컬BioTE Medical이 판매하는 조제 에스트라디올과 테스토스테론 펠릿과 관련하여 FDA에 한 번도 보고된 적 없는 부작용 4,202건에 대해 알게 되었다. 부작용에는 암, 뇌졸중, 심근경색, 심부정맥혈전증(혈액 응고) 및 그 외 무수하게 많은 문제들이 포함됐다. 바이오트는 캐리 보이드 약국Carie Boyd's Prescription Shop과 아나자오 헬스AnazaoHealth Corporation에서 호르몬 펠릿을 공급받았다.

조제 MHT가 널리 받아들여지고 있다는 사실에서 빅 내추럴의 진정한 마케팅 솜씨를 엿볼 수 있는 이유는, 배합 약품에 사용되는 원료 호르몬이 실은 빅 파마가 사용하는 것과 동일하기 때문이다. 조제 호르몬을 만들어내는 빅 내추럴 종사자들은 얌 농부들을 만난 적이 없다. 만일 제품에 에스트라디올, 프로제스테론을 비롯한 어떤 호르몬이라도 함유되어 있다면(접합마에스트로겐CEE 제외), 그 호르몬은 실험실에서 합성된 것이며 에스트라디올이 제약회사에서 만들어졌든 조제실에서 만들어졌든 제조 방식은 동일하다.

많은 여성은 조제 호르몬이 '맞춤'이라는 표현에 걸맞게 에스트리올, 에스트론, DHEA, 테스토스테론 같은 다양한 호르몬을 추가해 개인에게 적합한 형태로 제작된다고 이해하고 있다. 테스토스테론에 대한 유일한 적응증은 성욕 감소다(테스토스테론에 관한 자세한 내용은 15장 참고). MHT에서 프레그네놀론 안전성에 관한 자료는 존재하지 않는다.

디히드로에피안드로스테론DHEA은 부신에서 만들어지는 호르몬으로, DHEA-S(황산염 형태)로 전환될 수 있으며 DHEA와 DHEA-S는 인체에서 가장 풍부한 스테로이드 호르몬이다. DHEA는 인체에서 에스트라디올, 프로제스테론, 테스토스테론(부록 A, 518쪽 참고)으로 전환되는 전구체 호르몬precursor hormones 중 하나다. DHEA 수치는 나이가 들수록 낮아진다. 일부 연구에서 높은 DHEA 수치를 안정적인 노화와 연결 지었으므로 이 물질을 보충하면 건강에 도움이 될 수 있을 것이라는 생각은 그럴듯한 가설이다. 하지만 DHEA가 성기능, 기분, 뼈 밀도 개선과 관련이 없다는 연구 또한 존재한다. 완경이행기 및 완경 이후의 높은 DHEA 수치는 우울증 위험성 증가와 관련이 있다. 따라서 DHEA는 MHT에서 권장되지 않는다. 완경 비뇨생식기증후군을 보이는 여성을 위한 FDA 승인을 받은 질 전용 DHEA-S 제품들만이 존재한다(14장 참고).

에스트론과 에스트리올은 에스트라디올과 함께 바이스트biest(80퍼센트의 에스트리올과 20퍼센트의 에스트라디올을 함유한 경우도 있고, 50퍼센트의 에스트리올과 50퍼센트의 에스트라디올이 함유된 경우도 있다)와 트리스트triest(에스트리올 80퍼센트, 에스트론 10퍼센트, 에스트라디올 10퍼센트)라고 알려진 비율로 조제되는데 캡슐, 약용 캔디, 크림, 젤 타입으로 만들 수 있다. 에스트론과 에스트리올은 상대적으로 에스트로겐 작용이 약하므로, 에스트라디올과 같은 효과를 보려면 더 많은 양을 주입해야 한다. 에스트리올은 주로 태반에서 만들어지기 때문에, 이 물질이 천연이라든지 완경 여성에게 특화된 것이라 말하는 게 나는 늘 이상하다고 생각한다. 에스트론과 에스트리올이 더 안전하다거나 순하다는 (어떤 뜻이든지 간에) 주장은 근거가 없다.

2013년 한 연구팀이 바이스트를 사용한 여성들의 혈액 수치와 FDA 승인을 받은 에스트라디올 패치를 비교한 자료를 처음으로 발표했다(이러한 제품들이 얼마나 오랫동안 사용되었는지를 생각하면 처음 발표되었다는 사실이 충격적이다). 바이스트 2.5mg, 즉 에스트리올 2mg과 에스트라디올 0.5mg이 든 바니크림Vanicream(수송체 크림, 가장 흔히 사용됨)을 이 제품과 같은 용량에 해당하는 0.05mg 에스트라디올 패치와 시험 및 비교했다. 바이스트를 사용한 경우 패치에 비해 훨씬 낮은 에스트라디올 혈액 수치를 보였고, 일정한 수준을 유지하는 패치에 비해 변동성이 컸다. 바이스트를 3mg 사용하면 2.5mg에 비해 높은 수치를 나타냈지만, 0.05mg 에스트라디올 패치에 비해서는 여전히 낮은 수치였다.

바이스트 투여량 2.5mg이 훨씬 낮은 혈액 수치를 보인다는 점에서 이 제품의 증상 개선 현상은 플라세보 효과일 가능성이 있으며, 무엇보다 골다공증 예방 효과가 미진할 것이라는 사실이 우려된다. 흥미롭게도 이 바이스트가 든 크림을 사용했을 때 혈액 속 에스트리올은 의미 있는 증가 현상을 보이지 않았다. 매우 낮은 에스트리올 수치를 검출하는 실험 방법의 정확성은 알려져 있지 않아 결론을 도출하기가 어렵지만, 이 제형 속 에스트리올은 피부에 잘 흡수되지 않거나 빠르게 대사되거나 혹은 다른 호르몬으로 전환되었을 가능성이 있다.

그렇다면 조제 호르몬 덕분에 한결 나아졌다고 말하는 여성들은 어떻게 된 것일까? 몸에 유익하든 부작용을 일으키든 호르몬에 적응하기까지 시간이 걸릴 수 있으므로, 기존에 쓰던 호르몬이 안 듣는다고 생각해서 조제 호르몬을 찾아 나설 때쯤에는 기존 호르몬이 마침내 효과를 내기 시작했을 수 있다. 또한 저렴한 플라세보보다 비싼 플라세보가 더 효과적이라는 연구 결과도 설명이 되어줄 수 있다. 많은 조제 호르몬 제품이 보험 처리되지 않으므로, 호르몬 구입비도 더 비싸고 의사를 만나는 비용도 더 비쌀 수 있다. 보험이라는 울타리 밖에서 진료를 하면 의사가 환자와 더 많은 시간을 보낼 수 있고(미국 보건 시스템에 존재하는 거대한 문제이기도 하다), 그렇게 되면 보다 충분히 치료에 대한 이야기를 나눌 수 있기에 환자는 만족스러운 기분이 들고 나아가 결과에 영향을 미칠 수도 있다.

이쯤 말하니 어디선가 "건터 박사는 빅 파마의 수족"이라는 모욕적인 말이 들리는 듯하다(나는 2004년 이후 제약회사로부터 단 한 푼도 받은 적이 없다). 그런 투의 왜곡된 온라인 리뷰가 등장한다고 해도 놀랍지 않을 것 같다. 소위 말하는 생동일성, 식물 유래, 배합 약품의 안전과 과학에 관한 진실은 수많은 사람들이 누려온 막대한 수입에 영향을 미치게 될 테니 말이다.

의사들이 빅 파마로부터 돈을 받았는지를 추적한 '달러 포 닥터Dollars for Doctors'라 불리는 데이터베이스가 있지만, 아쉽게도 의사들이 조제품을 홍보하거나 연구실과 연계해 확인되지 않은 호르몬 수치를 권장함으로써 취할 수 있는 돈에 대한 공개 자료는 존재하지 않는다.

빅 파마의 주요 문제 중 하나는 어떻게 그들의 연구가 십중팔구 긍정적인 결과만을 얻게 되는가이다. 위궤양 약을 예로 들어보자. 영국의 내과의이자 연구자인 벤 골드에이커Ben Godacre의 연구에 따르면, 제약회사가 후원한 연구의 85퍼센트가 해당 약들이 유익하다고 주장했지만 같은 약들을 정부 후원 연구에서 평가했을 때는 50퍼센트만이 긍정적인 결과를 보였다. 미 증권가는 블록버스터급으로 히트를 친 상품에만 투자가 쏠리고, 실패한 약에 대한 데이터는 주식 가격에 고약한 영향을 미치기에 거의 공개될 기회를 얻지 못하는 것이다. 참으로 안타깝다. 사실 실패한 약에서 소중한 교훈들을 얻을 수 있기 때문이다.

빅 파마와 관련된 고구마 줄기 같은 문제들에 대한 해결책으로, 여성들을 규제도 제대로 되지 않고 뒷받침할 연구도 이루어지지 않는 산업으로 내모는 것은 답이 아니다. 업계가 더 나아지기를 요구하는 것이 맞는 답이다. 조제 호르몬은 의료계에 존재하는 틈새를 피하도록 여성을 돕는 것이 아니라, 오히려 이용하고 있다. 이러한 제품들이 정말로 뛰어나다면 조제 산업계는 1년에 벌어들이는 약 10억 달러 수입의 일부를 투자해, 그들의 주장을 뒷받침해줄 질적인 연구를 진행해야 하지 않을까.

과학이 멋지고 훌륭한 이유가 바로 여기에 있다. 제품이 뛰어나다는 것을 입증하면, 나 또한 그 사실을 받아들여 기꺼이 입장을 바꾸겠다.

조제 호르몬과 혈액 검사

소위 맞춤형 조제 호르몬에는 또 다른 어두운 면이 있다. 바로 치료를 개인에 맞추기 위한 혈액 검사다. 매력적으로 들릴지도 모르지만, 이 검사는 우리가 알고 있는 호르몬이나 완경에 관한 지식에 기초하지 않는다. 완경에 대한 케어에 있어서 목표로 하는 것이 특정 호르몬 수치를 성취하는 것이 아니다 보니, 권장 호르몬 수치도 있을 수 없다. 호르몬은 나이, 증상, 골다공증 위험을 바탕으로 제공된다. 이에 더해 완경이행기에 호르몬 수치가 급격하게 변화하기 때문에(가령 아침과 밤에 측정한 호르몬 수치가 서로 다를 수 있다) 믿을 만한 기준이 될 수 없다는 것을 알아두어야 한다. 일부 의료 관계자는 타액을 통한 호르몬 검사를 권장하기도 한다. 이 방식은 자연 요법 의학naturopath에서 많이 활용하는데, 무의미하다.

며칠에 걸쳐 모니터를 진행하는, 더 잘 고안된 연구 결과들을 보면 호르몬 수치는 증상과 밀접한 관련을 보이지 않았다. 완경 이후 혈액에 순환되는 에스트로겐은 몸에 무엇이 필요한지를 반영한 것이 아니라, 조직에서 버렸거나 넘쳐 흘러나온 에스트로겐이 떠다니는 것이다. 게다가 혈액 수치는 생체 조직 내에서 일어나는 일들을 반영하지 않을 가능성이 있다. 필요에 따라 에스트라디올을 에스트론으로 전환하거나 에스트론을 에스트라디올로 전환할 수 있기 때문이다(3장 참고).

호르몬 검사는 불필요한 비용 지출을 야기할 뿐 아니라 의사가 자신의 문제를 경청하며 관심을 쏟아준다는 착각을 유발한다. 의사들은 호르몬 수치에 대해 이야기하고 이를 조정하기 위해 여성들을 계속해서 병원에 방문하게 한다. 관련 검사들은 보험회사의 보장을 거의 받지 못해서 돈 낭비나 다름없다. 이는 보험회사가 바로잡아야 할 부분이기도 하다.

어떻게 생동일성/식물 유래의 신화는 시장을 장악했을까?

MHT에서 '생동일성'과 '천연'이라는 용어는 적어도 1990년대부터 사용되었다. 이 단어들은 1990년대 중반쯤에는 이미 주류로 자리매김했던 대체 의학의 영역을 확장하는 데 일조했다. 연구를 거치지 않은 이런 종류의 치료법을 지지하는 세력은 여성이 호르몬과 관련해 의학계의 무시를 받고 있다고 주장하지 않았다. 어찌 됐든 1997년에는 북아메리카의 완경기 여성 41퍼센트가 MHT를 받고 있었기 때문이다. 이들은 대형 제약회사들이 제조하고 당국의 규제를 받는 완제품 MHT가 부자연스럽다는 입장을 내세웠다. '말의 호르몬은 말에게 자연스러운 것이지 여성에게 자연스러운 것이 아니다'는 그들이 자주 외치는 표어였다. 또한 조제 호르몬이 여성의 요구를 적절히 수용할 수 있어 더 낫다는 부정확한 주장도 있었지만, 그 어떤 증거도 제시되지 않았다.

WHI와 더불어, 접합마에스트로겐CEE(프레마린)—소위 말 호르몬—이 좋지 않다는 말이 그럴듯하게 들렸던 이유는 CEE가 WHI의 연구에서 사용된 에스트로겐이기 때문이었다. 많은 여성과 의사들이 완제품 에스트로겐 처방을 망설인 데다 증거에 기반한 비호르몬 대안 치료가 거의 없어 치료의 공백이 생겨나면서 빅 내추럴의 행보가 시작된 것이다. 제품의 위험성에 대한 관련 자료의 부재(연구를 하지 않으면 위험을 밝혀낼 수도 없다)는 이 제품들이 안전하다고 받아들이는 태도로 이어져버렸고, 이런 종류의 호르몬 홍보에서 느껴지는 확신에 찬 태도는 의학계에서 들려오는 모순된 메시지를 대체할 수 있는 반가운 대안으로 다가왔을 것이다. 생동일성 호르몬을 둘러싼 자신감이 경쟁력으로 잘못 포장된 것이다.

생동일성 호르몬은 유명 인사들의 입김이 작용하면서 폭발적인 힘을 발휘하기 시작했다. 배우 겸 유명 피트니스 기구 홍보 대사이자 저자로도 활동한 수잔 소머스Suzanne Somers는 《먹고, 속이고, 지방을 녹여라Eat, Cheat and Melt the Fat Away》뿐 아니라 2004년에 호르몬을 다룬 첫 번째 책 《매력적인 나날들: 호르몬과의 동거 생활The Sexy Years: The Hormone Connection》을 출판했다. 소머스가 펼친 주장은 윌슨 박사가 1966년에 발표한 저서 《영원한 여성성》의 중심 내용과 거의 다르지 않았다. 소머스는 완경은 질병이며 여성은 에스트로겐의 기적을 통해 날씬한 몸매와 여성미, 아름다움을 유지할 수 있다고 외쳤다. 또한 어렵지 않게 예측할 수 있듯이, 에스트로겐은 100퍼센트 안전하다고 주장했다. 윌슨 박사와 소머스의 유일한 차이는 생동일성 호르몬에 대한 소머스의 주장뿐이다.

그 뒤를 이어 방송인 오프라 윈프리가 2009년 1월 MHT에 2회의 쇼를 할애하면서 새로운 판이 완성됐다. 윈프리는 자신이 진행하는 토크쇼에서 로빈 맥그로Robin McGraw(필 맥그로Phil McGraw 박사*의 아내)와의 인터뷰를 진행하고 2주 후 수잔 소머스와 대화의 시간을 가졌다. 오랜 시간 생동일성 호르몬을 옹호했던 크리스티안 노스럽Christiane Northrup 박사도 '논리적인 의학계의 목소리'를 내는 인물로 등장했다. 소머스가 제공한 정보의 대부분은 의학적으로 맞지 않는데도 아무도 이의를 제기하지 않았다. 소머스가 사용한 복용량과 치료법은 너무도 말이 안 돼서 헛웃음이 나올 지경이었다. 슬프게도 스스로는 물론, 다른 여성들에게 진지하게 추천했다는 점에서 웃어넘길 수 없지만 말이다. 소머스는 이 치료법이 자신의 주치의 프루던스 홀Prudence Hall에게 추천받은 것이라고 주장했다.

당시 이 에피소드를 다룬 〈뉴스위크〉는 수잔느 소머스가 생동일성 호르몬을 복용하는 동안 유방암을 얻었고, 자궁암 전암 단계에 있었다는 사실은 전혀 언급되지 않았다고 지적했다. 소머스는 그저 웰빙으로 가는 길을 구축하는 여성 전사로 추앙을 받았다.

소머스가 자궁암 전암병변을 경험한 사실은 놀랍지 않다. 소머

* 미국의 유명 텔레비전 사회자, 작가, 심리학자. 1990년 후반 〈오프라 윈프리 쇼〉에 출연하면서 이름을 알렸다.

스는 국소용 프로제스테론 크림을 사용하고 있었는데 이 제품은 에스트로겐으로부터 자궁을 보호하는 데 효과가 없다. 이 점을 아무도 지적하지 않았고, 이후 〈오프라 윈프리 쇼〉가 자랑하는 전문가 노스럽 박사가 자신의 책에서 국소 프로제스테론을 또다시 추천했다. 이러한 치료법을 두고 윈프리는 “여성은 자기 자신을 위하여 더 나은 삶을 요구할 권리가 있다”고 말했다.

맞다. 여성은 반드시 더 나은 삶을 요구해야 하지만, 안전하지 않은 국소 프로제스테론의 사용을 권장하는, 연구도 거치지 않은 MHT 치료법이 여성의 권리 신장이라고 하는 것은 불합리하고 모욕적인 일이다. 여성성이 자원이라는 암시가 담긴 소머스의 메시지는 차치하고도 말이다. 나는 종종 오프라가 여성들에게 요구하라고 말한 ‘더 나은 삶’에 백신을 거부하는 일도 포함된 것인지 묻고 싶다. 쇼에 출연했을 때 노스럽 박사는 공개적으로 HPV 백신에 반대하고 있는 상태였기 때문이다. 아무리 생각해도 자궁경부암이 여성의 임파워링 방법으로 느껴지지는 않는데 말이다.

오프라 윈프리는 소머스와 노스럽의 주장에 완전히 설득되어서 소위 생동일성 에스트로겐이라 부르는 것을 사용하기로 결심했는데, 그가 처방전을 받아 구입하는 완제품을 썼는지 배합 약품을 썼는지는 언급되지 않았다. 당시 윈프리의 지지는 신이 내린 한마디보다 강력했다. 오프라는 〈오, 더 오프라 매거진O, The Oprah Magazine〉에서 곧바로 “안개가 걷힌 느낌이 들었다”고 말했다. 따분한 연구와 자료나 요구하는 현대 의학이 과연 아래와 같은 오프라 윈프리의 한 줄에 견줄 수 있을까.

3일 뒤, 더욱 높고 푸르러진 하늘이 시야에 들어왔고, 머릿속은 더는 흐리멍덩하지 않았으며 모든 기억이 또렷해졌다. 절로 노래가 흘러나왔고 발걸음은 더없이 가벼웠다.

이쯤에서 MHT가 완경기에 나타나는 브레인 포그 치료에 효과를 나타내지는 않는 데다 MHT가 완경 관련 증상을 3일 만에 눈에 띄게 개선하기는 어렵다는 사실을 꼭 지적하고 넘어가는 것이 필요하다.

그렇게 해서 호르몬과 관련된 온갖 여성혐오적 은유들은 소머스에 의해 페미니즘이라는 새 이미지를 얻게 되었다. 의학적 증거가 없고 연구를 거치지 않은 호르몬 복용법을 따르는 것은 자신을 아끼는 일처럼 받아들여졌다. 구글 트렌드에 따르면 2009년 1월에 '생동일성 호르몬'의 온라인 검색률이 최고치를 기록했다고 한다.

소머스의 설득력 있는 연구 활동은 어떻게 되었을까? 2013년에 출간된 소머스의 저서 《제가 아줌마라고요?I'm too young for this》에 서문을 쓴 그의 개인 주치의 프루던스 홀 박사는 2022년 8월까지 호르몬 사용과 관련하여 캘리포니아 의사회Medical Board of California의 보호 관찰을 받고 있다. 거기에 더해 캘리포니아 의사회에 따르면, 보호 관찰 기간 홀 박사는 스스로를 산부인과 전문의라거나 내분비학 전문가라고 소개하는 것을 금지당했다. 홀 박사의 처벌 사유는 '심각한 태만, 반복적인 직업적 태만, 두 명의 환자를 치료하는 과정에서 적절하고 정확한 의무 기록 남기지 않음'이었다.

노스럽 박사는 어떨까? 2020년 9월을 기점으로 그는 백신 반대론자antivaccine 및 큐어넌QAnon* 이 주장하는 음모론을 지지하고 '코로나19 마스크 쓰지 않기' 메시지를 10만 명에 달하는 자신의 인스타그램과 트위터 팔로워에게 퍼뜨리고 있다.

* 2017년 미국에서 처음 조직된 극우 음모론 단체.

즉 여러 명의 개인 또는 집단이 비밀리에 결탁해서 의학 연구 결과에 영향력을 행사했다는 음모론이 생동일성 호르몬 또는 소위 천연 호르몬계에 도는 것도 놀라운 일이 아니다. 이러한 종류의 대체 의학과 음모론 사이에는 공통 주제가 있다. 둘 다 의학계, 매체, 정부 혹은 제약 산업에서 사람들에게 거짓말을 한다는 개념을 내세운다. 유명한 음모론 중 하나는 와이어스 사가 프레마린을 개발하기 전까지 생동일성 호르몬의 인기가 매우 높았지만, 프레마린 제조업자들이 생동일성 호르몬 제조업자들을 시장에서 밀어냈다는 설이다. 터무니없는 주장이다. 프레마린이 등장하기 전까지 여성들이 받고 있던 치료는 임신한 여성의 소변이나 태반, 돼지 난소에서 추출한 틸린 주사가 전부였다. 틸린은 오늘날 기준으로 보면 형편없는 약물이어서 호르몬 수치를 심하게 오르내리게 만들었다. 1920년대와 1930년대의 호르몬들도 동네의 똑똑한 여성들이 독학으로 묘약을 만들어 판 게 아니라, 제약회사에서 만들었다는 걸 유념해야 한다.

전성기 시절 프레마린은 MHT 시장에서 41퍼센트를 차지했는데, 현재 조제 호르몬이 40퍼센트의 시장 점유율을 기록하고 있다. 빅 내추럴은 이 성공 신화를 빅 파마에 의한 피해로 둔갑시키려는 이상한 전술을 펼치고 있다.

완경이행기는 일부 여성에게는 불안한 시간이 될 수 있으며, 불안은 사람으로 하여금 안정감을 추구하게 만든다. 맞춤 호르몬에 대한 약속과 빅 내추럴이 내비치는 확신은 관리가 이루어지고 있고 안전하다는 환상을 심어준다. 자연이 주는 치유력보다 더 강력한 안정감을 제공해주는 것이 어디 있겠는가. MHT에 대한 연구가 진보와 후퇴를 거듭하는 과정—과학적인 과정의 일부—은 이에 비하면 혼란 그 자체로 보일 것이다.

여성들이 의학계의 거짓말에 속아왔다는 사실을 인식하는 것은 중요하다—발열감은 엄살로 일축됐고, 성교통은 당연한 것이니 와인 한잔 마시며 힘이나 빼라는 말을 들었고, 무너져내리는 뼈들은 무시당했다. 제약 산업은 자료를 선택적으로 발표하며, 일부 의사들은 빅 파마의 두둑한 재정 지원에 영향을 받고 있다. 이러한 진실은 소위 말하는 자연주의 요법이 의학에 해답을 제공해줄 거라는 메시지를 더욱 신뢰하게 만든다.

나는 많은 여성이 이 책에 적힌 자칭 '자연 치료 및 조제 호르몬'에 관한 정보를 그저 편안하게 읽을 수 없을 것이라고 생각한다. 이런 정보를 모른 척하고 싶은 것이 정상적인 반응이다. 지금껏 잘못된 길을 걸어왔다는 사실을 인정해야 하니까. 정확한 정보가 없었으므로 이러한 제품에 대해 현명한 결정을 내리는 것이 애초에 불가능했다는 사실을 잊지 말아야 한다.

만일 맞춤 배합 약품이나 소위 식물 유래 제품이 진정으로 대단하고 더 나은 물건이라면, 이에 관한 양질의 자료가 존재했을 것이며 이에 발맞춰 나 같은 전문가들도 이런 제품을 처방하고, 전문가 단체들이 나서서 사용을 장려했을 것이다. 정말 안전하고 효과적인 게 맞다면, 어째서 10억 달러나 되는 시장에서 이 점을 증명하는 연구 하나 내세우지 않는 걸까?

요점

- 조제 호르몬은 임상 시험을 거친 호르몬이 아니며 1년에 10억 달러에 달하는, 규제를 받지 않는 시장이다.
- 조제 MHT에 사용하는 원료 호르몬은 시판 MHT에서 사용한 호르몬과 동일한 재료로 만들어졌다.
- 조제 에스트로겐 크림은 발열감을 치료하고 골다공증을 예방할 만큼의 충분한 에스트라디올을 가지고 있지 않을 수 있다.
- 국소 프로제스테론은 종종 생동일성 배합 약품의 일부로 권장되지만, 프로제스테론은 국소적으로는 잘 흡수되지 않으므로 안전하지 않다.
- 테스토스테론 펠릿에는 안전 문제가 존재하므로 권장하지 않는다.

21장 완경기 다이어트: 건강한 완경과 그 이후를 위해

건강한 식단은 앞으로 계속될 완경기 생활을 활기차게 이어가게 해줄 주춧돌 역할을 한다. 하지만 완경이행기 및 그 이후까지 건강한 식단을 유지하는 미국 여성은 20퍼센트 이하에 그친다. 심장병 위험(여성 사망 원인 1위에 해당)과 제2형 당뇨병, 대장암, 알츠하이머 질환 위험 감소 및 변비와 치질 예방 등 건강한 식단의 이점이 많다는 점을 고려할 때 매우 안타까운 수치다.

본격적인 이야기를 시작하기에 전에 히포크라테스가 말했다고 알려진 "음식이 곧 약이다"라는 말부터 파헤쳐보자. 이 말은 의학 저널에서부터 다이어트를 부추기는 인스타그램 계정, 과학 지식과 사실 확인이 부족하다고 지적한 내게 도리어 성을 내던 배우 기네스 펠트로가 운영하는 웹사이트 굽(goop.com)의 게시물에 이르기까지 어디서나 찾아볼 수 있다. 그런데 사실 이 인용구는 가짜다. 60여 권에 달하는 《히포크라테스 전집Hippocratic Corpus》(히포크라테스와 동료들의 업적을 기록한 책) 그 어디에도 해당 문구는 등장하지 않는다. 팩트 체크에 가치를 둔다던 굽의 자신감이 어디에서 비롯된 건지 궁금할 따름이다.

고대 그리스인들은 음식과 약을 구분해서 보았다. 음식은 건강을 유지하는 데 중요한 역할을 했고 증상, 성별, 계절에 따라 권장 사항이 달라졌다(과학에 근거한 것은 아니다). 고대 그리스인들의 식단에는 인체와 질병에 대한 그들의 시각이 반영되었는데, 오늘날 이중 많은 부분이 잘못된 것으로 밝혀졌다. 여성을 수분이 과하게 많은 존재라 여겨 몸을 건조하게 한다고 알려진 특정 음식을 권했다는 사실이 그 한 예다. 고대 그리스인들이 밝혀냈다는 식이 비법은 지금껏 저명한 의학 저널에 실리지 않았고 앞으로도 실릴 일이 없을 텐데, 건강기능식품을 판매하는 사이트에서 그런 일생일대의 비밀이 공개되다니 수상하지 않은가?

식품 과학은 그렇지 않아도 쉽지 않은 분야이지만, 조상의 지혜(가짜 히포크라테스 어록처럼 선조들이 더 잘 알고 있다는 믿음)라는 사탕발림과 자연주의적 오류(자연이 최고다)를 비롯해서 음식에 관한 허구와 사실을 구별하는 것은 더욱 만만치 않은 과제에 속한다. 오렌지가 괴혈병을 치료하고 붉은색 고기가 부족한 철분을 보충해줄 수 있는 것은 사실이지만, 이런 증상은 애초에 식사가 적절치 못해 생겨난 것이기에 음식은 근본적인 질병을 치료하지 못한다.

건강한 식사는 중요한 기반이며 예방적 의료로 간주되어야 한다. 이러한 의학적 진실에도 식사에 관한 논의는 MHT나 건강기능식품 같은 치료적 개입을 선호하는 의료인들에게 후순위로 밀리기 십상이다. 그 이유는 무척 다양하고 때론 복잡하다. 많은 의료인이 영양학과 관련해 충분한 훈련을 받지 않은 것은 사실이지만, 대다수가 영양 상담을 진행할 수 있는 능력을 갖추고 있다. 하지만 진료 시간으로 주어진 20분(혹은 그 이하)은 완경으로 인한 변화와 MHT의 이야기를 나누기에도 빠듯해서, 의사들에게 시간을 엿가락처럼 늘렸다 줄였다 할 능력이 없는 이상 환자들은 이와 관련한 상담은 포기해야 한다. 정식 영양사나 관련 자격을 취득한 영양학자처럼 진정한 전문가와 대면하는 것도 쉽지 않은 일이다.

게다가 비만혐오는 비단 사회에서뿐 아니라 의학계에도 존재한다. 여성들이 진료실에서 듣는 음식과 관련된 대부분의 이야기는 건강한 식단에서 얻을 수 있는 기본적인 유익이 아니라, 점차 골칫덩어리로 변해갈 몸 상태에 관한 것이다. 여성이 의학에 기초한 대답을 얻지 못하거나 무시를 당하거나 모욕감을 느낀다면, 당연히 다른 곳으로 시선을 돌리게 되지 않을까. 그렇게 여성들은 의사부터 자격을 갖춘 영양사, 영양학자, 인플루언서에 이르기까지 스스로를 영양 전문가라 부르는 '영양사기꾼'들의 세계에 들어서게 된다. 이들은 지금 유행하는 슈퍼푸드가 강력한 치유력을 가지고 있다고 주장하고, 호르몬을 원래의 상태로 되돌려주겠다는 달콤한 약속을 건네며, 탄수화물이 뇌에 미칠 수 있는 위험을 소리 높여 외친다. 그들이 마련한 프로그램과 건강기능식품, 특별한 효능을 가진 홍차를 이용하면 모든 걸 치유할 수 있다고 말한다. 돈만 낸다면 말이다.

식품 과학이 마주한 도전 과제

영양과 관련된 소통 및 접근 문제도 있지만, 식품 과학은 그 자체로 어려운 분야다. 빅 파마가 의학 연구에 영향력을 행사하는 것처럼 식품 과학 또한 자금 지원 문제로 인해 연구가 편향될 가능성이 높다. 거기에 더해 방대한 양의 자료가 존재하는데 많은 부분이 상호모순적이다. 마치 챙겨 먹어야 할 새로운 식단과 실천하지 말아야 할 식단이 매일 탄생하는 것만 같다. 그러니까 도대체 달걀은 좋은 것인가, 나쁜 것인가? 합의되었다던 내용들이 패션 스타일처럼 하루가 멀다 하고 달라지니, 어느 쪽을 따라야 할지 혼란스럽다.

식생활 또한 연구하기가 어려운 분야다. 인구 집단 전체를 조사해서 건강 상태와 연관성을 가지는 것으로 보이는 식습관을 식별해내는 연구 방법이 있는데, 이것을 관찰 연구라고 한다. 가령 동아시아 여성 집단을 눈여겨본 결과 이들의 발열감 발생률이 낮고 미국 여성에 비해 콩을 더 많이 섭취한다는 사실을 발견했다고 하자. 그렇다면 콩이 원인인 걸까? 그럴 수도 있지만, 연관성만으로 단언할 수는 없다. 완경이행기뿐 아니라 평생에 걸쳐 많은 양의 콩을 섭취해서일 수도 있고 혹은 콩이 많이 함유된 식단은 대개 채소가 풍부하고 포화지방이 낮기 때문일 수도 있다. 어쩌면 동아시아인들은 수 세기 동안 콩을 섭취해오면서 유전학적으로 또는 장내 세균 차이로 인해 콩을 더욱 효율적으로 사용하도록 함께 진화했기 때문에, 그 혜택을 다른 인구 집단에서는 누릴 수 없을 수도 있다. 그것도 아니라면 이 결과는 콩 자체와는 전혀 관련이 없고, 콩 소비가 교육이나 기타 사회적 건강 요인과 관련된 것일지도 모른다. 콩과 발열감을 경험할 확률이 낮은 것 사이의 연관성은 그럴 듯한 발견, 즉 통계적 요행에 불과할 수도 있다.

우리가 먹는 것 그리고 우리의 몸이 연료를 활용하는 방법은 매우 복잡해서 한 가지 요소로 압축할 수 있는 경우는 거의 없다. 관찰 연구는 흥미로운 정보를 제공하고 여러 가설을 만들어낼 수 있지만, 명확한 결론을 내릴 만큼 확실한 자료를 도출해내지는 못하는 경우가 대부분이다.

연구에 참여한 여성들을 무작위로 분류해서 식단을 제공하고 최대한 많은 변수를 통제한 후, 두 집단 사이의 유일한 차이점은 식단뿐인 상태에서 진행한 연구도 있다. 이러한 연구에서는 관찰 연구보다 더 많은 답을 얻을 수 있지만 비용이 많이 들고, 많은 이들에게 장기간 특정 식단을 지키게 하기도 어려워서 진행이 쉽지 않다. 한 가지 좋은 예로 WHI의 일환으로 식습관을 다룬 분과의 연구를 들 수 있다. MHT 연구를 진행했던 바로 그 WHI 말이다. WHI는 4만 8,000여 명의 여성을 무작위로 분류해서 저지방 식단 또는 일반 식단을 따르도록 했다. 이 연구야말로 저지방 식단이 완경 이후 여성의 유방암, 대장암, 관상동맥성 심장 질환 예방에 도움을 줄 수 있는지를 재론의 여지없이 밝힐 수 있을 것이라는 기대가 컸다. 그런데 뭐가 문제였냐고? 참가자들이 식단을 엄격하게 지키지 못했고, 저지방 식단 집단에 속한 여성의 유방암 감소율은 겨우 9퍼센트였는데 이는 통계 오차 범위에 속하는 수치다. 이 여성들은 체중도 몇 킬로그램 감소했는데, 자신이 먹은 음식을 모두 기록한 덕분일 가능성이 높으며 체중 감소가 낮은 유방암 발병률을 설명하는 이유였을 가능성이 높다. 식단을 지키지 못한 여성을 탓해야 한다는 뜻이 아니다. 참여자에게 문제가 있었다기보다는 연구 설계가 적절치 못해서 식단을 제대로 지키지 못했다는 점이 아쉽다.

집 주방이나 식당 출입에 제한이 없을 때 특정 식단을 따르는 것이 한층 어렵다는 사실을 통제하기 위해, 사람들을 연구 시설에 거주하도록 하면서 모든 음식을 준비하고 추적하며 정기적으로 참가자의 혈액 및 기타 수치를 측정하는 연구도 진행된 바 있다. 이러한 연구들은 질적으로 우수한 자료를 생산하지만, 수개월 간 모텔과 다름없는 시설에서 생활하려는 사람은 거의 없기에 진행 기간을 몇 주 정도로 제한할 수밖에 없다. 이 단기성 자료는 장기간에 적용되지 못할 가능성이 높다. 또한 연구 비용이 많이 들기 때문에 일반적으로 소수만 참여할 수 있다. 이렇게 고도로 관리된 상황에서도 결과는 상충될 수 있다. 예를 들어 한 연구에서는 고지방 키토제닉 식단과 고탄수 채식 식단을 비교했다. 이 두 가지 식단은 영양학적으로 정반대지만 두 식단 모두 각각 어떤 변수는 향상됐고, 어떤 변수는 악화되는 결과를 보였다.

기본적으로 영양 과학은 어려운 분야이며 연구 결과가 대답보다 의문을 더 불러일으키는 경우도 많지만, 이 또한 과학이라는 숲에 펼쳐진 구불구불한 길을 걸어 나가는 과정으로 받아들여야 한다. 문제는 우리들 대부분—의사 포함—이 음식에 관한 한 그럴듯하면서 군더더기 없는 대답을 원한다는 점이다. 이러한 욕망은 흔히 말하는 슈퍼푸드의 인기를 설명해주기도 한다. 모든 것을 해결해주는 만능 음식을 싫어할 사람이 누가 있겠는가? 하루 사과 한 개면 의사도 필요 없다는 말이 있었는데 이 명제는 아사이베리, 강황, 퀴노아, 케일, 오트밀, 석류, 코코넛 오일, 셀러리 주스가 슈퍼푸드로 등장하자마자 힘을 잃고 말았다. 슈퍼푸드란 어떻게 그렇게 빠르게 대체되는 걸까? 진정한 슈퍼푸드라면, 오랫동안 최고의 자리를 차지해야 하는 게 아닐까?

영양학 개론

주영양소란 에너지를 공급하는 요소로, 단백질은 1g에 4칼로리, 탄수화물은 1g에 4칼로리, 지방은 1g에 9칼로리를 제공한다. 또한 주영양소는 몸을 만드는 데 필수적인 기본 재료들이다. 예를 들어 단백질 내 아미노산은 효소부터 속눈썹에 이르기까지 우리 몸의 많은 부분을 만드는 데 업사이클링이 되고, 지방의 콜레스테롤은 세포막부터 에스트로겐까지 다양한 것들을 구성하도록 재배치된다.

미량영양소란 신체가 제 기능을 하며 돌아가는 데 꼭 필요한 비타민과 무기질을 뜻한다. 주영양소와 달리 소량만 필요해서 '미량'이란 이름이 붙었다. 철, 요오드, 엽산, 아연, 비타민A와 비타민C를 예로 들 수 있다.

탄수화물은 당 분자로 이루어진 화합물로, 단당류와 다당류로 나뉜다. 단당류는 하나 또는 두 개의 당 분자를 가지고 있어 크기가 훨씬 작고 소화가 쉽다. 음식에 담긴 단당류를 예로 들자면 과일 및 채소 안에 든 자당(수크로스)과 포도당(글루코스), 유제품에 들어 있는 젖당인 갈락토스와 락토스, 백설탕과 같은 정제 설탕과 과당(프룩토오스)이 많이 함유된 옥수수 시럽 등이 있다.

다당류는 세 개 이상의 분자로 구성되어 있으며 녹말과 섬유질이 있는데, 그중 녹말만 소화될 수 있다. 녹말은 다양한 채소(브로콜리, 당근, 감자 등), 콩류(대두, 렌틸, 콩, 완두콩, 병아리콩), 견과류, 통곡물류(오트밀, 통밀, 현미, 퀴노아 등)에 들어 있다. 곡물이 정제되면 섬유질과 영양소 대부분이 제거된다(겨와 배아). 통밀가루와 현미는 다당류인 반면 밀가루와 백미는 단당류에 속한다.

단당류와 녹말은 포도당으로 분해되어 즉시 에너지로 사용되거나, 몸에 저장되는 당인 글리코겐으로 전환되기도 하고 지방 형태로 저장되기도 한다. 단당류는 소화가 쉬워서 포도당이 빠르게 혈류로 녹아들지만, 다당류에 들어 있는 포도당은 느린 속도로 전달된다. 단당류가 많은 식단은 심혈관 질환과 제2형 당뇨병 위험 증가와 연관이 있다.

정제 탄수화물 함량이 높은 식단은 낮은 성호르몬결합글로불린SHBG 수치와 연관이 있으므로 활성 또는 비결합 에스트로겐 및 테스토스테론 수치를 높인다(3장의 연상 기억법을 떠올려보자). 이는 유방암 또는 자궁내막암과 같은 호르몬 반응성 암에 부정적인 영향을 줄 수 있다.

섬유질이여, 온 세계에 축복을!

나는 환자들에게 섬유질에 관해 이야기하는 걸 좋아한다. 건강상 유익이 넘치는 데다 환자의 몸무게 같은 민감한 사안에 대해 언급하지 않고도 상담을 진행할 수 있는 영양 개선 요소이기 때문이다. 음식을 빼거나 줄여야 한다는 거북한 주제가 아니라 오히려 먹을 것을 추가하는 이야기를 할 수 있는 데다 섬유질은 뭐랄까, 시원한 쾌감이라고 묘사할 수 있는 즉각적인 효과까지 안겨준다.

섬유질은 비소화성 탄수화물로 물에서 용해되는 수용성과 그렇지 않은 불용성 두 종류가 있다. 모두 건강에 좋으며, 대개 같은 음식에 들어 있다. 기능성 섬유질은 보충제로도 섭취가 가능하다.

여성은 하루에 25g, 남성은 38g의 섬유질을 섭취해야 한다. 미국인의 일반적인 하루 섬유질 섭취량은 17g에 불과하고, 일일 권장량에 맞게 섭취하는 사람은 고작 5퍼센트밖에 되지 않으니 갈 길이 구만 리다. 식이 섬유는 건강상 이점이 많으므로 섭취량을 늘리면 많은 여성의 건강 증진에 도움을 줄 수 있다. 유일한 단점을 꼽자면, 섬유질이 있는 곳에는 언제나 가스가 함께한다는 것이다.

섬유질의 무엇이 그렇게 대단하냐고? 식사 후 포만감을 주고, 대변의 양을 늘려 장을 자극해서 변비를 줄여준다. 변비를 예방하고 부드러운 대변을 보면 치질 발생률이 낮아진다. 인류 역사상 그 누구도 "난 치질이 좋으니까 상관 말라"는 소신을 고집한 적은 없다. 섬유질은 탄수화물의 소화 속도를 늦춰 식사 후 혈당이 급상승하지 않게 막아주며 대장에 든 내용물 속 수분을 유지시켜 대변을 부드럽게 만들기 때문에 원활한 배출을 돕고 배출 과정에서 내벽을 긁지 않게 한다. 또한 섬유질은 전체적인 콜레스테롤 및 LDL 콜레스테롤(해로운 콜레스테롤) 수치 감소와 관련이 있는데 완경 후 여성은 완경이행기에 있는 여성보다 섬유질 섭취로 콜레스테롤 수치를 더 크게 낮출 수 있다.

섬유질은 장기간에 걸쳐 에스트로겐 수치에도 영향을 줄 수 있다. 간에서 생성되는 물질인 담즙은 담낭을 통해 장으로 배출되어 소화를 돕는데, 이 담즙에 에스트로겐이 일부 함유되어 있다. 소장에서 에스트로겐 대부분은 재흡수되어서 다시 간으로 전달된다(이 과정을 장간 순환enterohepatic circulation이라 부른다). 섬유질은 완경 전 여성의 장에서 에스트로겐의 재흡수율을 낮추는데, 바로 이 과정에서 호르몬 반응성 유방암의 발병률 감소와 섬유질의 연관성이 제기됐다. 완경 이후에는 섬유질이 에스트로겐의 흡수율에 영향을 미치지 않는데 그 이유는 완경 후 대부분의 에스트로겐이 생체 조직에서 각각 생성되기 때문에 혈액 속 에스트라디올 수치가 매우 낮아 담즙에 에스트로겐이 거의 없기 때문이다. 따라서 섬유질이 풍부한 식사가 가스 배출을 넘어 발열감으로 인한 괴로운 저녁까지 선물하지는 않으니 걱정하지 않아도 된다. 그건 정말로 최악의 상황일 테니까!

섬유질은 대변의 pH를 낮추며, 소염 기능이 있고, 일부 무기질의 흡수력을 높이는 동시에 잠재적으로 해로운 박테리아의 성장을 억제한다. 일부 수용성 섬유질은 장내 유익균의 성장을 돕는다. 예로는 이눌린과 프락토 올리고당이 있으며 이것들은 양파, 리크(한국의 대파와 비슷), 마늘, 밀, 귀리, 아스파라거스, 치커리 뿌리, 돼지감자(예루살렘 아티초크)에 풍부히 들어 있다. 돼지감자는 이눌린이 매우 풍부하다는 특징 때문에 방귀감자라는 별명이 생기기도 했다. 나도 돼지감자를 한 번 먹어본 적이 있다. 평소 섬유질을 많이 섭취하는 편이라 장이 꿈틀거리기 시작했을 땐 이런 순간에 잘 대처할 수 있을 거라 생각했지만, 착오였다. 그날 나는 내 인생에서 가장 괴로운 가스 사고를 경험했다.

고섬유질 식단은 심혈관 질환, 제2형 당뇨병, 대장암 위험률 감소와도 관련이 있다. 또한 섬유질은 포만감을 제공하는 것 외에도 다양한 방식으로 체중 유지에 도움을 줄 수 있다. 그러나 진료실에서 이런 이야기는 사람들이 물어볼 때만 꺼내는 편이다. 몸무게가 얼마나 나가는지 묻지 않고도 이점을 늘어놓을 수 있을 만큼 섬유질이 몸에 좋은 점은 차고 넘치기 때문이다. 변비와 치질 발생률을 낮춰주는 것만으로도 섬유질은 이미 제 소임을 다했다! 식단을 바꿔서 변비를 해결한 환자에게서 뿜어져 나오는 행복한 기운은 견줄 데가 없다.

섬유질은 통곡물, 콩류, 일부 과일과 채소에 있으며, 섬유질이 풍부한 대부분의 음식은 중요한 미량 영양소를 함께 포함하고 있다. 밀 낟알의 바깥 부분을 뜻하는 밀기울은 특히 대변의 양을 늘리는데 효과적인 것으로 알려져 있다. 건강기능식품에 들어 있거나 음식에 추가된 기능성 섬유질은 변비에는 효과적이지만 식이 섬유가 가진 다른 건강상의 혜택은 볼 수 없다.

나는 완경기의 어느 지점에 있건, 모든 여성에게 며칠간 먹은 것을 기록하고 섬유질 섭취량을 계산하여 이에 따라 적절히 양을 조절하라고 말한다. 이는 할 수 있는 가장 손쉬운 식단 변화 방법이고, 먹고 싶은 것을 참지 않아도 되니 거부감이 덜하다. 예를 들어 고섬유질 시리얼 식사를 추가한다거나 백미를 현미로 바꾸는 것은 모두 간단히 실천할 수 있는 일이다.

나는 개인적으로 고섬유 시리얼을 좋아한다. 여러 가지를 먹어보고 추천할 만한 시리얼 몇 가지를 골라 목록으로 만들었을 정도다. '섬유질이 충분한가'가 아니라 '섬유질이 충분하면서 규칙적으로 먹을 수 있을 만큼 입맛에 맞는가'가 기준이 되었다. 내가 시리얼을 좋아하는 이유는 식사 준비가 간편하고 사람들에게도 추천할 만한 손쉬운 섬유질 섭취법이자, 대개 미량영양소가 함유되어 있어 영양적으로 완벽하기 때문이다. 하루에 섬유질 25g을 섭취하는 것은 채소와 콩류를 많이 먹는 사람에게도 쉽지 않은 일이다. 참고로 내가 제일 즐겨 먹는 고섬유질 시리얼은 카쉬 고 라이즈Kashi Go Rise(섬유질 13g, 단백질 12g이 들어 있어 아침을 힘차게 시작하기 좋다), 켈로그의 올 브란All Bran(마찬가지로 1일 권장량당 섬유질 13g이 들어 있으며 건조시킨 오트밀 4분의 1 컵과 호두 몇 가지를 넣어 맛 좋은 홈메이드 그래놀라를 만들 수 있다), 포스트푸드의 엉클 샘Uncle Sam(다른 제로 슈가 시리얼과 달리 섬유질 10g이 들어 있으며, 밀알과 아마씨로만 구성되어 있다)이다.

식품 가공

자연식품은 어떠한 변화도 거치지 않은 자연 그대로의 식품을 뜻한다. 예로는 바나나, 병아리콩, 닭고기, 꿀을 들 수 있다. 냉동 처리부터 저온 살균을 하고 당을 추가하는 일에 이르기까지 자연적인 형태를 바꾸는 모든 것을 가공이라고 말한다. 밀가루는 치즈, 두부, 강낭콩 통조림과 마찬가지로 가공식품이다. 심지어 미니 당근도(일반적인 당근을 한입 사이즈로 잘라낸 것인데, 나는 이 당근마저 가공되었다는 사실에 은근히 실망했었다) 가공식품으로 간주된다. 가공식품은 영양 균형을 갖춘 식사의 일부이고, 가공 과정의 여러 측면을 통해 음식의 안전성이 높아지거나 저장 기간이 늘어난다.

건강상으로 문제가 되는 것은 음식을 고도로 가공한 초가공식품Ultra-processed foods*이다. 이 용어의 정의는 수년간 조금씩 바뀌어 왔지만 보통 산업적으로 생산된 음식을 가리키는데 소금, 설탕, 지방 이외에 집에서 직접 조리한 음식에는 잘 쓰지 않는 다른 재료가 첨가된 음식이라는 의미다. 일부에서는 5가지 이상의 첨가물(참고로 내가 먹는 엉클 샘 시리얼에는 4가지 요소만 있다)을 포함한 음식을 초가공식품이라 정의하기도 한다. 초가공식품은 미국에서 소비되는 식이 에너지의 58퍼센트, 첨가당의 90퍼센트를 차지한다.

음식을 이야기하다 보면 늘 등장하는 몇 가지 예외 사항으로 인해 혼란이 가중되기도 한다. 아침 식사용 포장 시리얼 대부분은 초가공식품이지만, 많은 양의 통곡물과 섬유질, 미량영양소를 제공하면서 첨가당은 아주 소량만 들어 있는 제품도 있다. 식당에서 파는 감자칩은 감자, 소금, 기름의 단순한 조합일 뿐인데 대부분의 집에는 이런 감자칩을 만들 만한 장비가 없다 보니 초가공식품이라 오해되는 경우도 있다.

몇몇 아침 식사 대용 시리얼을 제외하고, 초가공식품은 영양학적으로 부족한 경우가 많다. 에너지를 공급하기는 하지만, 미량영양소가 부족할 뿐 아니라 더 많은 칼로리를 섭취하게 한다. 한 연구에서 사람들에게 연구 시설에 미리 준비된 음식을 만족스러울 때까지 먹어도 좋다고 하자, 초가공식품을 먹은 사람들은 하루에 500칼로리를 더 섭취했다고 한다. 아마도 여기에는 여러 이유가 있을 것이다. 첫째, 고도로 가공된 음식들은 씹기 좋다. 둘째, 섬유질이 부족해 포만감이 적다. 셋째, 포도당 및 인슐린 수치 변화가 크다. 넷째, 첨가당, 지방, 소금은 너무나 맛있다!

* 완전 가공식품이라고도 한다.

초가공식품은 복부비만, 대사증후군, 제2형 당뇨병, 고혈압, 심혈관 질환과 연관이 있다. 완경이행기 및 완경 후에는 이러한 건강 문제가 더욱 흔하게 나타나므로 섬유질 섭취를 최대로 늘리는 것이 1번 추천이라면, 초가공식품을 배제하는 것은 그 뒤를 이은 2번 추천 사항이 될 것이다.

미국에서 초가공식품을 섭취하지 않는 것은 특권이라고 할 수도 있다. 건강의 사회적 결정요인과 인종 차별적 구조로 인해 많은 사람이 신선한 식품을 바로 구하기가 쉽지 않은 지역에 살고 있기 때문이다. 더불어 금전적인 이유로 장시간 근무를 하고 있어—대개 투잡을 뛴다—식료품 구매와 음식 준비에 시간을 잘 내지 못하는 경우가 많다. 또 건강에 좋은 음식은 초가공식품에 비해 가격이 비싸다.

지방에 대하여

지방은 탄소 원자가 수소 원자와 결합하는 방식에 따라 포화지방 또는 불포화지방으로 나뉜다. 이런 화학적 정의까지 알아둘 필요는 없지만, 요지는 포화지방은 동물성 제품(육류, 유제품, 가금류를 생각하면 된다)에 들어 있고, 보통 실온에서는 굳는다는 사실이다. 불포화지방은 생선, 채소, 견과류, 곡물류에서 찾아볼 수 있다. 식물성인 코코넛 오일에 포화지방이 많은 것처럼 몇 가지 예외도 존재한다(영양학에는 언제나 예외가 존재한다). 불포화지방은 단일불포화지방과 다불포화지방으로 나뉘는데, 다불포화지방의 경우 PUFA polyunsaturated fatty acid라는 낯선 이름이 있지만 그 대신 오메가3와 오메가6 지방산 같은 이름으로 접해본 적이 있을 것이다.

식이지방은 중요한 에너지원이고, 지용성 비타민의 흡수력을 높이는가 하면, 인체 조직을 구성할 때 없어서는 안 되는 벽돌과도 같은 요소다. 초과지방은 지방 세포에 저장되며 필요한 경우 포도당으로 전환되는데, 이 과정을 케톤 생성 과정ketogenesis이라고 부른다. 식사 후 식이지방은 콜레스테롤과 중성지방으로 분해된다(8장 참고). 저지방 식단이 건강에 좋다는 증거는 없지만 그렇다고 모든 지방이 같은 것은 아니다. 포화지방이 많은 식단은 심혈관 질환 위험 및 LDL(나쁜 콜레스테롤) 수치 증가와 관련이 있음을 시사하는 연구 결과가 수없이 많다. 주로 식물성 오일, 견과류, 생선에서 발견되는 불포화지방은 반대 작용을 한다. 산업 공정을 거쳐 변형된 지방인 트랜스지방은 모든 면에서 해롭기 때문에 미국에서는 규제 조항을 개정해서 더는 식품에 함유되지 않도록 했다.

오메가3 지방산 문제는 특별히 짚고 넘어가고 싶다. 오메가3 지방산은 알파 리놀렌산alpha-linolenic acid, ALA, 에이코사펜타엔산eicosapentaenoic acid, EPA, 도코사헥사엔산docosahexaenoic acid, DHA으로 구성되어 있다. ALA는 아마씨(아마씨에서 ALA를 얻으려면 분쇄 처리해야 한다), 호두, 대두콩, 카놀라유, 오메가3가 강화된 계란에 들어 있지만 DHA와 EPA는 생선 및 기타 해산물에서만 섭취할 수 있다. 우리는 몸에서 ALA를 만들어낼 수 없으므로 반드시 음식을 통해서만 섭취가 가능하다. 그리고 체내에서 일부 ALA를 소량의 EPA와 DHA로 전환할 수는 있지만 보통 그것만으로는 충분하지 않기 때문에 EPA와 DHA도 음식을 통해 얻어야 한다. 해산물 외에는 EPA 및 DHA를 섭취할 방법이 없다 보니, 지방이 많은 생선이 풍부한 식단이 여러 긍정적 결과를 낳을 수밖에 없는 것인지도 모른다. 오메가3 지방산은 중성지방 수치와 죽상경화증 발병률을 완화시킬 뿐 아니라 혈압까지 낮출 수 있다. 대개 오메가3 지방산 보충제는 완경 후기 여성에게 권장되고 있다(자세한 내용은 22장 참고).

주요 오메가6 지방산은 리놀레산으로 옥수수기름, 홍화유, 아마씨유에 들어 있다. 오메가6 지방산은 당뇨병 위험을 낮추며 심장 건강에도 좋기 때문에 오메가3 지방산 섭취를 늘리려고 오메가6 지방산 섭취를 줄여서는 안 된다.

카페인

긴말이 필요 없다. 그냥 최고다.

좋다. 살짝 양보해서 거의 최고라고 해두자.

나의 중독적인 카페인 사랑에 대해 공감하지 않는 독자도 있겠지만 정직하고 성실한 과학자답게 먼저 내 취향과 약간의 편견을 고백하고 이야기를 시작하자. 사실 카페인 중독자는 나 말고도 많다. 미국 성인의 85퍼센트가 매일 카페인을 섭취하고 있고, 커피와 차는 전 세계적으로 가장 인기 있는 음료로 꼽히니 말이다. 카페인은 카카오 빈(초콜릿), 스포츠 드링크, 기타 식물 및 열매에서도 찾아볼 수 있다.

자료를 살펴보면 전반적으로 안심이 된다. 하루 최대 5잔의 커피는 해롭지 않으며 간과 담낭 질환, 파킨슨병 감소 등 수명을 줄이는 각종 원인의 발생률을 감소시킨다고 한다. 또한 카페인은 우울증 위험 및 두통을 완화시키고, 각성 효과도 있는 듯하다. 하지만 일부에게는 수면을 방해하고 불안감을 증가시킬 수도 있다. 카페인이 독이 되려면 단기간에 75잔에서 100잔 정도의 커피를 마셔야만 하기 때문에 음식이나 음료를 통해서는 그 수준에 이르기가 힘들다. 하지만 카페인 보충제는 별개의 문제이므로 피해야 한다.

커피에 관해 한 가지 경고하자면, 카페스톨cafestol이라는 커피 내 화학물이 콜레스테롤 수치를 높일 수 있다는 점이다. 카페스톨 수치는 프렌치 프레스*처럼 필터를 사용하지 않은 커피에서 가장 높고, 에스프레소에서는 이보다 낮게 나타나며, 드립 및 인스턴트 커피에서 수치가 가장 낮다. 필터를 사용하지 않은 커피나 에스프레소를 하루에 6잔 이상 마시면 LDL 콜레스테롤 수치가 높아지기 때문에, 이런 커피를 많이 마시는데 LDL 수치가 높은 여성이라면 드립 커피로 바꿔 마시는 것이 좋다. 참고로, 나는 하루에 에스프레소 4잔에서 5잔을 마신다.

알코올

예전에 읽은 기억이 있는 최신 연구 자료를 찾고 싶어 온라인 검색을 했지만, 대체 어디에서 본 건지 잊어버려서 구글에 '새로운 알코올 연구'를 검색한 적이 있다. 동일한 건강 뉴스 사이트의 내용이 두 번째 및 세 번째 검색 결과로 등장했는데 다음과 같이 써 있었다.

"가벼운 음주는 뇌 기능에 도움이 된다."
"과하지 않은 음주라도 몸에 해로울 수 있다."

이렇게나 앞뒤가 맞지 않다니.

알코올은 수많은 기관의 기능과 수면, 발열감, 성욕, 뇌, 뼈에 영향을 줄 수 있으며 이에 관한 내용은 관련된 각 장에서 다룬다. 전

* 침출식으로 커피를 추출하는 기기.

체적인 건강의 관점에서 볼 때, 알코올과 알코올의 독성 대사물은 간, 심장, 뼈, 위를 손상시킬 수 있다. 또한 알코올은 자동차 사고와 기타 사고, 살인 사건의 핵심 원인이 되기도 한다. 알코올은 유방암, 식도암, 간암 등 여러 암 유발과도 관련이 있다.

알코올은 여러 방식으로 유방암 위험을 증가시킨다. 일부 대사물이 발암 물질일 가능성도 있고, 유방암 위험 요소인 비만을 초래할 수도 있으며, 에스트로겐을 대사하는 간의 능력에 영향을 끼쳐 혈중 에스트로겐 수치를 높이기도 한다. 또한 알코올은 운반체 단백질인 SHBG(3장 기억 연상법 반복)를 생성하는 간의 능력에도 영향을 끼치므로, 결합되지 않고 활성 상태로 조직에 영향을 끼치는 에스트로겐과 테스토스테론이 증가한다.

반대로 알코올, 특히 레드와인를 조금 섭취하는 것은 심장마비 위험을 낮춘다는 자료도 있다. 어느 말에 장단을 맞춰야 할지 몰라 짜증이 날 수도 있지만, 위험과 유익을 모두 지닌 알코올은 한 가지 음식만으로는 식사가 될 수 없는 이유를 잘 보여준다. 소량의 알코올이 특정 식사의 일부가 된다면 유익할 수도 있겠지만 다른 상황에서 혹은 소량 이상을 섭취할 때는 이야기가 달라질 수 있으니 말이다.

알코올 중독 이력 또는 간 질병이 없고 술을 마신 채 운전대를 잡을 계획이 없는 건강한 여성이라면, 하루 17g 이하의 알코올 섭취가 건강에 약간의 도움을 줄 수 있다. 모든 것을 고려했을 때 결국 실익이 있다는 뜻이다. 미국에서는 일반적인 맥주 12온스(도수 5퍼센트, 약 355ml), 와인 5온스(도수 12퍼센트, 약 148ml), 증류주 1.5온스(도수 40퍼센트, 약 44ml)에 알코올 14g이 들어 있으며, 이 정도면 1.75단위 정도 된다. 일주일에 7~9잔을 마신다면 최소 3일에 걸쳐 나누어 마시자. 하룻밤에 몰아서 마시는 것은 절대 금물이다.

식단과 완경

앞서 영양과 관련된 기본적인 조언 내용을 살펴봤다. 그렇다면 완경기를 위한 식단은 무엇일까?

심장 질환이 여성의 사망 원인 1위로 꼽히기 때문에, 완경기에 알맞은 가장 건강한 식단은 주로 심장 건강에 초점을 맞춘 식단일 것이다. 거기에 더해 골다공증, 알츠하이머, 유방암, 자궁내막암 예방을 위해 특별한 주의를 기울여야 한다.

마음에 드는 연구 자료만 골라서 한 식단이 다른 식단보다 뛰어나다는 사실을 그럴듯하게 엮어내는 것은 쉽지만, 대다수의 식단에는 장단점이 동시에 존재하며 식품 과학에는 아주 많은 '어쩌면'과 '상황에 따라'가 존재하는 것이 현실이다. 문맥도 중요하다. 예를 들어 일일 섭취 열량에서 포화지방은 10퍼센트 이하로 제한하는 것이 좋고, 심장 건강을 고려한 식사를 하려면 5퍼센트에서 6퍼센트로 낮추는 것을 추천한다. 그러나 만약 누군가가 동물성지방(포화지방)이 많이 함유된 저탄수 다이어트로 25kg을 감량한 후 몸무게를 유지하고 있고 중성지방과 LDL 수치가 표준 범위에 들어 있다면, 해당 식단은 당사자에게 잘 맞는 건강한 식단일 수 있다. 중성지방과 LDL이 가진 부정적인 측면이 체중 감량으로 얻은 건강상의 혜택으로 인해 상쇄되었기 때문이다. 식단을 이야기할 때는 큰 그림을 놓치지 않는 관점으로 살펴보는 것이 중요하다.

인간은 창의적인 잡식 동물이라는 사실도 잊어서는 안 된다. 집단 이주 및 이민이 가능하기 전에 인간은 매우 다양한 음식을 섭취하며 번성했다는 점에서 뛰어난 적응성을 가지고 있다고 볼 수 있다. 즉, 건강하게 먹는 다양한 방식이 존재한다는 뜻이다.

나이가 들수록 여성의 가장 큰 건강 문제 세 가지로 꼽히는 심장과 뇌 건강 그리고 당뇨병 위험을 줄이는 데 효과를 보이는 세 가지 식사법이 있다. 바로 DASH Dietary Approaches to Stop Hypertension 다이어트(고혈압을 막기 위한 식단), 지중해식 다이어트(그리스, 이탈리아 남부, 기타 지중해 지방의 전통적인 식사법) 그리고 MIND Mediterranean-DASH Intervention for Neurodegenerative Delay 다이어트(신경 퇴행 지연을 위한 지중해-DASH 요법)가 그것이다. 이 중 MIND 다이어트는 지중해식 식단과 DASH 식단 중 신경보호작용 또는 뇌 건강을 증진하는 음식으로 구성된다. 세 가지 식단 모두 기름기 없는 육류, 어류, 통곡물, 과일, 채소, 올리브 오일을 주로 섭취하며 소금과 단 음식을 제한하고 초가공식품과 설탕을 첨가한 음료를 배제한다. 이러한 다이어트법에 대해 자세히 알고 싶다면 미국심장협회(heart.org)와 국립노화연구소(nia.nih.gov/health)를 방문해 양질의 정보를 살펴보거나 해당 사이트의 내부 검색 기능으로 원하는 내용을 찾아볼 수 있다. 부록 B(518쪽 참고)에도 이 식사법에 대해 간단히 설명해두었다.

식물을 주로 섭취하는 식사법(채식주의자 및 비건) 또한 심장 건강을 챙기는 동시에 우수한 대안으로 자리할 수 있으나, 오메가3 지방산과 비타민B12 보충제가 필요하며 철분 같은 기타 미량영양소도 따로 섭취해야 할 수 있다.

정밀 영양학의 세계

정밀 영양학이란 유전이나 마이크로바이옴(인체 내 미생물 생태계, 장내 세균) 같은 개인적인 요소를 바탕으로 섭취 대상에게 알맞은 식단을 추천하는 일을 일컫는다. 이론적으로는 꽤나 흥미롭다.

하지만 미국인의 식생활 질이 전체적으로 낮은 것을 고려할 때—40~59세 여성의 38퍼센트와 60세 이상 여성의 23퍼센트가 매일 패스트푸드를 먹는다—특정 사회경제적 지위를 누리는 사람들만 접근 가능하고 실현 가능한 유전자 및 마이크로바이옴 검사를 하는 것보다 이미 효과가 있다고 밝혀진 식단을 폭넓게 제공할 방법을 연구하는 게 더 나을 수 있다. 패스트푸드를 적게 먹고, 채소와 섬유질은 더 섭취하고, 설탕이 든 음료와 과일 주스 섭취는 그만두는 게 어떨까? 우리에겐 소수에게 맞춰진 정밀 영양 정보가 아니라 모두를 위한 영양 정보가 필요하다.

요점

- 건강한 식사는 통곡물과 풍부한 채소, 과일을 포함한다.
- 조제 MHT에 사용하는 천연 호르몬은 의약품 등급 MHT에서 사용한 호르몬과 동일한 재료로 만들어졌다.
- 초가공식품은 건강에 수많은 부정적 결과를 끼치는 것으로 알려져 있으므로, 이러한 음식 섭취를 줄이거나 식단에서 아예 배제하는 것이 도움이 될 수 있다.
- 생선과 해산물은 필수 오메가3 지방산을 섭취할 수 있는 유일한 식품이다.
- DASH, 지중해식, MIND 식단은 완경기에 전반적인 영양 건강을 챙길 수 있는 훌륭한 식사법이다.

22장 메노슈티컬: 건강기능식품과 완경

미국에 사는 성인 여성의 약 60퍼센트는 최소 한 가지 이상의 건강기능식품을 섭취하고 있다. 대개 일반적인 건강 문제나 예방 치료 목적으로 섭취하지만, 완경이행기와 완경 후기에는 많은 여성이 증상 완화 또는 완경과 관련된 문제 해결을 위해 다양한 제품을 찾아 헤맨다. 나는 이렇게 완경과 관련된 건강기능식품들을 '메노슈티컬Menoceuticals'* 이라고 부른다.

앞서 두 개의 장에 걸쳐 완경 호르몬 치료의 진화 과정을 생물학, 화학, 경제 측면에서 살펴보았다. 이제 자연스러운 수순으로 건강기능식품 업계에 대해 알아보고자 한다. 건강기능식품 제조업은 자기 집 주방에서 조금씩 만든 약을 주변에 파는 동네의 힐링 전도사가 아니라 하나의 산업이다. 얼마나 거대하냐면, 미국에서 1년에 300억 달러가 넘는 규모를 자랑할 정도다. 건강기능식품은 건강

* 완경이라는 의미의 'menopause'와 약, 약학이라는 의미의 'pharmaceutical'을 합성한 단어. 약용 화장품이라는 신조어 '코스메슈티컬cosmetics+phamaceuticals'을 모방하여 저자가 만들었다(감수자 각주).

한 라이프스타일을 증진한다는 쪽으로 브랜드 이미지를 만들어가고 있다—밖에서부터 안까지 샅샅이 건강한 라이프스타일을! 그러나 건강기능식품을 웰니스와 연결 짓는 것은 1950년대의 프레마린을 화려하고 세련된 라이프스타일로 연결 지은 것과 하나도 다르지 않다. 추악한 진실은 라이프스타일을 내세운 마케팅 전략이 늘 효과를 거둔다는 점이다.

처방전 없이 살 수 있는 다양한 종류의 제품들over-the-counter, OTC은 건강기능식품의 범주에 속해 있다. 예로는 비타민, 무기질, 약초, 아미노산, 호르몬, 피토에스트로겐, 어유, 프로바이오틱스 보충제와 동물의 특정 부위를 말려 만든 보충제 그리고 식이 보충제가 있다. 이러한 제품들에 대해서는 연구가 거의 행해지지 않고, 기본적으로 규제를 받고 있지 않다.

1994년 미국 법원은 식이 보충제 건강 교육법Dietary Supplement Health and Education Act, DSHEA을 통과시켜 소비자들을 위한 여러 안전장치를 제거했다. 예를 들어 회사는 상표에 표시한 것과 동일한 내용물을 함유하고 있는지 입증하지 않아도 된다. 그 결과 불량 상품이 널리 퍼지게 되었다. 주성분을 저렴한 것과 바꿔치기해 활성 성분이 전혀 없는 경우도 있고, 약초 대신 의약품 등급의 약품이 들어간 경우도 있다. 예를 들어 발열감 치료 목적으로 판매 중인 승마추출액 보충제에는 약병에 그려져 있는 약초, 에스트라디올(처방 호르몬), 항우울제, 실험을 전혀 거치지 않은 디자이너 스테로이드designer steroids 중 어떤 것이 들어 있을지 알 수가 없다. 심지어 쌀가루가 들어 있을 수도 있다. 완전히 제비뽑기 수준이지만 소비자가 이익을 볼 확률은 전혀 없다. 2015년 뉴욕주 법무장관이 GNC, 타겟, 월마트, 월그린 등의 대형 체인 마트에서 판매 중인 허브 제품들을 조사한 결과 이 중 80퍼센트가 상표에 표시된 약초를 전혀 포함하고 있지 않은 것으로 나타났다. 무려 80퍼센트가 말이다. 2013년 겔프 대학교에서 진행한 또 다른 연구에 따르면 건강기능식품의 3분의 1이 상표에 표시된 식물 성분을 포함하고 있지 않은 것으로 조사됐다.

만일 다른 제품의 내용물을 이렇게 제비뽑기 식으로 넣는 것을 허락했다면 격정적인 분노의 사태가 일어나지 않았을까? 항생제 약병은 고사하고, 우리가 강낭콩 통조림을 열어볼 때마다 '진짜 혹은 가짜' 게임을 하는 것처럼 실제로 강낭콩이 들어 있을지 없을지 알 수 없다면? 건강기능식품 세계에서는 오로지 소비자가 정신 차려야 살 수 있다.

성분을 대체하여 발생하는 피해는, 사람들이 의약품 성분이나 잠재적으로 해로울 수 있는 식물성 요소를 섭취할 수도 있다는 위험을 넘어서는 문제다. 품질 관리가 부족하다는 것은 특정 연구에 사용된 건강기능식품이 한결같지 않고 완전히 다른 합성물을 포함할 수 있다는 뜻이며, 실제로 무엇을 검사하고 연구한 것인지조차 알 수 없음을 의미한다. 또한 연구에 제공된 내용물이 사람들이 매장에서 사는 것과 성분 면에서 일치하지 않을 가능성도 있다. 빅 파마와 관련해 여러 논란이 많지만, 적어도 내가 처방하는 알약이나 패치 혹은 크림 모두에는 해당 제품이 주장하는 성분이 주장하는 양만큼 들어 있다는 건 자신할 수 있다.

미국 건강기능식품의 또 다른 문제는 안전 검사가 잘 이루어지지 않는다는 점이다. FDA에 해롭다는 증거가 제시되지 않은 한 그 건강기능식품은 안전한 것으로 간주된다. 이렇게 안전성에 관한 연구가 부족한 것 때문에 미국인들은 막대한 희생을 치르고 있다. 건강기능식품으로 인해 응급실을 찾는 사람 수가 매년 대략 2만 3,000여 명에 이를 뿐 아니라 건강기능식품이 간부전의 원인이었던 사례가 점점 늘어나고 있다. FDA에 보고가 되더라도 보통은 제품을 시중에서 수거하라는 미적지근한 경고 서한을 한 장 보낼 뿐이다. 1년에 300억 달러의 규모를 자랑하는 산업이 손등 한번 툭 치는 정도의 꾸중을 두려워하겠는가? 건강기능식품은 대개 시험을 거치지 않기 때문에 발매 속도를 늦추는 요인인 연구 개발 단계도 없으니, 한 제품에 대해 판매 금지 조치가 취해지면 바로 다른 제품이 그 자리를 메우는 식이다. 건강기능식품은 상어의 이빨과 같아서, 하나가 빠지면 그 자리를 메울 또 다른 치아가 언제나 있다.

건강기능식품 광고에 대한 규제 또한 마찬가지로 느슨한 상황이다. 식이 보충제 건강 교육법에 따르면 질병 치료 목적으로 제조된 것이 아니라는 아래와 같은 경고문을 포함시키기만 하면, 신체 및 생리 작용에 영향을 줄 수 있다는 어렴풋한 주장을 말하는 '구조/기능 주장structure/function claims*'을 하는 것이 허용된다.

> 설명된 내용들은 식약처의 평가를 거치지 않았다. 이 제품은 진단, 처치, 치료 또는 질병 예방 목적으로 제조된 제품이 아니다.

제조사는 관련 용어를 정의하거나 증거를 제시하지 않고도 자사의 건강기능식품이 '호르몬 건강 유지' 및 '난소 및 기억력 증진에 도움'을 준다고 합법적으로 홍보할 수 있다. 이러한 유사 과학 용어

* 식품의 특정 성분이 특정 구조나 기능에 영향을 줄 수 있음을 나타내는 문구로, '뼈를 건강하게 하는 칼슘 성분', '스트레스 감소' 등이 이에 해당한다. 반면, '건강 주장health claims'은 식품의 특정 성분이 특정 질병 및 건강 조건과 관계가 있음을 나타내는 문구로, '숙취 예방', '혈당 수치 감소' 등을 예로 들 수 있다. 건강 주장은 구조/기능 주장과 달리 FDA의 사전 허가가 반드시 필요하다.

는 마케팅에서 진가를 발휘한다. 내 몸의 난소와 기억력에 도움이 된다는데, 구매를 마다할 사람이 누가 있겠는가?

건강기능식품 산업이 규제 완화 이후 급격하게 성장했다는 사실은 전혀 놀랄 일이 아니다. 1994년 미국 시장에는 약 4,000개 정도의 건강기능식품이 있었는데, 2012년에는 그 숫자가 5만 5,000개로 늘어났다. 광고가 큰 역할을 했고, 의료계 종사자들도 건강기능식품 복용을 곧잘 권했다. 빅 파마의 개입처럼 그 배경에 돈 거래가 있을 가능성도 있다. 예를 들어 자연요법에서는 인체가 스스로를 치유할 수 있는 힘을 기르기 위해 자연의 힘을 빌려야 한다고 주장하는데, 이러한 치유법 대부분은 건강기능식품의 도움으로 이루어진다. 2016년 건강 관련 뉴스를 전하는 웹사이트 〈STAT〉는 미국 여러 주에서 자연요법사 자격 발급률을 높이기 위한 로비가 비타민 제조업자들의 전폭적인 자금 지원으로 이루어졌다고 보도했다.

건강기능식품 업계로부터 금전적인 보조를 받은 의료 종사자에 관한 자료를 모은 데이터베이스가 없기 때문에, 건강기능식품을 자신의 인스타그램에 올리거나 행사장에서 언급하는 대가로 누군가 돈을 받는지에 대해서는 정확히 알 수 없다. 진료실에서 건강기능식품을 팔아 제품 판매 수익을 올릴 수도 있고, 일부 의사와 자연요법사들은 자기가 직접 설립한 브랜드의 건강기능식품을 판매해서 이익을 더 늘리기도 한다.

진료실에서 건강기능식품, 특히 특정 브랜드의 제품을 판매할 때 만들어지는 불균형한 권력관계에서 자유로울 여성은 없다. 의사나 자연요법사와 진료실에서 얼굴을 마주한 채로 그들의 특별 제품을 사지 않겠다고 말하는 일이 과연 쉬울까? 나는 헬스케어 제품을 판매하는 당사자에게선 양질의 정보를 얻을 수 없다는 원칙을 가지고 있다. 편향될 수밖에 없기 때문이다. 만약 당신이 항우울제 판매 회사가 설명하는 우울증 치료 약을 믿지 못하는 사람이라면, 건강기능식품을 판매하는 의료 관계자에게서 그 건강기능식품에 관한 이야기를 들을 필요도 없다. 이들은 우리에게 약을 파는 사람 혹은 의사 둘 중 하나가 될 수는 있지만, 윤리적으로 두 가지 역할을 동시에 해낼 수는 없다.

미국산부인과학회American College of Obstetrics and Gynecology는 산부인과 의사가 건강기능식품 판매를 하는 관행에 관해 다음과 같은 지시사항을 발표했다.

- **산부인과 의사는 의료적 유익성에 대한 충분한 근거 없이 약물이나 기기를 치료용으로 홍보하고 판매해서는 안 된다.**
- **산부인과 의사는 비의료 제품이나 서비스를 판매 또는 홍보하거나, 환자를 다단계 판매 구조에 참여시키기 위하여 의사로서의 영향력이나 진료 환경을 이용해서는 안 된다.**
- **처방 약이나 비처방 의약품 또는 기기를 합당한 방법으로 구매할 수 있는 판매처가 있는 경우, 산부인과에서 환자에게 직접 관련된 제품을 판매하는 일을 피할 것을 권유한다.**

여기서 2002년 WHI가 빚어낸 에스트로겐을 둘러싼 혼란과 두려움으로 인해 생동일성 및 조제 호르몬(20장에서 다룬 내용)뿐 아니라 건강기능식품이 끼어들 틈이 만들어졌는 사실을 인정할 필요가 있다. 2002년 이전에는 완경 증상에 대한 비호르몬 치료 선택의 폭이 좁았기 때문에 건강기능식품에 이목이 집중되는 것은 당연한 결과였다. 의학계로부터 무시되고 소외당한 여성들도 건강기능식품으로 발길을 돌리는 경우가 많았다. 건강기능식품을 추천한 사람은 여성의 문제에 귀 기울이며 그 괴로움을 공감해주는데, 견디기 힘든 발열감과 옷을 다 적실 정도로 쏟아지는 월경이 견딜 만한 거라며 대충 말하는 의료진이 뭐가 좋다고 다시 찾아가겠는가?

또한 건강기능식품은 호르몬에 대한 두려움을 이용해서 본질적으로 자연 상태와 가까운 제품이라는 주장을 내세워왔는데 이 이미지가 안전함으로 잘못 받아들여졌다. 그러나 건강기능식품은 자연스럽지 않다. 음식을 통해 미량영양소를 섭취하는 것이 가장 자연스러운 일이다. 식품에 포함된 비타민과 무기질은 섬유질을 비롯해 흡수를 도와주는 다른 요소와 함께 결합되어 더 많이 흡수할 수 있다. 에스트라디올이나 프로제스테론처럼 자연에서 발견했다는 물질이 실은 마케팅의 산물이었든지 아닌지를 떠나서, 진정으로 필요한 것인지 그리고 안전하고 효율적인지 따져보는 일에 무게를 두어야 한다.

건강기능식품과 관련된 또 하나의 문제는 연구 결과들이다. 연구 내용은 있으면 있는 대로, 없으면 없는 대로 문제가 된다. 빅 파마와 마찬가지로 건강기능식품 업계가 자금을 지원한 연구는 연구 설계가 허술함에도 대부분 유익한 효과가 있다는 결과를 제시한다. 질이 낮은데도 긍정적 결과를 나타낸 연구는 의학적으로 별 의미가 없기 때문에 도움이 안 된다. 빛이 없어 깜깜한데 저 멀리 떨어진 곳에 있는 사람이 누구인지 알아내려고 하는 것과 다름없다. 답은 기껏해야 '흠, 아마도' 정도일 것이다. 결론을 도출하는 일 자체가 불가능하니 말이다.

건강기능식품은 때때로 의학계에서 공식적으로 권유되기도 하기에, 혼란은 더해진다. 그 대표적인 예로는 임신 전 및 임신 중에 복용하는 엽산, 식단과 햇볕 노출을 통해 충분히 공급받기 어려운 사람들을 위한 비타민D, 비만대사 수술bariatric surgery을 받은 여성처럼 미량영양소 섭취가 어려운 사람들을 위한 종합비타민 등이 있다. 일부 채식주의자와 비건은 철이나 비타민B12 보충제가 필요할 수 있는데, 이 영양소는 동물성 식품에서만 얻을 수 있기 때문이다.

"비타민과 건강기능식품이 염증을 물리친다." 건강 관련 정보가 모이는 웹사이트 〈웹엠디WebMD〉에 올라온 기사 제목이다. 이런 모호한 주장은 의학적으로 어떤 의미도 지니지 않으면서 제품이 유용하다는 잘못된 인상만 심어주고 있다.

그저 한숨만 나올 뿐이다.

여성, 의학, 조산사 그리고 약초 역사의 공공연한 비밀

완경과 관련된 많은 건강기능식품은 한때 널리 알려져 있었고 효과적이었으나 가부장적 의료계, 제약 산업, 혹은 두 가지 모두에 의해 절멸된 선조들의 치료법이 있었다는 대중의 믿음에 편승한다.

고대 이집트와 그리스, 페르시아, 힌두, 중국 서적에 기록된 방대한 치료법은 이국적이고 낭만적인 것으로 비치곤 하지만, 대부분이 오늘날 우리가 사실이 아님을 알고 있는 질병 모델에 바탕을 두고 있다. 가령 고대 이집트 여성이 귀와 턱에 통증을 느꼈을 때 옛 의사들은 질 내에 허브를 넣고 좌훈을 시킨 반면, 현대 의사들은 귀의 감염이나 축농증, 치근단 농양을 원인으로 보며 이들 중 아무것도 질 치료를 요하지는 않는다. 여성을 위한 고대 그리스 치료법의 대부분은 건조에 효과적인 물질이 포함됐는데, 몸에 수분이 너무 많은 것이 여성 건강 문제의 근본적 원인이라 여겼기 때문이다. 증상과 상관없이 모든 여성이 수분이 많다는 고대의 개념에 근거하여 아무 여성에게나 동일한 치료를 제공하는 것은 옳지 않다. 더불어 고대 치료법의 경우 유리하거나 좋은 것만 선별하고 구미가 당기는 부분만 쏙 골라 담은 후, 나머지는 배제하는 경향이 있다. 살균 소독 과정에 가까웠던 고대 그리스의 질 좌훈은 현대의 웰빙 트렌드를 반영해 증기를 쐬는 형태로 새롭게 태어났지만, 사실 많은 옛 치료법이 혀를 내두를 정도로 끔찍하다. 내장을 꺼낸 어린 강아지 또는 개(질병에 따라 달랐다)의 몸속에 허브를 채워 태운 연기로 좌훈 치료를 했다는 이야기도 있다.

의학에는 당시의 세계관이 반영되기 때문에, 문화나 종교적으로 중요한 의미를 지닌 재료가 선택되기도 했다. 예를 들어 그리스 신화에서 죽음을 상징하는 석류는 낙태에 사용되었다. 또 재료도 고의적으로 비싼 값에 거래되었던 것을 보면, 선조들도 오늘날 우리가 알고 있는 의학적 명제를 이해하고 있었던 듯하다. 바로 비싼 약은 더 큰 플라세보 효과를 발휘한다는 사실이다. 이 전제는 중세 및 르네상스 시대의 수많은 유럽식 치료법에 등장했던 해리향(비버의 항문분비샘에서 채취한 분비물)의 인기에 대해서도 적절한 설명이 되어준다.

1500년대부터 1900년대 초까지 서양 의학 치료법은 월경을 거르면 몸에 위험한 체액이 쌓인다는 잘못된 믿음에 근거하고 있었으며, 따라서 피를 뽑거나 하제(구토나 설사를 유발하는 물질)를 자주 사용했다. 여성 건강에 문제를 일으키는 또 다른 근본적 원인이 불같이 뜨거운 여성의 성질이라고 보고 땀을 나게 하는 발한제가 다양한 증상의 치료약으로 처방되기도 했다. 많은 치료법에 아편과 알코올이 등장했고 1800년대 이후에는 대마초가 권장되기도 했다. 사실 1800년대에 가장 학구적이라고 인정을 받는 산부인과 의사마저도 완경기 여성의 과도한 성적 본능을 잠재우는 데 대마초가 효과적이라고 추천한 사례가 있기는 하다.

고대 중국 의학에서 직접 유래한 완경과 관련된 약초 치료법이 있다고 주장하는 사람들도 있으나, 미국인 중국학자 샬럿 퍼스Charlotte Furth의 《번성하는 음의 세계: 중국 의학사에 기록된 젠더: 960~1665년A Flourishing Yin: Gender in China's Medical History: 960~1665》에 따르면, 현대의 완경 진단이 19세기부터 전통 중국 의학TCM(중의학)으로 전파되었다고 한다. 중의학은 완경을 노화와 다르지 않다고 보았기 때문에, 현재 우리가 완경과 연관이 있다고 간주하는 여러 증상에 대한 특정 치료법이 없었다. 완경 치료에 권장되고 있는 중의학 치료법들은 모두 19세기에 만들어진 것이다. 그렇다고 그 치료법들이 나쁘다거나 좋다는 의미가 아니다. 하지만 기원에 대해 잘 이해하는 것은 중요하다. 선조의 방식이라거나 실제보다 더 오래된 것이라는 착오에 빠져 이러한 치료법에 혹해버리는 사람들이 일부 있기 때문이다.

현재 우리가 피토에스트로겐에 대해 알고 있는 내용을 바탕으로 볼 때, 일부 고대 치료법이 실제로 효과가 있었던 이유는 여기에 에스트로겐 작용을 할 수 있는 물질이 함유되어 있기 때문이었을 것이라고 추측하는 사람들이 많다(자세한 내용은 19장 참고). 현대의 피토에스트로겐 건강기능식품들은 다양한 완경 관련 증상에 기껏해야 미미한 효과를 보이는 수준이고, 이러한 건강기능식품에는 어떤 고대 치료법에 든 것보다 훨씬 더 많은 활성 화합물이 포함되어 있기 때문에 옛 방식이 효력을 발휘했을 가능성은 없어 보인다.

고대 치료법에 사용된 약초가 미코톡신에 오염되었을 가능성도 있다. 미코톡신은 곰팡이에서 만들어진 물질로 매우 강력한 에스트로겐 작용을 보인다(19장 참고). 즉 치료법이 우수해서가 아니라 미확인 오염물질 때문에 효과를 보였다는 뜻이 된다. 에스트로겐과 비슷한 작용을 하는 미코톡신은 그 약성이 매우 강력해서 이론상 극소량으로도 의학적 효과를 볼 수 있다. 동시에 미코톡신은 심각한 합병증을 유발할 수도 있다. 예를 들어 맥각은 맥각균Claviceps purpurea에 오염된 호밀에서 만들어진 미코톡신으로 심각한 질병과 조산, 유산을 유발할 뿐 아니라 생명까지 위협할 수 있다. 맥각의 독성이 너무 강해서 유럽에서 제시한 여러 규제를 살펴보면 곡물 1kg당 1mg의 맥각 함유량만을 허용하고 있다. 만약 고대 치료법이 미코톡신 덕분에 효과가 있었던 거라면, 후손들은 그 방식을 물려받지 말아야 할 것이다.

식물성 제품이 효과적인지, 어떻게 작용하는지 그리고 정말로 안전한 것인지를 증명하려는 나의 태도를 그 제품들을 무시하는 것으로 많은 사람들이 오해한다. 하지만 어떤 식물이 의학적으로 효과를 보인다면 그것은 생리적인 작용이 일어나는 것이고, 그런 경우 우리는 그 작용이 무엇인지 이해해야만 하며 제품은 안전한지 확인할 필요가 있다. 여성에겐 그럴 자격이 충분히 있지 않은가? 때론 식물이 약보다 더 위험할 수도 있는데, 약 안전성에 대해서는 꼼꼼히 따지면서 약초에 대한 안전성 입증은 어째서 요구하지 않는 걸까? 만약 어떤 치료법이 효과적이라는 사실이 입증되었다면 의사들은 이 지식을 바탕으로 여성들을 더 도울 수 있을 것이다. 나는 출처와 관계없이 모든 치료를 연구하는 행위야말로 페미니즘의 일환이라 생각한다. 정확한 정보가 있어야만 여성 자신의 건강에 대한 권리를 강화할 수 있기 때문이다.

자연에서 발견되어 고대 의학이나 민속 요법에 사용되었던 다수의 물질들이 유용하다는 사실이 입증된 후에, 의학계에 받아들여져왔다. 의사와 조산사들은 유산과 맥각 중독의 연관성을 깨달았으며, 그 이후 누군가가 맥각이 출산 후 자궁수축을 유도해 분만

후 출혈을 멈출 수 있지 않을까 궁금해하게 되었다. 입소문을 타면서 맥각의 사용 빈도가 높아졌고, 점차 관련 사례들이 논문으로 보고됐다. 결국 제약 산업이 중요성을 인지하면서 맥각을 증명된 효과를 내는 위험하지 않은 용량으로 정제할 수 있게 되었고, 그 결과 에르고타민Ergotamine*이 오늘날까지 의학계에서 사용되고 있다. 버드나무 껍질Willow bark은 아스피린이 되었으며 양귀비에서 얻어 수천 년 간 사용된 아편은 모르핀을 분리할 수 있는 기술이 생기면서 정량을 표준화해 안전성을 확보하게 되었다. 수백 년 전부터 현대에 이르기까지 의학계는 자연에서 활성 화합물을 찾아내기 위한 끊임없는 노력을 기울이고 있다. 많은 식물과 약초들이 효과적인 성분이 없거나 그 합성물이 안전하지 않다는 이유로 연구가 폐기 혹은 중단되었다.

나는 옛 치료사들이 주어진 상황에서 최선을 다했다고 믿는다. 환자에게 안전하고 효과적인 치료를 제공하기 위해 과학적 증거를 요구하는 일이 의학이다. 우리는 여성의 몸이 너무 습하다는 히포크라테스식 사고관을 인정하지 않는다. 그렇다면 고대로부터 내려오는 다른 약에도 동일한 비판적 안목을 적용해보는 건 어떨까?

건강기능식품, 전매특허약이 되다

독점권이 있는 묘약과 혼합제제는 우리와 오랜 역사를 함께해왔다. 이 약들은 본래 '우리들의 치료법'이란 뜻의 라틴어 '노스트럼 레메디움nostrum remedium'이라 불렸으나 이후 '노스트럼nostrum'만

* 맥각 알칼로이드의 일종.

남아 '처방' 혹은 '약'을 뜻하게 되었다. '전매특허약'이라는 용어는 왕실의 특혜를 입은 제품에서 유래된 말로, 이 제품에는 왕이 내린 칙서나 특별한 허가, 즉 특허권이 발행되어 보증서 역할을 했으며 터무니없는 주장과 환자의 증언에 힘입어 과장된 홍보가 성행했다고 한다. 오늘날의 많은 건강기능식품처럼 말이다.

전매특허약은 1800년대에 큰 인기를 누렸다. 당시의 많은 치료법이 엉성한 데다 효과가 없었던 것을 고려하면, 완경을 앞둔 많은 여성이 전매특허약에 시선을 돌렸을 법도 하다. 흔하게 처방된 치료는 피 빼기, 외음부에 거머리를 붙여 피를 빨게 하기, 설사약, 발한제, 진정제, 벨라도나,* 질에 초산연을 주입하기 등이었다. 심지어 수술 중 사망 가능성이 높은데도 난소 제거까지 권장되곤 했다.

특허약 홍보는 특별히 여성에게 초점을 맞췄다. 자궁탈출부터 난임과 무월경(임신을 의미하는 암호어로 통용되는 표현이었기에, 이 제품으로 유산이 가능하다는 암시가 들어 있다), 완경까지 거의 모든 의학적 증상에 동일한 제품이 추천되었다. 일부 제품에는 박하과의 허브 추출물이자 오랫동안 유산유도제로 사용된 페니로얄pennyroyal이 함유되어 있었다. 페니로얄은 독성이 매우 높아 어떤 용량이건 사용해선 안 된다. 자궁수축을 유도할 수 있지만, 그 대가로 간 부전과 죽음이라는 혹독한 부작용이 따라온다. 이외에도 퀴닌quinine, 붕산boric acid 그리고 코코아 버터라고 알려진 테오브로마theobroma 오일이 재료로 흔히 쓰였다.

그렇다. 일부 특허약에는 초콜릿이 들어 있었다.

가장 성공적인 특허약을 꼽는다면 여성 질병 치료에 맞춘 리디아 핑크햄Lydia Pinkham의 '채소 화합물Vegetable Compound'을 빼놓을

* 독성이 있으며, 잎은 진정제 및 진통제로 쓰이는 풀.

수 없다. 이 약은 특히 삶의 변화, 즉 완경에 초점을 맞췄다. 배아 프로젝트 백과사전Embryo Project Encyclopedia(읽어볼 만하다)을 위해 리디아 핑크햄과 '채소 화합물'을 깊게 파헤친 레이니 호로위츠Rainey Horwitz에 따르면 리디아 핑크햄은 1873년 매사추세츠주 린Lynn에 위치한 자택 주방에서 알코올, 다양한 식물 뿌리, 약초 등을 섞어 이 혼합물을 발명했다고 한다. 처음에는 소량 제조로 시작했으나 문의가 빗발치면서 사업을 확장했다. 이 제품은 '여성이 여성을 위해 만든 치료제'임을 내세우며 대대적인 홍보를 벌였다. 설명만 들으면 모든 것에 능한 만능 치료제에 가까운데, 그 내용은 다음과 같다.

> 불규칙한 주기, 실신, 두통, 위황병, 메그림스, 편위, 주기적으로 발생하는 밑이 빠지는 심한 통증, 현기증, 가슴의 두근거림, 우울증, 요통, 모든 것이 싫다는 느낌과 함께 찾아오는 무력감과 무기력증을 즉각적으로 완화하고 영구적으로 치료한다.

위황병은 적혈구 수치가 낮아 발생하는 빈혈 증상이며 메그림스는 무기력한 느낌을, 편위는 골반장기탈출증을 뜻한다. 주기적으로 발생하는 심한 통증은 월경통을 말하는 것이 아닐까 싶다. 이 약은 방대한 부인과 의학을 한 병에 담아낸 것이나 마찬가지다! 그렇다. 무언가가 너무 훌륭해서 믿어지지 않으면, 실제로도 믿으면 안 되는 경우가 많다. 우리는 이 모든 증상이 매우 다양한 생물학적 과정을 통해 발생하며, 단 하나의 치료법으로 질병 전체를 다스릴 수 없다는 걸 잘 알고 있다.

약을 사면 여성 건강을 다룬 80쪽짜리 무료 서적 《리디아 핑크햄의 은밀한 여성 질병 교과서Lydia E. Pinkham's Private Textbook Upon

Ailments Peculiar to Women》도 함께 제공되었다. 심지어 핑크햄에게 질문을 적어 보내면 답장을 받을 수 있다는 말에 고무된 일부 여성들은 편지를 써서 저자의 자필 답장을 받기도 했다. 그런데 핑크햄이 고인이 된 뒤에도 한동안 답장이 계속됐다! 이것이 문제가 되자 핑크햄 측에서는 저자가 직접 모든 답장을 쓰겠다고 말한 적은 없다고 주장하기도 했다. 핑크햄 엽서(단순한 트레이딩 카드였다)까지 있었을 정도다. 여성 건강에 대해 공공연하게 목소리를 높인 인물은 전무후무했기에 자연히 여성들의 시선은 리디아 핑크햄에게 모아질 수밖에 없었다.

핑크햄의 오리지널 레시피에는 승마추출액, 금방망이속 뿌리, 쥐꼬리풀 뿌리, 당박주가리 뿌리, 호로파 씨앗이 포함됐는데 이 중 승마가 완경 증상에 효과를 발휘한다는 주장이었다. 원래 알코올도 포함되었지만 이 사실은 수년간 비밀에 부쳤다. 1911년 핑크햄의 '채소 화합물'을 시험한 연구 결과가 〈영국 의학 저널British Medical Journal〉에 게재되었는데, 이 제품의 알코올 함유량이 19.3퍼센트에 달하는 것으로 밝혀졌다. 참고로 이는 대부분의 포트 와인 알코올 도수와 같다(엄청나지 않은가?). 유효 물질이 있다는 증거는 단 하나도 발견되지 않았다. 당시의 시험 시설과 지식을 감안하면 모든 유효 성분을 감지하기는 어려웠을 가능성이 있지만(핑크햄에 대한 내 관대한 태도의 증거다), 제조법과 핑크햄이 사용한 추출법을 고려할 때 유효 성분은 알코올을 제외하고는 없었을 것으로 추청된다.

나도 핑크햄 토닉의 홈 버전, 특히 '알코올 편'을 직접 시험해보기로 결심하고, 도수 19.3퍼센트짜리 알코올 30ml(1테이블스푼)—핑크햄의 채소 화합물에서 유효 성분은 아니라고 했지만, 그 복용 권장량—를 네 시간마다 음용하는 것이 무력함과 무기력증을 개선해줄 수 있을지 알아보기로 했다. 실험용으로는 19.5퍼센트짜리의 질 좋은 포트 와인을 골랐다(내 사랑 커피를 마시기도 전에 싸구려 포트 와인으로 입맛을 버리고 싶은 생각은 없다!). 코로나19 대유행과 뿌연 연기가 가득한 캘리포니아의 산불 시즌 덕분에 무기력한 날은 금방 찾아왔고, 어느 일요일 아침 양치 후 포트 와인 한 잔과 함께 하루를 시작해서 잠에 들 때까지 지속적으로 정해진 양을 꾸준히 마셔 보았다. 물론 과학을 위해서 말이다. 어땠냐고? 비교적 편안하게 하루를 보낼 순 있었지만, 치료로는 절대 추천하지 않는다. 유효 성분이 명백히 존재하긴 했지만, 홍보한 수준만큼은 아니었다.

오메가3 보충제

오메가3 지방산의 중요성은 21장에서도 다룬 바 있다. 1만 3,000명이 넘는 55세 이상 여성을 대상으로 한 대규모 임상 시험에서 오메가3 보충제 1g(처방용 어유 보충제인 오마코Omacor 제품)을 섭취하는 것이 일주일에 생선을 1.5회 이하로 섭취하는 백인 여성의 심장마비 위험을 약 40퍼센트 감소시키며, 생선 섭취와 관계없이 아프리카계 미국인 여성의 심장마비 위험을 77퍼센트나 낮춘다고 밝혀졌다. 이 연구에 사용된 오마코는 FDA 승인을 받은 처방 제품으로 복용량과 순도가 잘 알려진 제품이다. 해초 추출물로 만든 비건 오메가3 보충제도 있는데, 처방 제품이 아니라면 성분과 용량을 확신하기 어렵다. 하루에 오메가3 지방산 1g 섭취가 주는 부작용은 거의 없는 편이지만 구취, 속 쓰림, 메스꺼움, 설사, 두통 등을 일으킬 수 있으며 때로는 악취가 나는 땀을 흘리는 경우도 있다.

오메가3 지방산의 용량을 늘려서 처방하는 경우도 있다. 이는 높은 중성지방 수치 치료를 위해서인데, 하루 최대 4g까지 복용할 수 있다. 일일 복용량 4g으로 중성지방을 20퍼센트에서 30퍼센트까지 낮출 수 있지만, 혈액 응고성에 영향을 주고 항응고제와 상호작용을 할 수 있으므로 반드시 의료인의 관리감독 아래 사용되어야 한다.

대다수의 여성에게 하루 1g의 오메가3 보충제 섭취는 좋은 영향을 준다.

비타민B12

비타민B12는 적혈구 생성, 신경계 기능, 다양한 대사 활동과 DNA 합성에 중요한 역할을 한다. 비타민B12 수치가 낮으면 피로, 우울, 신경과민, 구강내 궤양염, 손발 저림 같은 여러 증상이 나타난다. 비타민B12의 일일 권장 섭취량은 2.4mcg이며, 연어 1인분 양인 약 85g에는 일일 권장량 이상이 들어 있고, 우유 한 컵에는 1.1mcg가 함유되어 있다. 비타민B12는 식물에는 들어 있지 않다.

비타민B12는 복잡한 과정을 거쳐 흡수되며 나이가 들수록 흡수 능력이 떨어지기 때문에 60세 이상의 약 20퍼센트가 결핍 상태에 이르게 된다. 50세 이상 여성과 비건 식단을 지키는 여성은 비타민B12의 필요성과 보충제 섭취에 주의를 기울여야 한다. 다양한 아침 대용 시리얼, 영양 효모, 식물성 두유를 비롯한 여러 비건 식품에는 비타민B12가 강화되어 있다. 제2형 당뇨병 치료를 위한 메트포르민metformin, 위산 역류 방지 약, 비만 수술 등은 비타민B12 흡수율을 감소시킬 수 있으므로 따로 보충제를 섭취해야 할 수도 있다.

비타민B12 주사는 오랫동안 만성피로를 해결해주는 기적의 치료약이라 홍보되었으며 지금도 웰니스 업계에서 인기를 얻고 있다. 비타민B12 주사약은 선명한 붉은빛이어서 진료실에서 주는 약이라기보다는 무슨 신비의 영약처럼 보이곤 한다. 하지만 여성에게 필요한 건 의료인이지 묘약을 만드는 마술사가 아니다. 일전에 뉴욕에서 열린 '굽 헬스goop health' 컨퍼런스에 참석한 적이 있는데, 길게 줄을 선 여성들이 이 붉게 빛나는 비타민B12 근육 주사를 맞겠다고 처음 보는 의사 앞에서 너 나 할 것 없이 바지를 내리고 엉덩이를 반쯤 내주는 모습에 충격을 받았다. 웰니스라는 이름 아래 벌어진 풍경이었다. 비타민B12 주사는 반드시 의사를 통해서 처방받아야 하고 보충제로 비타민B12를 흡수할 수 없는 사람들에게만 권장되고 있다.

비타민B12 주사가 어떻게 천연 성분이며 면역을 높여주고(그렇지 않은데) 몸과 마음의 건강을 지켜주는 것으로 상품화되었는지, 그에 반해 백신 같은 약품은 어떻게 악랄한 빅 파마의 농간이라는 라벨이 붙어버렸는지 신기할 따름이다. 비타민B12 문제가 더욱 어처구니없는 이유는 이 주사약이 제약회사들에 의해 생산되고, 소량의 알루미늄이 들어 있기 때문이다. 알루미늄은 백신이 안전하지 않거나 인위적이라는 잘못된 주장을 하는 사람들이 즐겨 들먹거리는 물질 중 하나다. B12에 든 알루미늄의 양이 백신에 든 양보다 작기는 하나(모두 매우 안전한 양이다), 매달 한 번씩 수년에 걸쳐 맞는다면 백신 접종보다 더 많은 알루미늄일 텐데 말이다.

비타민E

비타민E에는 토코페롤과 토코트라이에놀이라는 지용성 화합물이 있다. 이 화합물들은 산화방지제인 동시에 면역체계와 심장 건강에 중요한 역할을 한다. 북미에 사는 사람이 비타민E 결핍에 걸리는 일은 매우 드물다. 비타민E는 녹색 잎채소, 견과류, 씨앗, 식물성 오일, 강화 시리얼 등 다양한 음식에 함유되어 있다. 비타민E 보충제의 예방적 건강관리 기능을 평가한 여러 연구가 행해졌지만 심장 질환, 암, 노화로 인한 인지 기능 저하 위험을 낮추는 효과는 없다는 결론이 나왔다. 또 다른 연구에서는 비타민E 보충제를 하루에 400IU 섭취하는 사람들 사이에서 사망 위험률이 적지만 약간 높아졌고, 심지어 하루에 150IU 정도로 적게 섭취한다 해도 영향이 있을 수 있다는 우려스러운 결과가 나오기도 했다.

OTC 호르몬

처방전 없이 카운터에서 구입할 수 있다Over-the-Counter는 뜻의 OTC 호르몬은 거의 모든 곳에서 판매 중이며, 심지어 아마존에서도 구입할 수 있다. 그러나 멀리할 것을 추천한다. 호르몬이 전혀 들어 있지 않을 수 있다는 것도 이유지만, 그것 말고도 이런 제품을 피해야 할 이유가 여럿 있다. 아래는 완경기에 있는 여성들을 대상으로 가장 많이 판매되고 있는 네 가지 제품을 나열한 것이다.

- **프로제스테론 크림** | 피부를 통해 잘—또는 전혀—흡수되지 않기 때문에 제품에 프로제스테론이 함유되어 있다고 하더라도 효과적이지 않다. 만약 에스트로겐을 복용하면서 자궁 보호는 프로제스테론 크림에 의지하고 있다면 자궁내막암을 얻게 될 수도 있다. 실제로 내가 환자에게 가르쳐주는, 완경과 관련된 나쁜 조언을 걸러내는 방법

이 바로 이것이다. 만약 의사가 외용 프로제스테론을 추천한다면, 그 자리에서 문을 박차고 진료실을 떠나라.

- **에스트로겐을 함유하고 있다고 주장하는 모든 것들** | 에스트로겐은 함유량에 따라 혈전 및 자궁내막암 위험을 높일 수 있기 때문에 규제를 받지 않는 비의약품은 위험할 수 있다. 그러나 에스트로겐이 들어 있다고 주장하는 대부분의 OTC 제품은 사실 주장과 내용물이 다르다. 예로 라이프 익스텐션Life Extension이 판매하는 '에스트로겐 포 우먼Estrogen for Women'을 살펴보자. 상품 설명서에 '이 식물 유래 에스트로겐 보충제는 건강한 에스트로겐 대사와 발열감 및 야간 발한 등 일반적인 완경기 증상 완화를 돕기 위해 제조되었다'고 쓰여 있다. 에스트로겐 보충제라고 하니 당연히 에스트로겐을 함유하고 있는 것처럼 들리지만, 실제로는 완경기 증상에 그다지 효과를 발휘하지 않는 허브 제품의 혼합물에 불과하다. 이는 상표가 어떻게 오해를 불러일으키는지 보여주는 좋은 예다(이런 식의 마케팅은 애당초 허락하면 안 되기에 분노를 유발하는 예라고도 할 수 있겠다).
- **디히드로에피안드로스테론 및 디히드로에피안드로스테론 황산염 DEHA 및 DHEA-S** | 부신과 난소에서 생성되는 DHEA와 DEHA-S는 인체에서 가장 풍부한 스테로이드 호르몬이다. 수치는 매년 2퍼센트씩 감소하지만, 일부 여성의 경우 완경이행기에 일시적으로 증가하기도 한다. DHEA와 DHEA-S 호르몬은 불가사의한 존재라 인체에서 하는 일이 모두 밝혀진 것은 아니지만, 뇌 기능과 염증에 역할을 하는 것으로 알려져 있다. 또한 콜레스테롤을 테스토스테론, 에스트로겐, 프로제스테론(3장 참고)으로 전환하는 경로에 DHEA가 있기 때문에 일부 여성에게는 완경 치료에 추천하는 사람들도 있다. 여러 완경 관련 적응증과 DHEA의 연관성을 평가한 최소 23개의 연구 결과가 나와 있는데 성 기능, 전반적인 삶의 질, 웰빙, 인지 기능, 혈중 지질 또는

혈당에 주는 이익은 없는 것으로 나타났다. 연구의 질이 좋지 않기는 했지만 이 연구 결과들을 볼 때, 완경이행기 또는 완경 이후의 여성이나 성적 욕구 문제를 겪고 있는 사람에게 DHEA를 권할 근거가 없다. DHEA-S는 완경 비뇨생식기증후군GUSM(13장 참고)의 질 내 국소 치료에 효과적이며 오로지 처방을 통해서만 이용해야 할 것이다.

+ **프레그네놀론** | 콜레스테롤을 프로제스테론, 에스트라디올, 테스토스테론으로 전환하는 경로에 있는 또 다른 호르몬 전구체다(518쪽 부록 A 참고). 스트레스를 받을 때 부신이 프레그레놀론을 빨아들여 코르티솔 같은 스트레스 호르몬을 만들어내기 때문에 난소로 가야 할 프레그네놀론이 부족해지고 결과적으로 에스트라디올과 프로제스테론 수치가 낮아진다는 잘못된 믿음이 퍼져 있다. 이 과정을 흔히 '프레그레놀론 도용pregnenolone steal'이라고 부른다. 의학계 문헌에는 이와 관련한 증거가 존재하지 않으며, 이 가설도 인체가 어떻게 작용하는지에 비추어보면 생물학적으로 가능하지 않다. 스트레스가 일시적으로 일부 여성의 월경을 멈추게 할 수 있고 만성 스트레스는 생식 기능에 영향을 끼칠 수 있는 것이 사실이지만, 이것은 호르몬의 신호체계에 영향을 주는 복잡한 상호 작용 때문이지 난소의 프레그레놀론 결핍과는 아무런 관련이 없다. 프레그레놀론 도용이라는 잘못된 가설은 종종 부신 피로 현상이라는 근거 없는 진단과 함께 언급되곤 한다. 부신 피로 현상이란 스트레스가 부신을 고갈시킨다는 개념이다. 이러한 잘못된 진단을 받았다는 것은 증상이 없다는 것이 아니라, 오진되었음을 뜻한다. 프레그레놀론 보충제는 복용할 필요가 없고, 프레그레놀론 도용이나 부신 피로 현상이라는 진단을 내리는 사람은 피하는 것이 최선이다.

프로바이오틱스

프로바이오틱스는 숙주에게 건강상의 유익을 선사하는 살아 있는 미생물이다. 쉽게 말하면 몸을 위해 좋은 일을 해주는 유익균으로 볼 수 있다. 1990년대에 여성 건강계에 등장한 신물질로 초기에는 질염 예방과 방광 건강에 권장됐지만, 지금은 매우 다양한 의학적 문제와 증상을 위한 제품으로 홍보되고 있다. 대대적인 유행에도 불구하고 프로바이오틱스가 여성 건강을 위해 폭넓게 사용되고 있는 현상을 지지할 만한 과학적 근거는 거의 없는 상황이다. 소화기와 질의 마이크로바이옴(다양한 세균이 공생하는 상태)은 복잡하고 역동적인데, 이에 대한 우리의 이해는 턱없이 부족해서 프로바이오틱스 알약 하나로 마이크로바이옴을 긍정적인 쪽으로 쉽게 조작할 수 있다는 생각은 과학보다 공상과학 소설에 가깝다. 그러나 프로바이오틱스가 클로스트리듐 디피실리균Clostridium difficile이라는 항생제와 관련된 위험한 장염 예방에 도움을 줄 수 있다는 자료는 존재한다.

완경기에 있는 여성에게 프로바이오틱스를 추천한다면 요로감염 예방을 위해서일 확률이 제일 높다. 그나마 존재하는 몇 가지 연구는 질이 낮은 편인데, 2015년 비영리 민간단체 코크란 리뷰Cochrane Reviews에서는 축적된 증거들을 널리 조사한 후 다음과 같은 결론을 내렸다.

> 플라세보 사용자 또는 치료를 전혀 받지 않은 사례와 비교했을 때 프로바이오틱스에서만 얻을 수 있는 독보적인 유익은 찾아볼 수 없지만, 자료가 적고 방법론적으로 질이 낮은 소규모 연구에서 도출되었다는 이유로 유익을 배제할 수 없다.

많은 여성의 질 안에 가장 많이 존재하는 유익한 박테리아인 락토바실러스 크리스파투스Lactobacillus crispatus 계통이 세균성 질염 같은 질 염증의 재발을 낮춘다는 연구가 있다. 세균성 질염 치료에 쓰이는 일반적 치료법에 락토바실러스 크리스파투스를 더하자 재발 위험이 45퍼센트에서 30퍼센트로 감소했다. 만일 이 박테리아에 대한 추가 연구로 장기적인 혜택이 입증된다면 매우 도움이 되겠지만, 그렇다고 이 박테리아가 만병통치약은 아니다. 이 프로바이오틱스는 현재 처방 없이 구입할 수 없다. 그 외 프로바이오틱스와 질 건강에 관한 연구들은 그다지 인상적이지 않다.

프로바이오틱스도 다른 건강기능식품과 마찬가지로 품질 관리 부족이 문제가 된다. 한 연구에서는 프로바이오틱스의 33퍼센트가 상표에 표시된 것보다 적은 박테리아군을 함유하고 있고, 42퍼센트가 잘못된 내용을 라벨에 표기하고 있었다는 사실이 밝혀졌다. 이는 포함되어 있다고 주장한 박테리아가 없거나 다른 세균 종이 들어 있었다는 의미다. 또 프로바이오틱스 제품들은 가격까지 비싼 편이다.

기타 건강기능식품

완경기 여성을 대상으로 한 기타 건강기능식품에는 다음과 같은 것들이 있다.

- **항산화제** | 인체에서 생성되거나 환경(담배 연기나 햇빛 등)에서 발견되는 불안정 분자인 활성산소free radicals로부터 세포가 손상되지

않도록 예방해주는 물질이다. 예로는 비타민E와 C, 셀레니움, 카로티노이드carotenoid(당근, 호박, 토마토 등 음식에 색깔을 내게 해주는 물질)가 있다. 채소와 과일은 훌륭한 항산화제 공급원이지만, 일반 대중에게 항산화제 보충제 사용이 도움이 된다는 증거는 없는 대신 오히려 위험성을 제시하는 자료가 있다(비타민E에서 다루었던 내용과 비슷하다). 한 연구에 따르면 유방암 항암 치료 중 항산화제 보충제를 복용한 여성은 암 재발률이 높아졌다고 한다. 항산화제 치료에 관한 연구는 계속되고 있으며 양질의 자료가 나올 때까지 항산화제는 음식에서 얻는 것이 좋겠다.

- **비오틴** | 비타민B7이라고도 알려져 있는 비오틴은 모발과 손톱 건강에 좋다고 추천되는 일이 종종 있다. 비오틴이 부족하지 않은 사람에게 추가 비오틴 복용이 도움이 된다는 증거가 없는데도 말이다. 이 물질은 대부분의 식단에 풍부하게 들어 있으며 연어, 계란 노른자, 고구마 등이 좋은 공급원이다. 비오틴은 심지어 장내 세균이 만들어내기도 해서 건강하다면 식단과 관련된 비오틴 결핍은 흔하게 일어나지 않는다. 대다수의 비오틴 보충제에는 필요한 양보다 650배나 많은 양이 함유되어 있는데, 비오틴은 수용성 비타민이기 때문에 초과된 양이 배출되어 값비싼 소변을 만들어낸다. 높은 비오틴 수치는 FSH 및 LH(3장 참고) 같은 호르몬 수치와 갑상선 호르몬, 코르티솔, 비타민D, 심장마비 진단을 돕는 데 사용되는 트로포닌을 비롯한 여러 검사 결과를 교란시킬 수 있다.
- **녹차 추출물** | 이름만 들어도 건강한 느낌이 들지 않는가? 어찌 됐든 녹차는 우리 몸에 좋으니까 말이다! 하지만 녹차 추출물은 식물 추출물이지, 차가 아니다. 간 부전과 연관이 깊기 때문에 녹차 추출물은 좋지 않다.
- **요오드** | 여성의 갑상선 문제는 나이가 들수록 증가하기 때문에 요

오드는 종종 40세 이상 여성을 대상으로 갑상선과 면역력을 보호해 주는 필수 건강기능식품으로 홍보되곤 한다. 임신하지 않은 성인 여성은 하루에 요오드 150μg이 필요하며, 이는 요오드를 강화한 식용 소금 2분의 1 티스푼에 해당하는 양이다. 유제품, 달걀, 생선류 또한 훌륭한 식이 요오드 공급원이다. 요오드의 가장 중요한 역할은 갑상선 호르몬 생산이다. 갑상선 기능은 건강한 면역체계에 필수이기 때문에 요오드가 면역력에 중요하다고 하는 것이다. 그러나 갑상선 기능이 정상인데 요오드를 과다 섭취하면 역으로 갑상선 기능 저하증을 유발할 수 있다. 사실 내분비 전문의들은 갑상선 기능 항진증(갑상선의 과도한 기능)이 있는 여성에게 높은 양의 요오드을 사용해 갑상선을 잠시 '놀라게' 만들어 영구적인 수단으로 치료할 수 있는 시간을 벌기도 한다. 처방전 없이 살 수 있는 요오드 보충제를 너무 많이 복용해서 갑상선 기능 저하증이 생긴 사례들도 있다. 이런 상황이 벌어지면 사람들은 대개 자신이 잘못된 경로를 택했다는 사실을 인정하지 않고 진실을 믿지 못해 여러 차례 상담을 해야만 납득을 한다. 실제로 요오드 초과 복용과 자가면역 갑상선염 및 유두상 갑상선암의 연관성을 밝혀낸 연구가 있다.

✚ **종합비타민** | 요즘 50세 이상 여성의 신체 기능을 돕는 제품으로 다시 포장되어 등장하고 있는데, 절대 속으면 안 된다! 진짜로 재포장된 것은 나이가 들수록 커지는 여성의 두려움뿐이다. 종합비타민은 건강한 여성에게는 전혀 도움이 되지 않는다는 연구 결과가 다수 나와 있고, 심지어 일부 연구에서는 몸에 해롭다는 결과까지 나왔다. 몸에 해롭다고 주장한 한 이론은 건강기능식품에 들어 있는 항산화제가 건강한 세포를 보호할 뿐 아니라 암세포까지 보호할 수 있다고 설명한다. 또 다른 메커니즘이 존재할 가능성도 있는데, 예를 들어 일부 비타민과 미네랄이 다른 영양소를 흡수하는 능력에 영향을 줄 수

있으므로 장에 흡수된 높은 용량의 종합비타민이 음식에서 얻은 중요 영양소의 흡수율에 영향을 끼칠 수 있다. 초과된 수용성 비타민은 소변으로 배출되지만(그렇다, 앞서 비오틴에서 언급한 것처럼 수많은 비타민들이 그저 비싼 소변 제조에 사용되고 있다), 초과 지용성 비타민은 지방 안에 저장되어서 잠재적으로 위험을 초래할 수 있다. 체중 감량 수술을 받은 여성이거나, 식사를 통해 미량영양소를 흡수하는 데 영향을 주는 어떠한 이유를 가지고 있지 않는 한 종합비타민은 먹지 않는 것이 좋다.

- **비타민A** | 레티노이드로도 알려져 있는 합성물의 통칭이다. 하루에 1만 IU 이상 섭취하면 골다공증 위험이 높아진다. 비타민A 결핍은 흔치 않은데도 불구하고 1만 IU를 함유한 비타민A 보충제가 여성을 겨냥해 판매되는 경우가 종종 있다. 이런 보충제는 위험만 있을 뿐, 유익은 없다. 피부에 바르는 국소 레티놀과 처방 비타민A는 다른 경우로, 콜라겐 성장을 촉진해 주름을 감소시킨다.
- **비타민B6 및 B12** | 나는 종종 이 조합의 보충제를 섭취하는 여성을 만나곤 하는데, 비타민B6와 B12를 결합한 보충제는 골다공증 및 골절 위험이 높아지는 현상과 관련이 있다는 연구 결과가 나와 있다. 한 연구에서는 골반 골절 위험이 50퍼센트나 높아졌다고 밝혔다. 비타민 복용량이 높을수록, 위험도 함께 높아진다.
- **얌 크림** | 합성 호르몬이 얌에서 추출한 디오스게닌으로부터 만들어진다는 사실을 이용한 제품이다. 그러나 인체는 디오스게닌 또는 기타 얌에 들어 있는 물질을 호르몬으로 전환할 수 없고, 얌에는 호르몬이나 약효 성분이 있는 물질이 전혀 들어 있지 않다. 우리 동네에는 월경통과 우울감을 완화시키고, 부신에 도움을 주며, 에스트로겐과 프로제스테론의 균형을 유지한다고 주장하는 야생 얌 크림을 판매하는 곳이 있는데, 병 하나에 약 24달러 80센트나 한다. 특허약처럼

들리지 않나? 외용 야생 얌 크림과 플라세보를 비교한 한 연구에서는 효과가 없다는 결과를 내놓았다. 예상대로다. 이러한 제품들은 약자를 이용해먹는 사기꾼이나 다름없다. 얌은 음식이지, 약이 아니다.

나에게 맞는 방법을 스스로 찾아보기

메노슈티컬에 대해서도 처방 약물과 동일한 수준의 면밀하고 철저한 검토가 이루어져야 한다. 많은 연구의 질이 높지 않기 때문에 어려울 수 있지만 다음과 같은 질문들을 던져볼 필요가 있다.

- **이 제품이 진정으로 나를 도와줄 수 있는가?** | '난소에 도움'이나 '부신에 도움' 같은 애매한 용어에 넘어가지 마라. 예상되는 결과와 정확한 복용량을 알려줄 것을 요구해야 한다. 예를 들어 하루에 오메가3 지방산 1g 섭취는 심장마비 위험을 낮출 수 있다는 식의 정보 말이다.
- **모든 걸 해결한다고 주장하는 제품에 주의하라** | 발열감, 침울함, 월경통, 두통, 요통 등 다양한 의학적 증상에 하나의 보편적인 치료법이 존재한다는 생각은 생물학적으로 타당하지 않다. 어떤 건강기능식품이 너무 완벽해서 믿어지지 않는다면, 그 예감을 믿으면 된다(게다가 그렇게 좋은 제품이면 오래전에 빅 파마가 서둘러 자기 것으로 만들었을 것이다).
- **의학 전문 단체들은 이 건강기능식품을 어떻게 평가하는가?** | 특히 북미폐경학회North American Menopause Society, NAMS, 세계폐경학회international menopause society, IMS, 미국산부인과학회American College of Obstetricians&Gynecologists, ACOG, 또는 캐나다산부인과학회Society of Obstetricians and Gynaecologists of Canada, SOGC의 평가를 눈여겨볼 것. 검색창에 건강기능식품 종류나

제품 이름을 입력한 다음 전문단체의 이름을 함께 검색해본다.

- **미국 국립보건원NIH의 건강기능식품 관련 부서에서는 무엇을 추천하는가?** | 웹사이트(Ods.od.nih.gov)에서 확인할 수 있다.
- **금전적인 손해를 포함한 잠재적 위험에는 무엇이 있는가?** | 처방 의약품과 달리 건강기능식품에는 부작용, 합병증, 의약품과의 상호 작용 가능성을 나열한 제품 설명서가 들어 있지 않다. 의약품이 아니니까, 또는 상표에서 '천연'이라고 했으니까, 이 제품이 순하다거나 다른 약과의 상호 작용이 일어나지 않으리라 생각하면 안 된다. 상표에 적힌 '천연'이라는 말을 그대로 믿어서는 안 된다. 국립보완통합보건센터The National Center for Complementary and Integrative Health는 안전성을 검색할 수 있는 좋은 장소이니 기억해두자. 또한 항시 의료진에게 건강기능식품을 섭취 여부를(현재 섭취 중이거나 섭취할 계획이 있는지) 알린다. 약사도 훌륭한 자원이다. 건강기능식품 구입에 한 달에 20달러에서 많게는 90달러 이상까지 지출해야 할 수도 있기 때문에 재정적인 부담도 상당하다. 장기 복용을 하면 상당히 큰 지출이다.
- **식단을 바꾸면 건강기능식품이 필요 없을까?** | 식단에 변화를 주는 것이 불가능한 여성들도 있겠지만, 노력해볼 만한 가치가 있는 일이다. 자격증을 갖춘 영양사 또는 영양학자의 도움을 받는 것도 좋은 선택지이며, 이들은 대부분 경제적인 방법들을 추천해준다. 미국에서 이 부분은 건강보험으로 해결할 수 있으나(국민 건강보험을 제공하는 국가라면 비용이 들지 않을 수 있다), 상담 비용을 따로 내야 하는 경우에도 장기적인 면에서 보면 해볼 만한 일이다. 한 달에 20달러에서 40달러 정도가 건강기능식품 구매에 쓰이는 데다 결국 건강기능식품 가짓수는 늘어나기 마련이기 때문에 전문가를 한 번 만나보는 것이 가성비 측면에서 훨씬 좋을 수 있다. 1회 상담 비용이 건강기능식품 1년 구매 비용보다 적을 가능성이 높다.

- **제품을 추천한 사람이 판매를 통해 수익을 얻는가?** | 건강기능식품을 통해 이익을 얻지 않는 의료 전문가와 상의하여 편견 없는 정보를 얻어본다.
- **건강기능식품을 추천하는 사람이 프레그레놀론 도용 또는 부신 피로와 같은 용어를 사용하는가?** | 그렇다면, 다른 이를 찾아가라.
- **건강기능식품을 복용하고 있다면, 독립적인 검사 기관의 순도 검증을 받은 제품을 찾는다** | 제품의 순도를 검사하는 NSF 인터내셔널, 미국 약전USP 또는 컨슈머 랩ConsumerLab 세 곳 중 한 곳의 승인을 받은 제품을 사용한다. 제품이 불량일 가능성이 낮고 상표에 적힌 내용물을 포함하고 있을 가능성이 높다.

추신. 이번 장을 마치고 나면 내 수신함에 항의 메일이 잔뜩 쌓일 것 같다.

요점

- **건강기능식품은 수천만 달러 규모의 산업이지만 규제를 받지 않고, 많은 회사가 그들의 제품을 추천해주는 의료진 및 인플루언서들과 금전적으로 연결되어 있다.**
- **오메가3 지방산과 비타민B12를 제외하고, 영양 결핍이 없는 건강한 여성을 위한 주요 건강기능식품 제품들의 효력을 뒷받침해줄 자료들이 부족하다**(칼슘과 비타민D에 관한 정보를 살펴보려면 11장을 참고할 것).
- **많은 건강기능식품에 불순물이 섞여 있다. 따라서 연구에 어려움이 따르고 안전성에도 문제가 있다.**
- **종합비타민은 비타민 흡수 능력이 떨어진 여성에게만 추천하는 제품이다. 미량영양소는 음식을 통해 섭취하는 것이 가장 바람직하고 자연스러운 방법이다.**
- **처방전 없이 살 수 있는 OTC 호르몬 복용은 피한다.**

23장 피임과 완경이행기: 임신 예방과 월경 관리

여성들이 완경이행기에 피임을 하는 이유는 여러 가지가 있다. 원치 않는 임신을 피하거나, 완경이행기 이전부터 존재했던 의학적 상태를 관리하고(월경통이나 자궁내막증으로 인한 통증 등), 불규칙하거나 과도한 월경처럼 완경이행기로 인한 성가신 증상을 완화하기 위함이 그중 몇 가지 예다. 여러 선택지를 검토하는 일은 완경이행기가 아닌 때에도 증거에 기반한 결정을 내릴 수 있도록 도와준다. 게다가 어떤 특정 피임법이 완경이행기에 도움을 주는지 알고 있으면 30대 혹은 그보다 어린 여성의 선택에 영향을 줄 수 있다. 피임에는 완경을 대비하는 일도 포함되어야 하기 때문이다.

나이가 들면서 여성은 특정 호르몬 피임법에 따르는 부작용의 발생 위험을 높이는 의학적 상태를 축적할 가능성이 더 높아진다. 완경이행기와 관련된 주요 위험에 대해 곧 다루겠지만, 피임 안전에 영향을 줄 수 있는 모든 의학적 조건들을 살피는 것은 이 책의 범위를 벗어나는 일이다. 미국 질병통제예방센터The Centers for Disease Control and Prevention, CDC와 세계보건기구World Health Organization, WHO는 이러한 정보를 얻을 수 있는 매우 훌륭한 곳이니, 검색 엔진에

CDC나 WHO를 입력하고 '피임을 위한 의학적 적격 기준medical eligibility criteria for contraception'을 검색해 관련 정보를 제공하는 사이트에 방문해볼 것을 추천한다. 두 곳 모두 피임 안전에 관한 상세 정보를 살펴볼 수 있는 무료 앱을 제공하고 있다.

40대에도 피임을 해야 할까?

임신할 위험이 없는 여성이라면 피임할 필요가 없다. 여기에는 남성 파트너가 없는 여성, 남성 파트너가 있지만 자발적으로 또는 다른 이유로 섹스를 하지 않는 여성, 남성 파트너가 있지만 상대가 정관절제술을 했거나 트랜스젠더인 경우를 포함한다. 이 경우에 해당하는 여성이 아니라면 임신이 자신에게 의미하는 바를 잘 생각해보아야 한다. 다시 말해, 어느 정도로 임신을 원하지 않는지 고민해볼 필요가 있다.

임신 위험성에 대한 시각은 여성마다 다르다. 예기치 못한 임신을 한 후, 임신 유지를 고려하는 여성은 나이가 들수록 산모 사망을 비롯한 산과적 합병증과 선천성 기형 위험률이 증가한다는 사실을 숙지해야 한다. 예를 들어 45세 여성이 출산한 신생아의 20분의 1, 즉 5퍼센트에게서 다운증후군이 나타날 수 있다. 어떤 이유이든지 간에 더는 임신을 원하지 않는 여성이라면 자신이 사는 지역에서 임신 중단 시술을 받을 수 있는지 여부와 비용도 확인해볼 필요가 있다.

성생활을 하는 40세 이성애자 여성이 임신할 확률은 월경 주기마다 약 5퍼센트다. 나이에 따른 임신 확률을 알아보기 위해 여러 모델이 개발되었는데, 대략적으로 45세에는 여성의 약 55퍼센트가 더는 임신 가능성이 없게 되고, 47세에는 그 확률이 79퍼센트로, 50세에는 92퍼센트로 증가했다. 45세 이상의 여성은 난임 시술을 받지 않는 이상 임신이 흔치 않지만 그래도 간혹 임신이 될 수 있다. 50세에서 55세 사이의 여성이 임신하는 것은 거의 기적에 가깝다. 보조생식술의 도움 없이 아이를 가진 최고령 여성은 영국 채널 제도의 건지섬에 사는 던 브룩Dawn Brooke으로, 1997년 59세에 아들을 출산했다고 한다!

내 환자들 중에는 3개월간 월경이 없는 것을 단순히 완경이행기에 접어들었다고 생각했던 45세에서 50세 사이 여성들이 몇 있었다. 이들은 임신 테스트에서 양성 반응이 나온 것을 예상 밖의 일로 받아들였다. 자녀를 여럿 출산한 경험이 있는 여성이 45세 이후 임신하는 일이 갈수록 흔하게 발생하고 있는데, 아마 전반적으로 생식 건강이 좋아졌기 때문일 것이다. 어떤 여성은 남자가 침대에 바지만 벗어던져도 임신한다는 옛말도 있다. 과장된 이야기이고, 더 나은 표현을 못 찾아서 애석하지만 일부 여성에겐 특출난 임신 능력이 있을지도 모른다. 그러나 일생 동안 피임을 해온 여성이라면 스스로에게 그런 특출난 임신 능력이 있는지조차 알 수 없을 것이다.

피임과 완경이행기: 언제 중단해야 할까?

어떤 혈액 검사나 초음파 검사로도 여성이 언제쯤 피임을 그만해도 좋을지 알아낼 수는 없다. 일부 의사들은 난포자극호르몬(3장 참고) 검사를 제안하기도 하는데 완경기에 이 호르몬의 수치가 높아지기 때문이다. 이 제안을 하는 의사들은 마지막 피임약 복용 또는 피임 패치 및 질 피임링를 한 날로부터 최소 14일 이후에 6주에서 8주 간격을 두고 측정한 난포자극호르몬 수치가 두 번 다 30IU 이상이면 더는 피임이 필요하지 않다고 판단한다. 이 방식이 대규모 연구에서 실험된 적은 없다. 배란은 완경이행기에 불규칙해지는데, 특히 마지막 월경 1~2년 전에 그 정도가 더하다. 수개월간 완경기에 나타나는 난포자극호르몬 수치를 보이다가 다음 주기에 배란하는 여성도 있다. 즉, 8주 간격으로 높은 난포자극호르몬 수치가 나타나도 임신 가능성은 존재하는 것이다. 대부분의 주요 의학 단체들은 신뢰성이 떨어진다는 점을 감안해 난포자극호르몬 검사를 권하지 않는다.

피임 중단 지침은 나이와 마지막 월경에 근거한다. 이전 월경이 마지막이었는지를 확인하기 위해 기다리는 동안에는 혹시 모르니 피임을 할 것을 권장한다.

- **50세 이하 여성** | 마지막 월경 이후 2년 동안 피임을 지속한다. 1년 동안 월경이 없어 완경 진단을 받았더라도 지침상으로는 확실히 하기 위해 추가 1년 동안 피임을 지속할 것을 권장한다. 여성이 2년간 월경을 하지 않을 수 있는 여러 의학적 이유가 존재하므로, 40세 초반 여성이라면 무월경이 완경이 아닌 다른 이유에서 비롯된 것이 아닌지를 확인해야 한다.
- **50세 이상 여성** | 마지막 월경 이후 1년 동안 피임을 지속한다.
- **55세 이상 여성** | 피임을 하지 않아도 된다.

개인적으로는 1~2년 동안 피임을 멈추고 마지막 월경이 오기를 기다리는 대장정을 시작하는 것이 가장 좋은 전략이라 말하고 싶지만, 이렇게 해서 낭패를 보는 여성도 꽤 있을 것이다. 그렇다고 피임약(또는 패치나 또는 질 링)을 복용해온 여성들 모두가 55세까지 약을 복용하고 싶어 하지는 않을 것이다. 피임약의 에스트로겐 함유량이 MHT에 들어 있는 양보다 높기 때문에 더는 피임이 필요 없다는 사실을 알았다면 더 빨리 MHT로 방향을 틀었을 여성들도 많을 것이다. 또한 1~2년간 추가로 콘돔을 더 사용하거나 마지막 월경을 한 지 5개월쯤 지난 후에도 임신을 했을지도 모른다는 두려움에 사후 피임약을 복용하는 것은 비용도 비용이거니와 불편하고 스트레스 쌓이는 일이다.

나라고 별달리 내놓을 방안이 없다. 그저 상황이 참으로 거지 같다는 사실을 말하고 싶었을 뿐이다.

호르몬 자궁내장치

호르몬 자궁내장치IUD는 레보노르게스트렐이라는 프로게스틴을 함유하고 있다(17장과 18장 참고). 레보노르게스트렐 IUDLNG-IUD의 임신 확률은 0.2~0.3퍼센트로, 확실한 피임을 원하는 여성에게 좋다. 프로게스틴 자궁내장치는 자궁경관 점액을 정자에 적합하지 않은 상태로 만들어 임신을 막는다. 말하자면 화학적으로 정자 차단막을 형성하는 것이라 할 수 있다. 이 장치는 유산유도제가 아니다. 수정란의 착상을 막거나 이미 진행되고 있는 임신을 방해한다는 증거는 존재하지 않는다.

현재(2020년 7월) 미국에서 이용 가능한 호르몬 자궁내장치는 네 가지다(보충자료 표 8, 517쪽 참고). 레보노르게스트렐 용량과 매일 방출되는 양 그리고 피임 기간에 따라 나뉜다. 그중 두 가지는 권장지침에서 제시한 것 외의 목적으로도 사용할 수 있다. 미레나Mirena

는 45세 이후에 삽입하면 55세까지는 효과를 보이는 편이기 때문에 완경이행기 여성에게 인기가 높다.

호르몬 자궁내장치는 주기마다 월경혈의 양을 75퍼센트 이상 감소시키며 여성 30퍼센트가 전혀 출혈을 하지 않게 되므로, 불규칙 또는 과다월경을 하는 여성에게 매력적인 선택이다. 호르몬의 투여량이 가장 적은 자궁내장치인 스카일라Skyla는 출혈 조절에 미치는 영향력이 가장 덜하다. LNG-IUD 사용 시 출혈량이 줄어들거나 출혈을 하지 않게 되는 것은 프로게스틴 때문이며, 유해하지 않다. 단점은 삽입 후 첫 3개월간 최소 30일 동안 불규칙하게 속옷에 피가 묻어나거나 가벼운 출혈이 나타날 수 있다는 점이다(여성 50퍼센트는 불규칙한 출혈을 한 달 넘게 경험한다). 무척 성가신 일이 아닐 수 없다(미리 준비하지 않으면 속옷을 무더기로 망칠 수도 있다). 한 달에서 두 달간 속옷에 피가 묻어나는 것을 받아들일 수 없는 여성이라면 LNG-IUD는 좋은 선택이 아닐 수 있다. 자궁내장치의 기타 이점에는 월경통 감소, 자궁내막증(골반강에서 자궁내막과 유사한 조직이 자라는 질환)에서 비롯된 골반 통증 완화, 자궁내막암 및 난소암 위험 감소 등이 있다.

미레나의 활약은 실로 눈부시다. 출혈 문제를 예방하거나 치료가 가능할 뿐 아니라 MHT에서 자궁내막 보호를 위해 사용되고 있으며(18장 참고), 아무런 무리 없이 피임에서 MHT로 이행하는 것을 가능하게 해준다. 에스트로겐은 발열감 같은 증상이 신경 쓰일 정도가 되거나 골다공증 예방을 위해 필요하다는 결론이 났을 때 사용을 시작하면 된다. MHT를 시작하지 않은 여성은 55세에 자궁내장치를 제거하면 된다.

LNG-IUD에는 큰 합병증이 따르는 경우가 흔하지 않다. 자궁내장치가 저절로 배출될 위험은 2퍼센트에서 10퍼센트다. 감염이 발생하는 경우는 1,000개당 1.4개 정도이며(항생제가 위험을 낮추지 않음), 천공 위험(자궁내장치가 자궁을 통과해 복강으로 들어가 심각한 합병증을 일으킴)은 0.5퍼센트 미만이다. LNG-IUD가 유방암의 위험을 약간 높일 수 있음을 시사하는 자료가 나와 있는데, 이 장치를 사용 중인 여성 7,690명당 1명이 추가로 유방암에 걸릴 수 있다는 의미다. 소수의 여성이 부작용으로 두통, 메스꺼움, 가슴이 답답함, 난소낭종을 경험할 수 있다.

구리 자궁내장치

실패율 0.8퍼센트로, 매우 효과적인 피임법이다. 호르몬을 함유하고 있지 않으며 구리가 정자에 독성을 발휘해 임신을 막는다. 현재 미국에서는 파라가드ParaGuard, 즉 Cu380A 구리 자궁내장치*만 사용할 수 있지만, 다른 나라에서는 다양한 사이즈와 모양의 구리 자궁내장치가 사용되고 있다. 미국이 어떻게 자궁내장치 부문에서 뒤떨어지게 되었는지는 혹시라도 내가 책을 또 쓰게 되면, 가령 《건터의 산부인과 이용 안내서》 같은 책에서 상당 부분을 할애하고 싶은 내용이다. LNG-IUD와 마찬가지로 구리 자궁내장치도 난소암 위험을 낮춘다.

파라가드는 10년 사용을 승인받았지만, 35세 이상 여성에게 삽입할 경우 완경 때까지 안전한 피임이 가능하다. 여러 다른 구리 자궁내장치도 승인 기간을 넘겨도 효과를 발휘한다. 구리 자궁내장치는 월경 주기에 영향을 주지 않기 때문에 여성은 자신의 월경 주

* 구리 루프라고도 한다.

기를 관찰해 언제 완경이 되었는지 확인할 수 있다. 다른 문제가 있지 않는 한, 50세가 넘고 1년간 월경이 없을 때까지 자궁내장치를 유지하는 것이 좋다.

구리 자궁내장치의 한 가지 아쉬운 점이라면, 월경 시 출혈이 심할 가능성이다. 이 단점을 듣고 "제가 바로 원하던 겁니다"라고 말할 여성은 단 한 명도 없을 것이다! 월경과다는 일부에게만 일어나는 현상이며, 발생한다면 조절이 가능하지만(자세한 내용은 10장 참고) 이미 월경이 과다한 여성이라면 구리 자궁내장치로 더 나아지지는 않기 때문에 잘 생각해야 한다. LNG-IUD와 마찬가지로 삽입 시 통증이 있을 수 있으며 배출, 감염, 삽입으로 인한 자궁 손상의 위험도 낮지만 존재한다.

그렇다고 해도, 기구 삽입 시 고통이 심하지 않을까?

자궁내장치 삽입으로 인한 고통의 정도를 0 부터 10 사이로 표시한다면 평균 5 정도 된다고 할 수 있다(0이 '아무렇지 않음', 10이 '상상할 수 있는 최고의 고통'이라고 가정할 때). 많은 여성이 자궁내장치 삽입 시 느껴지는 통증을 월경통과 비슷하다고 평가하는데, 그렇다고 삽입 시 통증을 아무렇지도 않은 것이라 일축해서는 안 된다. 많은 여성이 월경통으로 인해 극심한 고통을 겪기 때문이다. 통증이 심할까 봐 걱정이 되거나, 임신 경험이 아직 없는 여성이거나, 월경 시 심한 통증을 겪은 여성이라면 자궁내장치를 삽입할 때도 통증이 심할 수 있다. 예전 자료에서는 미레나가 구리 자궁내장치에 비해 더 아플 수 있다는 내용이 나오는데, 한때 지름이 4.39mm인 파라가드보다 미레나 삽입 튜브가 4.8mm로 살짝 더 넓었기 때문이다.

하지만 현재 미레나는 4.4mm이기 때문에 이 부분은 더는 큰 문제가 되지 않는다.

자궁내장치 삽입 시 통증은 여러 가지 이유에서 생길 수 있다. 검경(자궁경부를 살펴볼 수 있도록 질벽을 벌리는 질내 삽입 기구)과 자궁경부를 안정적으로 벌려 삽입 장치가 자궁까지 들어갈 수 있도록 돕는 장치 그리고 장치가 들어간 후 자궁이 경련을 일으키는 일 등이 그 몇 가지 예다. 이 통증을 감소시키기 위한 약이나 새로운 방법에 대한 수많은 연구가 진행되었고, 여러 가지가 시도되었음에도 지금까지 큰 성공을 거둔 것은 없다. 통증을 초래하는 원인이 다양하고 자궁경부와 자궁을 자극해서 생기는 통증을 완화할 수 있는 손쉬운 방법이 존재하지 않기 때문이다. 출산의 고통을 완화하는 쉬운 방법이 없는 것도 같은 이유에서다.

남성에게 자궁내장치를 시술한다면 수술실에서 전신마취를 하고 진행될 것이라고들 불평하는 목소리가 많지만, 사실 남성이 받는 시술 중 이에 상응하는 시술로는 방광경 검사가 있으며(딱딱한 내시경으로 방광 안을 들여다보는) 자궁내장치처럼 진료실에서 진행된다. 남자들이 참으니 여자들도 고통스러운 절차를 감내해야 한다고 말하려는 것이 아니라, 비슷한 시술에서 남성이 여성보다 진통제를 더 투약받는 것은 아니라는 점을 지적하려는 것이다.

시술 전에 의사와 통증에 관한 논의를 거쳐서 상황을 예상하고 계획하는 것이 좋다. 통증에 대해 너무 걱정을 하면 오히려 더 아플 수 있으므로 심호흡을 천천히 하면서 평균 통증 수치가 5라는 것은 여성의 50퍼센트가 5 이하의 통증을 느낀다는 뜻이며, 자궁내장치를 시술한 여성 대부분이 친구에게도 이 시술을 권한다는 사실을 되새겨보자. 시술 30분 정도 전에 경구 진통제를 복용하는 것도 도움이 될 수 있다. 자궁경부의 감각을 마비시키는 약이나 마취제 사용 등 다양한 시도가 있었지만, 이런 약들이 일부 여성에게는 약간의 도움이 되긴 하나 전체적인 연구의 결과는 대단하지 않다. 또 다른 대안으로는 통증을 줄이기 위해 정맥 주사로 진정제를 투여하는 방법이 있다. 현대 의학에서 마취제를 사용하는 데는 모두 그럴 만한 이유가 있다. 많은 경우 이 방법을 택한 여성들은 비용을 더 많이 지불해야 하고, 진정제 투여를 위해 별도의 병실과 모니터링 장치, 경우에 따라 수술실까지 동원해야 하기 때문에 오히려 상황이 복잡해진다. 약간의 위험도 따르지만 일부 여성에게는 최고의 대안이 될 수 있다. 각자 생각하는 위험 대비 이익의 비율이 다양하다는 것은, 마취제 때문에 집까지 데려다줄 사람을 구하는 귀찮은 일과 자궁내장치 시술 통증을 비교해서 어떤 고통을 더 견딜 수 있는가를 따져봐야 한다는 뜻이다. 통증을 더 줄일 필요가 있다고 느끼는 것은 잘못된 일이 아니다. 필요한 만큼 요청하면 된다. 선택지가 더 다양하면 더 나은 정보에 근거한 적절한 결정을 내릴 수 있다. 아쉽게도 진통제를 요구할수록 값은 높아지며, 슬프게도 많은 여성에게 이러한 선택지가 제공조차 되지 않는다.

복합 호르몬 피임

흔히 '피임약'으로 통한다. 복합 호르몬 피임Combined Hormonal Contraception은 에스트로겐, 그중에서도 일반적으로 에치닐 에스트라디올과 프로게스틴이 결합된 제제다. 알약, 패치, 질 피임링 형태로 사용할 수 있으며 배란을 억제하고 자궁경관 점액을 임신에 부적절하게 만들어 피임 효과를 높인다.

에스트로겐이 들어 있는 피임약의 경우 알약 한 개당 에치닐 에스트라디올 10~35mcg을 함유하고 있다. 옛날에는 한 개당 50mcg이 들어 있었으나 이런 알약들은 더는 통용되지 않는다. 현재 에스트라디올 발러레이트estradiol valerate를 함유한 피임약도 시판되고 있다. 다양한 종류의 프로게스토겐이 든 제품도 나와 있는데, 데소게스트렐desogestrel(아래 참고)을 제외하고, 대부분이 매우 흡사하다. 패치와 질 링 모두 에치닐 에스트라디올을 함유하고 있으나, 패치의 경우 프로게스틴 노렐게스트로민이 들어 있고 고리에는 프로게스틴 에토노게스트렐이 들어 있다.

복합 호르몬 피임 실패율은 45세 이하인 경우 보통 9퍼센트이지만, 지시에 따라 정확하게 사용할 경우 0.3퍼센트에 그친다. 이러한 일반적인 실패율과 이상적인 상태의 실패율 사이의 차이점을 들여다보면 매일 약을 복용하는 것을 잊지 않거나 패치 또는 고리를 교체하는 것이 많은 이에게 쉽지 않다는 사실을 알 수 있다(심지어 산부인과 전문의에게도 어렵다). 완경이행기에는 임신률이 떨어지면서 이러한 피임법의 실패율도 함께 떨어진다. 기본적으로 47세 여성이 피임약 2알 복용을 깜빡했다 해도 27세 여성보다 같은 기간에 배란할 확률은 훨씬 낮다.

복합 피임은 완경이행기에 다음과 같은 이점을 제공한다.

- **비정상적인 출혈 조절** | 월경 주기를 조절하고 월경량을 줄이는 걸 뜻한다. 약을 지속 복용해도 되는데, 이 말은 플라세보를 사용하거나 약 복용을 멈추는 주 없이 계속 먹는다는 의미이며 그러면 월경이 아예 중단된다. 몸에 해로운 것은 아니고 호르몬으로 인해 자궁의 내막이 얇은 상태이고, 프로게스토겐 소퇴 현상으로 인한 출혈이 발생하지 않는다는 뜻이다.
- **완경 증상 예방** | 에스트로겐이 예방 기능을 제공한다.

✚ **뼈 보호** | 에스트로겐은 갱년기와 관련된 뼈손실을 지연시키며 골다공증 위험이 높은 여성에게 도움이 될 수 있다.

✚ **난소암과 자궁내막암 비율 감소** | 보너스로 얻는 혜택이다.

복합 피임에는 약간의 위험이 존재하며 나이가 들수록 위험도가 높아지기 때문에 사용하는 약이 본인에게 안전한지 확인해야 한다.

✚ **심혈관에 미치는 영향** | 에스트로겐은 혈전, 뇌졸중, 심근경색의 위험을 높인다(표 5 참고). 이러한 합병증의 위험을 높이는 요인에는 나이, 흡연, 고혈압 및 편두통 이력 등이 있다. 비흡연자이며 뇌졸중이나 심근경색의 위험을 높일 수 있는 조건이 없는 여성은 일반적으로 50세에서 55세까지 복합 호르몬 피임을 계속할 수 있다.

✚ **우울증** | 이 부분에 대해 우려하는 여성들의 목소리가 커지자 상당히 많은 연구가 진행됐다. 가장 큰 규모의 우울증과 호르몬 피임의 상관관계에 대한 연구가 2016년에 실시되었고, 10대 여성은 피임약과 우울증 사이에 작은 상관관계가 있을 수도 있다는 결과가 나왔다(피임약을 처방받은 청소년 200명당 1명꼴로 우울증 환자가 추가 발생했다. 참고로 10대들은 산후우울증에 걸릴 위험도 더 높다). 그러나 성인의 우울증에는 호르몬 피임이 미치는 영향이 없었다. 몇몇 연구에서는 심지어 호르몬 피임이 기분을 좋게 한다는 결과도 나왔다. 일부 여성이 피임약으로 인한 기분 변화를 경험한다는 사실을 인지하는 것은 중요한 일이다. 그러나 유독 이에 취약한 소수의 집단이 있는지, 기분 및 피임과 관련된 부정적 연관성이 회상 치우침recall bias(과거의 사건을 현재의 사건과 연관시키려는 현상)인지, 아니면 원인이 피임약은 아니지만 피임약 복용 시작과 연결된 우울증 위험 요소를 가지고 있는지에 대해서는

알려진 바가 없다(예: 완경이행기, 여드름 또는 새로운 섹스 파트너). 우울증이나 항우울제를 복용한 이력이 피임약을 복용하는 데 방해가 되는 것은 아니지만, 여성이 자신에게 기분 변화가 나타나고 있다는 사실을 인지했다면 의료진과 상의할 필요가 있다.

- **유방암** | 현재 복합 호르몬 피임법을 사용하고 있는 여성에게는 아주 미약하게 위험이 증가한다는 자료가 있긴 하나, 이러한 연구들 중 다수에 한계점이 존재한다. 전반적으로 유방암의 위험은 최대 여성 7,690명당 1명이 추가된다고 보면 된다(호르몬 자궁내장치와 동일). 유방암 이력이 있는 여성은 어떤 형태의 호르몬 피임법도 사용해서는 안 된다.

복합 호르몬 피임에 관한 다음 조언 내용도 살펴보자.

- **효력을 발휘하는 범위 내에서 가능한 가장 적은 에스트로겐 복용을 목표로 한다** | 에스트로겐 함량이 10~20mcg인 피임약이 35mcg이 들어 있는 피임약보다 안전하다고 말하는 충분한 자료는 없지만, 많은 여성이 가능한 한 가장 적은 양을 복용하고 싶어 한다. MHT는 가장 적은 양을 복용하는 걸 권장하는 만큼, 피임을 할 때도 에스트로겐에 동일 원리를 적용하는 것이 바람직하다고 추정할 수 있다. 패치와 질 피임링의 에스트로겐 함량은 모두 동일하다.
- **플라세보 복용 또는 휴약기 중 발열감 발생** | 호르몬 공백 기간이 발생하지 않도록 매일 약을 복용한다.
- **혈전 위험 최소화** | 몇몇 자료에서는 드로스피레논drospirenone을 함유한 피임약과 패치가 혈전 위험을 살짝 높일 수 있다고 주장한다. 이러한 제품을 꼭 선택해야만 할 납득할 만한 이유가 없을 경우 사용하지 않는 것이 좋다.

+ **피임약은 체중 증가를 유발하지 않는다** | 피임약을 먹으면 살이 찐다는 속설이 흔하게 퍼져 있어 일부 여성은 피임약을 기피할 수 있지만, 다수의 연구에서 연관성이 없다는 결론이 나왔다. 피임약을 복용하는 여성들을 구리 자궁내장치를 선택한 여성들과 비교했을 때 체중이 약간 증가했으나 두 집단 모두 동일한 증가량을 기록했다. 구리 자궁내장치를 선택한 여성도 똑같이 체중이 늘었다는 사실로 볼 때 호르몬은 원인이 될 수가 없다. 새로운 관계의 시작 등 여성이 피임을 선택하게 된 삶의 변화가 원인이 될 수 있다.

프로게스틴 단독 피임제

프로게스틴만 함유하고 있어 혈압이 상승하지 않으며, 에스트로겐이 함유된 피임약처럼 혈전, 뇌졸중, 심장마비 위험이 약간 높아지는 현상도 없다. 미국과 캐나다 시장에 있는 프로게스틴 단독

	혈전 위험
기초 발병률	1년에 여성 1만 명당 1~5명
MHT 경구 치료	1년에 여성 1만 명당 8~9명
에스트로겐을 함유한 피임법	1년에 여성 1만 명당 3~15명
임신	임신 여성 1만 명당 5~20명
산후	12주간 여성 1만 명당 40~65명

표 5. 호르몬 피임, MHT 그리고 임신의 혈전 위험

* 연령에 따라 위험이 증가하며, 일반적으로 40세에서 45세 사이의 여성은 각 위험 범주에서 높은 축에 있다.

피임제progestin-only pill, POP는 단 하나뿐이며(2020년 7월 기준), 노르에틴드론norethindrone을 사용한다. (배란을 억제하는) 복합 경구 피임과 달리 프로게스틴 자궁내장치처럼 정자에 적대적인 자궁경부 점액을 형성하는 메커니즘으로 작용한다(적대적인 자궁경부 점액이라니, 펑크밴드 이름 같다). 노르에틴드론 피임약 복용 중 주기의 10번 중 4번은 배란이 일어난다.

프로게스틴 단독 피임제의 일반적인 실패율은 9퍼센트이지만 40세 이상 여성의 실패율은 1퍼센트 미만이며, 이는 가임력 감소 때문일 가능성이 높다. 프로게스틴 단독제는 오차가 허용되는 범위가 좁다. 예를 들어 최적의 효과를 내려면 매일 동일한 시간으로부터 3시간 내에 복용해야 한다. 나이에 따른 가임력 감소가 추가적인 보호 기능을 제공할 가능성도 있다. 영국, 유럽 및 기타 국가에서는 프로게스틴 데소게스트렐을 함유한 최신 피임제가 출시되었다. 그중 하나가 세르자테Cerzaette라는 상표명으로 판매 중이다. 이 제제의 장점은 매일 약을 복용해야 하는 시점 구간이 12시간으로 비교적 크고, 배란 차단에도 효과적이어서 피임 실패율을 낮춘다는 것이다.

프로게스틴 단독 피임제는 일반적으로 매우 안전하지만, 심혈관 질환이나 뇌졸중 이력이 있는 일부 여성의 경우 혜택보다 위험이 클 수 있으므로 의료진과 상의해야 한다. 프로게스틴 단독제에는 연령 제한이 없으므로 경구용 피임약을 선호하지만 에스트로겐을 사용할 수 없는 여성에게 적합하다.

프로게스틴 단독 피임제를 사용할 때 발열감 같은 완경 증상이 나타날 수 있으나 도리어 프로게스틴이 도움을 줄 수도 있기 때문에 증상과 원인이 혼돈될 수 있다. 이 제제는 완경이행기에 불규칙하거나 과다월경에 도움을 줄 수 있지만 일반적으로 에스트로겐도 들어 있는 복합피임약을 활용한 방법보다는 월경 조절에 덜 효과적이다.

호르몬 주사 피임법

DMPA Depot medroxyprogesterone acetate는 데포프로베라 DepoProvera라는 상표명으로도 알려져 있는 프로게스틴이다. 임신률은 3퍼센트이며 12주마다 주사하는 피임법이다. DMPA를 1년 이상 사용한 여성의 50퍼센트가 월경을 중단하기 때문에 월경 출혈이 심할 경우 효과적인 치료제가 될 수 있다. 그러나 나이가 들면서 골밀도에 미치는 잠재적 영향으로 인해 문제가 발생할 수 있다. 미국에서는 제품에 블랙박스 경고문을 담은 설명문을 삽입해 제품의 장기간 복용은 골밀도 감소와 연관되어 있으며, 골밀도는 완전히 회복되지 못할 가능성이 있다고 설명한다. 또한 DMPA는 다른 적절한 형태의 피임법이 없는 경우에만 2년 이상 사용할 것을 권하는 경고도 포함되어 있다. 이는 10대와 뼈 건강에 관한 소규모 연구 결과에 근거한 것이다.

WHO는 DMPA와 골밀도에 관한 자료를 검토한 후 18세에서 45세 사이의 여성에 대해서는 제한을 둘 필요가 없다고 결론지었다. 45세 이상에서도 DMPA의 이점이 뼈손실이라는 잠재적 위험보다 큰 것으로 파악되지만, 완경이행기에 있는 여성의 뼈손실 및 회복에 관한 자료가 많지 않다는 사실은 언급하고 넘어가야 한다. 골다공증 위험이 높은 여성은 DMPA의 이점들과 뼈에 부정적인 영향을 미칠 가능성을 따져볼 필요가 있다. 참고로 임신과 모유 수유 또한 뼈손실을 초래하지만 회복이 가능하다.

DMPA는 일부 여성의 심혈관 질환과 뇌졸중의 위험을 증가시킬 수 있기 때문에 약으로 고혈압이 조절되지 않거나 심장 질환과 관련된 기타 위험 요인을 가진 여성은 의사와 심층적인 논의를 거쳐야 한다. DMPA는 평균 2kg의 체중 증가와 관련이 있다. 많은 이들이 우울증이 DMPA로 인한 공통적인 부작용이라고 오인하지만, 연구에서 이러한 연관성이 입증되지 않았기 때문에 피임약/패치 및 질 피임링과 마찬가지로 우울증이 있다고 피임 시작에 금기가 되지는 않는다. 물론 이 방법이 본인의 정신 건강에 영향을 준다고 생각된다면 그만두어야 한다.

에토노게스트렐 임플란트

가장 효과적인 피임 형태로, 프로게스틴의 일종인 에토노게스트렐이 함유된 막대를 이식하는 방법이며, 넥스플라논Nexplanon이라는 상표명으로 나와 있다. 실패율이 0.01퍼센트로, 승인된 유효기간은 3년이지만 실제 효과는 5년간 지속된다. 불규칙한 출혈을 할 수 있고, 특히 사용 첫해에 이 증상이 흔하게 나타난다. 전반적으로 볼 때 불규칙한 월경을 통제하는 데는 다른 호르몬 치료법만큼 좋은 선택지는 아니다. DMPA처럼 뼈손실이나 심혈관계 부작용과는 관련이 없다.

불임 수술

정관절제술과 여성 불임 수술은 비가역적 피임법이다. 정관절제술이 가장 안전한 방법이기는 하지만 파트너가 정해져 있지 않거나, 여러 명이거나, 남성 파트너가 정관절제술을 원치 않을 수 있기 때문에 모든 여성에게 해당되는 방법은 아니다. 여자가 임신으로 발생할 수 있는 모든 신체적 변화를 감수해왔는데도 남자가 정관수술을 거부하는 커플과의 상담은 언제나 실망스럽다. 오랜 기간 콘돔에 의존하는 커플이 거의 없다는 것을 감안하면 여성 대부분이 남자와 사랑을 나누는 동안 피임 부담을 짊어지고 있었다는 뜻일 텐데, 그렇다면 이제는 솔직히 남자가 나서야 할 때가 아닐까. 정관절제술의 피임 실패율은 0.15퍼센트에 불과하다.

난관결찰술Tubal Ligation은 가장 많이 찾는 영구 피임법이다. 비율은 국가별로 상이하다. 미국에서 난관결찰은 다섯 번째로 흔하게 이루어지는 수술이며, 수술 비율은 유럽보다 훨씬 높다. 여성 불임 수술은 인도, 콜롬비아, 엘살바도르에서도 매우 인기 있는 피임법이며 실패율은 0.5퍼센트 미만이다. 전신마취가 필요하기 때문에 이에 따른 위험 부담이 있고, 비용 및 재원이 더 들어간다는 사실이 주요한 단점이 될 수 있다. 또 다른 문제는 복강 내로 수술 기구가 들어가게 되므로 다른 장기나 주요 혈관이 실수로 손상될 위험이 경미하나마 존재한다는 것이다. 주요 합병증의 위험은 1퍼센트 이하다.

난관결찰술은 대개 복강경을 통해 이루어지며, 일반적으로 두 군데를 작게 절개하지만 분만 직후 배꼽 아래 절개(산후 난관결찰술)를 통해서도 시행할 수 있다. 복강경을 통하는 방법에서는 난관 전체를 제거하거나 영구 클립을 사용해 난관을 묶는다(난관을 제거하면 난소암의 위험이 50퍼센트 감소한다). 분만 후 즉시 난관을 제거하는 것이 기술적으로 더 어렵기 때문에 산후 난관결찰술은 나팔관을 묶거나 절단하는 쪽으로 행해진다.

일부 여성은 난관결찰술 이후 월경 주기에 변화가 있었다고 말하는데, 난관결찰증후군post-tubal ligation syndrome이라 부르는 이 증상은 연구에서 인과관계가 발견되지 않았다. 또 난관결찰술은 자연 완경 연령에도 영향을 주지 않는다. 난관결찰술 이후 월경 변화는 시술 이후 많은 여성이 에스트로겐이 함유된 피임약 사용을 중단하는데, 피임약에 의한 주기 조절이 없어지면서 이전의 불규칙한 월경 패턴이 다시 나타나기 때문일 수 있다. 완경이행기는 월경이 비정상적으로 나타나는 시기이기 때문에 30대 후반이나 40대 초반의 난관결찰술 후 몇 년 이내에 월경이 불규칙해질 수 있다. 또한 난관결찰술을 고려하는 여성은 수술 이후 과도하거나 불규칙한 월경을 하게 되어도—심지어 수술하고 몇 년이 흐른 후에도—받아들일 수 있을지를 따져봐야 하며, 이런 증상 치료에 권장되는 방법이 호르몬 피임법이라는 점을 고려하는 것이 좋다. 불임 수술로 마음이 어려워질 것 같다면, 후회할 수 있으니 다시 생각해보는 것이 좋다.

콘돔

남성용과 여성용(여성용 콘돔은 페미돔이라고도 한다) 콘돔 모두 뛰어난 피임법이다. 1년에 걸쳐 사용할 때 실패율은 남성용 콘돔이 13퍼센트, 여성용 콘돔이 21퍼센트다. 또한 콘돔은 모든 연령층에서 증가세를 보이고 있는 성매개감염병sexually transmitted infections, STI을 방지해준다. 클라미디아 비율은 55세에서 64세 사이에서 거의 두 배로 증가했으며, 40세 이상 여성의 트리코모나 비율은 25세에서 39세 사이의 여성보다 높다. 원인은 다양하다. 많은 사람들이 40세가 넘으면 성매개감염병에 크게 신경 쓰지 않아도 된다고 잘못 생각하고 있다. 40대 이상 여성의 질에서 에스트로겐 수치가 낮아지면 일부 성매개감염병에 걸릴 위험이 증가할 수 있다. 장기적인 관계를 맺어왔던 사람이 새로이 데이트를 시작하게 되었을 때 성매개감염병에 걸릴 위험을 과소평가하거나, 콘돔 구입을 불편하게 느끼거나, 콘돔 에티켓에 익숙하지 않을 수 있다(원칙을 내세우거나 주장하는 것은 무례한 일이 아니다. 게다가 당신의 건강에 무관심한 인물이, 당신이 오르가슴을 경험할 수 있도록 배려하고 노력할까?).

남성에게 나타나는 발기부전 현상은 연령에 따라 증가한다. 40세가 되면 남성의 약 40퍼센트가 때로 발기부전 증세를 보이며 그 비율은 10년마다 10퍼센트씩 증가한다(50세는 50퍼센트, 70세 이상은 60퍼센트 등). 발기부전 증세가 있는 대다수 남성이 남성용 콘돔 착용에 실패한다. 한 연구에서는 50세 이상 이성애자 남성 46퍼센트가 콘돔으로 인해 발기 상태를 잃었다고 보고했다. 나이와 관련된 콘돔 문제에서는 기대 및 안전성에 관한 직접적인 대화와 더불어 여성용 콘돔도 좋은 대안이 될 수 있다. 이 콘돔은 질에 삽입하기 때문에 발기 문제와 무관하다. 또한 여성용 콘돔은 항문 성교에도 사용할 수 있다.

콘돔은 질 생태계를 보호하는 역할도 한다. 다양한 연구에서 콘돔 사용이 질 생태계 교란으로 인한 분비물, 염증, 냄새를 유발하는 세균성 질염 발생률을 감소시킨다는 결과가 나왔다. 또 세균성 질염에 노출될 경우 HIV나 임질 등 많은 성매개감염병에 걸릴 위험이 증가한다.

피임젤

펙시Phexxi라는 이름으로 시장에 새롭게 등장한 피임젤이다. '섹시'와 운율이 맞아 발음마저 매혹적이다. 사용법은 여성이 섹스 전에 어플리케이터를 삽입하는 것이다. 산성을 띄는 젤은 정액이 질의 pH 농도를 일시적으로 높이는 것(정액은 질의 pH 농도를 높여서 정자에게 유리한 환경을 만들어 자궁경관과 자궁까지 도달할 수 있도록 한다)을 막는다.

펙시는 12개들이 박스 하나가 250달러에서 275달러로 보험이 적용되지 않는다. 이제는 "그가 스폰지를 꺼내들 만한 남자인지 모르겠다"고 묻던 〈사인필드Seinfeld〉의 일레인 베니스Elaine Benes의 대사를 "그 사람이 좋긴 하지만, 펙시를 꺼내들 만한 남자일까?"로 바꿀 수 있겠다.* 어쨌든 여성이 직접 관리할 수 있는 온디맨드 형태on-demand**의 피임법이 또 하나 있는 것은 좋은 일이다. 펙시는 1년 사용 시 약 27퍼센트의 실패율을 기록했으므로 콘돔보다 기록이 나쁘다. 초기 연구에서 여성의 약 18퍼센트가 질 또는 외음부가 따가운 증상을 경험했으며, 재발성 요로감염을 가진 여성의 경우 사용해서는 안 된다.

사후 피임

* 미국 드라마 〈사인필드〉 1시즌 19화 속 대사인 'sponge-worthy'를 저자가 인용한 부분이다. 극중 주인공 일레인은 스폰지sponge라는 피임기구를 쓰고 있는데, 이 피임기구가 생산이 중지되면서 하나라도 아껴 써야 하는 처지에 놓이게 된다. 따라서 상대가 자신의 소중한 스폰지를 꺼내 밤을 보낼 만한 가치가 있는지를 따져보게 되는데, 이 에피소드를 통해 'sponge-worthy'라는 단어가 탄생했다.

** 필요에 따라 사용한다는 의미.

일반적으로 사후 피임약postcoital contraception이라 부르는 경구용 응급 피임약은 레보노르게스트렐 1.5mg(프로게스틴이며 플랜 비Plan B라는 이름으로 시판 중)과 울리프리스탈 아세테이트 30mg(프로제스테론을 차단하는 약품, 상표명은 엘라Ella) 두 가지가 있다. 두 가지 모두 정자가 죽을 때까지 배란을 지연 또는 억제시켜 피임 효과를 낸다. 레보노르게스트렐 피임약은 배란을 2일간, 울리프리스탈 피임약은 5일간 억제한다. 이러한 차이점과 더불어 울리프리스탈 피임약이 몸무게의 영향을 덜 받는다는 점에서 더 효과적이다. 구리 자궁내 장치도 정자에 즉시 독성을 띠며 염증 반응이 난자의 질에 영향을 줄 수 있기 때문에 가장 뛰어난 응급 피임법이라 볼 수 있다.

방법	성관계 후 시간	임신 위험률	접근법	체중에 의한 영향
없음 (참고기준용)	해당 없음	10퍼센트*	해당 없음	해당 없음
레보노르 게스트렐	72시간 이내	2.2퍼센트	미국, 캐나다, 영국, 호주 등 여러 국가에서 처방전 없이 구입	BMI 지수가 25 이상인 경우 효과적이지 않음
울리프리스탈	최대 5일	1.4퍼센트	미국 및 캐나다에서는 처방 필요, 그 외 국가에서는 처방전 없이 구입	BMI 지수가 30 이상인 경우 효과적이지 않음
구리 자궁 내 장치	최대 5일, 일부 연구에서는 최대 10일	0.1퍼센트	의사 방문 필요	없음

표 6. 사후 피임법

* 주기 중 가장 가임성이 높은 날의 임신 가능성

배란이 이미 일어난 상태라면 경구로 복용하는 위 두 피임약은 효과가 없지만 구리 자궁내장치는 정자를 손상시키기 때문에 배란 상태에 상관없이 여전히 유용하다. 사후 피임약을 피해야 하는 의학적 제한 사항은 없다. 일반적인 부작용은 일시적인 메스꺼움과 두통이다. 불규칙한 출혈이 있을 수도 있다.

사후 피임약을 미리 구입해서 가지고 있는 것은 피임이 필요하지 않다고 생각하다가 계획을 바꾼 여성뿐만 아니라 사용자 실수(피임약, 패치, 고리, 주사, 콘돔 등)가 생길 수 있는 피임법을 사용 중인 여성에게도 훌륭한 전략이 되어준다. 44세의 나이에 숨 막히는 더위 속에서 식은땀을 흘리며 라스베이거스 스트립의 가장 가까운 약국으로 전력 질주하는 일은 결코 유쾌하지 않으니 말이다. #그냥해본말 #경험있음

가임기 인지법

가임기 인지법Fertility Awareness-Based Methods, FABM은 종종 자연 가족 계획 또는 주기 피임법이라 불리기도 한다. 월경 주기, 자궁경부 점액, 체온, 자궁경부 위치, 소변 내 호르몬 수치 등 생물학적 지표를 추적해 임신 가능성이 가장 높은 기간을 예측하는 여러 방법의 총칭이다. 가임기 중 임신을 피하기 위하여 금욕하거나 기타 방법을 사용한다. 실패율은 2퍼센트에서 34퍼센트 사이지만, 이 중 다수가 적절한 검증을 거치지 않았다. 앞서 말한 다양한 지표를 추적하려는 노력, 일부 여성의 경우 이러한 지표가 예측 불가능하다는 점, 주기적인 금욕 또는 보조 피임 필요성 등 모두가 실패율을 높이는 요인이다.

완경이행기의 불규칙한 월경 주기와 호르몬 수치의 부침은 이러한 생물학적 지표 추적을 어렵게 만들 수 있다. 40세에서 55세 사이의 여성 160명을 대상으로 진행된 가임기 인지법 연구는 단 한 건에 불과한데, 연간 여성 100명당 6명, 즉 6퍼센트의 임신률을 보였다. 44세 이상 여성이 임신한 경우는 없었으나, 연구 참여자가 적은 것을 감안할 때 단순히 그 연령대의 낮은 임신률 때문인지 아니면 피임을 해서인지 알 수 없기 때문에 피임법의 효과에 대해서는 결론을 내리기 어렵다.

요점

- 여성은 50세 이하인 경우 월경 없이 2년이 된 시점, 또는 50세 이상인 경우 월경 없이 1년이 된 시점 전까지는 임신이 가능하다고 보아야 한다.
- 미레나 자궁내장치는 45세 이상 여성에게 삽입할 경우 55세까지 피임에 효과를 나타내며, 피임에서 MHT를 위한 프로게스틴 치료로 자연스럽게 전환할 수 있다.
- 35세 이상 여성에 삽입된 구리 자궁내장치는 완경기까지 유효하다.
- 낮은 용량의 에스트로겐이 포함된 경구 피임약은 많은 여성이 55세까지 사용할 수 있으며 완경이행기에 발생하는 많은 증상을 완화할 수 있다.
- 온디맨드 타입의 피임, 콘돔(남성 및 여성용 콘돔), 펙시, 사후 피임약 등도 좋은 방법이다.

4부
변화의 주도권을 쥐기

24장 어서 오세요, 제 완경파티입니다: 산부인과 의사가 완경을 대하는 방법

이 책을 쓰면서 나는 어머니를 자주 떠올렸다. 순탄함과는 거리가 멀었던 우리 모녀 관계를 생각하면 이상한 일이다. 많은 여성이 인생의 여러 변곡점에 이르면 어머니를 떠올린다. 정보 혹은 길잡이를 기대하는 경우도 많지만, 어머니의 경험이 곧 자신에게 다가올 일이라는 생각에서 미래를 점쳐보려는 마음도 있을 것이다. 그러나 자라면서 나는 어머니의 정반대가 되길 원했었고, 우리는 생식 건강에 관해 전혀 대화를 나누지 않았었다. 어머니는 내가 산부인과 의사라는 것을 못마땅해했고, 여성 건강에 도움이 되고 싶다면 방사선과 의사가 되어 유방촬영 사진을 판독하는 편이 낫지 않겠느냐고 생각했다. 그런 기억을 가진 내가 왜 이 책을 쓰면서 과거를 돌아보게 됐는지 생각해보았다. 그냥 어머니가 앓았던 골다공증이 생각나서만은 아닌 것이 분명하다.

앞에서 화산 폭발에 비유했던 어머니의 완경이행기에 대해 나는 점점 더 많이 생각하기 시작했다. 어머니가 완경이행기를 거치는 동안 보였던 급격한 감정의 기복, 분노, 나에게 쏟아졌던 가혹한 언사들은 당시에도 고통스러웠고 지금도 아프다. 어머니는 평생 우울증을 앓았고 내가 태어난 후 심각한 산후우울증을 겪었으니, 생물학적으로 볼 때 완경이행기에도 정신 건강 면에서 더 큰 어려움을 겪었을 가능성이 높다고 보는 게 논리적일 것이다. 그렇다고 해서 내게 보인 가혹한 행동이 괜찮다는 것은 아니지만, 이제는 내가 상상했던 것보다 더 큰 공감력을 가지고 어머니를 바라볼 수 있게 되었다. 어머니는 자신이 겪는 증상들에 관해 이야기할 사람이 없었던 데다가, 1970년대에도 호르몬 요법이 있었고 사용했다면 도움을 받았겠지만 아무도 권해준 사람이 없었다. 가족은 모두 영국에 살고 있었고, 가까운 친구도 없었다. 이 책을 쓰면서 나는 어머니가 몸의 변화를 경험하는 동안 얼마나 외로웠을지 그리고 나를 낳은 후 어머니를 완전히 삼켜버렸던 그 암흑이 바로 옆에서 입을 벌리고 있다는 공포가 얼마나 컸을지를 자주 상상하곤 했다.

많은 면에서 완경은 시각의 문제다.

나는 45세경에 완경이행기가 시작됐다. 어머니는 이미 그 나이 때 거의 완경에 이르렀기 때문에 내게 그 시기가 그렇게 늦게 왔다는 사실에 내심 놀랐다. 담배를 피우지 않고 피임약을 오래 복용한 덕분일 것이라 짐작하긴 하지만, 물론 누가 확실한 원인을 알겠는가.

마지막 월경은 평균적 통계에 매우 가까운 50세였다. 처음에는 발열감이 간혹, 그것도 대부분 밤중에 느껴지곤 했지만 마지막 월경을 하기 약 1년 전쯤부터는 급속도로 심해져서 괴로웠다. 머리를 써서 여러 겹의 옷을 입어서 대처해보기도 했으나 발열감이 밀려올 때 벗어던지는 옷 갯수가 적으면 약간 화가 덜 치미는 정도에 그쳤다.

다른 많은 여성과 마찬가지로 나도 발열감과 밤중에 땀을 흘리는 증상이 여름에 더 심했다. 사실 엄청나게 더웠던 올해 여름처럼 자주 발열감으로 고생한 적이 근래에 없었을 정도였다. 마치 그렇게 하면 도움이라도 될 것처럼 에스트로겐 패치를 계속 더 눌러댔지만 물론 아무 소용이 없었다. 에스트로겐이 천천히 흡수되도록 만들어진 패치를 눌러대는 건 이미 불이 들어와 있는 엘리베이터 버튼을 계속 눌러대는 것이나 다름없었다.

발열감 증상을 겪으면서 깨달은 흥미로운 사실은 야외에서는 아무리 더워도 발열감이 느껴지지 않는 것 같다는 점이었다. 달리거나 자전거를 타면서 덥고 땀이 나도 발열감이 밀어닥치지는 않았다. 발열감 증세가 있는데 느끼지 못하는 것인지, 정말로 야외에서는 이 증세가 드물게 벌어지는 것인지 궁금하다. 거기 더해 다른 여성들도 비슷한 경험을 하고 있고, 바로 이 부분이 지역에 따라 발열감 증세의 정도와 빈도가 다른 현상을 설명해줄 수 있을지도 궁금하다. 어쩌면 그저 나만 느끼는 현상이고, 내 몸 속의 온도조절장치가 엉망이라 그럴 수도 있다. 완경이라는 것이 원래 그런 것이니까. 나는 또 발열감과 함께 메스꺼움도 느끼는데 이런 증상은 어느 문헌에서도 찾지 못했다. 간혹 발열감이 밀어닥칠 때면 술을 너무 마셔서 화장실에 가서 게워내야 할 것처럼 느껴지기도 한다. 이런 증상을 겪는 것이 나뿐이라고 생각하다가 몇 년 전 블로그에서 이 이야기를 나누자 자기들도 비슷한 증상을 겪는데 혼자만 그런 줄 알고 있었다는 메시지를 보낸 여성이 다수 있었다.

이 책이 잉태되어 세상에 나갈 시기가 다가오면서 나는 지금까지 얼마나 많은 여성이 마음속에 떠올랐던 질문들을 입 밖에 꺼내지도 않고 삼켜왔을까 생각하기 시작했다. 너무도 오랫동안 완경을 경험하는 여성들, 다시 말해 이 경험을 가장 잘 말할 수 있는 사람들이 의학적 담론의 장에서 목소리를 내지 못해왔기 때문이다. 혹은 완경에 관해 이야기하는 것이 무례한 일로 간주되거나, 혹은 자신이 늙어가고 있다는 사실에 사람들의 주의를 끌면서까지 이 문제에 대해 이야기하고 싶지 않아서일 수도 있다. 너무도 오랜 세월 가부장제가 완경을 컨트롤하면서 우리의 침묵을 요구했고, 목소리를 낼 때는 우리가 사용하는 단어 자체를 통제해왔다. 그 대가를 우리는 지금도 계속 치르고 있다.

나는 왜 호르몬 치료를 시작했냐는 질문을 많이 받는다. 그럴 때마다 그것이 얼마나 은밀한 결정이라는 인상을 주는지에 놀라곤 한다. 내가 완경기 호르몬 요법MHT을 사용하고 있다고 하자 나를 인터뷰하던 기자가 놀라서 숨이 막히는 표정을 짓던 기억이 생생하다. 마치 런던의 한 펍에서 방금 만나 이름도 모르는 엄청나게 멋진 남자와 대영박물관 지붕에서 섹스를 했다는 고백이라도 들은 표정이었다. 그의 반응은 MHT를 사용하는 여성의 숫자가 많이 줄어든 현실을 반영하는 것이기도 하지만, 동시에 에스트로겐이 젊어지게 하는 위험한 마법이라도 되는 듯한 잘못된 상식 때문이기도 했을 것이다.

대화가 그런 쪽으로 흘러가면 나는 질문을 한 사람에게 에스트로겐이 다양한 의약품 중 하나일 뿐이라고 말한 다음, 생길 수 있는 위험 대비 이득을 설명하곤 한다. 이 책 전체에 걸쳐 계속 암시하긴 했지만 다시 한번 강조하고 넘어가겠다. 이 개념에 대한 교육이 제대로 이루어지지 않은 데 비해 이 문제는 너무도 중요하다. 위험성 대비 혜택 비율이라는 것은 이득을 얻기 위해 우리가 감수할 의향이 있는 위험성들을 말하는데, 사람마다 정도 차이가 있을 수밖에 없다. 예를 들어 나는 스카이다이빙을 절대 하지 않을 것이다. 스카이다이빙에서 얻을 수 있는 어떠한 혜택도 내가 감수해야 할 위험을 상쇄하지 못한다. 고소공포증이 있기 때문이다. 사실 비행기에서 뛰어내리는 상상만 해도 약간 어지럽고 구토가 나려고 한다. 따라서 얻을 수 있는 혜택이 전혀 없으니 위험을 감수할 필요도 없다. 하지만 스카이다이빙이 주는 짜릿함을 원하는 사람은 달리 생각할 것이다. 낙하산의 안전성에 대한 이해도가 높은 사람이 계산하는 위험도는 나처럼 겁에 질린 비전문가가 느끼는 위험에 비해 훨씬 낮을 것이다.

나는 위험성을 고려할 때 부작용이 자신에게 실제로 벌어진다면 어떻게 될지를 고려해보는 것이 중요하다고 생각한다. 사람들 대부분은 단점보다 장점에 더 주목하곤 한다. 그러나 아주 드문 부작용, 가령 1만 명당 한 명의 확률도 0은 아니다. 그래서 진료실에서 환자들과 위험성에 대해 이야기할 때 나는 언제나 자신이 그 부작용을 겪는 1만 명 중 한 명이라면 어떨지를 고려해보라고 말한다.

여성들은 안전한 약의 혜택을 누릴 자격이 있지만, 1년에 1만 분의 1에서 10만 분의 1의 위험마저 없는 약은 존재하지 않는다. 이렇게 드문 부작용들은 약물을 승인하는 데 근거가 된 초기 연구들에서 미리 걸러내기가 거의 불가능하다는 의미다. FDA가 시판 후 조사를 요구하는 중요한 이유 중 하나다. 이 과정은 약품을 승인한 후 안전 문제에 관해 원래 연구에서 놓친 신호들을 감지하기 위해 진행되는 대규모 연구다. 어떤 약의 위험도를 전체 그림 안에서 판단하고, 그 약을 사용하지 않았을 때의 결과에 대해 논의하는 것 또한 중요하다. 한 연구에서는 WHI 결과가 나온 후 10년 동안 여성 본인 혹은 의사가 에스트로겐에 대해 가진 두려움 때문에 1만 8,000명에서 9만 1,000명의 여성이 조기 사망에 이르렀을 것이라고 분석하기도 했다.

일찍부터 매우 심하게 골다공증을 앓은 우리 어머니의 병력을 감안할 때 나는 에스트로겐이 내게는 좋은 선택지라고 판단했다. MHT를 시작하지 않은 상태로 골절상을 입으면 나 자신을 용서할 수 없을 것 같았다. 유방암에 걸릴 확률이 낮으나마 있었지만 결국 그래도 시도할 가치가 있다는 결정을 내렸다.

나는 안전성 면에서 탁월한 경피용 에스트라디올을 선택했다. 그렇다고 경구용 제품이 안전하지 않다는 의미는 아니지만, 경구 투여를 해야 할 뚜렷한 이유가 없는 마당에 아무리 작다 한들 경구용 제품에 따라다니는 혈전 위험을 감수할 필요를 느끼지 못했다. 나는 현재 일주일에 두 번씩 갈아붙이는 패치를 사용하고 있다(일주일짜리 패치는 4일 이상 붙어 있질 않았다). 내게 가장 큰 골칫거리는 피부에 남아 붙는 접착제다. 타르와 비슷한 점도로 끈적거리는 이 접착제를 피부에서 제거하기가 쉽지가 않다. 하지만 난 언제나 약속 시간에 늦어서 허둥거리는 스타일이기 때문에 로션이나 젤 타입으로 나오는 에스트라디올을 바른 후 마르기를 기다릴 시간이 있을지 자신이 없었다. 삶의 질에 영향을 주는 이런 작은 것들이 중요한 이유는 치료가 효과적이려면 일단 쓸 수 있어야 하기 때문이다.

에스트로겐 요법을 시작하기 전, 40대 후반에 접어들면서 섹스를 하려면 실리콘 기반 윤활제가 필요했다. 하지만 운 좋게도 나는 MHT로 완경 비뇨생식기증후군[GUSM]도 완화되는 50퍼센트의 여성에 포함된 듯하다. 질내 요법도 매우 좋은 치료법이어서 내가 경피용 에스트로겐을 필요로 하지 않았다면 질 피임링를 시도했을 것이다. 약 먹는 것을 잊어버리기 일쑤인지라 간편한 방법일수록 좋다.

치료를 시작할 때 나는 에스트로겐에 대한 잘못된 믿음이나 기대를 가지고 있지 않았다. 사실 이 부분은 매우 중요하다. 모든 여성이 에스트로겐 치료를 필요로 하고, 암 위험은 전혀 없는 것처럼 주장하는 사람들이 있다. 완경 이후 모든 여성이 에스트로겐 치료를 받아야 한다는 신뢰할 만한 자료가 있다면 북미폐경학회나 미국산부인과학회 같은 곳에서 이미 권장하고 있을 것이다.

산부인과 전문의로 쌓은 지식 덕분에 나는 다양한 의학 전문 기관에서 나오는 대립되는 주장들을 잘 헤쳐나갈 수 있었다. 미국내과학회에서 에스트로겐을 고위험 의약품이라 주장하기 때문에 이 문제에 관해 북미폐경학회의 전문가들이 어떤 의견을 가지고 있는지를 아는 것은 중요한 일이었다. 에스트로겐에 관해 알아보면서 미국내과학회의 말을 제일 먼저 들은 사람이라면 발열감을 비롯한 다양한 완경기의 문제들을 해결하는 데 에스트로겐을 고려하려고 하겠는가? 당연히 나는 미국내과학회의 주장에 동의하지 않고, 나와 의견을 같이하는 사람들이 수없이 많다. 그러나 미국내과학회에서만 MHT에 관한 정보를 듣는 의사라면 완경기 여성 환자를 치료하는 방법에 큰 영향을 받을 것이다.

물론 완경이 삶의 정상적인 한 단계이므로 절대 에스트로겐은 안 된다고 생각하는 사람들도 있다. 그러나 그것은 골다공증과 완경으로 인한 우울증 등 질병의 발생 위험과 삶의 질을 감안하지 않는 태도다. 하루에도 스무 번씩 발열감으로 고생하고 몇 주 동안 제대로 잠을 이루지 못하는 여성이 누리는 삶의 질을 안전한 방법으로 향상시킬 수 있다면 에스트로겐을 사용하지 않을 이유가 있을까? 임신은 삶의 정상적인 한 단계지만 입덧이나 분만 시 고통을 완화하는 조치를 취하지 않는다거나 출산 시 과다 출혈로 수혈이 필요할 때 이를 거부하지는 않는다. 분만이 완전히 정상적으로 진행된 후에도 과다 출혈이 벌어질 수 있다.

다양한 이유로 에스트로겐이 도움이 되는 여성도 많고, 이런 도움이 필요하지 않은 여성도 많다는 것이 현실이다. 바로 이 때문에 완경에 대해 가능한 한 많이 알고 있어야 각자 자기에게 맞는 선택을 할 수 있는 것이다.

이 책을 집필하기 위해 리서치를 하면서 나도 삶에 몇 가지 변화를 주었다. 규칙적인 운동 습관을 기르겠다고 결심한 것이 그 중 가장 중요한 변화다. 정말이지 거듭되는 모든 연구에서 운동이 도움이 된다고 추천하고 있다. 연구란 연구는 하나도 빠짐없이 말이다. 이와 더불어 식생활도 약간 더 조정했다. 콩류 섭취를 늘리고 우유를 하루에 한두 잔으로 줄이는 한편, 앞에서 설명했던 지중해식 식단과 MIND 다이어트 식단을 조합한 식단을 고려하고 있다. 좋은 레시피를 늘상 찾아내는 게 여간 귀찮은 일이 아니기 때문에 〈뉴욕타임즈〉 음식 섹션에 의존하고, 한편으로 완경기 여성에게 필요한 영양분에 중점을 둔 레시피도 개발하고 있다. 일주일에 적어도 두 번은 지방이 풍부한 생선을 먹고 있는데, 그러려면 상당한 노력이 필요하다. 만일 이런 식단을 유지하지 못했다면 오메가3 보충제를 먹었을 것이다. 비타민D도 복용하기 시작했는데 나이가 들면서 몸에서 만들어내는 비타민D의 양이 줄기 때문이기도 하고 요즘 들어 더 꼼꼼히 바르려고 노력하는 자외선 차단제가 체내 비타민D 합성을 방해하기 때문이기도 하다.

주변의 여러 친구들과 마찬가지로, 내게도 완경은 반갑지 않은 급격한 체형 변화를 가져오는 요인처럼 느껴졌다. 호르몬 탓을 하고 싶지만 거짓말은 할 수 없다. 바로 그즈음 나는 운동을 그만두고 외식을 더 자주 했었다. 완경기에 일어나는 모든 문제를 완경 탓으로 돌리기는 매우 쉽지만 다른 원인으로 인한 증상일 수 있다는 사실을 잊지 않는 것이 중요하니, 다시 한번 강조하고 넘어가자. 완경과 관련된 증상을 호소하는 여성들의 말을 무시하지 않는 것이 중요한 것처럼, 모든 문제를 완경 탓으로 돌리고 에스트로겐이 해결할 수 있으리라 상정하지 않는 것 또한 중요하다.

나는 MHT가 나의 완경기를 이루는 퍼즐의 한 조각에 불과하다는 사실을 늘 유념하고 있다. 바람직한 식단 유지, 운동, 밸런스 운동 등도 전체 그림의 일부다. 현재 나는 발열감을 완화하기 위해 인지행동치료를 받고 있고, 1년에 한 번씩 혈압 검사, 2~3년에 한 번씩 지질과 혈당 검사(내 수치 정도면 이 간격이 적당하다), 골밀도 검사, 유방촬영도 빠뜨리지 않는다. 50세 이상이 되면 몸 관리에 상당한 노력을 들여야 한다.

산부인과 의사로서 나는 커다란 특혜를 누리고 있다는 사실을 안다. 의학 지식과 의학계의 구조뿐 아니라 내가 전문의 수련을 하던 당시 에스트로겐에 대한 공포가 세상을 휩쓸지 않았다는 것 모두가 특권이다. 그러나 완경이 여성들에게 수수께끼 같은 일이 되어서는 안 되고, 완경에 따른 증상 또한 소수가 겪는 사소한 문제가 아니다. 완경기 건강관리는 곧 여성 건강을 위한 의학이다.

25장 마무리 짓는 말:
한데 모아서 정리해보기

자기 몸에 무슨 일이 일어나는지 이해하고, 거기에 대처할 수 있는 선택지가 존재한다는 것을 아는 것 자체가 약이 될 수 있다. 완경기를 지나는 여성들의 공통된 경험 중 하나는 외로움이다. 책의 첫머리에 등장했던 카누의 비유를 떠올려보자. 많은 여성이 혼자 길을 떠난 듯한 느낌을 받을 때, 부디 이 책이 그 물길을 잘 헤쳐나갈 수 있는 안내서이자 이미 시작해서 지나온 여정의 설명서가 되기를 바란다.

자, 그럼 다음 단계는 무엇일까?

자신을 괴롭히는 증상이 완경과 관련이 있다는 느낌이 들 때 가장 먼저 할 일은 그 경험을 기록하는 것이다. 나는 이 증상들을 '골칫거리 리스트'라 부른다. 발열감이나 기력 저하의 느낌일 수도 있고, 누군가에게는 건망증, 월경과다 등일 수도 있다. 이 모든 증상을 다 겪는 여성도 있을 것이고, 이와는 완전히 다른 증상으로 고통받는 여성도 있을 것이다. 하지만 자신의 경험을 구체적으로 인지하고 있는 것은 늘 도움이 된다. 특히 의료진을 만날 계획이라면 증상들을 정확히 기록해두는 것이 좋다. 개인적으로 환자가 이런 리스트를 적어오면 너무나 반갑다. 의사 입장에서는 처음부터 모든 정보를 아는 것이 치료법을 안내하는 데 도움이 되고, 환자도 자신의 생각을 의사에게 전달하는 데 도움이 되기 때문이다.

나와 완경기에 대한 상담을 하면서 어떻게 해야 할지 묻는 여성들 중 많은 수가 호르몬 치료를 시작해야 할지 궁금해한다. 이 책을 통해 호르몬이 할 수 있는 것과 하지 못하는 것에 대한 수많은 의문이 해소되었을 뿐 아니라 MHT를 선택했을 때 누릴 수 있는 혜택과 감수해야 할 위험에 대한 인식도 더 높아졌기를 바란다. 이에 못지않게 중요한 것은 이 책을 읽은 후 사람들이 MHT를 둘러싼 논란에서 한걸음 물러나 완경기를 더 큰 그림 안에서 바라봄으로써 완경기의 경험을 다시 생각하고, 나아가 완경 전후의 건강을 최적화할 수 있는 모든 방법을 고려할 수 있게 되길 바란다. 호르몬에만 집중하면 금연, 식단, 운동과 같은 다른 중요한 방법들을 망각하기 쉽다. 발열감, 불면증, 낮아진 성욕에 도움이 되는 인지행동치료도 빼놓을 수 없다.

에스트로겐에만 매달리는 태도는 이외에도 많은 문제를 야기한다. 완경이행기 혹은 완경 후기에 접어든 모든 여성이 에스트로겐을 사용해야 한다는 메시지를 내보내는 것은 1950년대와 1960년대에 횡행했던 호르몬 마케팅과 포장만 바꿨지, 전혀 다르지 않다. 에스트로겐을 화려한 라이프스타일의 일부로 파는 대신 이제 천연 성분의 셀프케어 제품으로 팔고 있을 뿐이다. MHT는 '완경 감옥을 탈출할 만능 열쇠'가 아니라 큰 그림의 일부를 이루는 퍼즐 조각이다. 어떤 여성에게는 큰 부분을 메울 수 있는 퍼즐 조각일 것이고 어떤 여성에게는 아예 그림의 일부가 아닐 수도 있다.

완경기를 헤쳐나가는 데 중요한 것은 자연적인 것인지 인공적인 것인지가 아니라, 팩트다. 따지고 보면 완경기에 골다공증을 얻는 것도 자연적인 일이고, 심지어 난소에서 만들어진 에스트로겐으로 유방암이 생기는 것도 자연적인 일 아닌가. 완경 후기 여성의 혈중 에스트라디올 농도가 MHT 덕에 유지되는 것은 자연적인 일이 아니다. 이 중 어떤 팩트도 MHT가 좋은 것인지 나쁜 것인지 판단할 수 있는 요소는 아니다.

올바른 정보는 완경에 접근하는 가장 좋은 통로다. 정보를 가진 여성들은 자신의 몸에 일어나는 일이 완경과 관계있는 것인지 아닌지, 자신의 유전자와 건강 상태, 완경의 단계 등의 조합에 따라 어떤 질병의 위험도가 높아지는지, 삶의 질과 건강을 최적화하는 방법이 무엇인지, 그 목표와 감수해야 할 위험 사이의 균형은 어떻게 잡아야 할지를 결정할 수 있다. 이 모든 일은 정확한 정보와 가부장적 사회의 편견이 없어야 가능하다.

자신에게 적합한 의료진인지 어떻게 판단할까?

진료실에서 의사에게 상담을 받든, 책, 잡지, 온라인 등을 참조하든, 손에 넣은 정보를 신뢰할 수 있는지 여부를 확인할 수 있는 기초 지식을 갖추는 것이 중요하다.

북미폐경학회NAMS, 미국산부인과학회ACOG, 캐나다산부인과학회SOGC, 오스트랄라시아완경학회Australasian Menopause Society, AMS, 혹은 세계폐경학회IMS에 실리는 정보는 전문가의 감수를 거친 것들이고, 이 전문가들도 전문적 판단에 영향을 줄 수 있는 개인적 편향이 있으면 미리 밝혀야 하기 때문에 믿을 만하다.

온라인에서 정보를 찾을 때 단순히 검색 엔진을 사용하기보다는 북미폐경학회나 미국산부인과학회 웹사이트 내에서 검색을 하거나, 혹은 검색창에 '완경기 발열감hot flushes' 등 궁금한 검색어를 입력한 후 NAMS나 ACOG를 비롯한 의료 전문가 집단의 명칭을 함께 적어 검색하는 것이 좋다. 그렇게 하면 신뢰할 만한 단체가 내놓은 정보가 검색 결과 상단에 오르게 할 수 있다.

북미폐경학회는 의료인들에게 완경 전문가 과정 자격증을 발행하고 있다. 해당 자격증을 소지하지 않았더라도 뛰어난 실력을 지닌 사람들이 많기는 하지만, 미국이나 캐나다에 사는 여성이 도움을 구할 때는 이 자격증 소지 여부가 하나의 좋은 기준이 될 수 있다. 이들은 자격 시험을 통과한 후에도 관련된 최신 의학 교육을 계속 받아야 자격증을 유지할 수 있기에 여성들에게 많은 정보를 줄 수 있다.

이렇게 누군가에게서 정보를 얻거나 스스로 찾은 후에는 어떻게 해야 할까? 문맥 전체를 읽지 않고서는 나로서도 어떤 정보가 신뢰할 만하거나 혹은 수상한 것인지 판단하기가 불가능하다. 그러나 완경기에 대한 양질의 정보를 찾는 여성들이라면 염두에 둘 주의점이 있다. 다음은 정보의 출처와 내용을 의심해야 할 지표들이다.

- **타액 호르몬 수치** | 한 번도 유효성이 증명된 바가 없다. 단 한 번도. 내 친구가 타액 호르몬 수치를 권하는 의료인을 만나고 왔다고 하면, 얼른 가서 돈을 돌려받고 다시는 그 사람을 보지 말고 그가 한 말은 모두 잊으라고 권할 것이다. 타액 호르몬 검사에 엄청난 돈을 쓴 여성에게 그게 아무 소용이 없다고 말하면 당연히 화를 내거나 크게 실망을 하곤 한다. 자연요법 신봉자의 권유로 이 검사를 한 여성들이 가장 많다. 타액 호르몬 검사 결과가 아무런 쓸모가 없다는 사실을 설명하는 일은 늘 어렵다. 사람들은 실험실에서 뭔가를 검사해서 종이에 찍

혀 나온 결과가 의학적으로 의미 없다는 사실을 받아들이기 힘들어 한다. 이에 더해 전혀 소용없는 일에 돈을 썼다는 말을 듣기를 좋아하는 사람은 아무도 없다.

- **치료법을 선택하기 위해서 혹은 '현재 상태를 점검하기 위해서' 하는 호르몬 수치 측정** | 호르몬 수치를 확인하기 위한 혈액 검사를 권하는 의료인들이 간혹 있다. 다른 호르몬을 포함할 때도 있지만 보통 주로 에스트라디올과 난포자극호르몬FSH 수치를 확인하면 완경 진단을 하거나, 완경이 가까워지고 있는지를 판단하거나, MHT 관리를 하는 데 용이하다는 설명도 곁들일 것이다. 이 검사는 필요가 없다. 사춘기를 진단하기 위해 호르몬 수치 검사를 하지 않는 것과 마찬가지로, 완경이행기 혹은 완경 후 진단을 위해 검사를 할 필요도 없다. 40세 이하의 여성이라면 검사를 해야 할 필요가 있지만 그 외의 경우는 도움이 되지도 않을 뿐 아니라 돈과 자원 낭비다. 이 검사가 필요 없다는 사실은 극소수에게만 알려진 특별한 지식이 아니라 북미폐경학회와 미국산부인과학회의 입장이기도 하다. 나를 돌보는 의료인이 호르몬 수치 검사를 하자고 했으면 나는 "이 사람이 또 어떤 상식을 잘못 알고 있을까" 하는 의심을 머리에서 떨쳐버리지 못할 것이다.
- **호르몬에만 크게 의존하는 치료법** | 어떤 의료인은 호르몬만을 권하면서 비호르몬 치료법에 대해 알려주지 않거나, 그런 치료법은 효과가 없다고 말하거나, 부작용에 대해 과도하게 겁을 낸다. 특히 발열감 치료와 관련해서 이런 태도를 가장 많이 목격하는데, 비호르몬 치료로 효과를 보는 여성이 매우 많다. 상담하는 의료진이 너무 "호르몬! 호르몬! 호르몬!"을 외쳐대면 다른 길을 도모해보는 것이 좋다.
- **에스트로겐이 기적의 묘약이며 100퍼센트 안전하다고 말하는가?** | 많은 여성이 일부 증상에 에스트로겐을 사용해서 큰 도움을 받아왔다. 그러나 발열감 해소에 큰 도움이 되는 에스트로겐마저도

여성 100퍼센트의 증상을 100퍼센트 없애지는 못한다. 내가 볼 때 에스트로겐을 모든 여성이 필요로 하는 기적의 묘약으로 간주하는 것은 완경을 퇴락으로 보는 여성폄하적 개념의 영향을 받은 것이다. 에스트로겐은 치료를 위한 도구의 하나로, 특정 역할을 해낼 수 있는 물질이다. 모든 약과 다름없이 필요가 없으면 시작하지 말아야 한다. 모든 약에는 위험이 따르고, 에스트로겐도 예외가 아니다. 위험이 작기는 하지만 존재하는 것이 사실이다.

- **제약회사의 완제품보다 조제 호르몬을 권하는 경우** | 조제 호르몬은 시험을 거치지 않고, 규제도 받지 않으며, 용량에 관한 우려를 제시하는 연구들이 나와 있다. 여기에는 테스토스테론 펠릿도 포함된다. 추천하지 않는다.
- **국소용 프로제스테론을 권하는 경우** | 이런 권유를 받으면 그 즉시 진료실 밖으로 걸어나가고, 이런 정보가 나온 웹사이트를 만나면 바로 차단할 것을 권한다. 프로제스테론은 피부를 통해 흡수되지 않으므로, 이런 제품을 사용하면서 에스트로겐을 복용하는 여성은 자궁내막암 위험에 노출된다. 단호히 거절하라.
- **백신을 거부하거나 기타 의학적 음모론에 동조하는 의료인** | 이 사람들의 이름과 '백신'을 함께 구글 검색창에 넣어서 검색을 해보고, '불소fluoride'라는 단어와도 함께 다시 한번 검색해보자(물에 불소를 첨가하는 것을 거부하는 것도 흔한 음모론 중 하나다). 이런 사람들은 대개 자기 의견을 감추려 하기는커녕 자랑스럽게 드러내곤 한다. 백신은 안전하고 생명을 구한다. 식용수에 불소를 첨가하는 것은 안전하다. 의학적 음모론은 합리적이고 신중한 사고와 반대되는 것으로 의학계에 설 자리가 없다. 웰니스, 자연요법, 음모론은 겹치는 부분이 많으니 극도로 조심해야 한다.
- **특정 건강보조식품을 권하는가?** | 비타민D나 오메가3 지방산 또

는 부족한 영양소(가령 철분)를 보충하는 것을 말하는 것이 아니다. 완경기 여성을 위해 '특별히' 만들어진 종합비타민이랄지, 갑상선, 부신, 난소 등의 '건강을 돕는다'는 명목으로 나오는 건강기능식품 이야기다. 그런 건 없다. 신체 장기는 도움을 필요로 하지 않는다. 일부 의사들은 자기 이름이나 얼굴, 혹은 이름과 얼굴 모두를 내건 상품을 판매하기도 한다. 그들이 가지고 있을 사적 편향은 말하지 않아도 짐작할 수 있을 것이다. 그런 제품들은 의학적 실험을 거치지 않았고, 농도나 용량도 정확하지 않을 수 있다. 정말로 효과가 있었다면 이미 의료 전문가 단체에서 추천하고 있을 것이다.

+ **정보를 제공하는 웹사이트에서 제품 판매도 겸하고 있는가?** | 어떤 제품을 팔아서 이윤을 남기는 사람에게서는 그 제품에 대한 객관적이고 질 좋은 정보를 얻을 수 없다. 완경기 여성을 타깃으로 하는 제품을 판매하는 온라인 매장을 운영 중인 사람들이 제공하는 완경에 관한 조언은 듣지 않는 것이 좋다. 의료인 역할, 상품 판매자 역할 중 하나는 할 수 있지만 동시에 둘 다를 할 수는 없다. 판매 수익과 과학은 함께 갈 수 없다.

모든 것을 완경 탓으로 돌리지는 말자: M 다이어그램을 기억하자

어느 날 나는 필 박사의 아내 로빈 맥그로가 출연한 〈오프라 윈프리 쇼〉를 시청하고 있었다. 당시 막 출간된 맥그로의 저서를 다루는 에피소드였고, 시작한 지 10분 정도 된 즈음이었는데 오프라는 책에 나오는 완경기에 관한 내용을 언급했다. 그는 청중들에게 맥그로가 수많은 여성들과 마찬가지로 다른 이들을 돌보느라 바빠 자기 자신을 돌보는 것을 게을리했던 부분을 책에서 자세히 거론

했다고 소개했다. 아이들이 건강한 식사를 하고 병원 약속에 늦지 않도록 신경을 썼지만, 맥그로 자신은 아침으로 케이크를 먹고 차 안에서 젤리나 씹어 먹으면서 점심을 거르고 살았고 아들이 대학에 가기 위해 집을 떠나는 것을 슬퍼했다. 몸도 마음도 엉망진창이었다. 맥그로의 이야기는 주변에서 흔히 들을 수 있는 이야기였고, 거기까지 들은 나는 귀가 솔깃해졌다. 해야 할 일은 너무 많고, 자신의 몸과 마음을 끝없이 나누어 주어야 하는 그 상황을 맥그로는 어떻게 해결했을까?

그가 찾은 답은 생동일성 호르몬이었다.

농담이 아니다.

같이 텔레비전을 보던 파트너가 화면을 향해 소리 질렀다. "엉망인 게 당연하지. 아침으로 케이크를 먹고, 점심으로 젤리나 먹으면서 대학에 가려고 집 떠나는 아들 때문에 슬픈데 컨디션이 좋으면 이상한 거지. 그게 어떻게 완경기 탓이겠어?"

상황을 제대로 요약한 발언이었다. 1장에서 이야기했던 M 다이어그램을 다시 떠올려보자. 완경기는 진공 상태에서 벌어지지 않는다. 가부장제의 영향으로 우리 중 많은 수가 별생각 없이 모든 것을 호르몬 탓으로 돌려버리는 습관에 빠져 있다. 사실 쉬운 답을 싫어하는 사람이 어디 있겠는가. 심지어 의사들도 마찬가지다. 그러나 늘 피곤하거나 한계에 다다랐다는 느낌이 자주 드는 여성이라면 완경기 말고 다른 원인이 있을 확률이 높다.

새로 나온 독창적인 치료법을 경계하자

사람들, 특히 의사들이 어떤 연구 결과에서 나오는 작은 신호들을 긍정적인 쪽으로 확대 해석하는 것은 흔히 벌어지는 일이다. 철저한 평가를 거치지 않은 치료법으로 피해를 입는 여성들이 많다. 우리는 최고로 엄격한 연구에서 얻은 양질의 자료에 근거한 치료를 받을 자격이 있다. 문제는 그런 연구에서 양질의 결과를 얻기까지는 시간이 걸리는데, 우리는 모두 답을 오늘 당장 얻고 싶어 한다는 점이다.

인류 재생산에 대한 대가

나는 완경이행기를 지나는 동안 내내 부글부글 끓는 분노감에 휩싸여 있었고 그 정도는 점점 치열해졌다. 수많은 여성들이 나와 비슷한 상태를 경험하는 것을 목격하면서 그 이유가 궁금해졌다. 생각을 정리하는 데 꽤 오랜 시간이 걸렸다. 정말 오랫동안 그냥 목청이 터져라 길게 비명을 지르고 싶은 마음 말고는 아무 생각도 들지 않았기 때문이다. 하지만 허공에 대고 비명을 지르는 일은 당장은 좋을지 몰라도 결국 지치게 마련이고, 자신을 돌보거나 변화하는 일에 그다지 도움이 되지는 않는다. 내 분노의 뿌리가 무엇인지를 알아내야만 그 분노가 내 머릿속을 무허가 점거하는 것을 막고, 그 힘을 건설적으로 이용할 수 있을 터였다. 그리고 이 책을 집필하는 과정에서 나는 문제의 핵심을 더 뚜렷하게 직시할 수 있게 되었다.

여성으로 산다는 것은 생물학적으로 부과된 재생산이라는 무거운 짐을 지고 살아야 한다는 의미이기도 하다. 나는 월경과다와 월경 때마다 겪는 설사, 심각한 임신 합병증 등을 감당해야만 했다. 여성 각자가 저마다의 장애와 고통을 직면해야 하는 이유는 더 나은 재생산 성과를 도모하려는 생물학적 장치 때문이다. 이 장치가 완벽하지 않기 때문에 어떤 여성은 피를 과도하게 흘리고, 어떤 여성은 면역체계가 반란을 일으켜 류미티스성 관절염과 같은 자가면역 질환을 앓기도 하며, 임신 기간 고혈압이 생기기도 하고, 산후우울증을 경험하기도 한다. 그리고 이 모든 문제는 큰 그림으로 볼 때 '괜찮다'. 진화론적 입장에서 볼 때는 그저 괜찮은 정도면 충분하기 때문이다. 그러나 '그 정도면 괜찮다는 것'은 다수는 괜찮지만 모두가 괜찮다는 의미는 아니다.

인류 생존과 발전의 원천이라고 할 수 있는 커다란 두뇌와 직립보행을 가능하게 만든 복잡한 등식이 작동할 수 있는 것은 오로지 여성들이 육체적으로 손해를 감당했기 때문이다. 게다가 일부 여성은 다른 여성보다 더 큰 고통을 감수해야 한다. 진화의 대가 그리고 커다란 두뇌와 두 발로 걸어서 얻은 기동성 덕분에 얻은 인류의 성취는 여성들이 육체적으로 더 큰 짐을 졌기 때문에 가능했다. 남성에 비해 여성이 생물학적으로 더 큰 부담을 지고 산다는 사실은 딱히 비밀도 아니다. 미국에서 건강보험개혁법*이 통과되기 전까지는 여성의 몸으로 산다는 사실 자체가 기저질환을 가진 것이나 마찬가지로 취급되었었다.

거기에 더해, 여성들은 대개 자신의 생물학적 특성으로 인해 출산을 하든 안 하든 간에 더 무거운 재정적 부담을 진다. 더 낮은 임금을 받는 일자리를 가질 확률이 높고, 남성과 동일한 일을 하더라도 임금은 덜 받곤 한다. 최고인 동시에 최악인 예는 대부분이 여

* 저소득층까지 의료보장제도를 확대하는 법안으로 '오바마케어'라고도 알려져 있다. 이 제도가 도입되기 전까지는 개인들이 민간의료보험에 각자 가입해야 했는데, 보험회사들에서는 '여성임'을 고혈압, 당뇨와 같은 기존 병력처럼 간주해서 보험료를 더 부과하였다.

성인 산부인과 의사들이 외음부 조직검사를 하고 받는 돈은 대부분이 남성인 비뇨기과 의사가 음낭 조직검사를 하고 받는 돈보다 적다는 사실이다. 동일한 시술, 동일한 기구, 동일한 통증 수준일 뿐 아니라 성생활에 미치는 영향까지 동일하다. 다른 것은 보수뿐이다.

여성은 무임금 노동을 할 확률도 더 크다. 조리, 청소, 육아와 같은 집안일 그리고 가정과 직장에서의 감정노동을 여성이 더 많이 떠안는 경우가 많다.

틈새를 메우기 위해 몸을 무리하게 사용하는 것은 우리의 DNA에 새겨진 듯하다.

여성들은 우리의 몸, 다시 말해 '커다란 두뇌-작은 골반'의 등식을 가능하게 만든 바로 그 몸이 문제가 많은 몸이고, 따라서 우리라는 존재 자체가 문제가 많은 것처럼 믿도록 가스라이팅을 당해왔다. 우리는 더럽고, 바보 같고, 뚱뚱하고, 징그럽고, 역겹고, 약한 사람들이고, 거기에 더해 마냥 불평만 늘어놓는 사람들이다. 남성들을 기본값으로 해서 만들어진 의료 체제에 우리가 맞춰가며 살아야 하고, 건강에 문제가 있을 때 "그렇게 나쁘진 않다"고 무시되거나, 날조된 증상이라는 말을 들어야만 했다.

완경이행기에 들어설 즈음 나는 이미 자궁, 난소, 질, 외음부 때문에 져야 할 불평등한 의학적·사회적 짐에 대해 화가 날 대로 나 있었다. 마치 그 기관들이 진흙탕으로 된 장애물 경기장에 세워진 철조망이라도 되는 것처럼 말이다. 그러나 그 장애물 경기장을 완주한 나를 기다리고 있는 것은 영광으로 가득한 꽃밭 같은 완경기가 아니라 '여성의 몸 2부 리부트' 편이었다. 또 다른 의학적 장애물들을 견뎌내야 하는, 이전보다 더 성능이 떨어지는 버전이었다. 남성보다 열등하다, 더 참아야 한다는 식의 평생 들어온 이야기가 여전히 계속됐다. 모든 것을 다시 처음부터 반복해야 하는데, 설상가상으로 늙은 여자라는 딱지까지 붙이고 다니란다.

바로 그것이었다. 내 분노의 근원은 이 인류 재생산에 대한 대가를 내가 치러야 한다는 불평등한 상황이었다. 완경기가 인류라는 종을 지속시키기 위한 부담을 여성들에게 더 많이 지우는 또 하나의 방법일 뿐이고, 여성의 생물학적 특성을 무기 삼아 우리를 굴복시키는 수단이 되고 있다는 사실을 깨달은 것이다. 이것이야말로 가스라이팅의 최고봉 아닌가. 바로 이 생물학적 특징, 우리 여성들이 사춘기부터 무덤까지 홀로 지고 가야 하는 이 특징 덕에 인류가 말 그대로 현재의 모습을 갖출 수 있게 되었기 때문이다.

많은 여성이 완경은 우리가 약하다는 증거이고, 여성으로서 존재 의미에 대한 유효 기간 만료라는 두려움을 가지고 살도록 길들여졌다. 하지만 그것은 모두 남성들이 그렇게 생각하기 때문이다. 사실 완경은 그 정반대의 의미를 가지고 있다는 놀라운 자료들이 나와 있다. 역사적으로 완경기와 완경 후 여성들은 풍부한 지식과 경험으로 사회에 큰 기여를 하는 시기였다. 맞다, 완경기는 여러 가지 증상과 함께 찾아오고 의학적인 위험 증가와도 연관이 있다. 그러나 얼마든지 도움을 받을 수 있고, 죽음이나 병이 찾아오기를 기다리며 대기하는 시기는 더욱이 아니다.

가부장적 사회에서 살아가면서 완경기를 잃어버린 젊음, 허약함, 가치 하락과 연관 짓는 이야기를 들을 때마다 기억하길 바란다. 그럴 때마다 우리는 우리의 가치와 주체성, 목소리, 지식을 뚜렷이 가다듬어 건강을 유지하고 정당한 우리의 몫을 요구해야 한다.

이것이 나의 완경 선언문이다.

감사의 말

가장 깊은 감사의 말을 전해야 할 사람은 사랑하는 두 아들 올리버와 빅터다. "엄마 지금 안 돼, 책 써야 하거든"이라는 말을 너무 자주 들은 나머지 언제부턴가 내게 묻거나 부탁을 하는 대신, 이런 엄마를 지지하면서도 엄마가 너무 선을 넘지 않도록 할 방법을 찾아낸 아이들이다. 얘들아, 그동안 밀린 엄마 노릇 이제 다 갚을게. 함께 가서 귀도 뚫고, 밀린 드라마와 쇼도 몰아 보고, 새로운 디저트도 만들자. 그리고 언젠가 함께 여행할 수 있는 날도 오기를. 하지만 새로 익힌 빨래하기, 부엌 청소 등의 기술은 잊지 말아줘!

내게 여러 제안을 해주고 통찰력으로 길잡이를 해준 타냐 말릭에게 고마운 마음을 전한다. 이 책이 모양을 갖추기까지 늘 너그럽게 시간과 정성을 할애해준 것은 영원히 잊지 못할 것이다. 타냐, 당신은 재능 있는 작가이자 늘 선물 같은 친구입니다.

마야 크리드먼, 로리 브로토 박사, 요니 프리도프 박사 그리고 이선 와이스 박사는 견줄데 없이 소중한 피드백을 주고 중요한 질문들을 해줬다.

런던 켄싱턴에 살고 있는 가족들, 이 책이 세상에 나오기까지 그토록 열심히 일해준 것에 대해 그리고 내 '바젠다vagenda'*와 성명서에 헌신해준 것, 정말 고맙습니다. 훌륭한 편집으로 책을 다듬고, 내가 옆길로 새지 않도록 해준 에시 소가에게 특히 감사드리고 싶다. 나를 옆길로 새지 않도록 하는 것은 절대 쉬운 일이 아닌데도 그 일에 누구보다도 적임자임을 명백히 증명해버리고 말았죠! 그리고 어느 한 가지 멋지지 않은 부분이 없는 앤 프라이어, 이 책을 수많은 사람들에게 닿을 수 있도록 해줘서 감사합니다. 그리고 아름다운 일러스트레이션으로 이 책을 빛내준 리사 클라크에게 다시 한번 감사의 마음을 전합니다.

캐나다 펭귄 랜덤 하우스 여러분, 특히 아만다 베츠와 새런 클라인, 고맙습니다.

그리고 내 블로그 글과 칼럼, SNS 글들을 읽고 공유해준 모든 분들께 감사하고 싶습니다. 여러분의 지지와 질문 그리고 내가 책임감을 다질 수 있도록 해준 점 모두 고마웠어요.

수천 명의 여성들이 의사로서 나를 믿고 치료를 맡기지 않았으면 나는 오늘 이 자리에 오지 못했을 것입니다. 여러분의 의사로 일하게 된 것은 축복이었고, 앞으로도 이 특권을 계속 누릴 수 있기를 희망합니다.

그리고 마지막으로 토드. 누군가 몇 년 전에 내게 53세에 일생일대의 사랑을 만날 것이라고 말했다면 나는 코웃음을 치고 말았을 것이다. 적당히 괜찮은 사람 정도라면 모를까 일생일대의 사랑이라니. 나랑 완벽하게 맞는 사람이 어디엔가 있을 것이라는 희망은 버린 지 오래였다. 그런데 세상에 이런 일이! 마치 〈메리 포핀스〉에서처럼 내 짝에 대해 원하는 것을 모두 적었다가 그게 너무 말이

* 여성의 특성을 이용해서 자신의 책략을 이루어내는 것.

안 된다는 것을 깨닫고 찢어서 벽난로에 버린 다음 잊고 있었는데 어느 날 토드가 나타나서 그 종이를 도로 붙인 걸 주머니에서 꺼내 보여준 느낌이었다. 토드, 내가 헛소리를 하거나 허튼 짓을 하면 절대 봐주지 않고 나를 지켜주는 당신은 나의 가장 열렬한 변호인, 나의 연인, 나의 가장 친한 친구입니다.

보충자료

출혈 패턴	출혈 양상	보편적 원인
규칙적 월경	월경 중간에 혈흔 묻어나옴	용종암 전암병변 감염
규칙적 월경	과다월경 혹은 7일 이상 출혈	자궁근종 자궁선근증 암/전암병변 혈액 응고에 영향을 주는 약/건강기능식품
불규칙적 월경	과다월경/ 가벼운 출혈	완경이행기 호르몬 피임법 완경기 호르몬 요법MHT 시상하부성 무월경 갑상선 질환 프로락틴 수치 상승 암/암전구증
섹스 후 출혈	혈흔이 묻어나오는 정도에서 과도한 출혈까지 다양	자궁경부 용종 감염 암/암전구증 자궁경부 염증

표 1. 40세부터 마지막 월경 (임신 가능성이 없다고 가정할 때)까지의 평균적인 출혈 패턴과 관련 증상

제품명	기반 성분	pH	삼투압농도
히알로진HyaloGyn	히알루론산	4.8	1,336
K-Y 리퀴드비즈K-Y Liquidbeads	실리콘	해당사항 없음	해당사항 없음
모이스트 어게인Moist Again	물	5.68	187
리플렌스Replens	물	3.0	1,177
바지실 프로하이드레이트 내츄럴 필Vagisil Prohydrate Natural Feel	히알루론산	해당사항 없음	해당사항 없음
예스 버자이널 모이스쳐라이저 Yes Vaginal moisturizer	물	4.15	250

표 2. 일반적으로 사용되는 질 보습제: pH와 삼투압농도

제품	보전 투약량	참고사항
에스트라디올 크림 0.01mg/g	일주일에 2회 0.5~1 g	질전정과 외음부에 자극 증상이나 통증이 있는 여성에게 적합
접합마에스트로겐CEE 크림 0.625 mg/g	일주일에 2회 0.5~1 g	질전정과 외음부에 자극 증상이나 통증이 있는 여성에게 적합
에스트라디올 질 피임링 7.5mcg/일	3개월에 1회씩 질 피임링 교환	골반장기탈출증이 있을 시 빠져나올 수 있다. 삽입 시 통증을 느끼는 여성들도 있다. 특히 관절염이 있는 여성은 삽입과 제거에 어려움을 겪을 수 있다. 초저투여량*
에스트라디올 4mcg 젤 캡	일주일에 2 회	삽입 도구가 필요 없고, 사용이 간편하다. 초저투여량
에스트라디올 10mcg 젤 캡	일주일에 2회	삽입 도구가 필요 없고, 사용이 간편하다. 초저투여량*
에스트라디올 10mcg 정	일주일에 2회	플라스틱 삽입 도구에 약이 들어 있는 상태로 판매됨. 일부 여성들은 쓰레기로 인한 환경 오염을 우려하기도 한다.*
DHEA-S 6.5mg	1일 1회	

표 3. 제약회사의 완제품pharmaceutical 질 내 투여용 호르몬

* 초저투여량을 사용할 경우 측정 가능한 양의 에스트라디올이 혈액 내로 흡수되지 않는 듯해서, 혈중 수치가 완경기 범위인 20pg/ml 이하에 머문다.

제품	동등용량	제조방법
경구 투약		
에스트라디올	1mg	준합성
접합마에스트로겐CEE	0.625mg	천연
접합에스트로겐CE	0.625mg	준합성
에치닐 에스트라디올	0.625mg	준합성
에스터화 에스트로겐	0.625mg	준합성
경피 투약		
에스트라디올 패치 (매트릭스형)*	0.05mg	준합성
에스트라디올 패치 (저장형)*	0.05mg	준합성
에스트라디올 젤	3개 제품이 나와 있고, 저마다 다른 투여법이 있다. 표 5 참조.	준합성
에스트라디올 로션 타입	2곽	준합성
에스트라디올 스프레이	스프레이 3회	준합성
질 내 삽입		
에스트라디올 질 링	0.5mg	준합성

표 4. 다양한 에스트로겐 제제와 투여법의 동등용량

* 매트릭스형 패치는 에스트라디올이 접착제에 함유되어 있고, 저장형 패치는 에스트라디올이 접작제 위쪽에 따로 저장되어 있다.

	투여량	투여부위	에스트라디올 용량
에스트로젤EstroGel	펌프 1회	팔, 손목부터 어깨까지	35mcg
디비젤Divigel	1g씩	허벅지	34mcg
엘레스트린Elestrin	펌프 2회	팔꿈치 위쪽 팔/어깨	37.5mcg

표 5. 에스트라디올 젤의 동등용량

프로게스토겐	계열	투여 방법
드로스피레논	스피로놀락톤계	경구
레보노르게스트렐	테스토스테론계	경구, 자궁내장치, 경피
메드록시프로제스테론 아세테이트	프로제스테론계	경구
노르에신드론 아세테이트	테스토스테론계	경구, 경피
노르게스티메이트	테스토스테론계	경구
프로제스테론	프로제스테론	경구, 질 젤
DHEA-S 6.5mg	1일 1회	

표 6. 미국과 캐나다에서 사용되는 프로게스토겐

프로게스토겐		참조사항
지속 투여	매일 투여	• 완경이행기: 불규칙 출혈이 악화될 수도 있다 • 완경 후: 다시 월경이 시작되면 안 된다 (여성 대부분은 월경을 다시 시작하는 것을 선호하지 않는다)
주기에 따른 투여	1개월에 12~14일 투여	• 완경이행기: 출혈 패턴이 악화될 확률은 매우 낮다. • 완경 후: 80퍼센트 여성이 주기마다 약간의 출혈을 경험할 것이다.
간헐적 투여	3일 투여, 3일 휴식	지속투여법을 사용하면서 계속적인 출혈이 있는 완경 후 여성 중 출혈이 멈추기를 희망하는 여성에게 도움이 될 수 있다.
장주기 투여	2~6개월마다 14일 투여	• 출혈량이 많아질 수 있지만 빈도는 낮다 • 암 위험률을 낮추기에는 용량이 적기 때문에 가장 추천되지 않는다. 심도 있는 상담 후 특별히 모니터를 해야 한다.

표 7. 프로게스토겐 투여법

브랜드명	총 호르몬량	1일 호르몬 투여량	사용 기간 (FDA 승인 기준)	실제 사용 가능 기간 (FDA 승인 사용 기간이 끝난 후에도 효력이 있다는 연구 결과에 기반)
미레나Mirena	52mg	20mcg	5년	7년
릴렛Lilette	52mg	18.6mcg	4년	5년
카일리나Kyleena	19.5mg	17.5mcg	5년	자료 없음
슬라이아Slya	13.5mg	14mcg	3년	자료 없음

표 8. 미국에서 사용되는 레보노르게스트렐 자궁내장치IUD(2020년 8월 기준)

부록

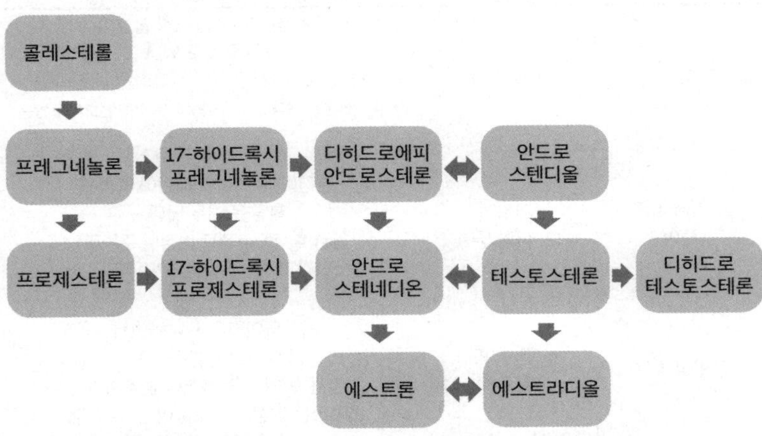

A. 콜레스테롤에서 에스트라디올, 에스트론, 테스토스테론이 합성되는 과정

DASH 다이어트	지중해식	MIND 다이어트
-매일 통곡물 -매일 채소 -매일 과일 -저지방이나 무지방 -유제품 1일 2~3제공단위 -가금류, 일주일에 2제공단위 -생선 및 해산물 일주일에 1~2 제공단위, 하루 2제공단위 이하 -견과류, 씨앗류 일주일에 4~5 제공단위 -지방과 기름 1일 2~3제공단위 -단 음식 일주일에 5제공단위 이하	-통곡물 식사당 1~2제공단위 -채소 식사당 채소 2제공단위 이상 -과일 식사당 1~2제공단위 -올리브/견과류/씨앗류 1일에 1~2제공단위 -감자 일주일에 3제공단위 이하 -콩류 일주일에 2제공단위 이상 -생선 및 해산물 일주일에 2제공단위 이상 -가금류, 흰살 육류 일주일에 2제공단위 - 달걀 일주일에 2~4제공단위 -저지방 유제품 1일 2제공단위 -붉은 육류 일주일에 1제공단위 이하 -단 음식 일주일에 2제공단위 이하 -레드와인 적정량	-녹색 잎채소 일주일에 6제공단위 이상 -기타 채소 1일 1제공단위 이상 -열매류 일주일에 2제공단위 이상 -통곡물 1일 3제공단위 이상 -생선 일주일에 1제공단위 이상 -가금류 일주일에 2제공단위 이상 -콩류 일주일에 3제공단위 이상 -견과류 일주일에 5제공단위 이상 -포도주 1일 1잔 -버터 1일 1테이블스푼 미만 -치즈 일주일에 1제공단위 미만 -붉은 육류 일주일에 4제공단위 미만 -패스트리, 단 것 일주일에 5제공단위 미만 -올리브유

B. DASH 다이어트, 지중해식, MIND 다이어트 식단

참고문헌

1장

- Menopause Practice: A Clinician's Guide, 6th ed. C.J. Crandall, Editor-in-Chief. North American Menopause Society, 2019.
- El Khoudary, S.R., Greendale, G., Crawford, S.L., et al. The menopause transition and women's health at midlife: A progress report, from the Study of Women's Health Across the Nation (SWAN). Menopause 2019; 26: 1213.
- Epperson, C.N., Sammel, M.D., Bale, T.L., et al. Adverse childhood experiences and risk for first-episode major depression during the menopause transition. Journal of Clinical Psychiatry 2017; 78.

2장

- Dean-Jones, L. Menstrual bleeding according to the Hippocratics and Aristotle. Transactions of the American Philological Association 1989; 119.
- Bonnard, J.-B. Trans, L.E. Doherty, V. Sebillotte Cuchet. Male and female bodies according to ancient Greek physicians. Clio 2012; 37.
- Gentle, K.M. Reclaiming the Role of the Old Priestess: Ritual Agency and the Post-Menopausal Body in Ancient Greece. Dissertation, Graduate Program in Greek and Latin, Ohio State University, 2009.
- Stolberg, M. A woman's hell? Medical perceptions of menopause in preindustrial Europe. Bulletin of the History of Medicine 1999; 73.
- Physician, A. The Ladies Physician Directory, 1727. Printed and sold by the author's appointment, at the gentlewoman's at the Two Blue Posts in Haydon-Yard, in the Minories.
- Fothergill, J. On the management proper at the cessation of the menses. Medical Observations and Inquiries 5 (1776): 160-86. Reprinted in F. Churchill, ed. Essays on the Puerpal Fever and Other Diseases Peculiar to Women. Selected from the writings of British authors prior to the close of the eighteenth century (1849), 503-16. Sydenham Society Publications, London.
- De Gardanne, C.P.L. Sur les avis à donner aux femmes qui entrent dans l'âge critique. Dissertation, 1812.

— De Gardanne, C.P.L. Avis aux femmes qui entrent dans l'lge critique, 1st ed. Paris: De J. Moronval, 1816.
— De Gardanne, C.P.L. De la menopause, ou de l'age critique des femmes, 2nd ed. Paris: Meguig non-Marvis, 1821.
— Tilt, E.J. The change of life in health and disease, 2nd ed. London: John Churchill, 1857.
— Tillier, An. Un âge critique. La ménopause sous le regard des médecins des XVIIIe et XIXe siècles. Clio Histoire, femmes et sociétés 2005; 21.
— Minkin, M.J., Reiter, S., Maamari, R. Prevalence of postmenopausal symptoms in North America and Europe. Menopause 2015; 22.

3장

— Burger, H.G., Hale, G.E., Dennerstein, L., Robertson, D.M. Cycle and hormone changes during perimenopause: The key role of ovarian function. Menopause 2008; 15 (4): 603 – 12.
— Taylor, H.S., Pal, L., Sell, E. Speroff's Clinical Gynecologic Endocrinology and Infertility, 9th ed. New York: Lippincott Williams & Wilkins, 2019.
— Menopause Practice, A Clinician's Guide, 6th ed. C.J. Crandall, Editor-in-Chief. North American Menopause Society, 2019.
— Broekmans, F.J., Soules, M.R., Fauser, B.C. Ovarian aging: Mechanisms and clinical consequences. Endocrine Reviews 2009; 30; Journal of Clinical Endocrinology and Metabolism 2012; 97.
— El Khoudary, S.R., Greendale, G., Crawford, S.L., et al. The menopause transition and women's health at midlife: A progress report from the Study of Women's Health Across the Nation (SWAN). Menopause 2019; 26: 1213.
— Tepper, P.G., Randolph, J.F., Jr., McConnell, D.S., et al. Trajectory clustering of estradiol and follicle-stimulating hormone during the menopausal transition among women in the Study of Women's Health across the Nation (SWAN).
— The use of Antimüllerian hormone in women not seeking fertility care. ACOG Committee Opinion No. 773. American College of Obstetricians and Gynecologists. Obstetrics & Gynecology 2019; 133.

— de Kat, A., van de Schouw, Y.T., Eijkemans, M.J.C., et al. Can menopause prediction be improved with multiple AMH measurements? Results from the Prospective Doetinchem Cohort Study. Journal of Clinical Endocrinology and Metabolism 2019; 104.

4장

— Amundsen, D.W., Diers, C.J. The age of menopause in classical Greece and Rome. Human Biology 1970; 42.
— Pollycove, R., Naftolin, F., Simon, J.A. The evolutionary origin and significance of menopause. Menopause 2011; 18.
— Thompson, M.E. Comparative reproductive energetics of human and nonhuman primates. Annual Review of Anthropology 2013; 42.
— Pliny the Elder, The Natural History. http://perseus.tufts.edu/hopper/text?doc=Perseus% 3Atext%3A1999.02.0137%3Abook%3D7%3Achapter%3D49
— Social Security Actuarial Life Tables. Accessed 5/16/20, https://ssa.gov/oact/STATS/table 4c6.html
— Gurven, M.D., Gomes, C.M. Mortality, senescence, and life span. In M.N. Muller, R.W. Wrangham, D.R. Pilbeam, eds. Chimpanzees and Human Evolution. Cambridge, MA: Belknap Press of Harvard University Press; 2017: 181–216.
— Shanley, D.P., Kirkwood, T.B.L. Evolution of the human menopause. BioEssays 2001; 23.
— Hawkes, K., O'Connell, J.F., Jones, B. Hadza Women's time allocation, offspring provisioning, and the evolution of long postmenopausal life spans. Current Anthropology 1997; 38.
— Croft, D.P., Johnstone, R.A., Ellis, S., et al. Reproductive conflict and the evolution of menopause in killer whales. Current Biology 2017; 27.
— Schubert, C. Benefits of menopause: Good fishing. Biology of Reproduction 2015; 92.
— El Khoudary, S.R., Greendale, G., Crawford, S.L., et al. The menopause transition and women's health at midlife: A progress report from the Study of

Women's Health Across the Nation (SWAN). Menopause 2019; 26: 1213.
— Arnot, M., Mace, R. Sexual frequency is associated with age of natural menopause: Results from the Study of Women's Health Across the Nation. Royal Society Open Science 7: 191020.

5장

— Morris, D.H., Jones, M.E., Schoemaker, M.J., et al. Familial concordance for age at natural menopause: Results from the Breakthrough Generations Study. Menopause 2011; 18.
— Bjelland, E.K., Hofvind, S., Byberg, L., et al. The relation of age at menarche and age at natural menopause: A population based study of 336,788 women in Norway. Human Reproduction 2018; 33.
— Klonoff-Cohen, H.S., Natarajan, L., Chen, R.V. A prospective study of the effects of female and male marijuana use on in vitro fertilization (IVF) and gamete intrafallopian transfer (GIFT) outcomes. American Journal of Obstetrics and Gynecology 2006; 194: 369–76.
— Gargiulo, A.R. Yen & Jaffe's Reproductive Endocrinology E-Book. New York: Elsevier Health Sciences. Kindle Edition.
— Song, T., Kim, M.K., Kim, M.L., et al. Impact of opportunistic salpingectomy on anti-Müllerian hormone in patients undergoing laparoscopic hysterectomy: A multicentre randomised controlled trial. BJOG 2017; 124.
— Mahal, A.S., Rhoads, K.F., Elliott, C.S., Sokol, E.R. Inappropriate oophorectomy at time of benign premenopausal hysterectomy. Menopause 2017; 24(8): 947.
— Infertility workup for the women's health specialist. ACOG Committee Opinion No. 781. American College of Obstetricians and Gynecologists. Obstetrics & Gynecology 2019; 133: e377–84.
— Parker, W.H., Broder M.S., Liu Z., et al. Ovarian conservation at the time of hysterectomy for benign disease. Obstet Gynecol 2005;106.
— Hammer, A., Rositch, A.F., Kahlert, J., et al. Global epidemiology of hysterectomy: Possible impact on gynecological cancer rates. American Journal of Obstetrics & Gynecology 2015;7.

— Ding, N., Harlow, S.D., Randolph, J.F., et al. Associations of perfluoroalkyl substances with incident natural menopause: The Study of Women's Health Across the Nation. Journal of Clinical Endocrinology and Metabolism 2020; June 3.
— Ainsworth, A.J., Baumgarten, S.C., Bakkum-Gamez, J.N., et al. Tubal ligation and age at natural menopause. Obstetrics & Gynecology 2019; 133.
— Gold, E.B., Crawford, S.L., Avis, N.E., et al. Factors related to age at natural menopause: Longitudinal analyses from SWAN. American Journal of Epidemiology 2013; 178.

6장

— Hormone therapy in primary ovarian insufficiency. Committee Opinion No. 698. American College of Obstetricians and Gynecologists. Obstetrics & Gynecology 2017; 129.
— Primary ovarian insufficiency in adolescents and young women. Committee Opinion No. 605. American College of Obstetricians and Gynecologists. Obstetrics & Gynecology 2014; 123.
— Menopause Practice, A Clinician's Guide, 6th ed. C.J. Crandall, Editor-in-Chief. North American Menopause Society, 2019.
— Andany, N., Kaida, A., de Pokomandy, A., et al. Prevalence and correlates of early-onset menopause among women living with HIV in Canada. Menopause 2019; 27.
— Pan, M.-L., Chen, L.-R., Tsao, H.-M., Chen, K.-H. Polycystic ovarian syndrome and the risk of subsequent primary ovarian insufficiency: A nationwide population-based study. Menopause 2017; 24.
— Christ, J.P., Gunning, M.N., Palla, G., et al. Estrogen deprivation and cardiovascular disease risk in primary ovarian insufficiency. Fertility and Sterility 2018; 109.

7장

— Strings, S. Fearing the Black Body: The Racial Origins of Fat Phobia. New York: NYU Press, 2019.

— Hetemäki, N., Savolainen-Peltonen, H., Tikkanen, M.J., et al. Estrogen metabolism in abdominal subcutaneous and visceral adipose tissue in postmenopausal women. Journal of Clinical Endocrinology and Metabolism 2017; 102.
— Menopause Practice, A Clinician's Guide, 6th ed. C.J. Crandall, Editor-in-Chief. North American Menopause Society, 2019.
— Ambikairajah, A., Walsh, E., Tabatabaei-Jafari, H., et al. Fat Mass changes during menopause: A metanalysis. American Journal of Obstetrics and Gynecology 2019.
— Christakis, M.K., Hasan, H., De Souza, L., et al. The effect of menopause on metabolic syndrome: Cross-sectional results from the Canadian Longitudinal Study on Aging. Menopause 2020; 27.
— Davis, S.R., Castelo-Branco, C., Chedraui, P., et al. Understanding weight gain at menopause. Climacteric 2012; 15.
— Pollock, R.D., Carter, S., Velloso, C.P., et al. An investigation into the relationship between age and physiological function in highly active older adults. Journal of Physiology 2015; 3.
— van Gemert, W.A., Peeters, P.H., May, A.M., et al. Effect of diet with or without exercise on abdominal fat in postmenopausal women—a randomised trial. BMC Public Health 2019; 19.

8장

— Zheng, Y., Wen, T.S., Shen, Y., et al. Age at menarche and cardiovascular health. Menopause 2020; September (published ahead of print).
— Wang, D., Jackson, C.A., Karvonen-Gutierrez, M.R., et al. Healthy lifestyle during the midlife is prospectively associated with less subclinical carotid atherosclerosis: The Study of Women's Health Across the Nation. Journal of the American Heart Association 2018; 7.
— Menopause Practice, A Clinician's Guide, 6th ed. C.J. Crandall, Editor-in-Chief. North American Menopause Society, 2019.
— Norris, C.M., Yip, C.Y.Y., Nerenberg, K.A., et al. State of the science in women's cardiovascular disease: A Canadian perspective on the influence of

sex and gender. Journal of the American Heart Association 2020; 9.
— Al-Salameh, A., Chanson, P., Bucher, S., et al. Cardiovascular disease in type 2 diabetes: A review of sex-related differences in predisposition and prevention. Mayo Clinic Proceedings 2019; 94.

9장

— Tepper, P.G., Brooks, M.M., Randolph, J.F., et al. Characterizing the trajectories of vasomotor symptoms across the menopausal transition. Menopause 2016; 23.
— Avis, N.E., Crawford, S.L., Greendale, G., et al. Duration of menopausal vasomotor symptoms over the menopause transition. JAMA Internal Medicine 2015; 175.
— Zeserson, J.M. How Japanese women talk about hot flushes: Implications for menopause research. Medical Anthropology Quarterly 2001; 15.
— Brown, D.E., Leidy Sievert, L., Morrison, L.A., et al. Do Japanese American women really have fewer hot flashes than European Americans? The HiLo Health Study. Menopause 2009; 16.
— Menopause Practice, A Clinician's Guide, 6th ed. C.J. Crandall, Editor-in-Chief. North American Menopause Society, 2019.
— Management of Menopausal Symptoms ACOG. Practice Bulletin No. 514. American College of Obstetricians and Gynecologists 2014.
— Nonhormonal management of menopausal-associated vasomotor symptoms: 2015 position statement of the North American Menopause Society. Menopause 2015; 22.
— Kickey, M. Non-hormonal treatments for menopausal symptoms. BMJ 2017; 359.
— Leach, M.J., Moore, V. Black cohosh (Cimicifuga spp.) for menopausal symptoms. Cochrane Database of Systematic Reviews 2012; Issue 9. Art. No. CD007244.
— Liu, Zh., Ai, Y., Wang, W., et al. Acupuncture for symptoms in menopause transition: A randomized controlled trial. American Journal of Obstetrics and Gynecology 2018; 219.

— Depypere, H., Timmerman, D., Doders, G., et al. Treatment of menopausal vasomotor symptoms with fezolinetant, a neurokinin 3 receptor antagonist: A phase 2a trial. Journal of Clinical Endocrinology and Metabolism 2019; 104.

10장

— Management of acute abnormal uterine bleeding in non-pregnant reproductive-aged women. Committee Opinion No. 557. American College of Obstetricians and Gynecologists. Obstetrics & Gynecology 2013; 121.
— Management of Abnormal Uterine Bleeding Associated with Ovulatory Dysfunction. Practice Bulletin No. 136. American College of Obstetricians and Gynecologists, 2013.
— Middleton, L.J., Champanera, R., Daniels, J.P., et al. Hysterectomy, endometrial ablation, and levonorgestrel releasing system (Mirena) for treatment of heavy menstrual bleeding: Systemic review and meta-analysis of data from individual patients. BMJ 2010; 341.
— Beelen, P., Reinders, I.M.A., Scheepers, W.F.W., et al. Prognostic factors for the failure of endometrial ablation. Obstetrics & Gynecology 2019; 134.
— Bulun, S.E. Uterine fibroids. New England Journal of Medicine 2013; 369.
— Manyonda, A.-M., Belli, M.-A., Lumsden, J., et al. Uterine-artery embolization for myomectomy for uterine fibroids. New England Journal of Medicine 2020; 383.
— Schaff, W.D., Ackerman, R.T., Al-Hendry, A., et al. Elagolix for heavy menstrual bleeding in women with uterine fibroids. New England Journal of Medicine 2020; 382.

11장

— Osteoporosis in menopause. Journal of Obstetrics and Gynaecology Canada. 2014; 36.
— Jha, S., Wang, Z., Laucis, N., et al. Trends in media reports, oral bisphosphonate prescriptions, and hip fractures 1996–2012: An ecological analysis. Journal of Bone and Mineral Research 2015; 30.
— Menopause Practice, A Clinician's Guide, 6th ed. Crandall C.J., Editor-in-

Chief. North American Menopause Society, 2019.
— Guidelines for Women's Health Care, A Resource Manual, 4th ed. American College of Obstetricians and Gynecologists, 2014.

12장

— El Khoudary, S.R., Greendale, G., Crawford, S.L., et al. The menopause transition and women's health at midlife: A progress report from the Study of Women's Health Across the Nation (SWAN). Menopause 2019; 26: 1213.
— Bromberger, J.T., Kravitz, H.M. Mood and menopause: Findings from the Study of Women's Health Across the Nation (SWAN) over ten years. Obstetrics and Gynecology Clinics of North America 2011; 38.
— Greendale, G.A., Wight, R.G., Huang, M.H., et al. Menopause-associated symptoms and cognitive performance: Results from the Study of Women's Health Across the Nation. American Journal of Epidemiology 2020; 171.
— Cohen, L.S., Soares, C.N., Vitonos, A.F., et al. Risk of new onset depression during the menopausal transition. Archives of General Psychiatry 2006; 63.
— Greendale, G.A., Karlamangla, A.S., Mali, P.M. The menopause transition and cognition. Journal of the American Medical Association 2020; doi:10.1001/jama.2020.1757.
— Miller, V.M., Naftolin, F., Asthgana, S., et al. The Kronos Early Estrogen Prevention Study (KEEPS): What have we learned? Menopause 2019; 26.
— Savolainen-Peltonen, H., Rahkola-Soisalo, P., Hoti, F., et al. Use of postmenopausal hormone therapy and risk of Alzheimer's disease in Finland: Nationwide case-control study. BMJ 2019; 364: l665.

13장

— Suh, D.D., Yang, C.C., Cao, Y., Garland, P.A., et al. Magnetic resonance imaging anatomy of the female genitalia in premenopausal and postmenopausal women. The Journal of Urology 2003; 170: 138-44.
— The 2020 genitourinary syndrome of menopause position statement of the North American Menopause Society. Menopause 2020; 27.
— Lindau, S.T., Dude, A., Gavrilova, N., Hoffman, J.N., Schumm, L.P.,

McClintock, M.A. Prevalence and correlates of vaginal estrogenization in postmenopausal women in the United States. Menopause 2017; 24: 536 – 45.
— Edwards, D., Panay, N. Treating vulvovaginal atrophy/genitourinary syndrome of menopause: How important is vaginal lubricant and moisturizer composition? Climacteric 2016; 19.
— Gunter, J. The Vagina Bible, Chapters 1 and 2. New York: Kensington, 2019.
— Shifren, J.L. Genitourinary syndrome of menopause. Clinical Obstetrics and Gynecology 2018.
— Ghandhi, J., Chen, A., Dagur, G., et al. Genitourinary syndrome of menopause: An overview of clinical manifestations, pathophysiology, etiology, evaluation, and management. American Journal of Obstetrics and Gynecology 2016; Dec.
— Rahn, D.D., Carberry, C., Sanses, T.V., et al. Vaginal estrogen for genitourinary syndrome of menopause. A systemic review. Obstetrics & Gynecology 2014; 124; 5: 1147 – 56.
— Hickey, M., Szabo, R.A., Hunter, M.S. Non-hormonal treatments for menopausal symptoms. BMJ 2017; 359.
— The Use of Vaginal Estrogen in Women with a History of Estrogen-Dependent Cancer. ACOG Committee Opinion Number 659, March 2016.
— Paraiso, F.M.R., Ferrando, C.A., Sokol, E.R., et al. A randomized clinical trial comparing vaginal laser therapy to vaginal estrogen therapy in women with genitourinary syndrome of menopause: The VeLVET Trial. Menopause 2019; 27.

14장

— Krause, M., Wheeler, T.L., II, Snyder, T.E., et al. Local effects of vaginally administered estrogen therapy: A review. Journal of Pelvic Medicine and Surgery 2009; 15.
— Brubaker, L., Carberry, C., Nardos, R., et al. American Urogynecologic Society Best-Practice Statement: Recurrent urinary tract infection in adult women. Female Pelvic Medicine and Reconstructive Surgery 2018; 24.
— Urinary incontinence in women. Practice Bulletin No. 155. American

College of Obstetricians and Gynecologists. Obstetrics & Gynecology 2015; 126: e66–81.
— Nicolle, L.E. Cranberry for prevention of urinary tract infection? Time to move on. Journal of the American Medical Association 2016; 16141.
— Pelvic organ prolapse. Practice Bulletin No. 185. American College of Obstetricians and Gynecologists. Obstetrics & Gynecology 2017; 130.

15장

— Brotto, L.A., Bitzer, J., Laan, E., et al. Women's sexual desire and arousal disorders. Journal of Sexual Medicine 2010; 7.
— Brotto, L. Evidence-based treatments for low sexual desire in women. Frontiers Neuroendocrinology 2017; 45.
— Moynihan, R. Evening the score on sex drugs: feminist movement or marketing masquerade? BMJ 2014; 349:g6246.
— Female sexual dysfunction. ACOG Practice Bulletin No. 213. American College of Obstetricians and Gynecologists. Obstetrics & Gynecology 2019; 134.
— Meixel, A., et al. Journal of Medical Ethics 2015; 41.
— Reed, B.G., Bou Nemer, L., Carr, B.R. Has testosterone passed the test in premenopausal women with low libido? A systemic review. Journal of Women's Health 2016; 8.
— Bremelanotide (Vylessi) for hypoactive sexual desire disorder. Medical Letter on Drugs and Therapeutics 2019; 61.
— Flibanserin (Addyi) for hypoactive sexual desire disorder. Medical Letter on Drugs and Therapeutics 2015; 57.
— Brotto, L.A., Basson, R. Group mindfulness-based therapy significantly improves sexual desire in women. Behavior Research and Therapy 2014; 57.
— Segraves, R.T., Clayton, A., Croft, H., et al. Bupropion sustained release for the treatment of hypoactive sexual desire disorder in premenopausal women. Journal of Clinical Psychopharmacology 2004; 24.
— Nurnberg, H.G., Hensley, P.L., Heiman, J.R., et al. Sildenafil treatment of women with antidepressant-associated sexual dysfunction: A randomized

controlled trial. Journal of the American Medical Association 2008; 300.
— Shifren, J.L., Davis, S.R. Androgens in postmenopausal women: A review. Menopause 2017; 24.
— Davis, S.R., Baber, R., Panay, N., et al. Global consensus position statement on the use of testosterone therapy for women. Journal of Clinical Endocrinology and Metabolism 2019; 104.
— Davis, S.R., Moreau, M., Kroll, R., et al. Testosterone for low libido in postmenopausal women not taking estrogen. New England Journal of Medicine 2008; 359.

16장

— Baker, F.C., Lampio, L., Saaresranta, T., et al. Sleep and sleep disorders in the menopause transition. Sleep Medicine 2018; 13.
— Menopause Practice, A Clinician's Guide, 6th ed. C.J. Crandall, Editor-in-Chief. North American Menopause Society, 2019.
— Xu, M., Bélanger, L., Ivers, H., et al. Comparison of subjective and objective sleep quality in menopausal and non-menopausal women with insomnia. Sleep Medicine 2011; 12.
— Kravitz, H.M., Janssen, I., Bromberger, J.T., et al. Sleep trajectories before and after the final menstrual period in the Study of Women's Health Across the Nation (SWAN). Current Sleep Medicine Review 2017; 3.
— Lampio, L., Polo-Kantola, P., Polo, O., et al. Sleep in midlife women: Effects of menopause, vasomotor symptoms, and depressive symptoms. Menopause 2014; 21.
— Zolfaghari, S., Yao, C., Thompson, C., et al. Effects of menopause on sleep quality and sleep disorders: Canadian Longitudinal Study on Aging. Menopause 2019; 27.

17장

— The "Marker Degradation" and Creation of the Mexican Steroid Hormone Industry 1938 – 1945. The Historic Chemical Landmarks Program. American Chemical Society.

— Wilson, R.A. Feminine Forever. New York: M. Evans and Company, 1966.
— Reza, A. Marketing Menopause: An Analysis of How the Marketing of Premarin Changed as Societal Perception of Menopause Changed. Ottawa: Carleton University, 2009.
— Menopausal hormone therapy and health outcomes during the intervention and extended poststopping phase of the Women's Health Initiative randomized trials. Executive Summary. Journal of the American Medical Association 2013; October.
— Langer, R.D. The evidence base for HRT: What can we believe? Climacteric 2017.
— Vinogradova, Y., Coupland, C., Hippisley-Cox, J. Use of hormone replacement therapy and risk of venous thromboembolism: Nested case-control studies using the QResearch and CPRD databases. BMJ 2019; 364.
— Menopause Practice, A Clinician's Guide, 6th ed. Crandall C.J., Editor-in-Chief. North American Menopause Society, 2019.
— Manson, J.E., Bassuk, S.S., Kaunitz, A.M., et al. The Women's Health Initiative trials of menopausal hormone therapy: Lessons learned. Menopause 2020; 27.

18장

— The 2017 hormone therapy position statement of the North American Menopause Society. Menopause 2017; 24.
— Minami, C.A., Freedman, R.A. Menopausal hormone therapy and long-term breast cancer risk. Further data from the Women's Health Initiative trials. Journal of the American Medical Association 2020; 324.
— Reame, N.K. Estetrol for menopause symptoms: The Cinderella of estrogens or just another fairy tale? Menopause 2020; 27.
— Menopause Practice, A Clinician's Guide, 6th ed. Crandall C.J., Editor-in-Chief. North American Menopause Society, 2019.
— Postmenopausal estrogen therapy: Route of administration and risk of venous thromboembolism. Committee Opinion No. 556. American College of Obstetricians and Gynecologists. Obstetrics & Gynecology 2013; 121:

887-90.
— Bagot, C.N., Marsh, M.S., Whitehead, M., et al. The effect of estrone on thrombin generation may explain the different thrombotic risk between oral and transdermal hormone replacement therapy. Journal of Thrombosis and Haemostasis 2010.
— Stute, P., Wildt, L., Neulen, J. The impact of micronized progesterone on breast cancer risk: A systematic review. Climacteric 2018; 21.

19장

— Rowland, I., Faughnan, M., Hoey, L. Bioavailability of phytoestrogens. British Journal of Nutrition 2003: 89.
— Patisaul, H.B. Endocrine disruption by dietary phyto-oestrogens: Impact on dimorphic sexual systems and behaviours. Proceedings of the Nutrition Society 2017; 76.
— Shappell, N.W., Berg, E.P., Magolski, J.D., et al. An in vitro comparison of estrogenic equivalents per serving size of some common foods. Journal of Food Science 2019.
— Zamora-Ros, R., Knaze, V., Luján-Barroso, L., et al. Dietary intakes and food sources of phytoestrogens in the European Prospective Investigation into cancer and nutrition (EPIC) 24-hours dietary recall cohort. European Journal of Clinical Nutrition 2012; 66.
— Steinberg, F.M., Murray, M.J., Lewis, R.D., et al. Clinical outcomes of a 2-year soy isoflavone supplementation in menopausal women. American Journal of Clinical Nutrition 2011; 93.
— Michaëlsson, K., Wolk, A., Langenskiöld, S., et al. Milk intake and risk of mortality and fractures in women and men: Cohort studies. BMJ 2014; 349.

20장

— Bhavnani, B.R., Stancyk, F.Z. Misconception and concerns about bioidentical hormones used for custom-compounded hormone therapy. Journal of Clinical Endocrinology and Metabolism 2012; 97.
— The Clinical Utility of Compounded Bioidentical Hormone Therapy: A

Review of Safety, Effectiveness, and Use. Washington, DC: The National Academies Press, 2020.
— Experts slam Oprah and Somers' take on menopause. Newsweek 2/8/09. Accessed 11/19/20 from https://newsweek.com/experts-slam-oprah-and-somers-take-menopause-82463
— FDA statement on improving adverse event reporting of compounded drugs to protect patients. Accessed 11/19/20 from https://fda.gov/news-events/press-announcements/ statement-improving-adverse-event-reporting-compounded-drugs-protect- patients
— Disciplinary order, Prudence Hall, MD, Medical Board California. Accessed 11/19/20 from http://4patientsafety.org/documents/Hall,%20Prudence%20Elizabeth%202018-08-03.pdf
— Liss, J., Santoro, N. Stand firm with science: The compounded bioidentical hormone industry needs major changes in oversight to keep consumers safe. Contemporary OB/GYN 2020; 65.

21장

— Position of the Academy of Nutrition and Dietetics: Health implications of dietary fiber. Journal of the Academy of Nutrition and Dietetics 2015; 115.
— Boutot, M.E., Purdue-Smith, A., Whitcomb, B.W. Dietary protein intake and early menopause in the Nurses' Health Study II. American Journal of Epidemiology 2017; 187.
— Dunneram, Y., Greenwood, D.C., Burley, V.J., et al. Dietary intake and age at natural menopause: Results from the UK Women's Cohort Study. Journal of Epidemiology and Community Health 2018; 72: 733-40.
— Marcason, W. What are the components to the MIND diet? Journal of the Academy of Nutrition and Dietetics 2015; 115.
— Dinu, M., Pagliai, G., Casini, A., et al. Mediterranean diet and multiple health outcomes: An umbrella review of meta-analyses of observational studies and randomised trials. European Journal of Clinical Nutrition 2018; 72.
— Martínez, Steele E., Galastri Baraldi, L., Laura da Costa Louzada, M., et al.

Ultra-processed foods and added sugars in the US diet: Evidence from a nationally representative cross-sectional study. BMJ Open 2016; 6: e009892.
— Hall, K.D., Ayuketah, A., Brychta, R., et al. Ultra-processed diets cause excess calorie intake and weight gain: An inpatient randomized controlled trial of ad libitum food intake. Cell Metabolism 2019; 19.

22장

— Nonhormonal management of menopause-associated vasomotor symptoms: 2015 position statement of the North American Menopause Society. Menopause 2015; 22.
— The composition of certain secret remedies BMJ 1911; 2.
— Horwitz, R. Lydia Pinkham's Vegetable Compound (1873-1906). Embryo Project Encyclopedia (2017-05-20). ISSN: 1940-5030, retrieved from http://embryo.asu.edu/handle/ 10776/11506.
— Manson, J.E., Cook, N.R., Lee, I-Min, et al. Marin n-3 fatty acids and prevention of cardiovascular disease and cancer. New England Journal of Medicine 2019; 380: 23 – 32.
— Yao, P., Bennett, D., Mafham, M., et al. Vitamin D and calcium for the prevention of fracture: A systematic review and meta-analysis. JAMA Network Open 2019; 2.
— Manson, J.E., Bassuk, S.S. Vitamin and mineral supplements. What clinicians need to know. Journal of the American Medical Association 2018; 319.
— Menopause Practice, A Clinician's Guide, 6th ed. Crandall C.J., Editor-in-Chief. North American Menopause Society, 2019.

23장

— Use of hormonal contraception in women with coexisting medical conditions. ACOG Practice Bulletin No. 206. American College of Obstetricians and Gynecologists. Obstetrics & Gynecology 2019; 133: e128 – 50.
— Allen, R., Cwiak, C.A., Kaunitz, A.M. Contraception in women over 40 years of age. Canadian Medical Association Journal 2013; 185.
— The ESHRE Capri Workshop Group. Female contraception over 40. Human

Reproduction Update 2009; 15.
— Combined hormonal contraception and the risk of venous thromboembolism: A guideline. Practice Committee of the American Society for Reproductive Medicine. Fertility and Sterility 2016.
— Menopause Practice, A Clinician's Guide, 6th ed. Crandall C.J., Editor-in-Chief. North American Menopause Society, 2019.
— Pergallo, R., Polis, C., Jenses, E.T., et al. Effectiveness of fertility awareness-based methods for pregnancy prevention. Obstetrics & Gynecology 2018; 132.
— Fehring, R.J., Mu, Q. Cohort efficacy study of natural family planning among perimenopausal women. Journal of Obstetric, Gynecologic, & Neonatal Nursing 2014; 43.

찾아보기

감수 윤정원

연세대 의과대학을 졸업하고 동 대학교에서 산부인과 전문의를 수료했다. 국립중앙의료원 산부인과 전문의이며, 성적권리와 재생산정의를 위한 센터 셰어SHARE의 기획위원으로 활동하고 있다. 성폭력 피해자와 성소수자 진료, 낙태죄 폐지 등 여성주의 의료와 여성 건강권에 대한 목소리를 꾸준히 냈으며, 2018 양성평등주간 여성가족부장관상을 수상했다. 함께 지은 책으로《소녀×몸 교과서》《우리가 만드는 피임사전》《배틀그라운드》《불편할 준비》《의사가 말하는 의사》등이 있다.

완경 선언

팩트와 페미니즘을 무기로 내 몸과 마음을 지키는 방법

1판 1쇄 펴냄 2022년 6월 30일
1판 2쇄 펴냄 2024년 3월 29일

지은이 제니퍼 건터
옮긴이 김희정·안진희·정승연·염지선
감수 윤정원
발행인 김병준
편집 정혜지
디자인 박연미·권성민
마케팅 차현지·이수빈
발행처 생각의힘

등록 2011. 10. 27. 제406-2011-000127호
주소 서울시 마포구 독막로6길 11, 우대빌딩 2, 3층
전화 02-6925-4183(편집), 02-6925-4188(영업)
팩스 02-6925-4182
전자우편 tpbook@tpbook.co.kr
홈페이지 www.tpbook.co.kr

ISBN 979-11-90955-63-8(03510)